PAUL KLEE REISEN IN DEN SÜDEN

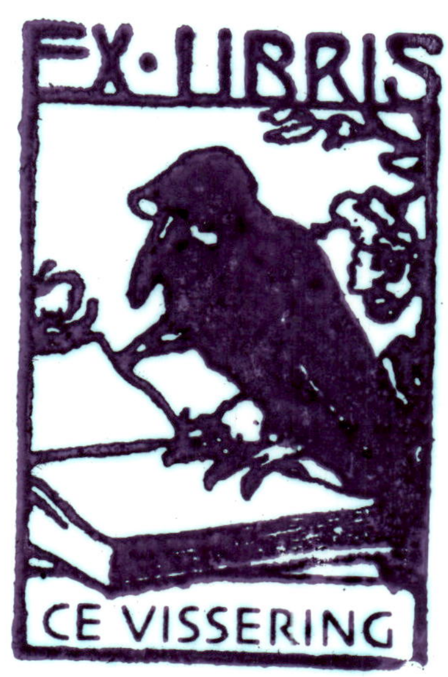

Cairo 26 · 12 · 28

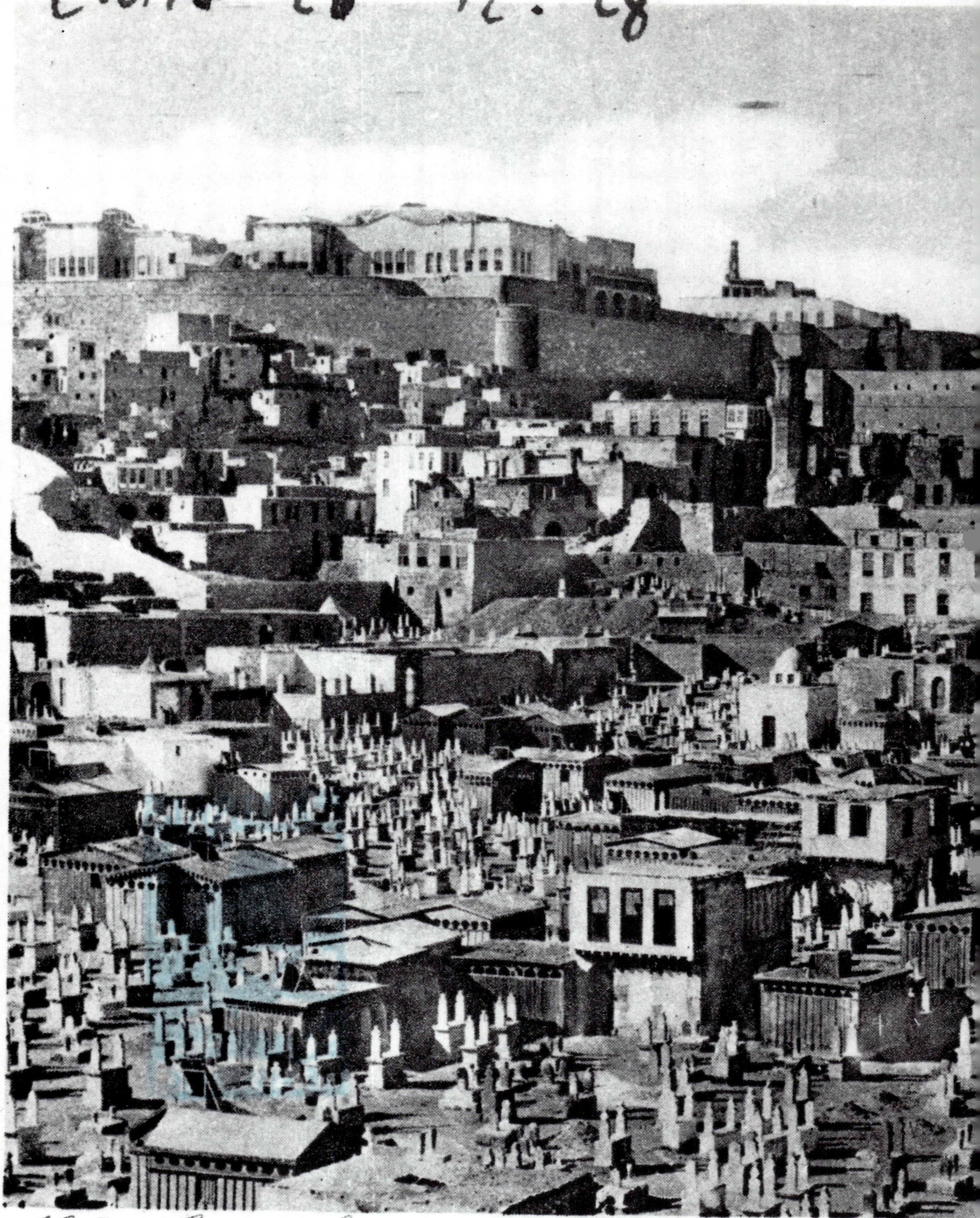

No. 31. Citadel and Egyptian Cemetery

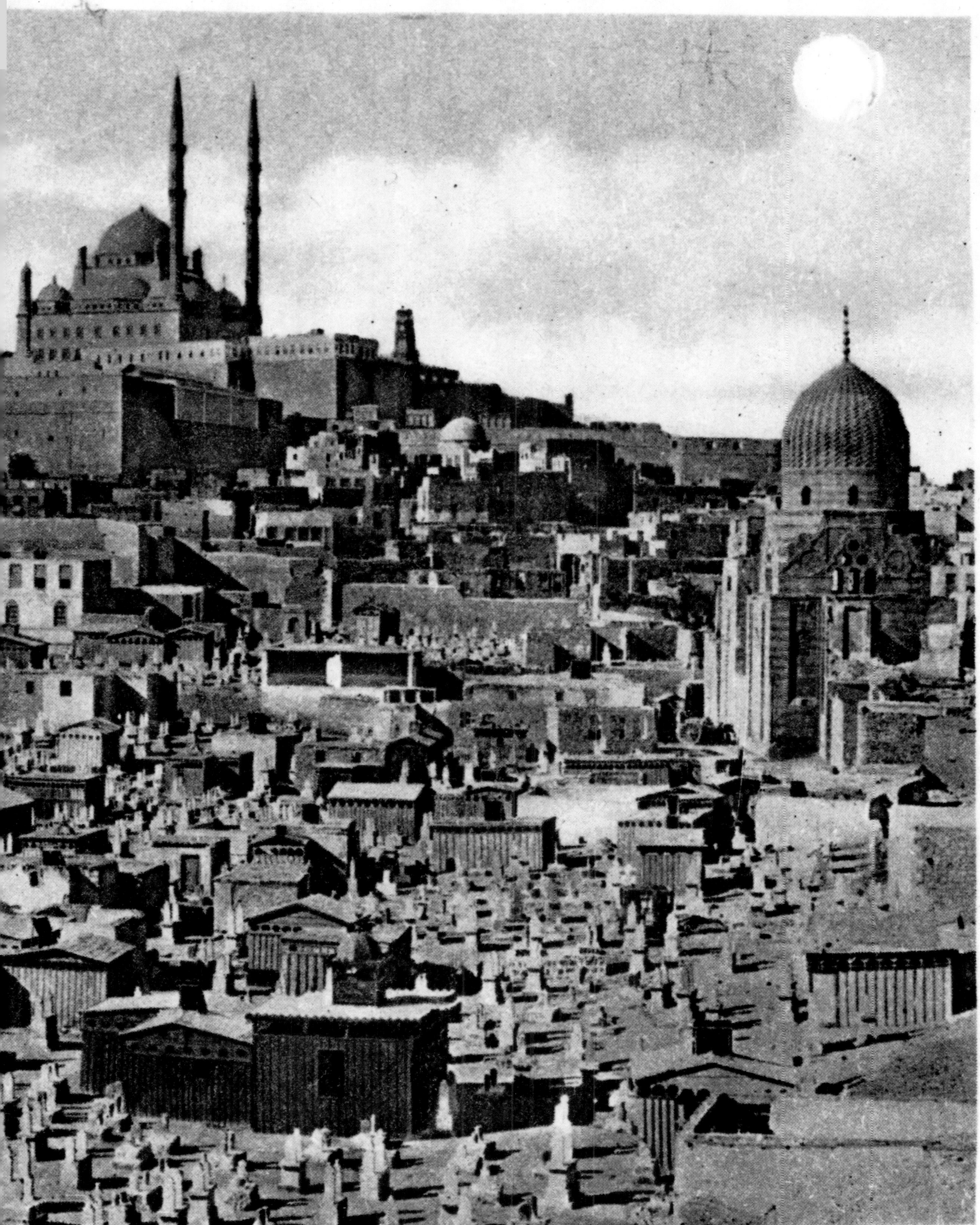

Cairo.

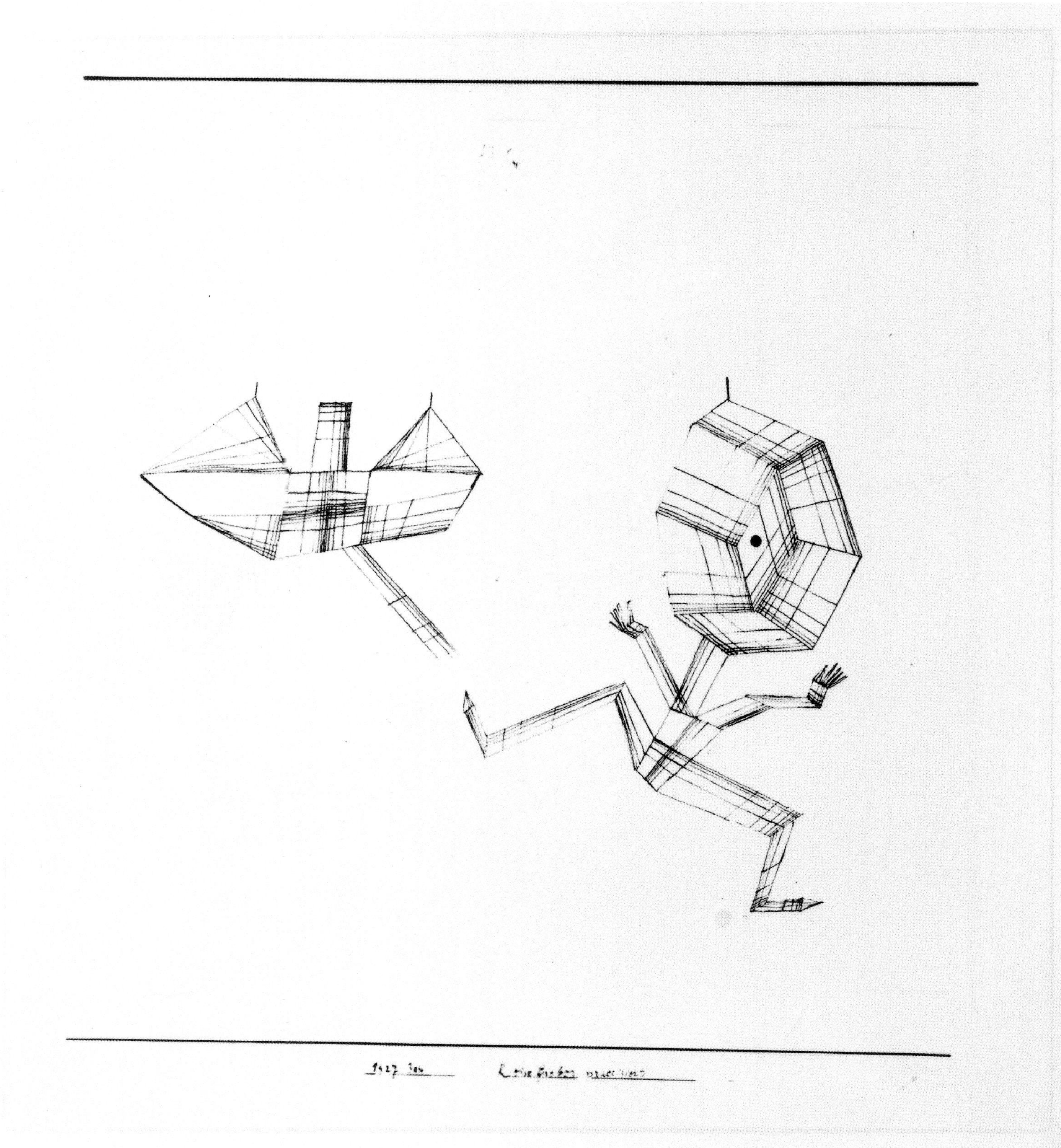

Reisefieber praecisiert 1927.304 (Kat.-Nr. 51)

PAUL KLEE

REISEN IN DEN SÜDEN

»Reisefieber praecisiert«

Herausgegeben
von Uta Gerlach-Laxner und Ellen Schwinzer

Verlag Gerd Hatje

INHALT

VORWORT

Paul Klees Vorliebe für die südlichen Länder, ihre antiken Kulturen und die Schönheit ihrer Landschaft schlägt sich in zahlreichen Reisen nieder, die ihn vorzugsweise in den Mittelmeerraum führten. Ein beliebtes Ziel war Italien, das er seit seiner Studienzeit wiederholt aufsuchte, daneben zählten auch Spanien und Südfrankreich zu seinen Reisezielen. Eine herausragende Stellung nehmen die beiden Afrikareisen ein, die Tunisreise zusammen mit August Macke und Louis Moilliet im Jahre 1914 und die Ägyptenreise um die Jahreswende 1928/29.

Während die Tunisreise der drei Malerfreunde, die 1982 Thema einer viel beachteten Ausstellung im Westfälischen Landesmuseum für Kunst und Kulturgeschichte in Münster war, heute als ein »Markstein« in der Kunstgeschichte des 20. Jahrhunderts gilt, fanden die übrigen Reisen Paul Klees in der Forschung wenig Beachtung. Dabei hatte die Ägyptenreise, die Begegnung mit den Zeugnissen der altägyptischen Kultur und damit verbunden das Erlebnis der Nillandschaft eine ebenso weitreichende Wirkung auf sein künstlerisches Werk wie zuvor die Tunisreise. Auch die Italienreisen beeinflußten Paul Klees Schaffen nachhaltig.

Die Kulturen der mittelmeerisch-antiken Welt haben die Künstler des 20. Jahrhunderts immer wieder beschäftigt und deren Kunstschaffen inspiriert, verbunden mit der Suche nach der vermeintlichen Einheit von Mensch, Natur und Kosmos, die sie in den untergegangenen Hochkulturen zu finden glaubten. In diesem Zusammenhang interpretierte auch der Kunstschriftsteller Wilhelm Hausenstein die Vorliebe Paul Klees für den Süden als Suche nach dem Morgenland, als mystische Selbstfindung und Rückkehr in seine geistige Heimat, den Orient.

Die Ausstellung möchte mit charakteristischen Beispielen und in Verbindung mit den Katalogbeiträgen zeigen, welche Bedeutung die Studien- und Ferienreisen als Landschaftserfahrung für Klee hatten, für den die Natur eine wichtige Quelle der Inspiration war. Die »Ferien- und Reisebilder« nehmen, da hier das genießende Erleben der Landschaft im Vordergrund steht, eine Sonderstellung innerhalb seines Werkes ein. Diese Werkgruppen sind von bemerkenswerter stilistischer Unterschiedlichkeit. Arbeiten von oft erstaunlicher Naturnähe veranschaulichen, wie wichtig ihm der auf den Reisen erfahrene, neue Landschaftseindruck war, den er auch unmittelbar bildnerisch zum Ausdruck brachte. Auch soll deutlich werden, daß noch in den zwanziger Jahren die naturalistische Malerei immer wieder »der gründlichen Orientierung und Schulung« diente, wie er es 1908 in seinem Tagebuch formuliert hatte.

Konzeption und Gliederung der Ausstellung richten sich nach den biographischen Daten. Klees erste Reise in den Süden, sein halbjähriger Aufenthalt in Italien 1901/02, ist wegen der damals spärlichen Ausbeute an künstlerischen Arbeiten in der Ausstellung selber nicht berücksichtigt worden, aufgrund der Bedeutung für sein späteres Schaffen aber Thema eines Katalogbeitrags. Da Tunesien als einzige Reise bereits monographisch behandelt wurde, ist der bildnerische Ertrag der Tunesienreise 1914 nicht in dem Maße berücksichtigt worden, wie der der übrigen Reisen. Das Hauptgewicht liegt auf Ägypten, da Klees Ägyptenreise von 1928/29 von eminenter Bedeutung für sein Werk war, die in einer größeren Anzahl damit im Zusammenhang stehender Werke zum Ausdruck kommt.

Die Ausstellung umfaßt nicht nur Beispiele seiner künstlerischen Arbeit, die in direktem Zusammenhang mit den Mittelmeerreisen stehen, sondern auch solche, in denen ihre Verarbeitung erkennbar oder nachvollziehbar ist. Diesem Gesichtspunkt widmen sich in der Mehrzahl die wissenschaftlichen Katalogbeiträge, die dahingehend ausgewählt wurden, Einzelaspekte in Hinblick auf seine Reisen zu untersuchen. Nur in zweiter Linie sollen sie Begleittexte zu den Exponaten sein;

dabei wurde, wenn möglich, auf diese Bezug genommen. Das Konzept wurde in einigen wenigen Fällen um Werke erweitert, die zwar nicht in direkter Verbindung zu den Reisen stehen, deren Bezug dazu sich aber durch einen Aspekt in einem Katalogbeitrag ergab.
Die Auswahl der Exponate mußte nach verschiedenen Gesichtspunkten vorgenommen werden: zum einen weil die Anzahl unmittelbarer Studien vor der Natur zu gering und für eine Ausstellung nicht ergiebig genug gewesen wäre, zum anderen weil oft schwer feststellbar ist, welche Arbeiten tatsächlich auf den Reisen entstanden sind, selbst wenn der Titel auf eine geographische Bestimmung hinweist. Da man davon ausgehen kann, daß Klee mit der Wahl des Titels eine Aussage über die Bildabsicht verbindet, sollte der von ihm gewählte Titel als erstes Auswahlkriterium gelten. Zunächst handelt es sich um solche Werke, die Klee mit einem geographischen Ort im Süden exakt benennt oder um Werke, deren Titel sich eindeutig mit einer bestimmten südlichen Gegend identifizieren lassen. Die Ausstellung umfaßt nur die Mittelmeerländer; dies schließt seine Aufenthalte im Tessin und im Baskenland aus. Weiterhin werden Werke gezeigt, die einen Begriff im Titel tragen, der sich mit seinen Reisen ans Mittelmeer in Verbindung bringen läßt, wie beispielsweise »Tempel« oder »Exotik«. Im Grunde unberücksichtigt bleiben die thematischen Bereiche »Hafen« und »Schiffe«, die sicherlich indirekt auch auf diese Reisen zurückzuführen sind. In einigen Fällen spielen auch formale Kriterien wie die Entstehungszeit oder die Reihenfolge im Œuvrekatalog eine Rolle und zwar dann, wenn mehrere Aspekte zusammengenommen eine Verbindung mit seinen Reisen vermuten lassen. Neben dem formalen Gesichtspunkt, der besonders für die Spätzeit gilt, erscheinen in diesem Zusammenhang auch bestimmte Motive wichtig. In den Werken nach der Ägyptenreise spielen beispielsweise Sphinx und Schlange in unterschiedlichem thematischen Zusammenhang eine größere Rolle.
Aufgrund der speziellen thematischen Ausrichtung der Ausstellung handelt es sich bei den Exponaten in den meisten Fällen um Arbeiten auf Papier, in der Mehrzahl mehrfarbige Blätter aus dem Besitz der verschiedensten Museen, Galerien und Privatsammlungen aus der ganzen Welt. Aquarelle und Zeichnungen vermögen in unmittelbarer Weise das Erlebte spontan wiederzugeben und die Handschrift des Künstlers sprechen zu lassen. Einzelne Ölgemälde, vor allem aus der Zeit nach der Ägyptenreise 1928/29, sollen die spätere Verarbeitung der Naturerlebnisse dokumentieren; ihre Auswahl ist aus konservatorischen Gründen sehr eingeschränkt. Die Technik wird im Spätwerk immer differenzierter. Wegen des mehrschichtigen Farbauftrags auf einem auf Klimaschwankungen stark reagierenden Bildträger ist über viele Werke der Spätzeit ein Reiseverbot verhängt worden. Bei der Auswahl der Exponate wurde nicht zuletzt auch auf unbekannte Arbeiten und ihrer Aufspürung großer Wert gelegt. Dabei wurden verschollen geglaubte Werke wieder aufgefunden. Es werden daher eine Reihe von Arbeiten zu sehen sein, die schon seit langem oder seit Klees Tod in Europa nicht mehr gezeigt wurden, einige befinden sich überhaupt zum ersten Mal in einer Ausstellung. Jene unbekannten Werke Paul Klees dürften der Ausstellung neben ihrem besonderen thematischen Aspekt eine besondere Attraktivität verleihen.
Wir danken allen, die am Zustandekommen dieser Ausstellung beteiligt waren sehr herzlich, sei es mit Leihgaben oder fachlichem Rat, sei es durch organisatorische oder finanzielle Hilfe.

Uta Gerlach-Laxner Ellen Schwinzer

LEBENSLAUF

Paul Klee

Ich bin am 18. Dezember 1879 in Münchenbuchsee geboren. Mein Vater war Musiklehrer am Kantonalen Lehrerseminar Hofwyl, und meine Mutter war Schweizerin. Als ich im Frühjahr 1886 in die Schule kam, wohnten wir in der Länggasse in Bern. Ich besuchte die ersten vier Klassen der dortigen Primarschule. Dann schickten mich meine Eltern ans Städtische Progymnasium, dessen vier Klassen ich absolvierte, um dort in die Literarschule derselben Anstalt einzutreten. Den Abschluß meiner allgemeinen Bildung bildete das Kantonale Maturitätsexamen, das ich im Herbst 1898 bestand.
Die Berufswahl ging äußerlich glatt von statten. Obwohl mir durch das Maturitätszeugnis alles offen stand, wollte ich es wagen, mich in der Malerei auszubilden und die Kunstmalerei als Lebensaufgabe zu wählen. Die Realisierung führte damals – wie teilweise auch heute noch – auf dem Weg ins Ausland.
Man mußte sich nur entscheiden zwischen Paris oder Deutschland. Mir kam Deutschland gefühlsmässig mehr entgegen.
Und so begab ich mich dann auf den Weg nach der bayerischen Metropole, wo mich die Kunstakademie zunächst an die private Vorschule Knirr verwies. Hier übte ich Zeichnen und Malen, um dann in die Klasse Franz Stuck der Kunstakademie einzutreten.
Die drei Jahre meines Münchner Studiums erweiterte ich dann durch eine einjährige Studienreise nach Italien (hauptsächlich Rom).
Und nun galt es, in stiller Arbeit das Gewonnene zu verwerten und zu fördern. Dazu eignete sich die Stadt meiner Jugend, Bern, auf das beste, und ich kann heute noch als Früchte dieses Aufenthaltes eine Reihe von Radierungen aus den Jahren 1903 bis 1906 nachweisen, die schon damals nicht unbeachtet blieben.
Mannigfache Beziehungen, die ich in München angeknüpft hatte, führten auch zur ehelichen Verbindung mit meiner jetzigen Frau. Dass sie in München beruflich tätig war, war für mich ein wichtiger Grund, ein zweites Mal dorthin zu übersiedeln (Herbst 1906). Nach aussen setzte ich mich als Künstler langsam durch und jeder Schritt vorwärts war an diesem damals kunstzentralen Platz von Bedeutung.
Mit einer Unterbrechung von drei Jahren, während des Weltkriegs. Durch Garnisonsdienst in Landshut, Schleissheim und Gersthofen, blieb ich in München niedergelassen bis zum Jahr 1920.
Die Beziehungen zu Bern brachen schon äusserlich nicht ab, weil ich alljährlich die Ferienzeit von 2–3 Monaten daselbst im Elternhaus verbrachte.
Das Jahr 1920 brachte mir die Berufung als Lehrer an das Staatliche Bauhaus zu Weimar. Hier wirkte ich bis zur Übersiedlung dieser Kunsthochschule nach Dessau im Jahre 1926. Endlich erreichte mich im Jahr 1930 ein Ruf zum Leiter einer Malklasse an der preussischen Kunstakademie zu Düsseldorf. Dieser kam meinem Wunsch entgegen, die Lehrtätigkeit ganz auf das mir eigentümliche Gebiet zu beschränken, und so lehrte ich dann an dieser Kunsthochschule während der Jahre 1931 bis 1933.
Die neuen politischen Verhältnisse Deutschlands erstreckten ihre Wirkung auch auf das Gebiet der bildenden Kunst und hemmten nicht nur die Lehrfreiheit, sondern auch die Auswirkung des privaten künstlerischen Schaffens. Mein Ruf als Maler hatte im Laufe der Zeit sich über die staatlichen, ja auch über die kontinentalen Grenzen hinaus ausgebreitet, so dass ich mich stark genug fühlte, ohne Amt im freien Beruf zu existieren.
Die Frage von welchem Ort aus das geschehen müsste, beantwortete sich eigentlich ganz von selber. Dadurch, daß die guten Beziehungen zu Bern nie

abgebrochen waren, spürte ich zu deutlich und zu stark die Anziehung dieses eigentlichen Heimatortes. Seitdem lebe ich wieder hier und es bleibt nur noch ein Wunsch offen, Bürger dieser Stadt zu sein.

Bern, den 7. Januar 1940
Paul Klee

(Vgl. die handschriftliche Version, veröffentlicht in *Tagebücher von Paul Klee 1898–1918*, herausgegeben und eingeleitet von Felix Klee. Köln 1957, S. 11–14)

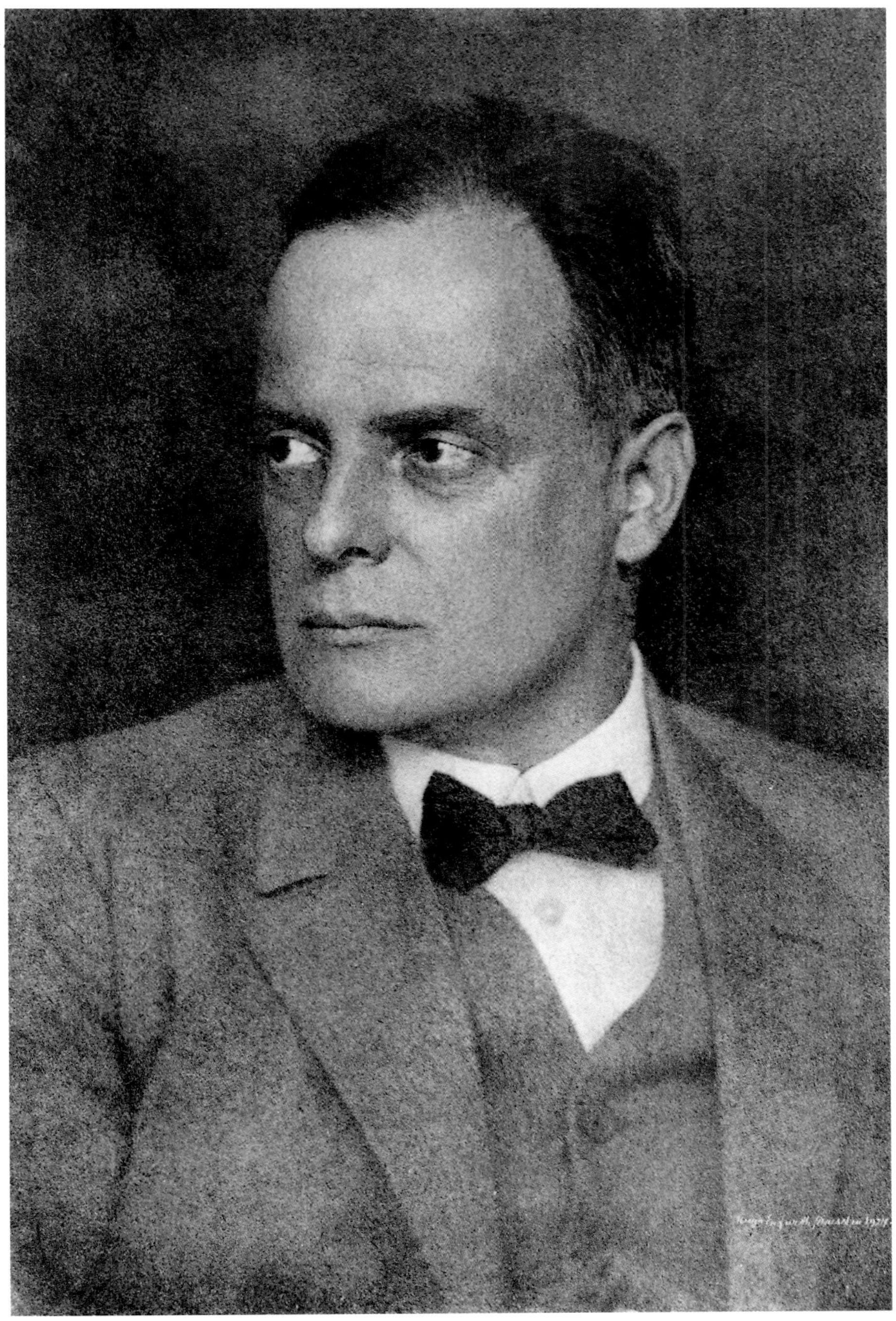

Paul Klee, Dessau 1927
Foto: Hugo Erfurth

PAUL KLEE
REISEN IN DEN SÜDEN

Hintergründe und Erwartungen

Uta Gerlach-Laxner

»Die Zwiesprache mit der Natur bleibt für den Künstler sine qua non«[1] oder »Anschauung ist Offenbarung, ist Einblick in die Werkstatt Gottes. Dort im Schoss der Natur liegt das Geheimnis der Schöpfung«.[2] Dies sind Äußerungen Paul Klees, die beweisen, wie hoch er die Bedeutung der Natur für sein künstlerisches Schaffen einschätzte. Wenn er auch schon früh die bildnerischen Mittel über die Natur setzte und für ihn »Kunst nicht das Sichtbare wiedergibt, sondern sichtbar macht«,[3] so bleibt doch »das Sehen, das Betrachten, das sinnende Schauen«[4] stets wichtige Voraussetzung seines Schaffens.[5]

Als Quelle der Naturerfahrung spielen die Reisen als ein besonderer Dialog mit der Natur eine wichtige Rolle. Wenn er dies auch nur gelegentlich in seinen schriftlichen Zeugnissen zum Ausdruck bringt, durchzieht doch der Wunsch zu reisen und seine Sehnsucht, im Süden, in den Ländern des Mittelmeeres zu sein, sein ganzes Leben. Seine Studienreisen nach Italien, Tunesien und Ägypten erscheinen wie Pfeiler innerhalb des künstlerischen Schaffens.

Seine Reisen, die ihn bis auf seine beiden Ferienaufenthalte auf Baltrum (1923) und in der Bretagne (1928) ausschließlich in südliche Gegenden führten, haben unterschiedliche Beweggründe und sind mit unterschiedlichen Erwartungen verbunden. Da sind einerseits die Studien- oder Bildungsreisen nach Italien, Paris, Tunis und Ägypten und andererseits seine Ferienaufenthalte, stets im Frühherbst, auf Sizilien, in Italien und Südfrankreich, auf Elba und Korsika; Urlaubsreisen, die er mit der Absicht verband, auch in jenen Orten zu arbeiten.

Die Begleitung von Freunden auf den frühen Studienreisen war Klees besonderes Anliegen.[6] Mit Hermann Haller reiste er 1901/02 nach Italien, mit Louis Moilliet und Hans Bloesch 1905 und mit Ernst Sonderegger 1912 nach Paris, mit August Macke und Moilliet 1914 nach Tunesien; nach Ägypten fuhr er dagegen um die Jahreswende 1928/29 alleine. Die Ferienreisen in den Süden, die sich auf die zwanziger und den Anfang der dreißiger Jahre beschränkten, unternahm er teils alleine, teils gemeinsam mit seiner Frau Lily (Italien/Sizilien 1924 und Italien 1931), mit Lily und dem Sohn Felix (Italien und Elba 1926) und mit Felix und Karla Grosch (Porquerolles 1927).

Über die Finanzierung seiner Reisen ist wenig bekannt. Es wäre interessant, der finanziellen Situation Klees einmal eingehender nachzugehen, als es hier möglich ist. Nach Klees Tagebuch und den Lebenserinnerungen Lily Klees übernahm der Apotheker Bornand in Bern mit dem Kauf einiger Aquarelle die Reisekosten für die Tunisreise.[7] Otto Ralfs berichtet in seinen Erinnerungen[8] von der im Jahre 1925 gegründeten »Klee-Gesellschaft« und deren Finanzierung von Klees Ägyptenreise. Unabhängig davon müßte es Klee in der Mitte der zwanziger Jahre wirtschaftlich eigentlich recht gut gegangen sein. Sein regelmäßiges Gehalt beim Bauhaus, sein Einkommen bei Goltz, bis Oktober 1925 durch einen festen Vertrag geregelt, und weitere Verkäufe durch die Kunsthändler Walden und Flechtheim boten ihm finanzielle Sicherheit,[9] wenn auch wohl nicht in größerem Rahmen. Dies mag mit der allgemeinen wirtschaftlichen Situation der Zeit zusammenhängen. Die Reisekosten für die Ferienreisen wurden durch das »kleine Schweizer Bankkonto«[10] oder durch die Berner Familie bestritten.[11]

Über Reisevorlieben und Reiseziele, über die Absicht oder den Wunsch, bestimmte Länder sehen zu wollen, ist weder aus seinen Tagebüchern noch aus seinen Briefen etwas zu erfahren.[12] Aus ihnen spricht aber seine Sehnsucht nach dem Süden. Er schreibt am 8. Juli 1927 an Felix nach Porquerolles: »Nun bist Du im Süden, den ich so liebe« und am gleichen Tag an Lily: »Er [Felix] hat's am besten, sieht den wunderbaren Süden und das Meer ...«[13] Lily spricht in ihren Lebenserin-

nerungen hinsichtlich ihrer gemeinsamen Sizilienreise 1924 sogar von Klees Sehnsucht nach Afrika: »[...] das herrliche griechische Theater. Wie oft saßen wir dort und blickten hinunter auf das im Abendglanz mit eigenartigem rosig bläulichen Schimmer erstrahlende Meer, hinüber nach der nahen Küste Afrikas. Pauls ewige Sehnsucht.«[14] Mit ähnlichem Enthusiasmus, wie er die Natur der näheren und weiteren Umgebung Berns auf Wanderausflügen beschreibt,[15] schildert er romantisch-schwärmerisch Natureindrücke während seines frühen Italienaufenthaltes, wenn er von Neapel spricht: »Neapel hat größten Glanz neben größtem Elend... Dazu die paradiesische Natur ohne Konkurrenz.« Oder »Die Ufer bei Porto d'Anzio sind herrlich. Man glaubt nicht mehr auf dieser Welt zu sein.«[16] Zwar äußert sich Klee nicht ausdrücklich über Reisevorhaben oder -erwartungen, doch sind die meisten der Reisen zwischen 1901 und 1914 in den Tagebüchern ausführlich aufgearbeitet. Für die Reisen der zwanziger Jahre sind dann seine Briefe die einzige autobiographische Quelle. In ihnen teilt er sich über Reiseeindrücke mit, freilich nicht in dem Maße, wie man in den Tagebüchern über den frühen Italienaufenthalt und die Tunisreise unterrichtet wird. Die Reisen der zwanziger Jahre sind im wesentlichen nur aus den Bildern erfahrbar, in denen die Erlebnisse und Seherfahrung der Natur verarbeitet werden.
Nach welchen Gesichtspunkten nun hat Klee das Reiseziel gewählt und was hat er von seinen Reisen erwartet? Klee knüpfte an seine Reisen 1901/02 nach Italien und 1905 und 1912 nach Paris andere Erwartungen als an seine späteren Fahrten. Seine Studienaufenthalte in Italien und Paris sollten seiner Ausbildung dienen.[17] Ein Italienaufenthalt gehörte in dieser Zeit zur humanistischen Bildung, und für einen Künstler auf der Suche nach seiner künstlerischen Identität und Stilfindung war ein Aufenthalt in Paris – damals wichtigster Ort des europäischen Kunstgeschehens – unerläßlich.[18]
Die Initiative für die Reise nach Tunesien im April 1914 scheint nach Tavel und Geelhaar von Paul Klee ausgegangen zu sein.[19] In diesem Sinne berichtet auch Elisabeth Macke in ihren Erinnerungen über den Besuch von Paul und Lily Klee am Thunersee im Januar 1914, als beschlossen wurde, Nordafrika zu dritt zu bereisen.[20] Aus der Briefkorrespondenz zwischen Klee und Moilliet aus dem Jahre 1913 kann wohl geschlossen werden, daß Klee eine solche Reise und zwar zusammen mit Moilliet schon ein Jahr vor dem tatsächlichen Reisetermin unternehmen wollte.[21] Mit dieser Reise nach Tunesien, die Klee dann im April 1914 zusammen mit den Freunden Macke und Moilliet antrat, stellte er sich in die Tradition der Orientmaler des 19. Jahrhunderts. Diesen Malern ging es neben thematischer und motivischer Anregung um das Licht- und Farberlebnis des nordafrikanischen Orients im Hinblick auf eine neue Bildfarbe. Klee und seinen Zeitgenossen sollte die Begegnung mit der orientalischen Landschaft in erster Linie zwar auch noch dem Bemühen um ihre Farbe – einer gegenstandsunabhängigen, reinen Farbe – dienen. Zugleich aber sollte die Auseinandersetzung mit den orientalischen Kulturen zu einer neuen Formfindung verhelfen.
Auf der Suche nach neuen Bildinhalten und Stilmitteln hat für Künstler um die Jahrhundertwende das Reisen in fremde Länder und die Auseinandersetzung mit exotischen Kulturen und der Kunst der Primitiven eine große Rolle gespielt. So reiste Matisse 1912 und 1913 nach Marokko, Slevogt 1914 nach Ägypten und Kandinsky 1904 nach Tunis. Einen Anstoß für die Reise nach Tunesien hat möglicherweise auch Kandinsky gegeben, den Klee im Herbst 1911 durch Vermittlung von Moilliet in München kennengelernt hatte und der von seinem orientalischen Aufenthalt erzählt haben wird. Mit Sicherheit hat Klee Kandinskys

Werke mit tunesischer Thematik gekannt.[22] Tunesien als Reiseziel wird jedoch in erster Linie aus praktischen Erwägungen gewählt worden sein, denn der Freund und Maler Louis Moilliet aus Bern war bereits zweimal vorher dort gewesen (im Sommer 1908 und im Winter 1909/10) und scheint die Vorbereitung von Anfang an übernommen zu haben: in erster Linie die Beschaffung der Reisemittel. Er hat wohl auch die Verbindung zu Dr. Jäggi, einem in Tunis lebenden Berner Arzt, geschaffen, der den Reisenden Gastrecht bot. Nicht nur Moilliet, sondern auch Hans Bloesch, Klees Jugendfreund, war vor ihm in Tunesien gewesen,[23] ebenfalls als Gast des Berner Arztes. Jäggi kam jedes Jahr zu Besuch nach Bern, wo Klee ihn aber wohl persönlich nicht kennengelernt hat. So lag eigentlich nichts näher für Klee, als Tunesien als Reiseziel in Nordafrika auszuwählen.

Wenn auch damals eine Begeisterung für den Orient und den Süden unter vielen Künstlern verbreitet war, sollte aber doch Klees besondere Liebe zum Mediterranen in Landschaft und Kultur hervorgehoben werden. Diese Affinität zum Mediterranen mag zunächst einmal in der Tradition der Italienbegeisterung begründet liegen, ist aber auch, besonders in der Wahl der Reiseziele, auf weitere Anregungen zurückzuführen. Hierfür könnte Theodor Däubler eine Rolle gespielt haben. Der in Triest geborene Schriftsteller führte ein Wanderleben zwischen Italien, Deutschland, Frankreich, Griechenland und dem Orient, das sich in Romanen und einer Reihe von Essays niederschlug. Klee schätzte Däublers Landschaftsdichtungen sehr: »In der Däublerischen ›Sichel‹ las ich schon im Zug. Es ist ein hinreißendes landschaftliches Epos.«[24] Er scheint sogar eine illustrierte Ausgabe geplant zu haben und freute sich darauf, mit Däubler ein gemeinsames Buch zu schaffen.[25] Wenn auch nicht bekannt ist, wie eng sein Kontakt zu Däubler in den zwanziger Jahren, der Zeit seiner intensivsten Reisetätigkeit, war, ist doch anzunehmen, daß er dessen Schrifttum kannte, zumal Klee zu dieser Zeit engeren Kontakt zu der Mäzenin Ida Bienert hatte, die Däubler unterstützte. Däublers Schriften beinhalten neben Texten und Gesängen über Ägypten und Griechenland umfangreiche Hymnen an Italien und Sizilien.[26] Klees Bewunderung für den Ätna, den er einmal »Weltwunder«, ein anderes Mal »Hauptwerk der Natur«[27] nennt, findet gleichsam bei Däubler seine Entsprechung, wenn dieser jenen berühmtesten Berg Siziliens als »Sinnbild der Schönheit« bezeichnet und ihn an anderer Stelle beschreibt: »Der Himmelsberg Siziliens bleibt in seiner morgenhaft Einfachheit aller Berge ewiges Wahrzeichen.«[28]

Hausenstein schreibt im Zusammenhang mit der frühen Italienreise Klees, jener habe nichts anderes als Natur gesucht.[29] Das Naturerlebnis, die Schönheit der Landschaft stand sicherlich im Vordergrund seines Reiseinteresses. Dies geht auch aus seinen Briefen deutlich hervor und findet ebenso in den bildnerischen Werken seine Bestätigung.

Auch Sizilien bereiste Klee der Natur wegen, aber darüber hinaus interessierte es ihn als das Land, das er als Sprungbrett nach Afrika ansah; Afrika, dem seine eigentliche Sehnsucht gegolten zu haben scheint.

Klees Ferienreisen nach Elba, Porquerolles und Korsika führten ihn in südliche Gegenden mit kaum nennenswerter Kultur. Möglich, daß diese Reiseziele spontan gewählt wurden. Was Porquerolles betrifft, ist Klee sicherlich nur deswegen dorthin gefahren, weil Felix bereits dort war und seinen Vater zu der Reise animierte.[30] Seinen anschließenden Aufenthalt auf Korsika machte Klee wohl von praktischen Überlegungen abhängig,[31] hatte dabei vielleicht aber die Erzählungen seines Jugendfreundes Hans Bloesch im Sinn, der seine Hochzeitsreise Jahre vorher nach Korsika unternommmen hatte.[32]

Für die Wahl der Reiseziele hat offenbar neben der Natur die Historie eine untergeordnete Rolle gespielt, wenn auch Klees lebhaftes Interesse an klassischer Kultur nicht übersehen werden darf.[33] Aber erst während seines kurzen Aufenthaltes in Syrakus äußert sich Klee über seine stärkere Beachtung der klassischen Kultur mit Worten, die einen Sinneswandel auszudrücken scheinen: »Diese historische Anregsamkeit, die ich auf Corsica vermißte, bewährt sich eben doch und bildet im Verein mit dem Hauptwerk der Natur Ätna genannt, die Erfüllung des Begriffes klassisches Sicilien.«[34] Klee trug sich auch mit dem Gedanken einer Griechenlandreise, aber wann genau und wie konkret dieser Plan tatsächlich war, ist ungewiß. Wie dem auch sei, er lehnte 1931 einen Vorschlag Ida Bienerts, sie nach Griechenland zu begleiten, aus zeitlichen Gründen ab.[35] Eine solche Reise hat Klee nie mehr realisieren können.

Als wichtigste Studienreise seiner Reifezeit gilt sein vierzehntägiger Aufenthalt in Ägypten im Winter 1928/29. Kurz zuvor war Däublers Roman »L'Africana«, die abenteuerliche Geschichte einer nubischen Sängerin, erschienen. Neben möglichen Anregungen durch Däubler war freilich Klees Wunsch, nach Ägypten zu reisen, tieferen und länger zurückliegenden Ursprungs. Auch lassen sich mehrere Aspekte darlegen, die seine Reise gerade in dieses Land begründen. Lily spricht in ihren Lebenserinnerungen von »Klees ewiger Sehnsucht« nach Afrika.[36] Lange Jahre von dem Erlebnis Tunis zehrend, scheint es im Grunde die Wüstenlandschaft gewesen zu sein, deren Naturphänomen zu erleben Klee ersehnte. Während seines Aufenthaltes im Frühjahr 1914 in Tunesien kam er in Kairouan eigentlich nur bis an den Rand der Wüste. Das damalige Erlebnis ließ ihn die Bedeutung dieser Landschaft als Höhepunkt seiner Sehnsucht nach dem Süden erkennen. In Klees Brief aus Alexandria an Lily vom 22. Dezember 1928 spricht diese Sehnsucht aus seinen Worten: »[...] was ist die ganze Civilisation, ob gut oder schlecht, gegen dies Wasser, diesen Himmel, dieses Licht! Auf Ähnliches zu Land hoffe ich, in Erwartung der Wüste.«[37] Gedanken, die vielleicht bis in seine Jugendjahre zurückreichen, zieht man jene Idylle mit dem Titel »Sonnenaufgang in der Wüste« in Betracht, die er in seiner Commerszeitung im Jahre 1898 veröffentlichte.[38]

Seit wann Klee sich mit dem Wunsch einer Reise gerade nach Ägypten trug, ist schwer zu sagen, auch eine besondere Beschäftigung mit Ägypten läßt sich nicht belegen. Jedenfalls tauchen seit etwa 1917 ägyptische Begriffe und auch Motive, die sich mit Ägypten verbinden lassen, in seinen Bildtiteln auf.

Ein Ägypten-Enthusiasmus war in den zwanziger Jahren gleichsam ein Zeitphänomen, das – die Allgemeinheit betreffend – sicherlich mit der Auffindung des Grabes von Tutanchamun im Jahre 1922 durch den Engländer Carter zusammenhing. Das allgemeine kulturgeschichtliche wie das wissenschaftliche Interesse an Ägypten und seiner Kunst bestand freilich schon früher, erreichte aber zu jener Zeit einen Höhepunkt und fand seinen Niederschlag in einer vermehrten Anzahl von Publikationen, die auch für Klee von Interesse gewesen sein werden. Hier sind vor allem die kunstwissenschaftlichen Abhandlungen zu nennen, die sich der Proportionsanalyse der ägyptischen Architektur widmen, neben denen, die die Beziehung von ägyptischer Bautradition und avantgardistischer Kunst erörtern.[39] Im Zentrum dieser Darstellungen steht selbstverständlich die Pyramide, in der sich die »ideale Gestalt einer inneren, kristallinischen Struktur erfüllte«.[40]

Für dieses Motiv hatte Klee schon früh eine Vorliebe. Seit dem Niesenaquarell[41] von 1915, das jenen am Thunersee liegenden Berg darstellt, schien ihn der Wechselbezug Berg-Dreieck-Pyramide zu beschäftigen. Es zeigt exemplarisch, wie die Form für Klee verwandelbar im Sinne ihrer inhaltlichen Lesbarkeit

erscheint, aber auch wie er eine Naturbeobachtung (beziehungsweise einen Gegenstand) in den Bereich der Geometrie überführt und umgekehrt.
Da für ihn Kunstformen ohne unmittelbaren Bezug zu Naturformen undenkbar waren, konnte Ägypten ihm die Möglichkeit geben, abstrakte Konstruktionen in der sichtbaren Natur bestätigt zu finden, wie Haftmann es formuliert: »Dies Erlebnis war Ägypten. Und da fällt ihm das Geschenk zu, das ihm das Problem der Einheit von Bildkonstruktion, Rhythmik und Farbe löst. Es fällt ihm zu aus dem ergriffenen Erlebnis der Formstruktur der ägyptischen Landschaft.«[42] Jenes System der Streifenkompositionen in Beziehung zu ägyptischen Landschaftseindrücken zu setzen, ist wohl weniger Klees Anliegen vor der Reise gewesen als ihr Ergebnis und mag daher kaum als Beweggrund in Betracht zu ziehen sein.
Neben der allgemeinen Ägyptenbegeisterung war es vor allem das wissenschaftliche Interesse an der ägyptischen Kultur, das ihn in dieses Land führte. Außer der Pyramide ist es die pythagoräische Zahlenanalyse des Sichtbaren, bezogen auf die ägyptische Kunst (wie Christoph Wagner in seinem Katalogbeitrag ausführt), die Klees »hochgespannten« Erwartungen hervorrief. Daneben stehen die Landschaftseindrücke, allem voran seine Sehnsucht nach der Wüste. In Ägypten reizte also nicht nur die Landschaft, sondern in gleichem Maße die Kultur.
Wenn sich Klee auch nicht über Reiseabsichten, -ziele oder -erwartungen äußerte, teilte er sich in Briefen von den Reisen ganz genau über Reiseeindrücke und darüber, was ihm wichtig war, mit. Und das Wichtigste war die Farbe. So schrieb er aus Porquerolles: »Was mich fesselt ist das Kolorit, und ich kann hier wieder einiges an Klängen gewinnen.« Oder im gleichen Jahr aus Calvi: »Und das Colorit macht's, das suche ich ja immer wieder: die Klänge wecken lassen, die in mir schlummern, ein kleines oder großes Abenteuer in Farbe.«[43] Solche Äußerungen verdeutlichen auch, wie tief er die Natur empfand und zwar immer auf das Bildnerische bezogen. Aus diesen Farbklängen leben die Reisebilder, die fast ausschließlich Landschaften sind, menschen- und tierleer. Daneben gibt es Zeichnungen mit topographisch genauem Bezug zum jeweiligen Ferienort, die in manchen Fällen nur als Erinnerung an die topographische Situation und als Ausgangspunkt für später ausgeführte, farbige Arbeiten entstanden sein dürften.
Für alle diese Werke kennzeichnend ist ein sehr uneinheitlicher Stil: Naturnahe Arbeiten, oft bloße Naturstudien, stehen neben solchen Reisebildern, in denen er mehr und mehr den sichtbaren Bereich der Natur verläßt.
Die im Zusammenhang mit den Reisen stehenden Werke lassen sich im Prinzip in drei Gruppen unterteilen. Zunächst die auf den Reisen selbst geschaffenen Arbeiten wie »Strasse bei ›Villa Mazzaró‹« 1924.238 (Kat.-Nr. 22), Zeichnungen aus Elba (Kat.-Nr. 31–38) oder Ägypten (beispielsweise Kat.-Nr. 62, 64, 65). Dann Erinnerungsbilder, die unter dem unmittelbaren Reiseeindruck kurz danach im Atelier entstanden sein dürften wie »Klang aus Sicilien« 1924.291 (Kat.-Nr. 24) oder »Ort am Kanal« 1929.35 (Kat.-Nr. 70) und schließlich solche Werke, die Einfluß und Verarbeitung von Reiseerlebnissen zeigen. Dies trifft vor allem für die Schaffenszeit nach der Ägyptenreise zu, wofür »Schlangen Wege« 1934.217 (Kat.-Nr. 88) und »Katastrophe der Sphinx« 1937.135 (Kat.-Nr. 89) Beispiele sind. Erscheinen die eigentlichen Reisebilder als menschen- und tierleere Landschaften, so band er in den späteren Bildkompositionen, die nicht mehr von der Spontaneität des Reiserlebnisses getragen sind, die Darstellung historischer Monumente wie Pyramide und Sphinx und das Motiv der Schlange ein.
Da aus Briefstellen nicht hervorgeht, welche Werke auf den Reisen selbst entstanden sind, ist man bei der Zuordnung – neben dem Titel, der zunächst

Aufschluß gibt – im wesentlichen auf stilistische Kriterien angewiesen. Zwar schreibt Lily aus Mazzaró: »Klee ist den ganzen Tag unterwegs und zeichnet und malt«,[44] doch darf man wohl davon ausgehen, wenn man Klees Briefe aus Korsika liest, daß die Mehrzahl der Reisebilder im unmittelbaren Anschluß entstanden sind. Seine Äußerungen über das Kolorit als dem wichtigen Erlebnispunkt stammen interessanterweise von seiner Ferienreise im Sommer 1927 nach Porquerolles und Korsika, von der außer dem farbigen Blatt »Reise auf Corsica« 1927.239[45] nur Zeichnungen bekannt sind. Klees Äußerungen aus Porquerolles – »Was mich fesselt, ist das Kolorit, und ich kann hier wieder einiges an Klängen gewinnen« und »Hier habe ich ja maches getan und einige Klänge gewonnen, meist im Walde. Aber der Süden mit seinen Reflexen ist kein gutes Atelier.«[46] – scheinen zu bestätigen, daß er viele seiner Reiseeindrücke erst nachher bildnerisch verwerten wollte und konnte.

Die auf den Reisen erfahrenen Naturerlebnisse sind für Klees gesamtes Werk von maßgeblicher Bedeutung. Die auf seine Ferienaufenthalte und Reisen beschränkten Landschaften sind jedoch als getrennter Komplex innerhalb seines Werkes zu sehen und gehen auch nicht mit der Entwicklung des übrigen Werkes konform. Eigentlich erst mit seiner Reise nach Ägypten beginnt sich beides eng zu verbinden.

Die eigenartig anmutende Naturnähe vieler der Reisebilder zeigt, daß sein Ausspruch von 1908 »Die naturalistische Malerei, die ich zur gründlichen Orientierung und Schulung immer wieder pflege«[47] auch noch in den zwanziger Jahren gilt und beweist, daß die Auseinandersetzung mit der sichtbaren Natur ein immer wieder notwendiger Prozeß für ihn war,[48] den er auch unmißverständlich bildnerisch nachvollziehbar machen wollte. In diesem Sinne ist auch seine Äußerung Hans Friedrich Geist gegenüber zu sehen: »Natur, wenn wir sie lieben, wird uns am Ende zur Freiheit führen.«[49]

Anmerkungen

1 Klee 1923/Spiller 1956, S. 63.
2 Geist 1959, S. 91.
3 Vgl. Klee Tagebücher 1957/1988, Nr. 873, 1910, oder Nr. 904, 1911, und der programmatische erste Satz in seiner *Schöpferischen Konfession*: »Kunst gibt nicht das Sichtbare wieder, sondern macht sichtbar«, in: Klee/Geelhaar 1976, S. 118.
4 Haftmann 1961, S. 90.
5 Diese beobachtende Beschäftigung mit der Natur vertiefte er bis ins Wissenschaftliche. Er war an wissenschaftlichen Erkenntnissen interessiert, lernte »gründlich Anatomie wie ein Mediziner« (Klee Tagebücher 1957/1988, Nr. 453, 1902), sammelte Kästen mit Naturbeispielen aller Art, Muscheln, Korallen, Blätter. Klee 1923/Spiller 1956, S. 12: »[...] bereicherte seinen Unterricht mit Beschreibungen der Gesetzesmäßigkeiten der Natur und der Phänomene in Physik und Biologie und preßte Pflanzen zum Studium ihres Aufbaus und studierte die Tierwelt.«
6 Vgl. Klees Postkarte an Moilliet vom 19. Mai 1913: »Nach Tunis allein zu fahren ist's nicht was ich eigentlich wollte! Es sollte eine richtige Studienfahrt werden, wo einer den anderen anregt.« In: Jean-Christophe Ammann, *Louis Moilliet. Das Gesamtwerk*, Köln 1972, S. 31.
7 Klee Tagebücher 1957/1988, Nr. 926, 1914. Lily Klee: *Lebenserinnerungen*. Manuskript (ab 1942), Nachlaß Felix Klee, Bern.
8 Otto Ralfs: *Paul Klee. Persönliche Erinnerungen aus einer langjährigen Freundschaft*. Typoskript ohne Datum.
9 Vgl. dazu Hopfengart 1989, S. 64.
10 »Den Betrag von 900 Mark wüsste ich am besten auf meinem kleinen, seit der Reise sogar sehr kleinen Schweizer Bankkonto angelegt« Brief an Rudolf Probst aus Dessau vom 27. Dezember 1927 (im Nachlaß Felix Klee, Bern; Hinweis von Stefan Frey).
11 Dies könnte man aus dem Bericht von Felix Klee schließen: »Der Weg führte uns zunächst nach Bern, von wo auch stets die finanzielle Seite aller Reisen gesichert wurde«, in: Klee 1960, S. 86.
12 Nur einmal äußert er sich darüber, daß ihm die Erzählungen eines Kollegen über Sizilien Eindruck gemacht hätten: Klee Tagebücher 1957/1988, Nr. 70, 1898.
13 Klee Briefe 1979, Band II, S. 1048 und S. 1049.
14 Lily Klee, a.a.O.
15 1904 schreibt er in Betrachtung der Aare: »Ich hatte lange kein Auge mehr für die Landschaft gehabt, nun lag sie da in ihrer ganzen Pracht, erschütternd. Wie hatt' ich doch entbehrt, entbehren müssen, weil entbehren wollen! [...] Oh Sonne, Du mein Herr!« Klee Tagebücher 1957/1988, Nr. 564, 1904.
16 Klee Tagebücher 1957/1988, Nr. 389 und Nr. 377, 1902.
17 »Ich konnte nun mit voller Konzentration an ein Studium gehen. Die drei Jahre München hatten sein müssen. Ich setzte nun alles auf Italien. Eine Verwirklichung des Humanismus stellte ich nur außer dem Spezialstudium noch in Aussicht.« Klee Tagebücher 1957/1988, Nr. 171, 1901. »Vielleicht kann ich noch das Recht auf eine kurze Zeit Paris durchsetzen. Dann bin ich mit meinen Studien am Ende.« Klee Tagebücher 1957/1988, Nr. 387, 1902.
18 Wenn auch hier nur über Klees Reisen in den Süden die Rede ist, so sollte doch an dieser Stelle kurz auf die beiden Studienreisen nach Paris eingegangen werden. Für einen Künstler auf der Suche nach seiner künstlerischen Identität war Paris von größter Bedeutung. Klees kurze Reise im Sommer 1905, im Tagebuch nur mit einem Satz erwähnt, brachte nichts Neues. Seine zweite Parisreise allerdings, die er im April 1912 unternahm, verschaffte ihm mit dem Studium der Kubisten und der Futuristen und vor allem mit der Bekanntschaft Robert Delaunays und dem Orphismus die vielleicht wichtigste Anregung in dieser Zeit des Bemühens um das abstrakte Bild. Diese Erfahrung scheint er damals in ihrer Bedeutung nicht erkannt zu haben, oder er wollte sie nicht erkennen. In den Tagebüchern wird nämlich lediglich das Besuchsprogramm und das Treffen mit Künstlern während des zweiwöchigen Aufenthaltes aufgelistet.
19 Vgl. Tavel 1982/83, S. 28ff. und Geelhaar 1974, S. 6f.
20 »Damals ging er [Klee] mit dem Gedanken um, im kommenden Frühling eine Reise nach Tunis zu machen und wollte Louis und August für diesen Plan gewinnen.« In: Elisabeth Erdmann-Macke, *Erinnerung an August Macke*, limitierte Sonderausgabe. Frankfurt 1994, S. 300f.
21 Postkarte Klees an Moilliet, siehe Anm. 6, und Brief Klees an Moilliet vom 11. September 1913, abgedruckt in: Ammann, a. a. O, S. 33.
22 Acht Ölgemälde mit tunesischer Thematik sind von Wassily Kandinsky bekannt, der vom 25. Dezember 1904 bis 5. April 1905 in Tunis und Umgebung weilte. Vgl. Kandinsky: *Werkverzeichnis der Gemälde*, Band I: 1900–1915, Nr. 129–136.
23 Hans Bloesch war zum ersten Mal im April 1909 in Tunis und verbrachte dann ab Oktober 1912 den Winter dort. Auch Bloesch wohnte bei dem Berner Arzt Dr. Jäggi (nach mündlicher Auskunft von Margarethe Bloesch, der Schwiegertochter von Hans und Adele Bloesch).
24 Brief an Lily vom 21. Januar 1918, Klee Briefe 1979, Band II, S. 899.
25 »Eine Reihe angefangener Arbeiten konnte ich fertigmachen, so daß wieder 10 neue Arbeiten zum Aufziehen bereit sind, darunter einige zu Däublers Sichel.« Brief an Felix vom 28. Juli 1918, Klee Briefe 1979, Band II, S. 928. Und »Herzlichen Dank für den lieben Brief zum Brief von Däubler. Das war eine frohe Botschaft. Ich nehme mit großer Freude seinen Vorschlag an, mit ihm zusammen ein Buch zu schaffen.« Brief an Lily vom 17. Januar 1918, ebenda, S. 898.
26 Theodor Däubler: *Dichtung und Schriften*, hrsg. von Friedhelm Kemp. München 1956.
27 »[...] es fehlt ja ein Weltwunder wie der Ätna«, Brief an Lily aus Porquerolles vom 10. August 1927, Klee Briefe 1979, Band II, S. 1059, und vom 22. Dezember 1928, ebenda, S. 1071.
28 Däubler, a.a.O., S. 190f.
29 Hausenstein 1921, S. 43.
30 »Ich hätte Lust, auch dorthin zu gehn. Vielleicht, aber ich muß genau wissen wie lange Du da bleibst.« Brief an Felix aus Dessau vom 12. Juli 1927, Klee Briefe 1979, Band II, S. 1052, und an Lily aus Dessau vom 12. Juli 1927, ebenda, S. 1050.
31 »Ich erwarte heute die Ankunft eines Kapitäns, der über die Verbindungen von Toulon nach Corsica Auskunft geben soll. Je nachdem fahre ich dann hinüber.« Brief an Lily aus Porquerolles vom 6. August 1927, Klee Briefe 1979, Band II, S. 1057.
32 Nach mündlicher Auskunft von Margarethe Bloesch.
33 1925 hatte Hans Bloesch ein Buch über seine Griechenlandreise veröffentlicht, das er den Klees schenkte und für das sich Lily in ihrem Brief aus Weimar vom 11. Dezember 1925 bedankt: »Dir herzlich für das schöne Buch danken, mit dem Du uns überrascht u. hoch erfreut hast. Ich les es gegenwärtig u. fesselt mich

ungemein. Wie herrlich muß diese Reise n. Griechenland gewesen! Seltsamerweise beschäftigt sich Paul schon seit langer Zeit immer mit dem Plan einer griechischen Reise, so daß Dein Buch wirklich wie gerufen kam. Paul sagte auch, daß er sehr gern mit Dir eine solche Reise machen würde. Es ist das schöne an Deinem Buch, daß es nicht d. große Heerstraße der Reisenden geht, sondern das Wichtigste u. Bedeutsamste, was oft abseits liegt, in so eingehender u. liebevoller Weise erschöpft. Zufällig trafen wir auch noch neulich in einer Gesellschaft mit dem Archäologen Prof. Koch aus Jena zusammen, der eben von 1/2 jährigen Aufenthalt aus Griechenland kam u. uns den ganzen Abend davon erzählte. Nun sind wir mehr zu halten, wenn, ja wenn die europäische Kalamität nicht wäre, die sich bald zu einer wahren Katastrophe auszuwachsen droht: der in allen Kreisen u. Schichten der Bevölkerung sich bemerkbar machende Geldmangel.« (Privatbesitz, Hinweis von Stefan Frey).

34 Brief an Lily vom 22. Dezember 1928, Klee Briefe 1979, Band II, S. 1071.

35 »Zu jedem anderen Semesterwechsel hätte ich Ihren Vorschlag, mit auf die griechische Reise zu gehn, ohne Bedenkzeit Folge geleistet. Diesmal jedoch steht mir der Wechsel bevor, an dem ich seit Neujahr laboriere, die Berufung nach Düsseldorf. [...] Die Reise hätte ich gerne gemacht, weil gerade Griechenland bei mir akut geworden ist, und nun muß ich verzichten auch auf den Vorteil, sie in Ihrer Gesellschaft machen zu dürfen.« Brief an Ida Bienert aus Dessau vom 15. März 1931 (Privatbesitz, Hinweis von Stefan Frey).

36 Lebenserinnerungen von Lily Klee, a.a.O.

37 Brief an Lily vom 22. Dezember 1928, Klee Briefe 1979, Band II, S. 1071.

38 Inserat in der Commerszeitung »Die Wanze« vom 24. September 1898: »4. Ein Platz an einem Schultisch der Oberprima. Sehr ergötzliche Illustrationen z. B. ein Idyll ›Sonnenaufgang in der Wüste‹. Dies alles kann eingesehen werden bei Romeo Elk [Klee]« Geelhaar 1976, S. 35.

39 Zu nennen sind in diesem Zusammenhang u. a.: Julius Meier-Graefe: *Pyramide und Tempel*. Berlin 1927; H. Neikes: *Der Goldene Schnitt und die Geheimnisse der Cheopspyramide*. Köln o. J.; Ludwig Coellen: »Der Kubismus der Aegyptik und sein Bezug zum Expressionismus«, in: *Das Kunstblatt*, H. 8, S. 242–250 und H. 9, S. 278–282, 1918; Wilhelm Worringer: *Ägyptische Kunst. Probleme ihrer Wertung*. München 1927. Vgl. dazu auch Kersten/Okuda 1995, S. 205f.

40 Coellen, a. a. O., S. 253.

41 »Der Niesen« 1915.250, Aquarell, 17,7 x 26 cm, Paul-Klee-Stiftung, Kunstmuseum Bern (Inv.-Nr. Z 17).

42 Haftmann 1961, S. 144.

43 Brief an Lily vom 30. Juli 1927 aus Porquerolles, Klee Briefe 1979, Band II, S. 1056, und vom 10. August 1927, ebenda, S. 1059.

44 Lily Klee an Emmy Scheyer aus Mazzaró am 22. September 1924, siehe Dokumentation Frey, S. 248.

45 »Reise auf Corsica« 1927.239, Federzeichnung und Aquarell, 33,4 x 45,8 cm, Philadelphia Museum of Art, Philadelphia/The Louise and Walter Arensberg Collection (Inv.-Nr. 1950-134-116).

46 Brief an Lily vom 6. August 1927 aus Porquerolles, Klee Briefe 1979, Band II, S. 1056f.

47 Klee Tagebücher 1957/1988, Nr. 842, 1908.

48 Von den bedeutenden Malern der klassischen Moderne ist Paul Klee mit seiner unglaublich sensibilisierten Fähigkeit, auf Sichtbares zu reagieren, vielleicht derjenige, der die größte Inspiration aus der Welt der Natur bezog.

49 »Natur, wenn wir sie lieben, wird uns am Ende zur Freiheit führen. Natürlich soll der Maler die Natur studieren. Sie wissen es. Tun Sie's. Das ist ratsamer als dichten und Primitives entlehnen. Gehen Sie den natürlichen Schöpfungswegen, dem Werden, den Funktionen, der Formen nach. Das ist die beste Schule.« in: Geist 1959, S. 91.

»IDEE EINER ÜBERWINDUNG ROMS«

Zu Paul Klees Italienreise

Richard Hoppe-Sailer

Paul Klees Italienreise, die er zusammen mit dem Bildhauer Hermann Haller vom 22. Oktober 1901 bis zum 2. Mai 1902 unternahm, zählt allgemein nicht zu den großen Künstlerreisen, die von umwälzenden Erlebnissen und radikalen Lebenswendungen geprägt sind. Er flieht weder – wie Goethe – aus bedrückenden Verhältnissen in den verheißungsvollen Süden, noch berichtet er von werkprägenden Offenbarungen, wie er sie selbst seiner Tunisreise von 1914 zuschrieb. Auf den ersten Blick scheint Klees Reise über die Alpen in den traditionellen Rahmen der Künstler- und Bildungstouren des 19. und frühen 20. Jahrhunderts zu passen. Dieser Annahme folgt auch in weiten Teilen die Literatur zu diesem Thema. Liest man jedoch Klees Briefe und Tagebuchaufzeichnungen jener Monate aufmerksam und versucht man einigen Anspielungen und Spuren nachzugehen, die sich unter der Oberfläche dieser Texte finden lassen, so sieht man die Reise allerdings in einem neuen Licht. Es zeigt sich dann, daß für Klees Werkentwicklung wichtige Fundamente sehr wohl während dieser Monate in Italien gelegt wurden. Dabei handelt es sich um ein vielschichtiges Geflecht unterschiedlicher Erfahrungen und Beeinflussungen, aus dem sich eine Ideengrundlage herausbildete, die im bildnerischen wie theoretischen Werk der späteren Jahre immer wieder durchscheint. Dem soll in diesem Text nachgegangen werden.

Dabei stellen sich einige Probleme. Die Struktur der unterschiedlichen Einflüsse, denen sich Klee auf dieser Reise ausgesetzt sah, sowie die Komplexität der Quellen, mit denen er sich auseinandersetzte, legt weniger eine lineare, als vielmehr eine konzentrische Behandlung des Themas nahe. Das heißt, verschiedene Themenbereiche können in wechselnden Kontexten je neu und verändert auftauchen. Das kann zu Sprüngen, Vor- und Rückgriffen führen, die aber im Gesamtblick eine neue Sicht auf das Material zu eröffnen vermögen. Dieses interpretatorische Verfahren wird sich um drei Hauptthemen konzentrieren (wobei Seitengänge nicht ausgeschlossen sind): um Klees Antikenrezeption, um sein Verhältnis zu Goethe und schließlich um seine Auseinandersetzung mit ästhetischen Konzepten der Romantik, insbesondere um seine Adaption der Idee der romantischen Ironie. Dabei werde ich mich in dieser Untersuchung ausschließlich auf Texte beziehen, denn ihr Ziel soll es sein, Interpretationsmaterial für spätere Bildanalysen zur Verfügung zu stellen, ohne jene Texte dabei als alleinige Folie der Bildbetrachtung, oder vice versa, die Gemälde und Zeichnungen als Belegstücke der Texte zu instrumentalisieren.

Die Rezeptionsgeschichte der Italienreise Klees beginnt mit Leopold Zahns 1920 formuliertem Diktum: »Italien brachte Bereicherung, aber keine Befreiung. Im Gegenteil. Es erteilte eine lebendige historische Lektion, nach der sich das tragische Bewußtsein einstellte, Erbe, Epigone zu sein. Eine pessimistische Stimmung bemächtigte sich Klees, gegen die er mit Satyre und Ironie anzukämpfen versuchte.«[1] Damit ist ein Grundton angeschlagen, der weite Teile der Diskussion über die Bedeutung dieser Reise für die Entwicklung von Klees Œuvres bis heute bestimmen sollte. Weitergehende Probleme und Themen, mit denen sich Klee während seines Italienaufenthaltes beschäftigte, werden von Zahn kaum aufgenommen und weiter verfolgt. Für ihn ist diese Reise nur eine Episode, die in den scharfen Satiren der *Inventionen* der Jahre 1904/05 ihren Niederschlag findet und nach seiner Auffassung gerade nicht das klassiche Werk vorbereitet.

Wenn im folgenden versucht werden soll, einige ästhetische Leitvorstellungen Paul Klees darzulegen und deren Fundierung in den Erfahrungen der Italienreise herauszuarbeiten, so stellt sich – wie oftmals bei Klee – das Problem der Quellenlage. Neben den Briefen aus Italien, die er an seine spätere Frau, Lily

Stumpf, und an seine Eltern schrieb, existieren Tagebuchaufzeichnungen in einer achtundvierzig Seiten starken Kladde, die er mit »II Italienisches Tagebuch Okt. 1901 bis Mai 1902« betitelte.[2] Während die Briefe noch einen unmittelbaren Eindruck von den Ereignissen und Erfahrungen der Reise vermitteln, unterlagen die Tagebuchaufzeichnungen umfangreichen Änderungen auf eine autobiographische Darstellung hin.[3] Basierend auf dieser ersten Redaktion seiner Aufzeichnungen erstellte Klee die Notizen für Leopold Zahn und Wilhelm Hausenstein, den Autoren der 1920 und 1921 erschienenen frühen Monographien.[4] Dabei ist für uns insbesondere von Interesse, was Klee aus seinen Tagebuchaufzeichnungen der Italienreise für diese Texte auswählte.

Zu Beginn sei eine zentrale Tagebucheintragung zitiert, die Klee unter der Nr. 430 kurz nach seiner Rückkehr aus Italien niederschrieb:

»Gesichtspunkte:

I. Komplex: Objektive Anschauung, physische Beschaffenheit. Konstruktionen, Körper, Erde. Diesseits, auch die Götter. (Antike)

II. Komplex: Subjektive Anschauung, geistige Beschaffenheit. Seelische und geistige Belebung. Jenseits, auch die Dinge. (Moderne)

Im ersten Komplex findet die Musik keinen Raum.«

Diese Passage klingt wie eine Zusammenfassung von Erkenntnissen anläßlich der italienischen Reise und zugleich wie ein Programm für künftige Arbeiten. Es findet sich so ausformuliert und auf diese Weise konzentriert weder in den Aufzeichnungen, die in Italien selbst entstanden sind, noch in den Briefen an Lily in München und die Familie in Bern. Die Tagebucheintragung Nr. 430 stellt so etwas wie die Quintessenz der Italienreise dar. Sie taucht in Modifikationen in den Notizen für die Autoren Zahn und Hausenstein auf und wird einen der zentralen Textbezüge unserer Überlegungen bilden. In den Notizen und Briefen aus Italien selbst finden sich aber bereits zahlreiche Hinweise auf die hier anklingende intensive Auseinandersetzung mit dem Kulturerbe der Antike und den impliziten Anforderungen an die eigene künstlerische Arbeit, die sich für Klee mit diesem Erbe verbanden.

So heißt es beispielsweise in der Tagebucheintragung Nr. 294 vom November 1901 aus Rom: »So weit bin ich jetzt, dass ich die grosse Kultur der Antike und ihre Renaissance überblicke. Nur zu unserer Zeit kann ich mir kein künstlerisches Verhältnis denken. Und unzeitgemäss etwas leisten zu wollen kommt mir suspekt vor. Grosse Ratlosigkeit. Deshalb bin ich wieder ganz Satire. Sollte ich mich noch einmal ganz darin auflösen? Vorläufig ist sie mein ganzer Glaube. Vielleicht werde ich nie positiv? Jedenfalls werde ich mich wehren wie eine Bestie.« Und Anfang Februar des nächsten Jahres, 1902, notiert Klee: »Das antike Italien ist auch jetzt noch die Hauptsache; die Hauptbasis für mich. Eine gewisse Wehmut liegt darin, dass eine Gegenwart hier nicht daneben existiert. Dass man Trümmer mehr bewundert als das Wohlerhalten, ist voll Ironie.«[5] In den Reisereflexionen, die sich in den Tagebuchaufzeichnungen aus Bern 1902 finden, sowie in den nahezu zwanzig Jahre später entstandenen Notizen für Zahn und Hausenstein wirken diese ersten Eindrücke fort und werden mit neuen Erfahrungen verbunden. Man kann an den Texten um 1920 den Gang der italienischen Überlegungen ebenso ablesen, wie sie zugleich deutlich machen, in welcher Weise Klee seine künstlerische Entwicklung rückwirkend begründet und in seine Biographie integriert. Dort wird die Auseinandersetzung mit der Tradition, mit antiken und modernen Ideen neu geführt und auf der Folie der Werkentwicklung systematisiert. In diesen Zusammenhang fällt auch die verstärkte Thematisierung der Architekturerfahrung und die Polarisierung von Konstruktion und Intuition als Grundspannung seines ästhetischen Schaffens. Weniger offensichtlich ist die Rolle, die die Ironie, oder wie Klee häufiger sagt: die Satire, in diesem System spielt.[6] Ihr kommt eine größere Bedeutung zu als bisher weitgehend angenommen, und sie ist anders zu verstehen als im Sinne einer sogenannten »feinen Ironie«, die das Künstlersein gegenüber kleinbürgerlicher Spießigkeit erträglich macht.[7] Es wird sich vielmehr zeigen, daß Ironie im Sinne selbstreflexiver, romantischer Ironie ein zentraler Bestandteil der Kleeschen Ästhetik ist.

Um diesen Fragen näher nachzugehen, betrachten wir zuerst die Notizen zur Reise, die Klee kurz nach seiner Rückkehr in die Schweiz niederschrieb. Bereits an der Redaktion dieses ersten Rückblicks läßt sich ablesen, wie sich seine eigenen Wertungen im Laufe der Zeit verschieben. So heißt es unter dem Datum vom 3. Januar 1902 im Tagebuch: »Die italienische Reise liegt einen Monat hinter mir. Eine Revue meiner beruflichen Angelegenheiten verläuft nicht gerade ermunternd. Und warum ich immer noch hoffe, weiss ich nicht. Vielleicht weil diese Kritik, obwohl fast vernichtend, an sich Positives bedeutet im Vergleich zu früher [...].«[8] In dem 1919 auf der Grundlage dieser Notiz entstandenen autobiographischen Text für Wilhelm Hausenstein notiert er unter der Überschrift »Italienisches Resultat«: »Der Mensch ist historisch geschult, bereichert und voluminöser. Der Künstler ist bang und epigonisch-sceptisch. Statt hinein in mich, heraus aus mir.«[9] Und in der zweiten Fassung des Textes für Hausenstein lesen wir: »Resultat: der Mensch, lebendig-historisch geschult, dadurch voluminöser, plastischer existierend. Der Künstler wird bang und epigonisch-sceptisch. Ein Drang nach all den Objekten der Kunst führt vorerst vom Individuellen fort. (Nicht zur mir, fort von mir.)«[10]

Es zeigt sich, daß die Reisenachlese gekennzeichnet ist durch die Spannung zwischen neuen Erfahrungen in den Begegnungen mit den Werken der Antike und der Renaissance sowie der Erkenntnis eines Epigonentums, das schmerzlich die Unfähigkeit zu eigener, zeitgenössischer Stilbildung erkennt. Es ist dieses »Epigonisch-Sceptisch«, das die Kleesche Selbsteinschätzung seiner künstlerischen Tätigkeit um die Jahrhundertwende prägt. Trotz aller Annäherungen an den Jugendstil[11] sieht Klee in dessen Versuch einer Überwindung historistischen Stilgemisches keine adäquate und überzeugende Antwort auf seine ästhetischen Skrupel. Und die ungebrochene Rückkehr zu klassischen Idealen ist ihm ebensowenig möglich.[12] Er verharrt in seiner Skepsis, die sich für ihn in Ironie niederschlägt: »Das antike Italien ist auch jetzt noch die Hauptsache; die Hauptbasis für mich. Eine gewisse Wehmut liegt darin, dass eine Gegenwart hier nicht daneben existiert. Dass man die Trümmer mehr bewundert als das Wohlerhalten, ist voll Ironie.«[13] erkennt er Anfang 1902 in Rom. »Zu unserer Zeit kann ich mir kein künstlerisches Verhältnis denken. Und unzeitgemäss etwas leisten zu wollen kommt mir suspekt vor.«[14]

Das Konzentrat all dieser Erfahrungen findet sich in der eingangs bereits erwähnten Tagebucheintragung Nr. 430 vom Juli 1902 und deren Textvariationen in den Notizen für Zahn und Hausenstein. Betrachten wir also diese »Ideen einer Überwindung Roms«, wie es 1919 in den Notizen für Wilhelm Hausenstein heißt.[15] In Tagebucheintragung Nr. 430 wird in zwei Komplexen zwischen objektiver und subjektiver Anschauung, zwischen physischer und geistiger Beschaffenheit, zwischen Diesseits und Jenseits unterschieden. Folgt diese Gliederung noch einfachen, traditionellen Topoi, so deuten die weiteren, in dieses Schema eingepaßten Zuordnungen bereits auf spezifische Auffassungen Klees, die andernorts in seinen Schriften ein Echo finden. Der Begriff der »Konstruction« gehört zweifelsohne hierzu. Er wird sowohl in der Jenaer Rede vom 26. Januar 1924 eine prominente Rolle spielen,[16] als auch in dem vier Jahre später in der Zeitschrift *bauhaus* veröffentlichten programmatischen Text »exakte versuche im bereiche der kunst«[17]. Bezeichnet er im ersten Fall eine Vorstufe der Komposition, so bildet er im Text von 1928, bezogen auf die aktuellen Debatten am Bauhaus, das Gegenstück zu künstlerischer Intuition.

In der Tagebuchnotiz vom Juli 1902 gehört zum »I. Komplex« neben der Konstruktion eine Vorstellung des Diesseits, der Erde und der Welt der Körper, zu der – so Klee – »auch die Götter« zählen. Dies alles subsumiert er unter dem Epochenbegriff »Antike«. Hier scheint eine Antikenvorstellung auf, für die die christliche Trennung von weltlichem Diesseits und göttlichem Jenseits nicht galt. Der Sitz der Götter war im Diesseits, ihr Wirken war unmittelbar und sie unterlagen menschlichen Gefühlen, Hoffnungen und Sehnsüchten fernab zeitloser Allmacht und Allpräsenz. Dem entspricht im »II. Komplex« nicht allein »Subjective Anschauung, geistige Beschaffenheit«, sondern auch ein Jenseitsbegriff, der die Dinge der Welt einschließt und damit auf deren metaphysische Qualitäten verweist. Der Konstruktion wird hier »Seelische und geistige Belebung« gegenübergestellt. Für Klees spätere Überlegungen zentrale Begriffe wie »Intuition«, »Komposition« oder »Ganzheit« tauchen expressis verbis an dieser Stelle noch nicht auf. Die späteren Redaktionen dieses Textes legen es aber nahe, ihn so zu interpretieren, daß genau auf diese, später ausformulierten Vorstellungen angespielt wird, und sich hier erste Ansätze seiner in den Bauhausjahren entwickelten Theorie zeigen. So ist beispielsweise bei Hausenstein I von »Verflüssigung der Konstruction« die Rede, in Hausenstein II schließlich setzt Klee in einer tabellarischen Gliederung dem Begriff »körperliche Konstruction« die »psychische Konstruction« gegenüber; Begriffsfelder, die sich sehr gut mit dem verbinden lassen, was er in der Jenaer Rede und im »bauhaus«-Beitrag »Komposition« und »Intuition« nennt. Ebenso erscheinen Vorstellungen der Metaphysik der Dinge in dem Text »Wege des Naturstudiums« von 1925, wo davon die Rede ist: »[...] daß in der Auffassung des natürlichen Gegenstandes eine Totalisierung eintritt. [...] Über diese Arten von verinnerlichenden Anschauungen des Gegenstandes hinaus gehen die folgenden zu einer Vermenschlichung des Gegenstandes führenden Wege, die das Ich zum Gegenstand in ein über die optischen Grundlagen hinausgehendes Resonanz-Verhältnis bringen. [...] Metaphysische Wege in ihrer Vereinigung.«[18]

Den beiden Hauptkomplexen seiner »Gesichtspunkte« ordnet Klee die Zeitalter »Antike« und »Moderne« zu. Dieses ist die Epoche der Subjektivität und der Metaphysik, jenes das Zeitalter objektiver Anschauung, klarer Konstruktionen und des Diesseits. Eine solche auf den ersten Blick nicht unbedingt zwingende Zuordnung wird verständlich, wenn man eine Tagebuchnotiz vom November 1903 hinzuzieht, die ihrerseits in modifizierter Form in den Notizen Hausenstein I und Zahn erscheint. Es heißt dort: »Als ich in Italien die Baukunstwerke verstehen lernte, hatte ich an Erkenntnis sofort einen wesentlichen Gewinn zu buchen. Obwohl diese Werke praktischen Zwecken dienen, drückt sich in ihnen das Formprincip reiner aus als in andern Kunstwerken. Die leicht erkennbare Gliederung ihrer Form, ihr exacter Organismus vermag gründlicher zu bilden als alle Kopf-, Akt- und Kompositionsversuche. ›Denn es geht sogar dem Schwerfälligen ein‹, dass die augenscheinliche Berechenbarkeit des Verhältnisses von Teilen zueinander und zum Ganzen den verborgenen Zahlenverhältnissen an anderen künstlichen und natürlichen Organismen entspricht. Dass diese Zahlen nichts

Kaltes bedeuten, sondern Leben atmen, ist ebenso klar. Und die Bedeutung der Ermessung als Hilfsmittel beim Studium und beim Schaffen offenbart sich.«[19] In dieser Notiz stecken mehrere für das Werk Klees wichtige Ansätze. Zum einen wird die Faszination deutlich, die die antike Architektur auf ihn ausübte. Hier liegt der Kern der Konstruktion, der bildnerischen Regeln und seinen auf Maß und Zahl gründenden Formfindungen. Hier eröffnete sich ihm die Notwendigkeit jeder Konstruktion als sine qua non künstlerischer Arbeit; einer Konstruktion, die nicht allein der Architektur der Antike und der Renaissance zugrunde lag, sondern die ebenso die Grundlage jeder Naturform darstellt. Das heißt also, Konstruktion ist naturnotwendig, und sie ist Teil des Verfahrens, das die Naturhaftigkeit alles künstlerischen Tuns ausmacht. Diese Vorstellung wird sich wie ein roter Faden durch Werk und Reflexion Klees ziehen. »Dass diese Zahlen nichts Kaltes bedeuten, sondern Leben atmen, ist ebenso klar«. Dieser Satz ist der Kern der Idee des naturgleich schaffenden Künstlers. Klee nimmt hier einen zentralen Gedanken Goethes auf, der in seiner *Korrespondenz des zweiten römischen Aufenthaltes* unter dem 6. September 1787 notierte: »Diese hohen Kunstwerke sind zugleich als die höchsten Naturwerke von Menschen nach wahren und natürlichen Gesetzen hervorgebracht worden. Alles Willkürliche, Eingebildete fällt zusammen, da ist Notwendigkeit, da ist Gott. In einigen Tagen werde ich die Arbeiten eines geschickten Architekten sehen, der selbst in Palmyra war und die Gegenstände mit großem Geschick gezeichnet hat.«[20] Auch wenn bei dieser Verbindung von Natur und Architektur die Erinnerung an die Idee der »Urhütte« naheliegt, ist doch hier weniger von der Naturprovenienz der Architektur selbst die Rede, als vielmehr von der Strukturähnlichkeit von Natur und Architektur in Bezug auf deren Gestaltungsgesetze. Und dies war für den Autor der Metamorphosenlehre ebenso von Interesse wie für Klee. Dieser traf sich darin mit Konrad Fiedler, dessen Augenmerk als Kunsttheoretiker auf die spezifischen Formbildungsgesetze gerichtet war und dessen Schriften Klee mit großer Wahrscheinlichkeit kannte.[21] In den Fiedlerschen Aphorismen findet sich eine Stelle, die der Auffassung Goethes und Klees sehr verwandt zu sein scheint: »Ist es leicht zu erkennen, wie sich Malerei und Skulptur nicht ungestraft von der Natur entfernen dürfen, so ist der enge Bezug, der auch zwischen der Architektur und der Natur unbedingt gefordert werden muß, weniger leicht verständlich. Hier ist es die innigste Vereinigung der Kunstform mit dem Strukturkern, auf die es ankommt. Die Natur bietet hier ein ewig wechselndes und doch im Prinzip sich gleichbleibendes Vorbild und nur der Architekt, der in dieser Hinsicht immer wieder auf die Natur zurückgeht, wird Vortreffliches leisten.«[22] Klee stand also mit seinen Architekturinteressen gleichermaßen in klassischer Tradition wie in zeitgenössischer Diskussion.

Blicken wir noch einmal auf die Tagebucheintragung Nr. 536, so wird nicht allein deutlich, welche weitreichende Bedeutung für sein eigenes Werk sich darin findet, sondern es erscheinen auch die Bezüge, in denen er steht und in deren Beeinflussungsgeflecht er sein Werk entwickelte. Die Bedeutung von Goethes Metamorphosenlehre für Klees Kunstauffassung ist oftmals herausgestellt worden.[23] Wir wissen, daß er mit dessen *Italienischer Reise* und Burckhardts *Cicerone* unterwegs gewesen ist. Hier zeigt sich nun eine direkte Übernahme einer ästhetischen Idee Goethes, die sich – vielleicht parallel zu, vielleicht aber auch vermittelt durch Fiedler – als bedeutsam für Klees Werk erweisen sollte. Die Begegnung mit der Architektur der Antike und der Renaissance in Italien hat ihm nicht allein deren künstlerische Strukturen offenbart, sondern er hat darin ein Zweifaches erkannt.

Zum einen erschloß sich ihm die Notwendigkeit einer auf Maß und Zahl gegründeten Konstruktionsweise als Vorbedingung jedes künstlerischen Kompositionsverfahrens, zum anderen offenbarte sich ihm – angeregt durch Goethe – die Verwurzelung dieses Konstruktionsprinzips in den Wachstums- und Formgesetzen der Natur. Klees Naturvorstellung und sein Abstraktionsverfahren, seine Sujetwahl und seine Bildform sind davon abgelöst nicht zu denken. Er verbindet diese Erkenntnisse mit dem Zeitalter der Antike, mit der Klassik.
Von diesen Überlegungen zur Antike setzt Klee in seinen »Gesichtspunkten« einen II. Komplex ab, dessen Zuordnungen und begriffliche Assoziationen im Laufe der Redaktion dieser Tagebuchnotiz wechseln. Ist das Pendant zu Antike in der Tagebuchfassung noch der Begriff der Moderne, so heißt es bei Hausenstein I ergänzend: »ad IIa) das Christentum / b) die Musik als neuer Hauptzweig des II. Komplexes.«[24] Diese Fassung wird für die Notizen Hausenstein II übernommen.[25] In der Zusammenstellung für Leopold Zahn lesen wir dann: »Es gibt zur Zeit drei Dinge eine griechisch-römische Antike [...] und ein Christentum [...].«[26] Wie kann es zu diesem auf den ersten Blick eigenartigen Wechsel von »Moderne« zu »Christentum« kommen, und was ist für Klee mit diesen Begriffen konnotiert? Das tertium comparationis ist in Klees Romantikrezeption zu suchen. Dies wird im weiteren Verlauf der Überlegungen plausibel, da der Romantik und der romantischen Ästhetik auch im Kontext des Satire- und Ironiethemas bei Klee eine besondere Rolle zukommt. Diese These scheint in der Klee-Literatur zwar immer wieder auf, es ist aber kaum auf den Ursprung dieser Romantikreflexionen im Umkreis der Italienreise hingewiesen worden.
Antike versus Moderne, so formuliert Klee in der Tagebucheintragung Nr. 430. Antike römischer Provenienz versus Christentum heißt es in den Notizen Hausenstein I. Die Notizen für Leopold Zahn machen schließlich deutlich, daß es sich bei den tabellarischen Gegenüberstellungen nicht um die Idee einer linearen Überwindung, einer Ablösung des Einen durch das Andere handelte, sondern um einen, wie Klee es selbst formulierte: »Versuch mir über die Überwindung Roms klar zu werden«.[27] In der Fassung von 1920 schließlich stehen die beiden scheinbaren Gegensätze gleichberechtigt nebeneinander, und es wird deutlich, daß das ästhetische Ziel in ihrer Synthese zu liegen hat: einer Synthese von Klassik und Romantik. Eine Passage aus der Rede in Jena 1924 stützt diese These. Dort heißt es, nachdem Klee die Grundprinzipien seiner Bildsprache erläutert hat: »Es decken sich also die statischen und die dynamischen Teile der bildnerischen Mechanik ganz schön mit dem klassisch-romantischen Gegensatz.«[28] Und zur gleichen Zeit formuliert er in der Bauhausvorlesung vom 2. Juli 1924: »Auf dem ersten [Stilgebiet] ähneln sich der statische Begriff und der klassische, auf dem zweiten sind Dynamik und Romantik miteinander verwandt.«[29] Hier verbindet er dieses Gegensatzpaar mit einem zentralen Grundprinzip seiner Bildästhetik, der Spannung von Statik und Dynamik, der Keimzelle seiner Vorstellung der Bildgenesis.[30] Ergänzt man diese Beobachtungen noch durch die Tatsache, daß gerade in der Romantik die Wiederbelebung christlicher Themen eine zentrale Rolle spielte und eine der romantischen Programmschriften Novalis' den Titel *Die Christenheit oder Europa* (1826) trägt, so verdichten sich die Indizien, daß sowohl die Erwähnung des Christentums, wie der Begriff der Moderne in diesem hier vorliegenden Zusammenhang auf Romantik verweisen, ohne daß von ihr explizit die Rede ist. Christian Geelhaar verweist in einer Anmerkung seines 1972 erschienen Buches *Paul Klee und das Bauhaus* auf ein Zitat Jean Pauls, das diese Annahme stützt: »Ursprung und Charakter der ganzen neuern Poesie läßt sich so

leicht aus dem Christentum ableiten, daß man die romantische ebensogut die christliche nennen könnte.«[31] Die Hinzufügung der Musik als »neuer Hauptzweig des II. Komplexes« belegt diese These einmal mehr. Hier ist ein Blick auf Klees Begeisterung für Jacques Offenbachs Oper *Hoffmanns Erzählungen* ebenso erhellend wie sein Interesse an dem literarischen Werk E.T.A. Hoffmanns, von dem später noch die Rede sein wird.[32]

Die Interpretation der Tagebucheintragung Nr. 430 und ihrer späteren Redaktionen eröffnet also nicht nur einen plausiblen Bezug zur Romantik, sondern auch, wie sich zeigen wird, zur Idee der romantischen Ironie als eines poetisch-selbstreflexiven Verfahrens. Diese Haltung der Selbstreflexion ist für Klee typisch. Wir finden sie nicht allein in seinen Texten, sondern ebenso in seinen Bildwerken, als Reflexion des ästhetischen Verfahrens unter den Bedingungen der ästhetischen Repräsentation.[33] Hier befinden wir uns im Kern des Spannungsfeldes von Klassik und Romantik, von dem Klee in seinem Jenaer Vortrag spricht. Um dies deutlich zu machen, ist ein Exkurs zu Klees Satire- und Ironiebegriff sowie zum Begriff der romantischen Ironie hilfreich. Die Äußerungen Klees lassen verschiedene Deutungen zu, und in der Klee-Forschung sind sie sehr unterschiedlich akzentuiert worden.

Ende 1900 charakterisiert sich der junge Künstler mit ironisch-bohemienhafter Attitüde im Tagebuch: »Recht weit hatte ich's ja nun gebracht. Ich war Dichter, ich war Lebemann, ich war Satiriker, Künstler, Geiger!«[34] Dann taucht der Begriff »Satire« später zur Charakterisierung der eigenen Haltung während der italienischen Reise auf. Im bereits zitierten Zusammenhang der »grossen Ratlosigkeit« angesichts der Tradition und der Unsicherheit der eigenen künstlerischen Position heißt es: »[...] deshalb bin ich wieder ganz Satire.«[35] Hier kündigt sich ein für unsere Überlegungen bedeutsamer Zusammenhang zwischen Satire und künstlerischer Selbstreflexion an, auf dessen Hintergrund dann auch eher von Ironie als ästhetischem Verfahren, denn von gesellschaftskritischer Satire die Rede sein kann. Eine weitere Eintragung im römischen Tagebuch Anfang März 1902 unterstützt diese These: »Neue Komposition. Die Satire ist gelöst in leichter Trauer. Ein aristokratischer Junge schreitet schwach-sensibel über die Trümmer eines goldenen Zeitalters, ein Epigon.«[36] Eine weitere Stütze für diese Annahme findet sich in einem Brief, den Klee am 8. November 1901 aus Rom an Lily Stumpf schreibt. Dort heißt es: »Und eines noch habe ich gelernt, daß das Gebiet des Idealen in der bildenden Kunst vollständig unzeitgemäß ist und daß die Plastik vollends ihrer uralten Rechte beraubt ist. [...] Dafür habe ich mich der Satire um einen Schritt genähert. Diesselbe übt wachsend eine ätzende Wirkung auf meinen Organismus; aber ich kann es niemandem ersparen. Und schließlich könnte auch daraus etwas nichts Geringes werden.«[37] Einen ähnlichen Ton schlägt der Brief vom 27. Dezember 1901 an Lily Stumpf an: »Ganz aus der Seele geschrieben sind mir Aristophanes ›Vögel‹, eine ganz kostbare Komödie. Sie vereinigt feinste Poesie im Sinne des ›Sommernachtstraums‹ mit schärfster Satire und derbsten Scherzen und charakterisiert die Zeit des beginnenden Verfalls besser als die komplizierteste Geschichte.«[38] Die Form der Satire wird mit der Vorstellung einer zerfallenden Gesellschaft zusammengebracht, zu deren Hochzeit man sich allein als Epigone erfährt. Nicht die Kritik an gesellschaftlichen Verhältnissen steht im Vordergrund, sondern die Reflexionen über die eigene künstlerische Haltung gegenüber einer solchen Epoche.[39]

Auf diesem Hintergrund war die Idee der romantischen Ironie für Klee aus zwei Gründen von besonderer Bedeutung. Zum einen beschreibt sie eine literarische

Form, die ihre eigenen ästhetischen Mittel zum Thema macht, zum anderen weist sie auf den Prozeßcharakter des ästhetischen Tuns hin.[40] Beide Aspekte spielen in seinem Œuvre eine zentrale Rolle. Bei der Untersuchung von Klees Ironiebegriff hat sich gezeigt, daß sich seine satirisch-ironische Grundhaltung nicht primär aus dem Leiden an einer bigotten, bürgerlichen Gesellschaft speiste, sondern vielmehr in der problematischen Erfahrung des eigenen Kunstschaffens ihren Grund hatte. Betrachtet man nun den Begriff der romantischen Ironie genauer, so findet man dort die theoretische Basis für Klees Überlegungen während seiner Italienreise. Die Hauptquelle für die Idee der romantischen Ironie ist das Werk Friedrich Schlegels, in dem sich die Definition findet: »Ironie ist klares Bewußtsein der ewigen Agilität, des unendlich vollen Chaos.«[41] Damit ist ein Grundton angeschlagen, der sich durch Schlegels gesamtes Werk und die Debatten der Romantiker zieht. Eine Grundidee auch, die sich in der Moderne wiederfindet, und die für das Werk Paul Klees bedeutsam geworden ist. Diese Definition Schlegels hängt eng mit seiner Vorstellung einer neu zu begründenden Universalpoesie zusammen, von der er in den Athenäums-Fragmenten spricht: »Die romantische Dichtart ist noch im Werden; ja das ist ihr eigentliches Wesen, daß sie ewig nur werden, nie vollendet sein kann« (A 116).[42] Ein fortwährender Prozeß, das notwendig Infinite und eine permanente Reflexion der eigenen Mittel kennzeichnen die Universalpoesie, deren hervorstechendes Merkmal die romantische Ironie ist. Sie kann, ähnlich wie die romantische Poesie: »[...] zwischen dem Dargestellten und dem Darstellenden, frei von allem realen und idealen Interesse auf den Flügeln der poetischen Reflexion in der Mitte schweben, diese Reflexion immer wieder potenzieren und wie in einer endlosen Reihe von Spiegeln vervielfachen« (A 116). Es ist dieser selbstreflexive Zug, der die romantische Literatur auszeichnet, den wir in Tiecks Märchen und Komödien ebenso antreffen wie in E.T.A. Hoffmanns Erzählungen, bei Jean Paul und nicht zuletzt, als praktische Durchführung seiner theoretischen Überlegungen, in Friedrich Schlegels 1799 erschienenem Roman *Lucinde*. Hier schreibt er eine Theorie des Romans in Form eines Romans, gemäß seiner eigenen Forderung: »Eine [...] Theorie des Romans würde selbst ein Roman sein müssen, der jeden ewigen Ton der Fantasie fantastisch widergäbe, und das Chaos der Ritterwelt noch einmal verwirrte.«[43] Klee kannte dieses Buch und hat es 1903 erstmals gelesen.[44] Im Brief vom 23. Februar 1903 an Lily Stumpf erwähnt er es ausführlich als »ein Buch für Gourmands [...] voll feiner und wahrer Psychologie«. Hier bezieht er die Geschichte hauptsächlich auf seine eigene Biographie: »Schule der Männlichkeit könnte ein Stück aus meinem Leben sein.«[45] Die Tatsache, daß er in einem späteren Brief vom 18. Januar 1905 an Lily Stumpf und in den Aufzeichnungen für Hausenstein[46] auf dieses Buch zurückkommt, weist aber darauf hin, daß es über die aktuelle Situation des Jahres 1903 hinaus für ihn von Bedeutung war. Die formale Gestaltung, die ironische Fremdsetzung der eigenen Mittel und die Aufbrechung der klassischen Form als Voraussetzung für eine neue künstlerische Gestaltung wird ihn fasziniert haben.

In den Briefen und Tagebüchern Klees ist mehrmals von seiner E.T.A. Hoffmann-Lektüre die Rede. Einer dieser Hinweise ist für unsere Fragestellung wichtig. Am 26. Februar 1906 schreibt er seiner Verlobten aus Bern und berichtet unter anderem: »[...] so nahm ich wieder Hoffmanns Erzählungen vor und las aus den Phantasiestücken den ›Magnetiseur‹ (großartig) und ›Ritter Gluck‹.«[47] Auch wenn wir hier keine weiteren Hinweise auf die Lektüre finden und wenig über Klees Faszination an diesen Werken erfahren, so ist doch auffällig, daß ihm gerade der

Verweis auf den Magnetiseur so wichtig war, daß er ihn auch in die erste Fassung der Notizen für Hausensteins Monographie übernahm.[48] Diese Affinität zu Hoffmann im allgemeinen und zu den frühen *Nachtstücken* (1813) im besonderen ist nicht zufällig und wirft ein prägnantes Licht auf Klees Romantikverständnis. Hier findet sich neben der Schlegel-Lektüre eine weitere Quelle für sein Interesse am Skurril-Märchenhaften, am Traum, an den Rätseln des Unbewußten, an der Metaphysik und nicht zuletzt an den *Ansichten von der Nachtseite der Naturwissenschaft*.[49] In E.T.A. Hoffmanns Novelle wird von einem Magnetiseur berichtet, der die Fähigkeit besaß, bei seiner Patientin einen künstlichen Somnambulismus hervorzurufen und sie so in völlige Abhängigkeit von ihm zu versetzen. Hoffmann thematisiert hier ein Phänomen – den Mesmerismus –, das nicht nur in seinem Werk, sondern in weiten Teilen der romantischen Literatur immer wieder eine Rolle spielt.[50] Es lag nahe, daß solche naturwissenschaftlich-medizinischen Grenzphänomene für die Künstler der Zeit, und nicht zuletzt auch für den mit dem Neurologen Fritz Lotmar befreundeten Klee, von hohem Interesse waren, fanden sich hier doch Belege für eine andere, nicht allein den Regeln rationaler Aufklärung gehorchenden Wissenschaft. Dies galt insbesondere für E.T.A. Hoffmann.[51] Jürgen Barkhoff weist in einer neuen Untersuchung detailliert nach, wie im Magnetismus die Charakteristika der Hoffmannschen Ästhetik zusammenschießen: »Denn wie die Zauberkraft der Poesie hat die Magnetisierung als eine säkulare Fortschreibung magischer Praktiken im Zeitalter der Ausdifferenzierung von Wissensstrukturen in die wissenschaftliche und künstlerische Sphäre zu gelten.«[52] Dabei ist Barkhoff der Begriff der »Duplizität« oder des »chronischen Dualismus«, wie Hoffmann es in der Prinzessin Brombilla selbst nennt, die zentrale Kategorie.[53] In der romantischen Ironie findet diese fortwährende Dualität eine ihr angemessene literarische Form, in der sich ja selbst der ästhetische Prozeß bricht. Auf diesem Hintergrund erhält nun die Beschäftigung Klees mit E.T.A. Hoffmann und seine Begeisterung für die Novelle *Der Magnetiseur* einen neuen Stellenwert. Klee fand in Hoffmann und dessen literarischem Werk, im Verfahren der romantischen Ironie und in der Idee des animalischen Magnetismus, wie zum Beispiel in der Figur des charismatischen Magnetiseurs, ein Modell seines eigenen ästhetischen Verfahrens. Er war in diesem Zusammenhang nicht primär an der Kritik der herrschenden gesellschaftlichen Verhältnisse interessiert – die zweifellos in den Sujets seiner *Inventionen* eine zentrale Rolle spielt – als vielmehr an einer Haltung, die sich unterschiedlicher Gegenstände und Themen zu bemächtigen vermochte, um an ihnen die eigene künstlerische Position zu reflektieren und zu entwickeln. So ist es dann auch zulässig von Ironie im Gegensatz zur Satire zu sprechen, selbst dann, wenn Klee eher den Begriff Satire benutzt. Bei einer solchen Betrachtungsweise ist es allerdings methodisch unbedingt notwendig zwischen ironisch-satirisch dargestelltem Sujet einerseits und dem ästhetischen Verfahren der romantischen Ironie andererseits zu unterscheiden. Es ist von großer Bedeutung, die thematische Gebundenheit von Satire und Ironie von dem ästhetischen Verfahren der Ironie, wie es in der Romantik entwickelt wurde, zu trennen. Nur so ist auch die Heterogenität der *Inventionen* zu erklären.

In Klees Diskussion des Klassik/Romantik-Antagonismus und insbesondere in seiner Romantikrezeption, spiegeln sich die grundlegenden Spannungen seiner künstlerischen Identität. Während der Italienreise werden sie virulent. Hier erfährt er sie in der Konfrontation der Historie mit seiner Zeitgenossenschaft. Und so wird dort, in der Reflexion dieser Erfahrungen, der umfassende Grund seines ästhetischen Programms gelegt. Darin verbinden sich Ideen der Klassik mit poetischästhetischen Verfahren der Romantik. Aus dieser Synthese bezieht Klee seine künstlerische Identität. In der Form der romantischen Ironie sah er eine mögliche ästhetische Antwort auf die verwirrenden Erfahrungen und die künstlerischen Zweifel, denen er sich während der Italienreise ausgesetzt sah. Im später entwickelten Genesis-Begriff, in der Problematik des gebrochen Kindlichen in der Kunst, in der Spannung von Konstruktion und Intuition, in seinem Naturbegriff und nicht zuletzt in den eigenartig amorph-mechanischen Pflanzendarstellungen zeigen sich auf diesem Hintergrund Spuren der Italienerlebnisse. Das Leiden an der eigenen künstlerischen Unzulänglichkeit hat, verbunden mit der Erfahrung der antiken Architektur und gestärkt durch die Lektüre Goethes, den Keim gelegt für die ästhetischen Grundkonzeptionen seines Werkes. Die intensive Auseinandersetzung mit den Werken der romantischen Literatur, die Zersplitterung und Prozeß ästhetisch als Zersplitterung und Prozeß reflektieren, hat die Erfahrungen der Italienreise kurz nach der Rückkehr in die Schweiz weiter geschärft und konturiert.

Anmerkungen

1 Zahn 1920, S. 8.
2 Klee Tagebücher 1957/1988, S. 77. (Die in dieser Edition enthaltenen Notizen für Zahn und Hausenstein werden in den Fußnoten: »Zahn, [Seitenzahl]«, »Hausenstein I/II, [Seitenzahl]« zitiert.
3 Siehe dazu Geelhaar 1979, S. 246–260.
4 Zahn 1920; Hausenstein 1921 (vgl. zur Entstehungsgeschichte dieses Buches: Werckmeister 1982, S. 76–93).
5 Klee Tagebücher 1957/1988, Nr. 371, 1902.
6 Klee benutzt beide Begriffe nebeneinander. Am Schluß meiner Überlegungen werde ich auf dieses Begriffsproblem noch einmal zu sprechen kommen.
7 Vgl. dazu: Huggler 1969.
8 Klee Tagebücher 1957/1988, Nr. 411, 1902.
9 Hausenstein I, S. 487.
10 Hausenstein II, S. 508.
11 Vgl. dazu: Hofstätter 1965.
12 Vgl. dazu: Wedekind 1996.
13 Klee Tagebücher 1957/1988, Nr. 371, 1902.
14 Ebenda, Nr. 294, 1902.
15 Ich lasse den zu vielfach verrätselnder Deutung Anlaß gebenden dritten Punkt, die Rede vom »bescheiden und unwissenden Selbstlehrling«, beiseite. Diese Ergänzung erscheint allein in den 1920 zusammengestellten Notizen für Zahn. Vgl. dazu neuerdings: Wedekind 1996, S. 36ff.
16 Klee 1945, S. 39.
17 Klee 1928/Geelhaar 1976, S. 130. Zum Thema »Konstruktion – Intuition« bei Klee siehe Ausstellungskatalog *Paul Klee. Konstruktion – Intuition.* Städtische Kunsthalle Mannheim, 9. 12. 1990–3. 3. 1991; Stuttgart 1991.
18 Geelhaar 1976, S. 124–126, hier S. 125.
19 Klee Tagebücher 1957/1988, Nr. 536, 1903.
20 Johann Wolfgang von Goethe: *Werke.* Hamburger Ausgabe. München 1988, Band XI, S. 395.
21 Zu Klee – Fiedler vgl. Konrad Fiedler: *Schriften zur Kunst,* eingl. von Gottfried Boehm, 2. Auflage. München 1991, Band I, S. LXXV ff. Fiedler hatte selbst Pläne zu einer Goethe-Ausgabe. Vgl. ebenda, S. XXVIII.
22 Fiedler, a.a.O., Band II, S. 40.
23 Werner Hofmann: »Ein Beitrag zur morphologischen Kunsttheorie der Gegenwart«, in: *Alte und Neue Kunst,* Wiener Kunstwissenschaftliche Blätter, II. Jg., 1953, H. 2, S. 63–80; Christa Lichtenstern: *Metamorphose in der Kunst des 19. und 20. Jahrhunderts,* Band 1: *Die Wirkungsgeschichte der Metamorphosenlehre Goethes – Von Philipp Otto Runge bis Joseph Beuys.* Weinheim 1990.
24 Hausenstein I, S. 488.
25 Hausenstein II, S. 509.
26 Zahn 1920, S. 522.
27 Hausenstein II, S. 509.
28 Klee 1945, S. 41.
29 Zitiert nach: Geelhaar 1972, S. 31.
30 Vgl. zu »Genesis« bei Klee: Hoppe-Sailer 1996, S. 183–206; Hoppe-Sailer 1997.
31 Geelhaar 1972, S. 31, Anm. 127.
32 Glaesemer 1986, S. 217–228. Vgl. auch Glaesemer 1987, S. 74.
33 Vgl. hierzu Hoppe-Sailer 1996.
34 Klee Tagebücher 1957/1988, Nr. 124, 1900.
35 Ebenda, Nr. 294, 1901.
36 Ebenda, Nr. 379, 1902.
37 Klee Briefe 1979, Band I, S. 165.
38 Ebenda, Band I, S. 192.
39 Nahezu alle Autoren gehen davon aus, daß es sich bei der Italienreise sowie bei den *Inventionen* lediglich um ein Zwischenspiel handelt. Eine solche Sichtweise übersieht jedoch eine tiefere Bedeutungsschicht der Satire. Vgl. Haftmann 1950, S. 25; Grohmann 1954, S. 32; Giedion-Welcker 1954, S. 51; Huggler 1969, S. 8; Glaesemer 1973, S. 105; Franciscono 1974, S. 61; Haxthausen 1981. Eine andere Auffassung vertritt Wedekind 1996, der davon ausgeht, daß die *Inventionen* der Selbstinszenierung Klees als modernem Künstler dienten.
40 Zum Begriff »Romantische Ironie« vgl. Beda Allemann: *Ironie und Dichtung.* Pfullingen 1956; Ingrid Strohschneider-Kohrs: *Die romantische Ironie in Theorie und Gestaltung.* Tübingen 1960; Peter Szondi: »Friedrich Schlegel und die romantische Ironie«, in: ders.: *Satz und Gegensatz.* Frankfurt a. M. 1964, S. 5ff; Helmut Prang: Die romantische Ironie. Darmstadt 1972.
41 Friedrich Schlegel: »Ideen 96«, in: ders.: *Charakteristiken und Kritiken I (1796–1801),* Kritische Friedrich-Schlegel-Ausgabe, hrsg. von Ernst Behler unter Mitwirkung von Jean Jacques Anstett und Hans Eichner, 2. Band, 1. Abteilung. München/Paderborn/Wien/Zürich 1967, S. 263.
42 Friedrich Schlegel: »Athenäums-Fragmente«, in: ders.: a.a.O., S. 165–255 (zit.: A + Nr.).
43 Friedrich Schlegel: »Brief über den Roman«, in: ders.: a.a.O., S. 337.
44 Klee Briefe 1979, Band I, S. 312, 427; Hausenstein II, S. 511.
45 Klee Briefe 1979, Band I, S. 312.
46 Hausenstein II, S. 511.
47 Klee Briefe 1979, Band I, S. 596.
48 Hausenstein I, S. 495.
49 Gotthilf Heinrich von Schubert: *Ansichten von der Nachtseite der Naturwissenschaft.* Dresden 1808.
50 Siehe dazu Jürgen Barkhoff: *Magnetische Fiktionen. Literarisierung des Mesmerismus in der Romantik.* Stuttgart/Weimar 1995. Entdecker des sogenannten animalischen Magnetismus war der österreichische Arzt Franz Anton Mesmer (1734–1815), der davon ausging, daß ein den Organismus belebendes Fluid mit einem »Weltäther«, einem kosmischen Fluid, in Beziehung steht. Nach Mesmer beruhen Krankheiten auf einer Störung dieser Fluidbeziehungen, die durch besonders begabte Menschen mittels magnetischer Kräfte günstig beeinflußt und geheilt werden können. Vgl. Franz Anton Mesmer: *Mémoire sur la découverte de magnétisme animal.* Paris 1779.
51 Vgl. Barkhoff, a.a.O., S. 196.
52 Ebenda, S. 221.
53 Ebenda, S. 223.

KLEE VOR DEN TOREN VON KAIROUAN

O. K. Werckmeister

Das Aquarell »Vor den Toren von Kairuan«

In seinem Tagebuch stellt Paul Klee seine Reise nach Tunesien vom 7. bis zum 19. April 1914 als Durchbruch in seiner künstlerischen Entwicklung dar. Ihre letzte Station in Kairouan beschreibt er als Höhepunkt, auf dem er die Reise abbrach, um ihre Ergebnisse so schnell wie möglich in seinem Münchner Atelier zu verarbeiten. Die Werke mit tunesischer Thematik, die Klee während der Reise oder nach der Rückkehr schuf, trug er in mehreren, voneinander getrennten Gruppen in sein Werkverzeichnis für das Jahr 1914 ein. Dabei kam die Gruppe, die die unzweideutigsten Naturstudien umfaßt, fast ganz ans Ende zu stehen, noch nach Arbeiten vom Herbst desselben Jahres. Uta Laxner, Charles Haxthausen, Regula Suter-Raeber, Margareta Benz-Zauner und Wolfgang Kersten haben in ausführlichen Forschungen zu unterscheiden versucht, was Klee aus Tunesien fertig mitbrachte und was er in München umarbeitete oder neu malte. Dabei verschränkten sich die Zeitverhältnisse künstlerischer Arbeit zwischen zweiwöchigem, schnell und ständig wechselndem Erleben, monatelangem Aufarbeiten des Erlebten und jahrelangen Reprisen. Worum es dabei ging, war das Verhältnis zwischen visueller Erfahrung und künstlerischer Abstraktion. War Abstraktion eine unmittelbare Empfindung im Moment der Erfahrung oder eine Reflexionsmethode ihrer fortschreitenden Verarbeitung? Und konnte Erinnerung Erfahrung noch bei der Verarbeitung zum Tragen bringen?

Das Werk, an dem sich diese Fragen am pointiertesten stellen, ist das Aquarell »Vor den Toren von Kairuan« 1914.216 (Abb. 1), das Klee im Œuvrekatalog als »ursprüngliche Fassung vor der Natur« notierte, das heißt am 16. oder 17. April 1914 an diesem Ort gemalt haben muß.[1] Es ist eines von fünf Aquarellen mit den Nummen 213–217, die an den Schmalseiten weiße Leerstreifen aufweisen, Spuren elastischer Haltebänder, mit denen das Papier auf den Malkasten gespannt war. Klee hat daher sicher alle fünf Aquarelle vor dem Motiv gemalt. Doch nur hier hat er das durch seinen Zusatz im Œuvrekatalog ausdrücklich vermerkt. Wohl deshalb interpretierte Jürgen Glaesemer 1976 in seinem Buch *Die farbigen Werke* dieses Aquarell als Schlüsselwerk der ganzen Reise, als gelungenste Verwirklichung von Abstraktion aus unmittelbarem Erleben.[2] 1995 aber haben Wolfgang Kersten und Osamu Okuda im Katalogbuch ihrer Ausstellung *Paul Klee: Im Zeichen der Teilung* nachweisen können, daß Klee die fünf Aquarelle mit den Nummern 213–217 erst 1921 in sein Werkverzeichnis aufnahm, weil er sie bis dahin nur als Studien wertete, nicht als abgeschlossene Werke.[3] Statt als Meisterwerk spontaner Schöpfung erscheint das Aquarell »Vor den Toren von Kairuan« nur noch als Vorarbeit, die Klee zunächst nicht als Werk gelten ließ. »Ursprüngliche Fassung« bezeichnet allerdings keine vorläufige Skizze, sondern eine erste, abgeschlossene Arbeit, die in einer anderen Fassung wiederholt wurde.

Daß Klee die fünf Aquarelle nicht als ausstellungswürdige Werke betrachtete, muß an den breiten weißen Randstreifen liegen, die ihnen einen unkorrigierbar provisorischen Charakter mitteilen, wie ingeniös auch immer Klee beim Malen die Farbenkomposition daran orientierte.[4] Diese Randstreifen unterscheiden die Gruppe von anderen, unmittelbar vor dem Motiv in Tunesien gemalten Aquarellen, die Klee durchaus als fertige Werke gelten ließ, gleich nach der Rückkehr ausstellte[5] und teilweise auch bald verkaufte. Warum aber verzeichnete er die fünf Aquarelle 1921 schließlich doch noch im Œuvrekatalog, zog sie sorgfältig auf und beschriftete sie so genau, wenn er sie auch jetzt nicht ausstellen oder gar

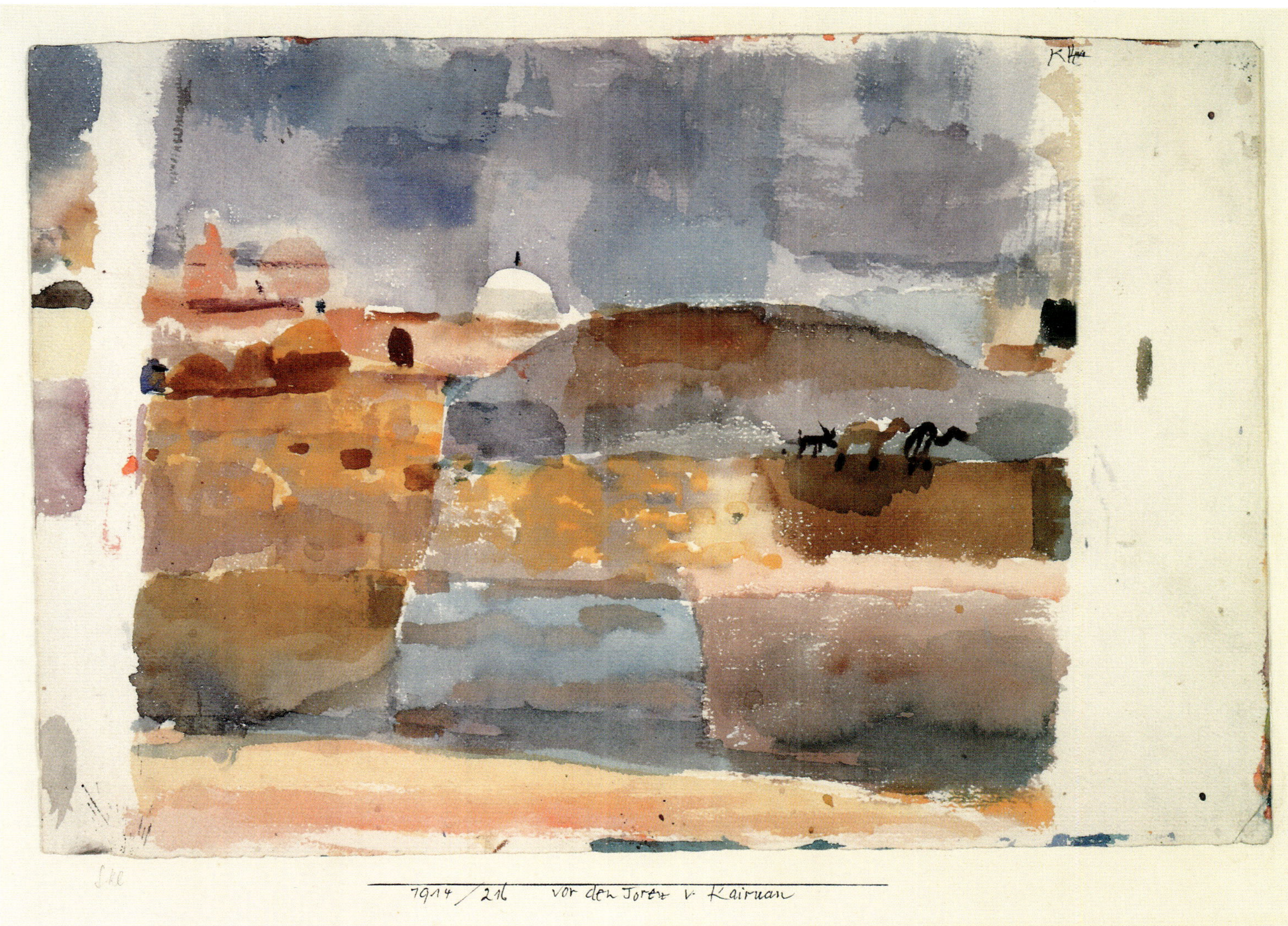

1 Vor den Toren von Kairuan 1914.216
Aquarell, 20,7 x 31,5 cm
Kunstmuseum Bern/Paul-Klee-Stiftung

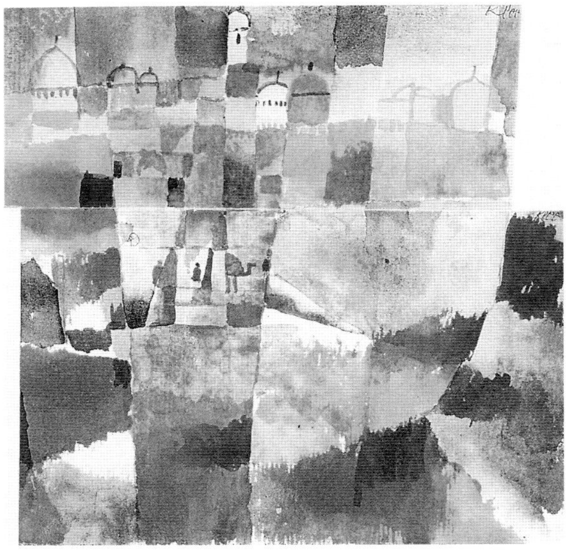

2 Kairuan, vor dem Thor 1914.72 und Ansicht von Kairuan 1914.73
Rekonstruktion von Wolfgang Kersten

verkaufen wollte, sondern sie in seiner Studiensammlung aufbewahrte; jenem Archiv eigener Werke, die er für die langfristige Entwicklung seines Œuvres angelegt hatte und die er später »Sonderclasse« nannte? Bei »Vor den Toren von Kairuan (Ursprüngliche Fassung vor der Natur)« hielt Klee es offenbar deshalb für nötig, die Zeitverhältnisse durch einen retrospektiven Titel zu präzisieren, weil er nach seiner Rückkehr in München dasselbe Motiv in insgesamt vier anderen »Fassungen« wiederholt hatte. Es sind dies die Aquarelle »in der Einöde« 1914.43 (Kat.-Nr. 5), »Rote und weisse Kuppeln« 1914.45, »Kairuan, vor dem Thor« 1914.72 (Kat.-Nr. 6) und »Ansicht von Kairuan« 1914.73. Ihnen gegenüber illustriert die »ursprüngliche Fassung vor der Natur« die visuelle Erfahrungsbegründung dessen, was Klee unter »Abstraktion« verstand, um so mehr, als Klee im Tagebuch die Arbeit daran am 16. oder 17. April 1914 als entscheidenden Moment seiner künstlerischen Selbstfindung beschreibt.[6]

Die Trennung von Stadt und Wüste[7]

1984 hat Margareta Benz-Zauner erkannt, daß die beiden Aquarelle »Kairuan, vor dem Thor« und »Ansicht von Kairuan« Teilstücke eines einzigen Aquarells sind, das Klee nach der Fertigstellung zerschnitt.[8] 1995 haben Kersten und Okuda dasselbe für die beiden Aquarelle »in der Einöde« und »Rote und weisse Kuppeln« festgestellt.[9] Die beiden rekonstruierbaren Aquarelle (Abb. 2, 3) zeigten also den topographischen Zusammenhang der »ursprünglichen Fassung vor der Natur«, die ummauerte Stadt und die Wüste davor, formal so polarisiert, daß Klee schließlich ein Bild der Stadt von einem Bild der Wüste abtrennen konnte, einmal horizontal, das andere Mal vertikal. In beiden Fällen fiel das Bild der Wüste größer aus als das der Stadt. Während die Titel der beiden Aquarelle 1914.72 und 1914.73 sich wie erklärende Differenzierungen des deskriptiven topographischen Titels von 1914.216 lesen, bezeichnen die Titel von 1914.43 und 1914.45 abgehobene, emotional besetzte, visuelle Eindrücke, klingen also »abstrakter«.
Schon Benz-Zauner hat die Polarisierung von Stadt und Wüste angesprochen, die sich aus der Trennung der beiden Aquarelle »Kairuan, vor dem Thor« und »Ansicht von Kairuan« ergab,[10] und Kersten hat aus Klees entschiedener Zweiteilung des ursprünglich integralen, wenn auch bereits gespaltenen Wahrnehmungsfeldes weitere inhaltliche Folgerungen gezogen.[11] Führt man sich das rekonstruierte Aquarell vor Augen, dann wird deutlich, daß die durchgehenden dynamischen Unterteilungen des Bildfelds sowohl die kleineren, aufgereihten senkrechten Einheiten der Stadtmauer mit ihren Kuppeln oben als auch die größeren, schräg senkrecht und waagerecht geführten Kurven des Wüstenterrains darunter oder davor in einer stimmigen Struktur zusammenfassen. Ebenso reichen in dem Bild, das sich aus »Rote und weisse Kuppeln« und »in der Einöde« rekonstruieren läßt, die horizontal gestaffelten rechteckigen Farbfelder in einer ununterbrochenen Bewegung von links nach rechts, aus den verschachtelten Häusern in das geschichtete Terrain. Es ist daher kaum anzunehmen, daß Klee die beiden Aquarelle aus Gründen künstlerischen Ungenügens in zwei Teile zerschnitt, wie Benz-Zauner und Kersten meinen.[12] Klee muß vielmehr beabsichtigt haben, Stadt und Wüste trotz ihrer gelungenen Verbindung zum jeweils alleinigen Bildthema zu machen. So brachten die Bilder der Stadt das Formkonzept, das Klee im Tagebuch »Synthese Städtebauarchitektur-Bildarchitektur« nannte, als umfassendes Kompositionsprinzip zur Anschauung. Dagegen erhielten die Bilder der

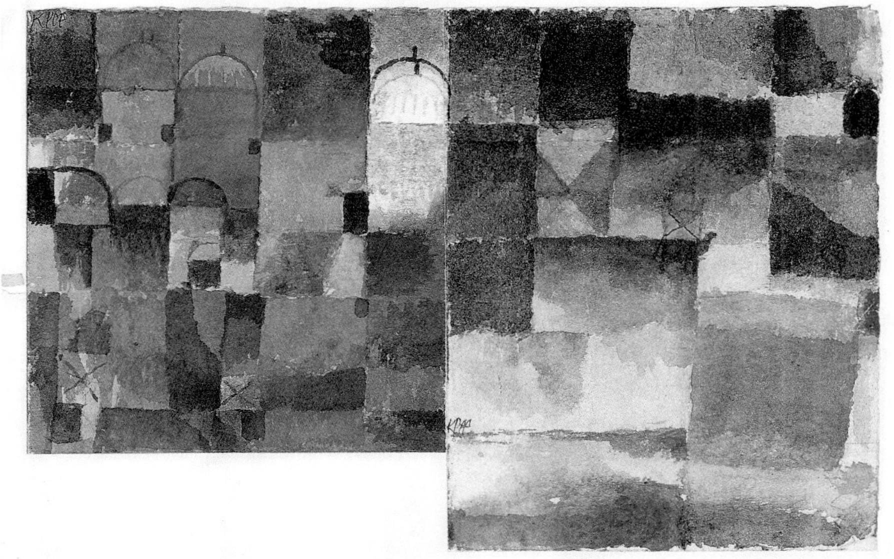

3 in der Einöde 1914.43 und Rote und weisse Kuppeln 1914.45
Rekonstruktion von Wolfgang Kersten

Wüste eine andere, nicht weniger umfassende Form, die auf dem forcierten Gegensatz zwischen einem kleinen figürlichen Motiv im Bildinnern und einer allseits umgebenden, abstrakten Farbfelderkomposition besteht – einmal kurvig unterteilt, das andere Mal rechtwinklig.

Die zeitgenössische Fotografie einer Ansicht von Kairouan (Abb. 4), die Ernst-Gerhard Güse veröffentlicht hat und die ungefähr von demselben Punkt aus aufgenommen wurde, an dem Klee »Vor den Toren von Kairuan« malte, erlaubt es, das figürliche Kompartiment des Aquarells »Kairuan, vor dem Thor« als den ummauerten Bezirk einer Zisterne zu identifizieren,[13] in der sich drei Männer mit einem Wagen und einem Dromedar aufhalten (da Klee stets von »Kamelen« schreibt, verwende ich im folgenden diese zoologisch ungenaue Bezeichnung für das Tier). Keines der fünf Darstellungsmotive ist in dem annähernd sphärisch-trapezförmigen Feld vollständig zu sehen, denn alle werden von abstrakten Formen überschnitten. Am auffälligsten wirkt das bei dem Kamel, dessen Hinterteil hinter eben jenem Rechteck verschwindet, das eigentlich die Öffnung zwischen den beiden spitzwinkligen Pfeilern der Zisterne darstellt, während umgekehrt der rechte dieser Pfeiler in einen offenen Raum für die sichtbare Hälfte des Tiers verkehrt ist. In dem Aquarell »in der Einöde« ist die Zisterne ausgelassen, dafür erscheint das Kamel in einer visuell noch paradoxeren Konfiguration, die Benz-Zauner wie folgt beschrieben hat: »Das Kamel [...] ist halb da und halb verdeckt; sein Höcker ist als schwarze Kontur in das darüber anschließende gelbe Feld gezeichnet, gleichzeitig sind die schwarzen Linien zum X-Zeichen diagonal im gelben Rechteck weitergeführt [...]; [...] sein Rumpf ist genau in die Ecke des braunen Feldes eingefügt, und ohne den herausgestreckten Kopf würde er gar nicht als Tierkörper identifiziert werden. [...] das Tier hat keine Standlinie, keinen ›Boden unter den Füßen‹: das braune Feld, in das es gestellt ist, löst sich nach unten immer mehr auf, so daß es eher zu hängen als zu schweben scheint.«[14] Wie wichtig Klee die visuelle Zweideutigkeit des Kamels nahm, erhellt eine Beobachtung von Suter-Raeber: »[...] im Werkverzeichnis hat Klee das Bild mit ›Kamel in der Einöde‹ betitelt. Nimmt man den Titel unter dem Aquarell unter die Lupe, so sieht man, daß das ›in‹ mit einem kleinen Buchstaben beginnt und daß sich links davon ein durch Kratzen entstandener weißer Fleck befindet. Schon früh muß Klee

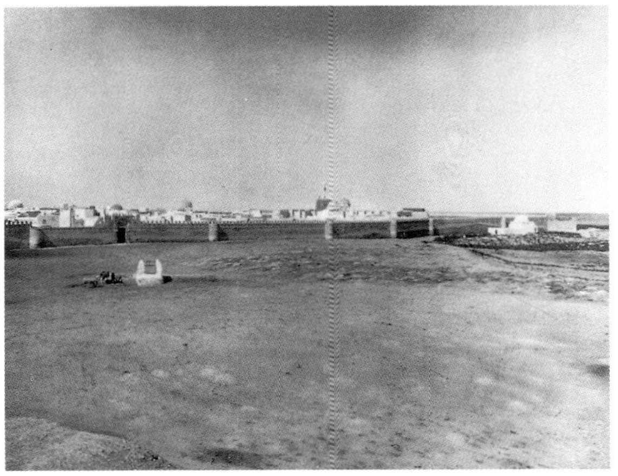

4 Fotografie von Kairouan

das Wort ›Kamel‹ dort weggekratzt haben, trägt er doch den gekürzten Titel ›in der Einöde‹ schon beim Überlassen des Werkes an Goltz im Mai in seinen Werkkatalog ein. Ist dieses Wegkratzen wohl damit zu erklären, daß Klee die Betonung des einzigen Gegenstandes im Bild durch ein Wort für unrichtig hielt? Daß er das Werk möglichst ungegenständlich verstanden haben wollte?«[15] Klee hätte das beladene Kamel ebenfalls aus dem Bild entfernen können; indem er es stehen ließ, wenn auch mit einem Minimum an gegenständlicher Deutlichkeit, markierte er um so nachdrücklicher den perspektivischen Fluchtpunkt der ansonsten abstrakten Flächenkomposition. Der geänderte Titel allerdings bezog sich nicht mehr auf das Objekt, sondern auf das Subjekt des perspektivischen Blicks.

Nietzsches Metapher der Wüste

Seit Delacroix' Reise nach Marokko[16] hatte die Wüste die äußerste visuelle Herausforderung für Maler dargestellt, die nach Nordafrika fuhren, um sich dort einer andersartigen Erfahrung von Licht und Farbe auszusetzen, als sie sie in Europa kannten. Meist hatte jedoch das farbenfreudige Erlebnis »orientalischer« Städte mit ihren Moscheen, Bazaren und Bordellen die Aufmerksamkeit dieser Maler mit Beschlag belegt. Max Slevogt reiste im März 1914, vier Wochen vor Klees Tunesienreise, nach Ägypten, begleitet von drei Freunden, die die Reise organisierten, fotografierten und dokumentierten, und mit einem Gefolge lokaler Hilfskräfte für technische Dienstleistungen, um seine impressionistische Bewältigung der sichtbaren Welt unter afrikanischen Bedingungen triumphal unter Beweis zu stellen.[17] Er beschränkte sich allerdings nicht auf malerische Ansichten von Leuten und Gebäuden, sondern stellte sich der Herausforderung der Wüste mit aller Entschiedenheit, wenngleich in einer gestellten Szenerie, in der bezahlte Modelle stundenlang unbeweglich auf ihren Dromedaren in der Sonne saßen, während er im Schatten arbeitete.[18]
Klee dagegen malte auf seiner Reise die Wüste nie, noch erwähnt er sie auch nur in seinem Tagebuchbericht. »Etwas Wüstenstimmung, bedrohlich« – das ist der einzige Satz, in dem das Wort »Wüste« fällt.[19] Daß Klee die beiden Wüstenbilder erst in München mit der Schere schuf, bestätigt, daß ihm die Wüste kein visuelles Erlebnisthema war, sondern eine künstlerische oder existentielle Reflexionsform.[20] Als solche hatte er sie in seinem Tagebuch bereits neun Jahre zuvor benannt: »Vielleicht steht der Instinct des productiven Künstlers da bei mir als oberster Imperativ. Vielleicht ist das Ganze auch gar nicht so rational aufzufassen, sondern es waltet ein uralter philosophischer Geist, der diese Welt überwindet, und sollte es den Weg in die Wüste bedeuten.«[21] Klee kommentiert hier seine Entschlossenheit, sich durch keinerlei erotische Verstrickungen von seiner künstlerischen Selbstkonzentration ablenken zu lassen. Der »uralte philosophische Geist«, auf den er sich beruft, ist das asketische Ideal, wie es Friedrich Nietzsche an zahlreichen Stellen seiner Schriften mit der Metapher der Wüste umschrieben hatte.[22] So heißt es in *Also Sprach Zarathustra:* »Alles dies Schwerste nimmt der tragsame Geist auf sich: dem Kamele gleich, das beladen in die Wüste eilt, also eilt er in seine Wüste [...].«[23] »Wahrhaftig – so heisse ich den, der in götterlose Wüsten geht und sein verehrendes Herz zerbrochen hat. Im gelben Sande und verbrannt von der Sonne schielt er wohl durstig nach den quellenreichen Eilanden, wo Lebendiges unter dunkeln Bäumen ruht. Aber sein Durst überredet ihn nicht, diesen Behaglichen gleich zu werden: denn wo Oasen sind, da sind auch

Götzenbilder.«[24] Nietzsche hatte die Forderung nach asketischer Selbstbesinnung ausdrücklich in seine Bestimmung des modernen Künstlers aufgenommen und mit seiner radikalen Kritik an der europäischen Kultur verknüpft.[25] In Zarathustras Rede *Unter Töchtern der Wüste* hatte er zugleich den erotisch besetzten Orientalismus verspottet, der in europäischer Sentimentalität befangen bleibt,[26] und auf der asketischen Bestimmung der Wüstenmetapher bestanden: »Die Wüste wächst: weh dem, der Wüsten birgt!«[27]
Klee schildert in seinem Tagebuch die letzte Etappe der Reise nach Tunesien, den Fußmarsch über die sandige Straße zum Bahnhof, wo der Zug nach Kairouan am 15. April halten sollte, als satirische Szene, in der er und seine beiden Freunde als grotesk hilflose Fremde von einer höhnischen Menge umringt und belästigt werden. Nach der Ankunft in der Stadt am Abend verwandelt sich die Atmosphäre zum märchenhaften Schauspiel, das »nachts beim Mariage arabe kulminiert. [...] Tausend und eine Nacht als Extract mit 99% Wirklichkeitsgehalt.« Der schlagartige Szenenwechsel führt Nietzsches Kritik des Orientalismus anhand der Reiseerinnerung vor, enthusiastisch, doch mit einem Prozent Vorbehalt.

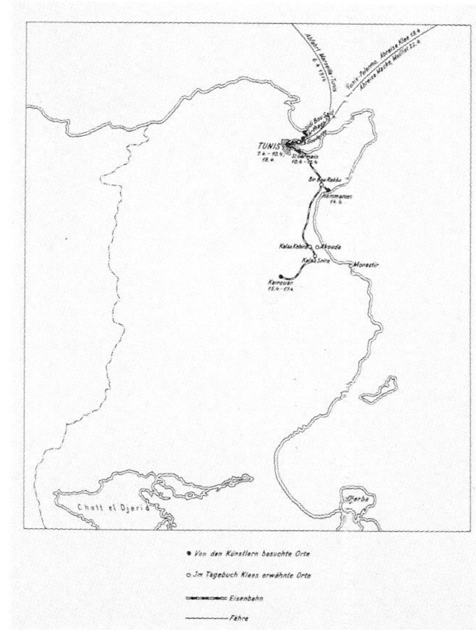

5 Karte der Reise nach Tunesien

Abstinenz und Abstraktion

Klee betont in seinen Tagebuchaufzeichnungen, zumindest in der retrospektiven Form ihrer Abschrift von 1921/22, wie bewußt er seinen Standort beim Malen vor der Stadtmauer von Kairouan als topographischen und zugleich existenziellen Wendepunkt seiner Reise (Abb. 5) erlebte. Er stellt es so dar, als habe die Szenerie ihm die letzte Herausforderung vorgeführt, über die er nicht mehr hinausgehen konnte oder wollte und die ihn dazu zwang, seine gesamte Reise nach Tunesien aus der Reflexion zu verarbeiten. Diese Verarbeitung, an die sich Klee gleich nach seiner Rückkehr in München machte, bestand zum einen in der Auswertung seiner Aquarelle und Skizzen, die sich offenbar bis zum Ende des Jahres hinzog, zum anderen in der Niederschrift einer langen Reihe von Aphorismen in sein Tagebuch, die »Nachträgliches zur Tunis-Reise«[28] überschrieben sind und die die apodiktischste Formulierung einer künstlerischen Selbstbestimmung darstellen, zu der sich Klee im Tagebuch je durchrang.
Die Aphorismen gipfeln in der erotischen Kunstlehre einer männlich überdeterminierten, das Weibliche subsumierenden Schöpferkraft, deren selbstbiographische Ausbildung bei Klee Gregor Wedekind[29] untersucht und mit dem »Vermögen zur Abstraktion« gleichgesetzt hat.[30] Die zitierte Tagebuchstelle von 1905 über den »Instinct des productiven Künstlers« und »den Weg in die Wüste« bezieht sich auf eine entscheidende biographische Phase in diesem Prozeß.[31] Im Vergleich mit den von der Arbeit ablenkenden Liebesverwicklungen seiner Jugendfreunde Hans Bloesch und Hermann Haller besteht Klee hier trotz seiner Verlobung im selben Jahr auf einer Selbstkonzentration, wie sie Nietzsche in seiner *Morgenröte* als asketische Haltung beschrieben hatte: »[...] unsinniges Fasten, fortgesetzte geschlechtliche Enthaltung, in die Wüste gehn oder auf einen Berg oder eine Säule steigen, [...] und schlechterdings an nichts denken als das, was eine Verzückung und geistige Unordnung mit sich bringen kann.«[32] Daß Klee sich im Verlauf seiner autobiographischen Selbstvergewisserung des Jahres 1914 auf jene frühere Tagebuchstelle und damit auf die Metapher der Wüste bezog, kann als sicher gelten.
Die künstlerische Arbeit an dem aus Tunesien mitgebrachten Material lief der literarisch-autobiographischen Selbstvergewisserung parallel. In der Formel »Hie

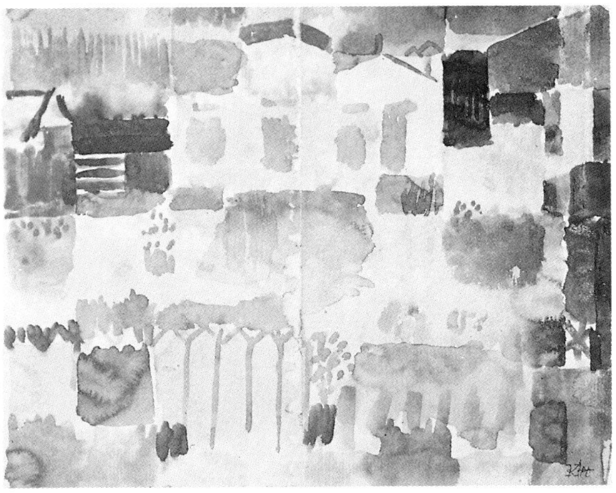

6 Garten in der tunesischen Europäerkolonie St. Germain
1914.213
Aquarell auf Büttenpapier, 21,6x27,3 cm
The Metropolitan Museum of Art, New York
(The Berggruen Collection)

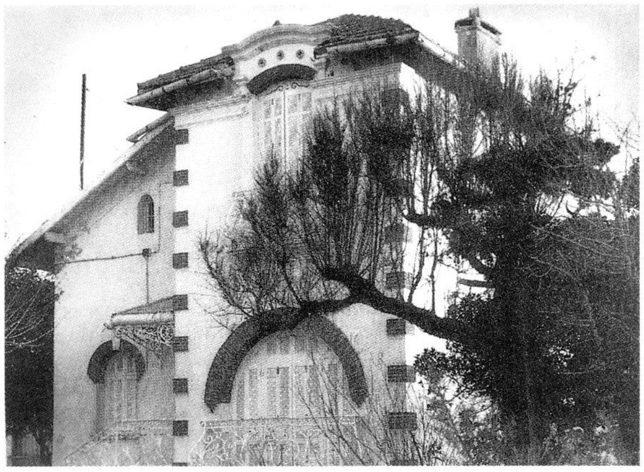

7 Dr. Jäggis Landhaus in St. Germain

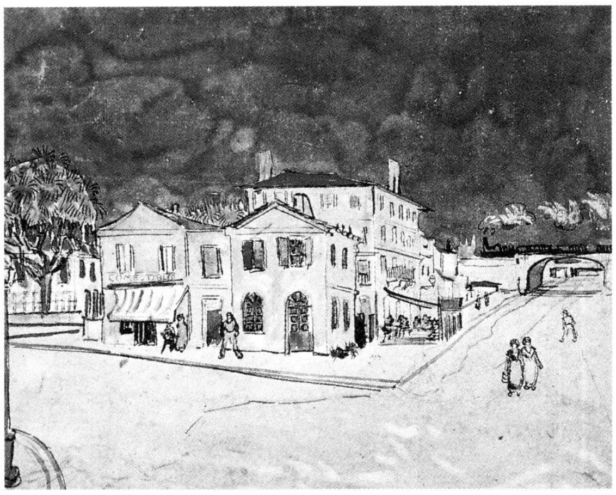

8 Vincent van Gogh: Das gelbe Haus, 1888

Werk das wird (zweiteilig). Hie Werk das ist«[33] hat Klee sie polarisiert. Der Reflexionsprozeß, der ihn Stadt und Wüste trennen ließ, brachte das »Werk das wird (zweiteilig)« hervor. Er bestand in der Abstraktion vergangener farbiger Erleuchtungen, die ihm im »Werk das ist« vor Augen standen. In seinem Buch *Die gegenstandslose Welt* von 1927 hat Kasimir Malewitsch rückblickend seinen Übergang zur reinen Gegenstandslosigkeit des »schwarzen Quadrats« im Jahre 1913 in ein allegorisches Bild gefaßt, das die beiden Begriffe Wüste und Abstraktion ebenfalls verbindet. Er vergleicht die Abstraktion von der Gegenständlichkeit mit einem Auszug aus der Lebenswelt der Menschen in die Einsamkeit der Wüste. Dort bewährt sich dann die »gegenstandslose Empfindung« als gesteigertes Selbstgefühl des Individuums, dessen Konzentration auf die eigene Kunst von keinem Erlebnis mehr abgelenkt wird. »Keine ›Ebenbilder der Wirklichkeit‹ – keine ideellen Vorstellungen – nichts als eine Wüste! Die Wüste aber ist erfüllt vom Geiste der gegenstandslosen Empfindung, der alles durchdringt.«[34]

Die Künstlergemeinschaft auf der Reise

Als Louis Moilliet die zuerst für 1913 geplante Reise nach Tunesien absagte und Klee riet, allein zu fahren, bestand dieser in seiner Antwort auf dem Ideal der Künstlergemeinschaft »wo einer den anderen anregt«.[35] Ein Jahr später betitelte Klee das letzte Aquarell, das er vor seiner Abreise in den Œuvrekatalog eintrug, »Das Gelbe Haus« 1914.26;[36] vielleicht in Anspielung auf das »Künstlerhaus« an der Place Lamartine in Arles, wo Vincent van Gogh zwischen dem 23. Oktober und dem 23. Dezember 1888 Paul Gauguin beherbergt hatte.[37] Klees Aquarell von Dr. Jäggis Landhaus in St. Germain, wo er mit Macke zusammen einen Raum mit Wandbildern ausschmückte (Abb. 6) gleicht nicht dem aus Fotografien bekannten Gebäude (Abb. 7), sondern der charakteristischen Doppelfassade des »Gelben Hauses« in Arles (Abb. 8), zwischen deren annähernd symmetrischen Giebeln sich ein höheres Gebäude hinter der Straßenflucht erhebt.

Die Künstlergemeinschaft nach dem Vorbild Van Goghs und Gauguins ergab einen Präzedenzfall für Mackes und Klees gemeinsame Arbeit, bei der sie sich nach Moilliets Zeugnis prinzipielle Debatten lieferten.[38] Bis zu den beiden Tagen vor den Toren von Kairouan waren beide entsprechend ihren andersartigen Voraussetzungen und Zielen verschiedene Wege gegangen. Zwar fand auch Macke in Tunesien zu einer neuen Form der reinen Landschaftsmalerei, doch wichtiger war ihm die Bevölkerung auf den Straßen der tunesischen Städte, die er ausgiebig malte, zeichnete und fotografierte. Die folkloristische und erotische Thematik, die in seinen tunesischen Werken vorherrscht, mit ihrer Betonung der Prostitution, folgte, wie Güse dargelegt hat,[39] aus seinem früheren Interesse für orientalische Kunst. Wenn also Klee bei seiner künstlerischen Verarbeitung der Reise nach Tunesien an Nietzsches Metapher der Wüste dachte, mußten ihm Mackes Interessen als eben jene erotischen Eskapaden erscheinen, die Nietzsches Zarathustra in seinen Gesängen verspottet. Mackes Bordellbilder widersprachen der asketischen Haltung, die Nietzsche vom Künstler gefordert hatte.

Die beiden Maltage vor der Stadtmauer von Kairouan am 16. und 17. April 1914 waren offenbar der Zeitpunkt, an dem Klee und Macke endlich übereinkamen, ihre Kunst aneinander und am selben Gegenstand zu messen.[40] Bis dahin hatten sie stets verschiedene Bildthemen gemalt, mit Ausnahme einer Ansicht von St. Germain,[41] doch auch dort von verschiedenen Standorten aus. Ihre Behandlung desselben Themas im selben Bildformat vor dem Tor von Kairouan erinnert an Van Goghs und Gauguins gemeinsame Landschaftsmalerei in der Gegend um Arles, in deren Verlauf die beiden Künstler ihre Arbeit gegeneinander profilierten. Sogar Moilliet entschloß sich, an dem gemeinsamen Arbeitsausflug teilzunehmen, und schuf eines der zwei oder drei Aquarelle, die er auf der Reise zustande brachte.[42] Er legte der ganzen Landschaft ein architektonisches Schema zugrunde, das auf gestaffelten breiten Unterteilungen beruht, und machte damit die Stadt, horizontal eingefaßt von Boden- und Himmelsstreifen, zum alleinigen Thema, ohne die Wüste davor. Klee und Macke dagegen thematisierten den Kontrast zwischen Stadt und Wüste, jeder auf seine Weise.

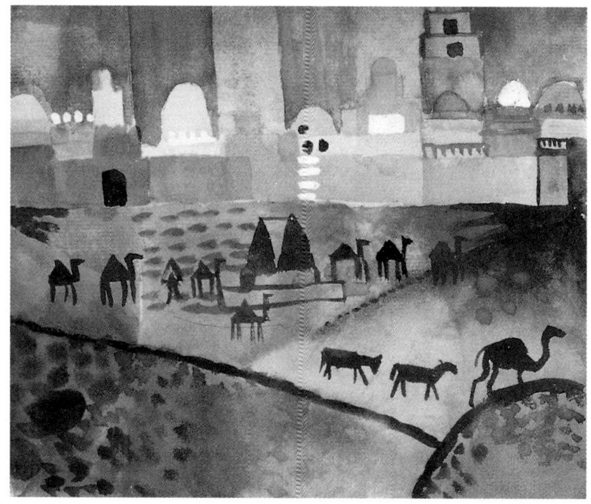

9 August Macke: Kairouan I, 1914
Aquarell, 20,5x24,5 cm
Bayerische Staatsgemäldesammlungen, München, Sammlung Sofie und Emanuel Fohn

Mackes »Kairouan I« (Abb. 9)[43] entspricht in Komposition und Form bis in alle Einzelheiten dem Aquarell Klees, das sich aus »Kairuan, vor dem Thor« und »Ansicht von Kairuan« rekonstruieren läßt, nicht dagegen dem Aquarell »Vor den Toren von Kairuan (ursprüngliche Fassung vor der Natur)«, dem es Brigitte Kaul in der einzigen bisher vorliegenden vergleichenden Analyse gegenübergestellt hat.[44] Die Übereinstimmungen können also nicht in der gleichzeitigen Arbeit vor dem Motiv begründet sein. Im Vergleich zu Mackes visueller Trennung der beiden horizontalen Hälften von Stadt und Wüste wirkt Klees rekonstruiertes Aquarell noch geschlossener, als es an sich schon ist. Die Trennungslinie, an der Klee die Komposition zerschnitt, erscheint bei Macke noch stärker markiert. Während jedoch der obere Teil mit dem Weichbild der Stadt hinter der Mauer grundsätzlich ähnlich aussieht wie bei Klee, erscheint der untere Teil mit dem Bild der Wüste grundverschieden, nicht so sehr wegen seiner kulissenhaften Raumklarheit, als vielmehr wegen seiner durchgängigen Belebung durch die wandernden Dromedare und Esel. So wirken bei Macke die beiden Räume von Stadt und Wüste, wie sehr sie auch in der Bildkomposition auseinanderfallen mögen, dennoch als Kontinuum: Eine Karawane tritt aus dem Tor von Kairouan hervor und schreitet in zuversichtlicher Marschroute über alle Hügel hinweg. Bei Klees ist umgekehrt die Komposition homogen und die Thematik gespalten. Die drei Männer mit ihrem halb abgeschnittenen Kamel erscheinen in dem engen, umgrenzten Bezirk um die Zisterne eingeschlossen,[45] sowohl ohne Beziehung zur Stadt darüber als auch ohne Ausweg in die Wüste, die sie ohne erkennbaren Pfad umgibt. Der Gegensatz zwischen der kleinteiligen, kompakten Enklave und den großförmigen, wellenförmigen Sanddünen teilt dem schließlich abgeschnittenen Bildteil eine eigene thematische Spannung mit.

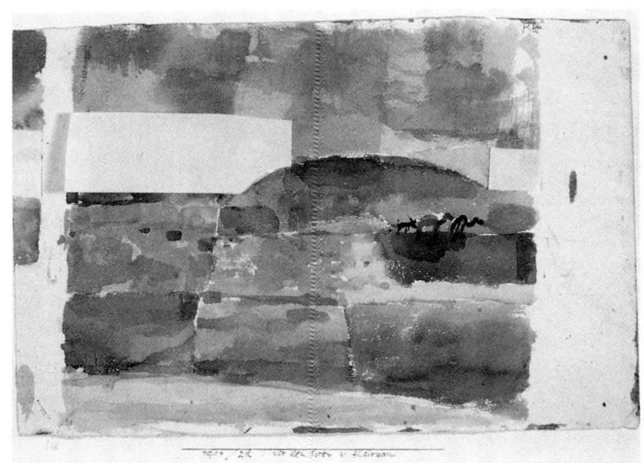

10 Vor den Toren von Kairuan 1914.216
teilweise verdeckt

In dem Aquarell, das Klee neben Macke stehend malte, »Vor den Toren von Kairuan (ursprüngliche Fassung vor der Natur)«, fehlt eine solche Spannung, da das Weichbild der Stadt im Hintergrund zu verschwimmen scheint. Man brauchte nur wenig davon zu verdecken (Abb. 10), um es in ein Bild der Wüste zu verwandeln. Es wäre sowohl unmöglich als auch unnötig, es zu zerschneiden, um den Gegensatz von Stadt und Wüste zu markieren: die Wüste wächst, die Stadt versinkt. Vielleicht bezog sich Klee schon hier auf das literarische Begriffsumfeld des Wüstenmotivs, und die literarische Reflexion beförderte die Intensität seines

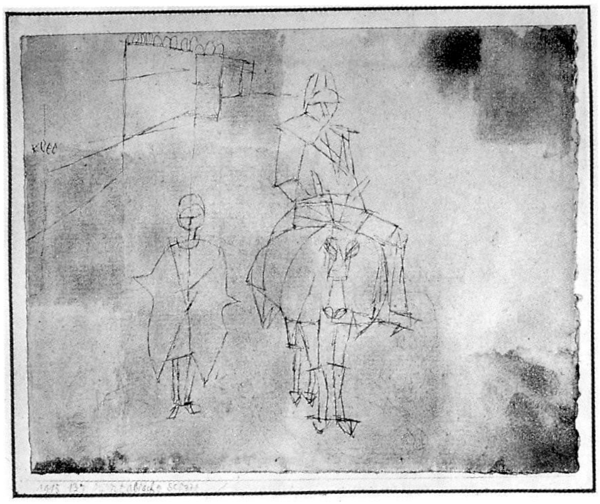

11 Orientalische Scizze 1915.137
Tinte auf Papier, 17,5x22,5 cm

Empfindens. Dann hätte Glaesemer in seiner Einschätzung des Aquarells als spontanes Werk der Abstraktion, und nicht als bloße Skizze, recht behalten.
Was Klee in seiner nachträglichen Auseinandersetzung mit Macke beschäftigte, erhellt eine Zeichnung, die er 1915 machte, nachdem Macke gefallen war, und die er »Orientalische Scizze« 1915.137 (Abb. 11) nannte. Tatsächlich ist sie keine Skizze, sondern eine sorgfältige Nachzeichnung der berühmten Fotografie Mak-kes, wie er auf dem Esel reitet, gefolgt von Klee zu Fuß, vor dem Tor der Mauer um den Moscheehof – nicht der Stadtmauer – von Kairouan (Abb. 12). Klee ließ den Eselsführer aus und konzentrierte das Thema auf das Verhältnis zwischen sich und seinem Freund. Statt der Moscheehofmauer mit Bogentor und rechteckigem Fenster, die in der Fotografie die Figuren einrahmt, zeichnete er die Stadtmauer von Kairouan mit ihren Zinnen und unverkennbaren halbrunden Türmen, die sich in schräger Perspektive im Hintergrund verliert. Die beiden Maler haben sich von der »Bildarchitektur« abgelöst. Sie haben die Stadt hinter sich gelassen und bewegen sich nach vorn, zur Wüste hin.

Die Wüstenbilder auf dem Markt

Klees kleine Kollektion von acht tunesischen Aquarellen, die er bereits im Mai 1914 auf der Ausstellung der Neuen Münchner Sezession zeigte,[46] folgte dem Vorbild der ebenfalls kleinen, thematisch umschriebenen Ausstellung von Matisses Werken aus Marokko, die die Galerien Bernheim-Jeune in Paris und Fritz Gurlitt in Berlin im Jahre 1913 veranstalteten.[47] Alle acht Aquarelle hatte Klee noch in Tunesien »vor der Natur« gemalt.[48] Im Œuvrekatalog beginnt die »Reihe mit Dampfer im Hafen« und endet mit »Kairuan II (Abschied)«, läßt sich also als eine Art Reisebericht in Bildern auffassen, wenngleich sie nicht der Reiseroute folgt. Zwei dieser Aquarelle wurden noch 1914 verkauft, zwei weitere 1918 und 1920. Das erste zweigeteilte Paar in der Reihenfolge des Œuvrekatalogs, »Rote und weisse Kuppeln« und »in der Einöde«, gab Klee Goltz noch im Mai in Kommission. Goltz verkaufte nur »Rote und weisse Kuppeln«, wenn auch erst zwei Jahre später, im Mai 1916.[49] Das andere zweigeteilte Paar, »Ansicht von Kairuan« und »Kairuan, vor dem Thor«, behielt Klee bei sich.
Im Februar 1917 stellte Klee für Herwarth Waldens Sturm-Galerie in Berlin seine bisher programmatischste Ausstellung zusammen.[50] Er leitete die Liste der ausgestellten Werke mit einer Auswahl von vier tunesischen Aquarellen ein, davon als drittes und viertes »in der Einöde« und »Kairuan, vor dem Thor«, also beide Wüsten-Bilder ohne ihre Stadt-Pendants. Das Aquarell »in der Einöde« hatte er zu diesem Zweck von Goltz zurückbekommen. Auf der Sturm-Ausstellung wurden die beiden Aquarelle zum ersten und letzten Male öffentlich gezeigt. Ihre Zusammenstellung als Paar läßt darauf schließen, daß Klee ihren thematischen Zusammenhang herausstellen wollte. Doch wurden die beiden Aquarelle bis 1921 nicht verkauft, während »Ansicht von Kairuan« wahrscheinlich im Januar 1918 durch Goltz' Vermittlung einen Käufer fand.[51] Die Bilder der Stadt waren also auf dem Markt zunächst erfolgreicher als die der Wüste.

Leopold Zahns autorisierte Darstellung der Reise nach Tunesien

Im Frühjahr 1920 muß Klee Leopold Zahn mündlich oder schriftlich eine Darstellung der Reise nach Tunesien gegeben haben, und zwar zusätzlich zu den Materialien, die er dem Kunstschriftsteller für diese erste Monographie[52] über sich zur Verfügung stellte.[53] Zahn betonte das Vorbild Delaunays und zitierte dazu folgende »eigene Worte des Künstlers«: »[...] die direkte Beziehung zum Resultat bei einem anderen Temperament ergab wohl eine Erkenntnis, aber keine eigenen Taten. Nun galt es in der Natur Studienobjekte zu finden, um durch vernünftig lebendige Anregung die im Innern schlummernden Werte zu fördern.«[54] Nach Klee aktualisierte sich der Stil durch das Temperament des Künstlers. Die »im Innern schlummernden Werte« waren der Gehalt jener einerseits autobiographisch kontrollierten, andererseits emotional intensivierten Selbstauffassung, die Klee sich aus Abstinenz und Abstraktion gebildet hatte. Dann überlieferte Zahn eine technische Erklärung für den Prozeß der Übersetzung visueller Erfahrung in das farbig eigenständige Bild und erwähnte in diesem Zusammenhang »eine Reihe farbiger Studien, die den Grundstock zur eigenen Koloristik ergaben.«[55] Die »farbigen Studien« waren zweifellos die fünf Aquarelle 1914.213–217, einschließlich »Vor den Toren von Kairuan«. Nachdem Zahns Buch erschienen war, nahm Klee sie in sein Werkverzeichnis auf. Sie waren kunsthistorische Beweisstücke für die Begründung der Abstraktion im Erlebnis des Motivs geworden, wenngleich noch immer keine eigenständigen »Werke«.
Robert Delaunay hatte in seinem Aufsatz *Über die neuste Malerei* die Forderung nach einer Kunst der reinen Ausdrucksmalerei aufgestellt, »die [...] nur dazu da ist, den Menschen in seiner Begeisterung für das Schöne möglichst glücklich auszudrücken.« Vor dem Krieg hatte Klee diesen Aufsatz ins Deutsche übersetzt (Anhang 1), vermutlich für den *Sturm,* wo er jedoch, im Unterschied zu seiner Übersetzung von Delaunays *Über das Licht,*[56] niemals erschien. Jetzt übernahm Klee Delaunays Postulat einer beglückenden modernen Kunst für den Schluß eines eigenen Textes, den er 1920 in Kasimir Edschmids Sammelband *Schöpferische Konfession*[57] veröffentlichte. Hier pries er Kunst als »Villegiatur« – das heißt als Erholung oder Sommerfrische – für »den Menschen« an und verglich das moderne Bild mit einer überblickbaren, bewohnten Landschaft, in der Menschen wandern und einander begegnen. Solche Bilder hatte Klee in Tunesien nie gemacht. Seine tunesischen Landschaften sind menschenleer. Szenen an belebten Orten hielt Klee nur in seinen Zeichnungen fest. Wenn er gelegentlich in Aquarellen Menschen malte, dann als Chiffren einer Menge. Zwischen 1914 und 1921 stellte er solche Aquarelle niemals aus.

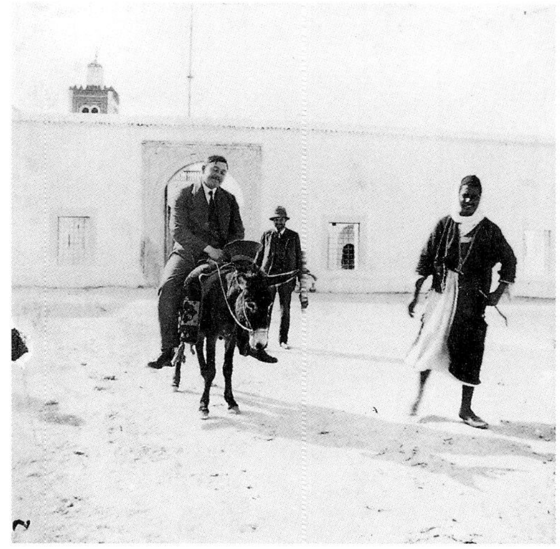

12 Macke und Klee vor der Moschee von Kairouan

Wilhelm Hausensteins *Kairuan*

Klee hatte Zahn dazu bringen können, nach seinen eigenen Vorstellungen über die Reise nach Tunesien zu schreiben. Dagegen gelang es ihm nicht, ihre literarische Interpretation als kulturkritische Eskapade zu beeinflussen, die Wilhelm Hausenstein einige Monate später, zu Weihnachten 1920, in seinem Buch *Kairuan oder eine Geschichte vom Maler Klee und der Kunst dieses Zeitalters* veröffentlichte.[58] Dabei kannte Klee diesen Autor seit 1913, hatte ihn oft besucht, mit ihm musiziert und gesprochen, ja hatte ihm sogar auf dessen ausdrücklichen Wunsch zwei handgeschriebene autobiographische Abrisse zur Verfügung

gestellt. Hausensteins Buch führte zwar den entscheidenden Ortsnamen »Kairuan« nach der Schreibweise Klees im Titel, doch der Autor widmete dem tatsächlichen Verlauf der Reise nicht mehr als ein paar Sätze und erwähnte Klees Bilder der Stadt Kairouan mit keinem Wort.
Hausenstein dramatisierte Klees Reise nach Tunesien zum metaphorischen Vollzug einer radikalen intuitiven Abkehr von der europäischen Zivilisation. Mit dieser orientalischen Extrapolation der europäischen Kulturkritik[59] schloß er sich auf seine Weise Nietzsche an. »Es war keine beliebige schöne Reise bis an den Rand des schwarzen Kontinents. Sondern es war eine Ausfahrt des Menschen zu sich selbst.«[60] Diese Sätze kamen dem Zusammenhang von Wüste, Abstraktion, Askese und Selbstfindung nahe, die Klee für sich selbst aus Nietzsche abgeleitet hatte. Hausenstein zitierte dazu sogar ein fiktives Bild, das Klee vor der Stadtmauer von Kairouan gemalt habe und auf dem die französische Trikolore zu sehen sei.[61] Tatsächlich stellt dieses Aquarell St. Germain bei Tunis dar:[62] »Die Reise war alles: mehr als [...] sublime Malerei jener Franzosen, deren Flagge auf der Burg von Kairuan nicht hinderte, daß die falben Kamele nach wie vor [...] in das Nichts der Wüste schritten, dunkle Männer tragend, denen der Sinn von Melodie erfüllt war und von dem Glauben, das Nichts sei alles, alles sei nichts.«[63] Doch ohne Rücksicht auf die kritischen Differenzierungen zwischen Europa und Orient, an die sich Klee bei Nietzsche gehalten hatte, identifizierte Hausenstein Klee als eine Art metaphysischen Orientalen.[64] Er bezog sich dabei auf das von Klee selbst in die Welt gesetzte Gerücht,[65] die Familie seiner Mutter stamme vielleicht aus Nordafrika.[66] So verklärte er Klees Reise nach Tunesien zur geistigen Heimkehr:[67] »[...] öffne dem Entwöhnten Wege vor dem Atlas, Dünen der Wüste – und siehe, er wird zuhause sein.«[68] Hausenstein machte Klee zu einer potentiell anarchistischen Figur, tief mißtrauisch gegenüber der sichtbaren Wirklichkeit, schwankend vor dem Abgrund des Nihilismus. Abstraktion erschien bei ihm als radikalisierte Kritik des Sehens, als destruktive Attitüde, als quasi-apokalyptisches Vorspiel zu einer religiösen Erneuerung des Glaubens an die Ganzheit der Natur, als Tabula Rasa für einen künftigen Realismus der Malerei.[69]

Macke in der Nationalgalerie

Anfang 1921 stellte Lisbeth Macke Ludwig Justi, dem Direktor der Nationalgalerie in Berlin, das Material für eine große Ausstellung der Werke ihres im Krieg gefallenen Mannes im Kronprinzenpalais zur Verfügung, die im Februar 1921 eröffnet wurde und in deren Mittelpunkt die vollständige Reihe von Mackes tunesischen Aquarellen stand. Bei dieser Gelegenheit stiftete Frau Macke sechs dieser Aquarelle der Nationalgalerie.[70] Zur Eröffnung der Ausstellung hielt der Kritiker Adolf Behne eine Ansprache, die am nächsten Tag in der USPD-Zeitung *Die Freiheit* abgedruckt wurde.[71] Er leitete aus Mackes Darstellungen feiertäglicher Lebensfreude eine ermutigende gesellschaftliche Botschaft ab: »August Macke verherrlicht die Erde im Spiegel des beweglichen und geselligen Menschen«. Die Aquarelle erwähnte er allerdings nicht.
Behne charakterisierte Macke durch einen polarisierten Vergleich mit Franz Marc, der an Klees unveröffentlichtem Nachruf auf Marc von 1916 erinnert (Anhang 2). Hier hatte Klee einen ähnlichen Vergleich zwischen Marc und sich selbst gezogen. Nachdem Marcs Witwe gegen den Abdruck dieses Nachrufs im Katalog der Marc-Gedenkausstellung, die die Neue Münchner Secession im Sommer 1916 in

München ausrichtete, ihr Veto eingelegt hatte, hatte Klee ihn Walden geschickt, wahrscheinlich zur Veröffentlichung im *Sturm*.[72] Obwohl der Nachruf dort nie erschien, muß Behne ihn gekannt haben, als er seine Rede auf Macke hielt, denn er schrieb darin Macke Eigenschaften zu, die Klee im Vergleich mit Marc für sich beansprucht hatte. Behne machte die pantheistische Weltliebe, mit der sich Klee der bloß »irdischen« Naturverbundenheit Marcs hatte überordnen wollen, zu einer heiteren Einstimmung von Mackes Kunst in die gesellschaftliche Lebenswelt. Aus dieser kulturellen Anpassung der modernen Malerei war jede kritische Distanz zur Wirklichkeit entfernt: »Keine Spur von Flucht«.[73]
Klee hatte in seinem Beitrag für Edschmids *Schöpferische Konfession* mit seiner Metapher der »Villegiatur« eine ähnliche gesellschaftliche Harmonisierung für die abstrakte Malerei projektiert. Nun honorierte Behne Mackes vergleichsweise realistische Malerei in diesem Sinne, und zwar im offiziellen Rahmen der Berliner Nationalgalerie. Klee dagegen sah seine Abstraktion bei Hausenstein als negative Attitüde ins Abseits der Kulturkritik gestellt.

Wilhelm Hausensteins Gedenkbuch über René Beeh

Fünfzehn Monate nach Erscheinen von *Kairuan,* im Frühjahr 1922, gab Hausenstein ein Gedenkbuch über den Münchner Maler René Beeh heraus,[74] der am 23 Januar dieses Jahres im Alter von siebenunddreißig Jahren gestorben war.[75] Beeh war ebenso wie Klee 1913 Gründungsmitglied der Neuen Münchner Sezession gewesen und hatte 1919, wiederum zusammen mit Klee, dem Herausgebergremium der *Münchner Blätter für Dichtung und Graphik* angehört.[76] Und auch er hatte eine Künstlerreise nach Nordafrika unternommen. Er war im Frühling und Sommer 1911 nach Algerien gefahren, hatte dort jedoch wenig gemalt und noch weniger zurückgebracht. Dafür hatte er verschiedenen Freunden und Bekannten eine Reihe hochliterarischer Briefe geschrieben, die er 1913, mit Zeichnungen illustriert, unter dem Titel *M'Barka* als Buch veröffentlichte, gewidmet Hausensteins damaliger Frau.[77]
Für diesen Künstler konnte Hausenstein die prinzipiellen Behauptungen seines Buches *Kairuan* noch apodiktischer wiederholen, vor allem, weil sie hier besser zu den Tatsachen paßten als bei Klee. Beehs gewohnheitsmäßige Zerstörung seiner Bilder und sein vorzeitiger Tod ohne nennenswerte künstlerische Hinterlassenschaft ermöglichten es ihm, seine These auszuspinnen, zum gegenwärtigen Zeitpunkt äußersten Kulturverfalls sei Malerei als solche nicht mehr möglich.[78] Je weniger er auf Werke Beehs verweisen konnte, um so mehr stellte er ihn als potentielles Universaltalent dar, »gleich berufen zur bildenden wie zur schreibenden Kunst (– und überdies von der Musik ergriffen).«[79] Hausenstein erhob Beehs Reise nach Algerien zum Höhepunkt von dessen Laufbahn, trotz oder gerade wegen der Rückkehr mit leeren Händen. Er interpretierte sie, ebenso wie zwei Jahre zuvor Klees Reise nach Tunesien, als radikale Abkehr von der europäischen Kultur, als künstlerisches Durchleben des Nihilismus. Er nannte Beeh einen »Malerzeichner«,[80] ebenso wie schon Klee in *Kairuan*,[81] womit er Zeichnen als selbstkritisches Zögern vor der Malerei meinte. Damit hatte Hausenstein in seinen beiden Büchern von 1920 und 1922 die beiden Afrikareisenden der Neuen Münchner Sezession über alle Unterschiede hinweg als analoge kulturkritische Figuren konstruiert.

René Beehs *M'Barka*

Beehs *M'Barka* schildert die Reise des Malers nach Algerien als Ausbruch in eine verlockende und zugleich bedrohliche Umwelt, mit schemenhaften Einwohnern, denen nicht zu trauen ist oder die hinter ihrer farbenfrohen Tracht und ihrem pittoresken Gehabe ungreifbar bleiben, unabwehrbar zudringlich oder drohend unzugänglich. Selten schreibt der Künstler davon, daß er malen oder zeichnen würde. Seine graphisch und farbig ausgesponnenen literarischen Beschreibungen der algerischen Wüstenlandschaft enden zuweilen sogar mit dem Eingeständnis, er werde scheitern, wenn er versuchte sie zu malen.[82] Mit melancholischer Intensität schildert Beeh seine einsamen Ausfahrten in die Wüste als Fluchten aus der Zivilisation, als schmerzhafte Hingabe an fremde Räume, die ihn körperlich und seelisch überwältigen und erschöpfen. Er hängt Tagträumen darüber nach, die Reise immer weiter nach Süden fortzusetzen, in die Sahara, jenseits der Sahara, um vielleicht nicht mehr zurückzukehren. Er »möchte am liebsten vergessen, daß es eine Malerei gibt, und mit Glasperlen nach dem Sudan handeln.«[83]

Mit diesem halb dokumentarischen, halb literarischen Briefbericht erinnerte Beeh an den radikalsten Präzedenzfall der Fahrt eines modernen Künstlers nach Afrika: Arthur Rimbauds ebenfalls durch Briefe dokumentierte Emigration nach Eritrea und Somalia.[84] In dem letzten Werk, *Eine Jahreszeit in der Hölle,* das Rimbaud im Jahr vor seiner Abfahrt mit neunzehn Jahren schrieb, hatte er den Satz geprägt: »Man muss absolut modern sein«[85] – eine Forderung nicht etwa moderne Kunst zu schaffen, sondern ohne Kunst zu leben: »Keine Gesänge mehr.«[86] Lange Auszüge aus diesem Text waren in der letzten Ausgabe der *Münchner Blätter für Dichtung und Graphik* vom November 1919 unter der gemeinsamen Herausgeberschaft von Beeh und Klee in deutscher Übersetzung abgedruckt worden,[87] als Anspielung auf die enttäuschte Sympathie der modernen Künstler Münchens für die Anfang Mai 1919 militärisch niedergeschlagene Räterepublik.[88] Sie brachten nicht nur Rimbauds Abschied von Europa in Erinnerung, sondern auch seine legendäre Teilnahme am Aufstand der Pariser Kommune als Soldat der Föderierten, als »Revolutionär«.

Beeh blieb schließlich doch nicht in Afrika. »Ich bleibe hängen, das ist klar,« bekannte er in einem Brief.[89] Als Höhepunkt seiner Reise beschreibt er seine sexuelle Begegnung mit der arabischen Prostituierten M'Barka, nach der das Buch heißt.[90] Wie Nietzsche es im *Zarathustra* angeprangert hatte, fand der Künstler in der Prostitution einen Ersatz für die potentielle Selbstaufgabe, deren Verlockung ihm die Wüste vorgegaukelt hatte. Dann kehrte er in sein Milieu und zu seiner Ehefrau zurück.

Die Reinschrift des Tagebuchs

Christian Geelhaar hat aus seinen Studien der handschriftlichen Überlieferung von Klees Tagebüchern geschlossen, daß die Reinschrift des dritten Bandes, der den Bericht von der Reise nach Tunesien enthält, nicht vor dem Herbst 1921, möglicherweise sogar noch später, abgeschlossen war.[91] Kersten und Okuda haben diese Spätdatierung durch weitere Beobachtungen untermauert.[92] Herbst 1921 hieße ungefähr zehn Monate nach dem Erscheinen von Hausensteins *Kairuan,* ungefähr acht Monate nach Behnes Rede über Macke in der Berliner

Nationalgalerie und ungefähr sechs Monate vor dem Erscheinen von Hausensteins Gedenkbuch über Beeh. Sollte die Reinschrift erst 1922 fertig geworden sein, dann könnte sie sogar noch nach dem Gedenkbuch datieren. Der biographische Artikel über Klee in Hans Vollmers Ergänzungsband von Thieme-Beckers *Allgemeinem Künstlerlexikon,* erschienen 1927, führt im Literaturverzeichnis »›Tagebücher‹ (ungedruckt)« unter »Eigene Schriften« auf.[93] Vielleicht hatte Klee also vor, einen Reisebericht in Tagebuchform nach dem Vorbild von Beehs Reisebericht in Briefform zu veröffentlichen, nicht zuletzt um gegenüber den umlaufenden Publikationen seine eigene künstlerische Sicht der Reise darzustellen.[94] Die Idee eines aus Texten und Bildern komponierten Buchs, in dem eine lose Abfolge datierter Reiseeindrücke in literarisch stilisierter Form den Einfluß der nordafrikanischen Landschaft und des nordafrikanischen Lebens auf die künstlerische Sensibilität dargestellt hätte, wäre dieselbe gewesen. Auch Klees Freund Hans Bloesch hatte 1916 ein kleines Buch über eine Reise nach Tunesien herausgegeben,[95] deren Höhepunkte er, allerdings nur metaphorisch, mit erotischen Erlebnissen verglich.[96]

Der Reisebericht

Im Unterschied zu Beehs meist düsteren, gefühlvollen Briefen liest sich Klees Tagebuchtext über die Reise nach Tunesien wie eine Groteske in provokant spöttischem Ton, nur gelegentlich unterbrochen von kurzen, dann allerdings ernsten Passagen über geistige Aufschwünge des künstlerischen Erlebens. Dort Pathos der potentiellen Selbstaufgabe in der Einsamkeit, hier Hochstimmung des Reisens in guter Gesellschaft. Verglichen mit Beehs wiederholten, ausgedehnten und suggestiv beschriebenen Sexualbeziehungen zu arabischen Prostituierten, wirkt Klees Bericht als leicht resignierte Satire über den Voyeurismus dreier verheirateter junger Männer aus der Distanz – wenn Moilliets Erinnerung zutrifft, sogar unter dem Schutz eines französischen Polizisten[97] – die sich in kein Bordell hineinwagen und ständig an ihre Heimat zurückdenken. Klee stellt es so dar, als habe er dabei die Rolle der Aufsichtsperson gespielt und seine beiden hitzköpfigeren Freunde von den Versuchungen der Prostitution zurückgehalten. Nach Nietzsches *Zarathustra* waren Macke und Moilliet naive Europäer, von lieblichen orientalischen Schönheiten angezogen; Klee allein war der skeptische Europäer, heiter, sogar lachend, doch mit der Wüste in sich selbst.
Lisbeth Macke widmet in ihren umfangreichen *Erinnerungen an August Macke* von 1962 der Reise nach Tunesien ganze drei Druckseiten. Sie berichtet, Macke habe sich bei der Rückkehr derart mit Bakterien behaftet gefühlt, daß er sie nicht umarmen wollte, und habe beteuert, er werde nie mehr ohne sie verreisen.[98] Für einen ausführlicheren Bericht über die Reise verweist Frau Macke auf den Abdruck von Klees Tagebuch in einer Veröffentlichung von Mackes tunesischen Aquarellen, die sie selbst autorisiert hatte.[99] »O es war schön, gute Kameradschaft hielten wir«, lautete hier der letzte Satz.[100] Im Urtext, der bei Erscheinen von Frau Mackes *Erinnerungen* vollständig veröffentlicht vorlag,[101] geht es weiter: »Wir wären im Stand gewesen zu jugendlichen Streichen, trotz unserer Ehen, so leicht war uns zu Mut. Aber ich war immerhin der Älteste.« Dann schildert Klee noch einmal die halbherzigen Annäherungsversuche seiner Freunde an die Prostituierten, vor denen sie jedesmal zurückwichen, wenn diese sich aufgeschlossen zeigten. Hier mußte Frau Macke lesen, daß die schönste arabische Prostituierte so aussah wie sie selbst.

Klee dachte allerdings nicht daran, seinen Freunden die Postur der Weltflucht nach dem Orient vorzuspielen, die Beeh eingenommen hatte. Bei ihm war die Produktion dem Erleben vorgeordnet. Dort sexuelle Ausschweifung und selbsteingestandene Unfähigkeit zu malen, hier sexuelle Abstinenz und selbstbewußter Durchbruch zur Malerei. Moilliet, der die Arbeitsroutine seiner Freunde nicht mitmachte, setzte sie mit der exaltierten Frage »Où peut-on acheter une négresse?« durchaus in Verlegenheit. Demgegenüber hält Klees Reisebericht nicht so sehr die Askese Nietzsches aufrecht als vielmehr die Gesellschaftsfähigkeit der modernen Kunst. Der reisende Künstler hatte sexuellen Versuchungen standgehalten und sich trotzdem amüsiert, vor allem aber hatte er fleißig gearbeitet (»Die Synthese Städtebauarchitektur-Bildarchitektur in Angriff genommen. [...] Das wird später schon noch sachlicher werden.«) und war mit schönen Resultaten nach Hause gekommen. Hier ging allerdings die Abstraktion noch weiter, bis zu jener kulturkritischen Reflexion auf das ganze Unternehmen, die in den beiden abgetrennten Bildern mit »etwas Wüstenstimmung, bedrohlich«[102] angedeutet ist. Doch solche kulturkritischen Vorbehalte waren im Jahre 1921 nicht mehr aktuell.

Anhang 1

Robert Delaunay über die neuste Malerei
(für die Übersetzung verantwortlich Paul Klee)
Nürnberg, Archiv für Bildende Kunst, Nachlaß Marc.

Original: Robert Delaunay: *Du cubisme a l'art abstrait,* documents inedits publiés par Pierre Francastel et suivis d'un catalogue de l'œuvre de R. Delaunay par Guy Habasque. Paris 1957, S. 158ff.

In der Wirklichkeit zu fußen ist ein für allemal den Künsten eigen, und ohne Wirklichkeit ist weder Schönheit noch Dauer zu denken. Auf dem Gebiet der Malerei ist die Reinheit der Mittel zu erstreben, oder die reinsten Mittel, als Gewähr, daß die Wirklichkeit zum Ausdruck reinster Schönheit werde. Der Impressionismus hat auf das Licht, als Quelle dieser reinsten Mittel verwiesen. Er führte uns unmittelbar vor die Natur, befreite uns von der abgenützten Bürde italienischer, gothischer u. anderer Stile (Negerweisen z.B.). Und so ward er zum schönen wenn auch unvollständigen Sieg. Unvollständig, weil er doch nur ein Gestammel der Seele war, ein Überfließen über die Weisheit der Natur, und auch wieder ein verletzendes Herumtasten an der großen Realistin. Im Überlaufen aber wurden wenigstens alle falschen Ideen zerstört, alle veralteten Mittel, wie schulmäßiges Zeichnen, Geometrie, Perspective und was sonst noch zu der in den letzten Zügen liegenden neuklassischen Akademie gehört.

*

Beim Datieren der befreienden impressionistischen Bewegung muss man als Vorläufer den Greco, einige Engländer und den französischen Revolutionär Delacroix mit einbeziehn. Denn sie haben mit beigetragen zu dieser großen Epoche der Vorbereitung, und der Forschung auch der Wirklich[keit].
Aber die Funktionen des Lichtes, welches durchaus Lebenprinzip für jeden ästetischen Ausdruck sein muss, ganz zu ergründen, verbleibt *uns* als Problem der modernen Malerei.

Aus dem Licht hat Seurat als einer der ersten Lichttheoretiker den Kontrast gewonnen und zu einem Ausdrucksmittel erhoben ... Nur sein verfrühter Tod dürfte schuld sein, dass er nicht noch weiter ging. Vom impressionistischen Standpunkt aus ist er in der Erforschung der Mittel gewiss beim Ziel angelangt. Sein Verdienst ist der Contrast der Complementärfarben. Noch hat jedoch sein optisches Durcheinander wie es auch seine nächsten Genossen betreiben, weil es über Technik nicht hinausgeht, nicht die Wichtigkeit des Kontrastes als Konstruktionsmittel der reinen Schönheit. Ihm dient es nur zur scenischen Übertragung der Natur, wodurch er über einigermaßen flüchtige Abbildungen nicht hinauskommt.
Dieser Gleichzeitigkeitscontrast (siehe Rood) ist durch die kühnsten der Impressionisten weder entdeckt noch verwirklicht worden, und doch ist er in der heutigen Malerei die einzige Grundlage jedes reinen Ausdrucks. Er ist grundlegend für eine sichere Dynamik der Farben, deren konstruktive Anwendung im Bild der Wirklichkeit den stärksten Ausdruck verleiht. Nicht von individueller Willkür soll dieses Ausdrucksmittel beherrscht werden, es soll sich der jeweiligen Art von Inspiration durch die Schönheit anpassen, und die handwerkliche Verarbeitung soll zur plastischen Darstellung das Entsprechende beitragen. Ich meine die Gleichzeitigkeit der Farben durch den complementären Kontrast und durch alle übrigen zum Paar zu ergänzenden Maaße [?], welche aus der Ausdruckswichtigkeit der Farben bei der Anordnung zum Bild resultieren.

*

Es handelt sich nicht mehr um einen Effekt wie etwa bei Claude Monet oder Sisley, weder um eine Abbildung wie bei Seurat, H. Rousseau, Cézanne, Gauguin, noch um einen Gegenstand, wie beim früheren Picasso u.s. Genossen. Wir sind bei einer Kunst der reinen Ausdrucksmalerei angelangt und stehen jenseits von jedem vergangenen Stil u. jeder Schule, bei einer Kunst, die, für sich ein Ganzes, nur dazu da ist, den Menschen in seiner Begeisterung für das Schöne möglichst glücklich auszudrücken. Es fällt dabei nicht nur alles Litterarische und rein technische weg, auch der optische Prozess kommt nicht in Betracht, sondern nur die Wahrnehmung des Lichtes durch unser seelisches Empfindungsvermögen. Hinter den Augen ist der Schauplatz, diese sind als Fenster unserer Seele zu denken. Diese Seele kann in ihrem Bedürfnis der Harmonie nur durch die Erfüllung der Gleichzeitigkeit befriedigt werden, nur wenn Maaße und Proportionen diesen höchsten Sinn erlangt haben. Da der Künstler nun, um zu harmonisch-organischen Werken zu gelangen, alles wissen muss, was das Weltall an Substanz, an Menge, an Gleichzeitigkeiten, und an sonstigen seiner Einbildungskraft dienlichen Phänomenen enthält, ist er also mit seiner Kunst von der Natur abhängig. Früher bestand dies Wissen in der Kontur, die den von der Sonne auf die Wand projizierten Schatten umgiebt. Wie weit liegt jetzt das Schattenbild früherer Malerei zurück durch unsere gegenwärtigen aus der Erkenntnis des Lichtes gewonnenen Mittel, als da sind: helle und dunke Farben, deren Complemente, deren gleichzeitiges Zusammenwirken, ihre Abgrenzungen und alle übrigen vom Intellect, in seinem Willen zur Harmonie geschaffenen Maaße.

Anhang 2

Adolf Behne: »August Macke: Zur Eröffnung der Ausstellung im Kronprinzenpalais. Ansprache von Adolf Behne«, in: *Die Freiheit,* 10. März 1921 (Auszug)

[...]
August Macke war 28 Jahre, als er am 26. September 1914 fiel. Sein Freund *Franz Marc* fiel am 4. März 1916. Im September 1917 fiel bei Langemarck *Wilhelm Morgner.*
Alle drei stammen aus deutschen Landschaften, die eine alte künstlerische Tradition haben. August Macke aus dem Rheinland, Franz Marc aus Bayern, Wilhelm Morgner aus Westfalen. Und alle drei verherrlichen sie die Erde.
[...]
Franz Marc, wenig Liebe zu den Exemplaren Kulturmensch fühlend, findet die reine Kreatur, der seine Empfindung gehört, im Tier, und er sieht sein Schicksal in geheimer Wechselwirkung mit Erde und Stern.
August Macke verherrlicht die Erde im Spiegel des beweglichen und geselligen Menschen.
August Macke ist der Einfachste, der Nächste. Er ist der am reichsten Liebende. Keine Spur von Flucht ist in ihm. Wundervoll ist sein herzhaftes Ja-Sagen zu allen Dingen.
[...]
Seine quellende Einfachheit war nicht der grundlose liebenswürdige Optimismus, den man dem Rheinländer gern als Marke aufdrückt. Er war nicht Positivist, gesund und munter. Er fühlte schmerzlich-glückhaft hinter allen Formen aller Art ein Wesentliches, Geistiges. Durch alle Formen, die er hingerissen aufnahm in sein Blut, fühlte er sich verschmolzen mit einem neuen größeren Ich, sein Leben eines werden mit einem neuen größeren Leben. Und so war sein Dasein ein ständiges Schweben, verbrüdert mit allen Dingen.
August Macke spiegelt die Erde im beweglichen und geselligen Menschen.
Immer zu zweien, zu dreien, in Gruppen, in Gesellschaft ist der Mensch auf seinen Bildern. [...]
Wenn er Tiere malt, so sind es die gesellig lebenden.
[...]
Seine Liebe gilt dem Spielenden, das sich schmückt und sich verwandelt: Mädchen, Frau, Theater, Modeladen, Blumen, Tiere im Garten und dem Abenteuerlichen der Indianer.
August Macke nahm die Elemente seiner Bilder nicht aus der gegenständlichen Begrifflichkeit des Sehens und der Beobachtung. Er folgte ihrem Ursprung, und dieser Ursprung führte in eine Welt, die unermesslich, berauschend wogte in *Farbe*. Das Leben nimmt alle Formen an. Für August Macke war das Leben *Farbe*. Das Auge, das rechnen, abschätzen, sich behaupten und arbeiten will, schützt sich instinktiv gegen die Farbe. August Macke folgte den Dingen hinter ihre Schale und wirft sich jubelnd, liebend in die sich öffnenden Wogen der Farbe. Aus ihr läßt sein künstlerischer Geist alles neu erstehen, und die rauschartige Seligkeit seines Farbschauens schlägt uns aus seinen schönsten Bildern wie eine ungreifbare zärtliche Wolke entgegen...

Anmerkungen

1 Laxner 1967, S. 146ff.; Glaesemer 1976, S. 437–455; Haxthausen 1976, S 419ff.; Suter-Raeber 1979, S. 131–165, vgl. S. 144; Benz-Zauner 1982, S. 60.
2 Glaesemer 1976, S. 31f.
3 Kersten/Okuda 1995, S. 46f.
4 Vgl. zu dieser Kompositionsweise Benz-Zauner 1984, S. 74ff.
5 Klee an Ernst Sonderegger, Postkarte, 30. Juni 1914, zitiert nach Haxthausen 1976, S. 421: »Von meinem Orientausflug habe ich recht viel mitgebracht. Hoffentlich zeigt es sich noch weiter. Eine angeborene Sparsamkeit ließ mich gleich eine Menge vor der Natur arbeiten, was zum Teil in der hiesigen Neuen Sezession hängt – acht Aquarelle.«
6 Benz-Zauner 1984, S. 182, 184.
7 Der Titel dieses Abschnitts ist übernommen aus Kersten/Okuda 1995, S. 48.
8 Benz-Zauner 1984, S. 68.
9 Kersten/Okuda 1995, S. 48.
10 Benz-Zauner 1984, S. 62f.
11 Kersten/Okuda 1995, S. 50.
12 Benz-Zauner 1984, S. 67; Kersten/Okuda 1995, S. 51.
13 Kein »Beduinenzelt«, wie Brigitte Kaul in »Louis Moilliet und die Reise nach Tunesien 1914«, in: Güse 1982, S. 158–167, vgl. S. 164, schreibt.
14 Benz-Zauner 1984, S. 168.
15 Suter-Raeber 1979, S. 145.
16 *Delacroix in Marocco*, hrsg. von Brahim Alaoui. Ausstellungskatalog, Paris 1994.
17 *Max Slevogt: Ägyptenreise 1914*, hrsg. von Berthold Roland. Ausstellungskatalog, Mainz 1989.
18 Ebenda, S. 86f., 94f.
19 Klee Tagebücher 1957/1988, Nr. 926f., 1914.
20 Naubert-Riser 1978, S. 71f., hat diese Introversion der Stimmung für die Konstitution des existenziellen Selbstgefühls auf der Tunesienreise anhand von Heideggers Philosophie zu bestimmen versucht.
21 Klee Tagebücher 1957/1988, Nr. 605, 1905.
22 Friedrich Nietzsche: *Werke in drei Bänden*, hrsg. von Karl Schlechta. München 1954–1956; *Morgenröte*, Band I, S. 1022, 1024, 1052; *Also sprach Zarathustra*, Band II, S. 293f., 360f., 539ff.; *Zur Genealogie der Moral*, Band II, S. 849ff.
23 Ebenda, Band II, S. 293.
24 Ebenda, Band II, S. 361.
25 Sarah Kofman: »Wagner's Ascetic Ideal According to Nietzsche«, in: *Nietzsche, Genealogy, Morality: Essays on Nietzsche's Genealogy of Morals*, hrsg. von Richard Schacht. Berkeley 1994, S. 193ff.
26 Nietzsche, a.a.O., Band II, S. 539ff.
27 Ebenda, Band II, S. 540.
28 Klee Tagebücher 1957/1988, Nr. 927–948, 1914.
29 Wedekind 1993, S. 69–104; Wedekind 1996.
30 Wedekind 1993, S. 90.
31 Wedekind 1996, S. 27.
32 Nietzsche, a.a.O., Band I, S. 1024; *Morgenröte* I, 14.
33 Klee Tagebücher 1957/1988, Nr. 944, 1914.
34 Kasimir Malevich: *Die gegenstandslose Welt*, Bauhausbücher 11. München 1927, S. 66.
35 Geelhaar 1974, S. 7.
36 Güse 1982, S. 189.
37 Ronald Pickvance: *Van Gogh in Arles*. New York 1984, S. 201ff.
38 »Louis Moilliet. Eine Würdigung von Werner Schmalenbach«, in: Jean-Christophe Ammann, *Louis Moilliet: Das Gesamtwerk*. Köln 1972, S. 11: »Wir wohnten getrennt, aber wir sahen uns jeden Tag einmal und besprachen unsere Malerei.«
39 Ernst-Gerhard Güse: »Raum und Fläche – Europa und der Orient: Zu August Mackes Tunis-Aquarellen«, in: Güse 1982, S. 130–147, vgl. S. 145ff.; ders.: »Skizzen als Vollendung – August Macke in Tunis«, in: *August Macke: Gemälde, Aquarelle, Zeichnungen*, hrsg. Ernst-Gerhard Güse. München 1986, S. 103–114; Magdalena M. Moeller: *August Macke: Die Tunisreise*. München 1989, S. 10, 14
40 Laxner 1967, S. 160f.; Jordan 1984, S. 129ff.; Moeller, a.a.O., S. 17f.
41 Laxner 1967, S. 156.
42 Ebenda, S. 156f.; Ammann, a.a.O., S. 83; Güse 1982, S. 279 (Farbtafel).
43 Laxner 1967, S. 107ff.
44 Kaul, a.a.O., S. 162ff.
45 Vgl. Benz-Zauner 1984, S. 61f.
46 Kersten/Okuda 1995, S. 76.
47 *Matisse in Morocco: The Paintings and Drawings*. Ausstellungskatalog, Washington 1990, S. 261.
48 Vgl. Klees Postkarte an Sonderegger, Glaesemer 1976, S. 31f.
49 Eintragungen im unpaginierten Œuvrekatalog.
50 Werckmeister 1989, S. 88ff.
51 Verkaufsverzeichnis im Œuvrekatalog (unpaginiert). Zu einem späteren Zeitpunkt, im Januar 1920, wurde das Aquarell von Rudolf Ibach, Barmen, bei der Modernen Galerie Thannhauser, München, erworben. Dauerleihgabe der Erben Rudolf Ibachs 1992 an den Kunst- und Museumsverein im Von der Heydt-Museum Wuppertal. (Werner J. Schweiger: *Rudolf Ibach: Mäzen, Förderer und Sammler der Moderne, 1873–1940*, Privatdruck, Wien 1994, S. 31–42 [»Die Klee-Gesellschaft«], S. 79).
52 Zahn 1920.
53 Klee Tagebücher 1957/1988, S. 519ff.
54 Zahn 1920, S. 13.
55 Ebenda.
56 »Ueber [sic] das Licht. Von Robert Delaunay«, in: *Der Sturm*, 3, 1913, Nr. 144–145, Januar, S. 255–256; Geelhaar 1976, S. 116f.
57 *Schöpferische Konfession*, hrsg. von Kasimir Edschmid, Tribüne der Kunst und Zeit Eine Schriftensammlung XIII. Berlin 1920, S. 28–40; Geelhaar 176, S. 119–122.
58 Hausenstein 1921; vgl. Werckmeister 1982, S. 76–93; Hopfengart 1989, S. 44ff.
59 Hausenstein 1921, S. 29, 83, 93, 125.

60 Ebenda, S. 29.
61 Ebenda, S. 83.
62 St. Germain bei Tunis 1914.39.
63 Hausenstein 1921, S. 86.
64 Ebenda, S. 5, 28, 29, 30, 32, 40, 41, 56, 59, 67, 81, 124.
65 Autobiographischer Text für Hausenstein in Klee Tagebücher 1957/1988, S. 504: »Ist zur Hälfte Schweizerin. (Basel) Ihre übrige Abstammung ist nicht völlig geklärt, sie kann über Südfrankreich orientalisch sein.«
66 Hausenstein 1921, S. 29, 41.
67 Ebenda, S. 74, 124, 134.
68 Ebenda, S. 28.
69 Ebenda, S. 128ff., 131f.
70 Busch/Holzhausen, a.a.O., S. 21: Interview mit Frau Elisabeth Macke, Bonn, 16. Juli 1958; Güse, a.a.O., S. 515.
71 Adolf Behne: »August Macke: Ansprache zur Eröffnung der Ausstellung im Kronprinzenpalais Berlin«, in: *Die Freiheit*, 10. März 1921.
72 Werckmeister 1989, S. 76ff.
73 Behne, a.a.O.
74 *René Beeh: Zeichnungen, Briefe, Bilder*, hrsg. von Wilhelm Hausenstein und Hans Haug. München 1922.
75 R. Stein und A. N.: »Beeh«, in: *Saur Allgemeines Künstlerlexikon*, Band VIII. München/Leipzig 1994, S. 231.
76 Werckmeister 1989, S. 158f.
77 René Beeh: *M'BARKA, Malerbriefe aus Algerien mit 60 Zeichnungen*. München 1913.
78 Hausenstein/Haug, a.a.O., S. 4.
79 Ebenda, S. 5.
80 Ebenda, S. 5, 7.
81 Hausenstein 1921, S. 85, 91, 93, 95, 97, 98, 104, 109, 129, 130, 131, 132.
82 Beeh, a.a.O., S. 32.
83 Ebenda, S. 35.
84 Jean Jeancolais: *Les voyages d'Arthur Rimbaud*. o.O. 1991.
85 Arthur Rimbaud: *Œuvre-Vie*, hrsg. von Alain Borer. Paris 1991, S. 452.
86 Ebenda.
87 *Münchner Blätter für Dichtung und Graphik*, 1, 1919, Nr. 11–12.
88 Werckmeister 1989, S. 221.
89 Hausenstein/Haug, a.a.O., S. 34.
90 Beeh, a.a.O., S. 103ff.
91 Geelhaar 1979, S. 246–260.
92 Kersten/Okuda 1995, S. 53f.
93 L. Scheewe: »Klee«, in: U. Thieme und F. Becker, *Allgemeines Lexikon der bildenden Künstler*, Band XX. Leipzig 1927, S. 426.
94 Vgl. Jordan 1984, S. 120; Kersten/Okuda 1995, S. 45.
95 Hans Bloesch: *Tunis: Streifzüge in die landschaftlichen und archäologischen Reichtümer Tunesiens*. Bern 1916; Osamu Okuda verdanke ich den Hinweis auf dieses Buch.
96 Bloesch, a.a.O., S. 113, 116, 122.
97 Güse 1982, S. 134.
98 Elisabeth Erdmann-Macke: *Erinnerung an August Macke*. Stuttgart 1962; Taschenbuchausgabe, Frankfurt 1987, S. 313ff.
99 Ebenda, S. 313: »Alles, was die Freunde so intensiv in den kurzen Tagen erlebten, erfährt man am besten aus Klees Tagbuch-Aufzeichnungen, die in dem Band ›Die Tunis-Reise‹ mit Aquarellen von August abgedruckt sind.«
100 Busch/Holzhausen, a.a.O., S. 85.
101 Paul Klee: *Tagebücher 1898–1918*, hrsg. von Felix Klee. Köln 1957.
102 Klee Tagebücher 1957/1988, Nr. 926f, 1914.

PAUL KLEES SIZILIENURLAUB VON 1924

Marcel Franciscono

Am 7. September 1924 trat Klee zusammen mit Lily Klee einen sechswöchigen Urlaub in Italien und Sizilien an. Man weiß wenig über diesen Urlaub – Klee hat fast nichts Schriftliches über ihn hinterlassen –, doch die Termine und die Route können zumindest grob aus einem Brief von Lily an Klees amerikanische Kunsthändlerin Emmy (Galka) Scheyer erschlossen werden.[1] Am 7. September verließen die Klees Bern in Richtung Genua, wo sie zwei Tage blieben. Sie verbrachten zwei weitere Tage in Neapel, bevor sie sich Richtung Sizilien einschifften. Nach einem Tag in Catania, ihrem Ankunftsort, fuhren sie ungefähr 50 km nach Norden zu ihrem eigentlichen Ziel, dem Strand von Mazzaró, unterhalb der Anhöhe von Taormina an der Ostküste von Sizilien. Dort blieben sie fünfzehn Tage, bevor sie auf das italienische Festland zurückkehrten. Die verbleibenden Urlaubstage verbrachten sie in Rom und Mailand.

Von diesen präzisen Angaben zur Wochenplanung abgesehen zeichnet sich Lilys Brief durch das Fehlen von Details aus. Er verrät fast nichts darüber, was im Laufe eines Tages geschah. Außer einer Erwähnung Tivolis werden Tagesausflüge oder Sehenswürdigkeiten nicht verzeichnet. Trotzdem sind die Angaben ausführlich genug, um zu demonstrieren, daß einige bisher veröffentlichte Rekonstruktionen der Reise unzuverlässig sind. Sadao Wadas Darstellung der Reise geht vor allem zurück auf Felix Klee, aber Felix wußte entweder nicht oder hatte vergessen, was seine Eltern ihm erzählt hatten. Wadas Angaben zur Reiseroute sind unsicher und teilweise falsch. So berichtet er etwa, daß die Klees in Palermo an Land gingen, und daß sie »während ihres Aufenthalts in Taormina die Stadt auskundschafteten, und vielleicht solche Orte wie Mazzaró, Castel Mola, Catania, Syrakus und Gela besucht haben«, während wir aus Lilys Brief wissen, daß er in Catania war, und daß Mazzaró das Hauptziel der Reise darstellte. Wada hat außerdem Professor Marzullo in Taormina getroffen – vermutlich in den sechziger oder siebziger Jahren – der behauptete, daß die Klees zumindest einen Teil der Zeit in dieser Stadt verbrachten, und zwar »bei einer deutschen Adelsfamilie in einem Haus nahe der Piazza San Domenico«.[2]

Grohmann, der als Freund der Klees wohl besser unterrichtet war, teilt mit, daß Klee »vom griechischen Theater in Syrakus ausgesprochen beeindruckt war«, und fügt etwas vage hinzu, daß er »einen Tag in Gela war«.[3] Seine Angaben scheinen darauf hinzudeuten, daß ihm ein Familienmitglied davon erzählte. Trotzdem sind sie in einem entscheidenden Punkt falsch: In seiner Darstellung verbringen die Klees die gesamten sechs Urlaubswochen in Sizilien. Grohmann hielt es für bedeutsam, daß Gela der Sterbeort von Aischylos war, und daß Aischylos im griechischen Theater von Syrakus aufgeführt wurde. Doch ist diese Erwähnung, die darauf hindeuten soll, daß Klee diese zwei Orte aus Liebe zu Aischylos besuchte, fragwürdig. Sie scheint weniger auf mündliche Kommentare Klees zurückzugehen als auf den Versuch, ihn als uneinheitliche Persönlichkeit darzustellen, indem sie Klees spätere Ansichten zu Sizilien vorwegnehmen.[4] Grohmann hatte Zugang zu Klees Familienbriefen und außerdem wußte er von Klees Lektüre der *Orestie* kurz vor seinem Tod, über die Klee an Grohmann schrieb.[5] Wenn man Grohmanns Fehler in der Reisechronologie, seine etwas zweifelhaften Bezugnahmen auf Aischylos und das Fehlen von Belegdokumenten in Rechnung stellt, ergeben sich aus Lilys Brief neue Fragen zur Genauigkeit seiner Darstellung. Allerdings kann man Syrakus und Gela ohne Schwierigkeit von Taormina aus mit dem Auto besuchen – was Klee laut Grohmann (eventuell mit Hilfe eines bezahlten Chauffeurs) tat –, und so kann seine Darstellung nicht ohne weiteres abgetan werden. Es ist jedoch möglich, daß Lily diese Kurzbesuche – wenn sie stattfanden – nicht erwähnte, weil sie kein großes Interesse an Altertümern hatte oder weil sie annahm, Galka Scheyer interessiere sich nicht dafür, oder weil sie nicht mitfuhr und lieber in Mazzaró blieb.[6] Im Gegensatz zu ihrer ausführlichen Darstellung der italienischen Mode erwähnt Lilys Reisebericht so gut wie keine Kunstwerke.

Es wäre zweifelsohne hilfreich zu wissen, was Klee während seines Sizilienaufenthalts zu sehen bekam, sowohl aus Gründen historischer Genauigkeit als auch zu einem besseren Verständnis seiner Gedanken. Doch was Klees Werk betrifft, fällt das Fehlen einer etwas detaillierteren Reiseroute kaum ins Gewicht, da die Bilder, die man direkt auf die Reise beziehen kann, nur Taormina und dessen Umgebung zeigen und kaum historische Bezüge aufweisen.

Klees sechswöchige Reise ans Mittelmeer war die erste seit zehn Jahren und seine erste Reise nach Italien seit der sechsmonatigen Studienreise in den Jahren 1901/02. In der Zwischenzeit hatten ihn Krieg, Revolution, wirtschaftliche Verhältnisse und ein unsicheres Einkommen – bevor er 1920 ans Bauhaus berufen wurde – daran gehindert, außerhalb Deutschlands und der Schweiz zu reisen. Anders als bei seinen ersten beiden Reisen in den Süden ging es nicht um eine künstlerische Entdeckungsfahrt. Es handelte sich höchstens um eine Wiederentdeckung, die Auskundschaftung einer vertrauten und geliebten Landschaft, ihrer Kultur und ihrer Natur, auch wenn er Sizilien genaugenommen noch nicht bereist hatte. Er folgte teilweise seinen eigenen Spuren, etwa wenn er zwei Tage in seinem Abfahrtsort Genua blieb – einer Stadt, deren Vitalität als Hafenstadt er sehr schätzte[7] –, oder zwei Tage in Neapel und in Mailand. Rom, wo er sozusagen die klassische Kunst entdeckt hatte, nahm ihn neun Tage gefangen. Es gibt einen Hinweis, daß er eigentlich Griechenland besuchen wollte, aber aufgrund der Knappheit seiner finanziellen Mittel darauf verzichtete.[8] Ob dies stimmt oder nicht, Klee kannte die Geschichte der griechischen Zeit Siziliens sehr gut, und es ist äußerst unwahrscheinlich, daß er dort keine griechischen und römischen Altertümer besuchte.

So weit muß man also Grohmanns Darstellung recht geben, auch wenn seine Details zur Sizilienreise zweifelhaft bleiben: Klee »war immer von den historischen Verbindungen einer Landschaft fasziniert, und er besaß ein Gefühl dafür, wie Geschichte und Geographie im Raum zur Deckung kommen.«[9] Für diese Aussage gibt es deutliche Belege von Klee selbst. 1927 macht er Abstriche an dem Eindruck, den die Insel Porquerolles auf ihn machte, indem er kommentiert: »Eines fehlt dieser Gegend: die Historie. Ein paar Sarazenen-Schloßruinen sind das einzige.«[10] Es war genau diese Einheit von Natur und Geschichte, die er an Sizilien so anziehend fand, wie er etwa im Dezember 1928 feststellte, als sein Schiff auf dem Weg nach Ägypten in Syrakus anlegte: »Die Landschaft ist natürlich ›klassisch‹. [...] Ausserdem als Wohnort des Aischylos und des Archimedes und der grossen Tyrannen mit grosser Geschichte gewürzt. Diese historische Anregsamkeit, die ich auf Corsica vermisste, bewährt sich eben doch und bildet im Verein mit dem Hauptwerk der Natur, Ätna genannt, die Erfüllung des Begriffes klassisches Sicilien.«[11]

Lilys Brief und die Arbeiten, die Klee in der ersten Jahreshälfte verfertigte, geben uns einige Vorstellungen von der geistigen Verfassung, in der er sich auf die Reise machte. Lily stellt fest, daß »Siziliens Küste [...] viel verwandtes mit Griechenland [hat].« Niemand aus der Familie Klee war in Griechenland gewesen, doch wir können davon ausgehen, daß nicht nur Lily diesen Vergleich zog, sondern auch Klee. Lily schildert außerdem, was ihr sicherlich von Klee berichtet worden ist, daß der Stil der Architektur »ganz afrikanisch« sei. Sie schreibt, daß Klee darüber klagte, daß die sizilianische Hitze schlimmer als die Nordafrikas sei. Ihr Bericht weist also darauf hin, daß Klee Sizilien als den Teil eines umfassenderen exotischen Südens sah, der nicht nur Verbindungen mit Griechenland besaß, sondern auch mit einem islamischen Afrika. Es ist kaum ein Zufall, daß Klee während der Zeit, in der er die Reise plante oder zumindest in Aussicht nahm, eine Bilderserie mit arabischen und »afrikanischen« Motiven schuf: die sogenannten »Spitzen«-Bilder, darunter die »Prinzessin von Arabien« 1924.136 und eine »Arabische Braut« 1924.151.[12] Andere Werke mit orientalischen Motiven aus dem Jahr 1924 – die der ziemlich hohen Nummern des Werkkatalogs zufolge vermutlich nach Klees Rückkehr aus Italien gemalt wurden – sind »Zerstörtes Aegypten« 1924.178 und »Orientalische Gartenlandschaft« 1924.229.[13] Klee hatte seit seiner Tunisreise immer wieder Bilder mit ähnlichen Motiven geschaffen, aber die Häufung dieser Motive im Jahr 1924 weist darauf hin, daß Sizilien und Nordafrika in seinen Vorstellungen zusammenhingen. Und diese Verbindung drückt er noch im Jahr 1930 folgendermaßen aus: »Wenn ich reiste, dann direkt nach Nordafrika (ein schönes sonniges Land!) oder wenigstens über das Sprungbrett Sicilien.«[14]

Doch so stark die kulturellen und historischen Verbindungen zum klassischen Griechenland und zu Nordafrika auch bei dem Entschluß zur Sizilienreise gewogen haben mögen – immerhin kam er beiden Orten so nahe, wie es der Geldbeutel erlaubte –, handelte es sich bei ihnen wohl kaum um den gewichtigsten Grund. Es fällt schwer sich vorzustellen, daß ausgerechnet Klee die ganze Zeit am Strand lag, worauf Lilys Darstellung hinzudeuten scheint, doch ihr Brief läßt keinen Zweifel, daß sie hauptsächlich zur Erholung ans Meer reisten; ein gewisser »Tapetenwechsel« war ihnen einfach wichtiger als eine Rundreise durch das Altertum. Selbst Klees Bilder deuten darauf hin. Von den Motiven der sizilianischen Bilder sind nur wenige in der Nähe des Betrachters situiert – also an Standorten, die wirklich *innerhalb* der wiedergegebenen Schauplätze liegen –, und diese Bilder sind in und um Mazzaró angesiedelt: »Mazzaró« 1924.218 (Kat.-Nr. 17), »Die Bucht von Mazzaró« 1924.246 oder »Strasse bei ›Villa Mazzaró‹« 1924.238 (Kat.-Nr. 22). Bei allen anderen Bildern handelt es sich um Fernansichten, wie sie ein etwas unbeweglicher Tourist erblicken könnte: Berge mit Bäumen, übersäte Hügel, das Patchwork der Insel.

Es handelte sich um die erste der jährlichen Urlaubsreisen, die Klee unternahm, solange er in Deutschland ein regelmäßiges Einkommen bezog. Auf der Reise wurden auch Kulturstätten mitbesucht, wie sie etwa Klees Brief aus Porquerolles erwähnt, doch bei aller Empfänglichkeit für historische Verbindungen waren sie nicht der Grund der Reisen. Die meisten Ferienreisen (die Reise nach Ägypten in den Jahren 1928/29 nicht eingerechnet, da man sie nicht als »Ferienreise« verbuchen kann) hatten Landschaften ohne größere Städte, kleinere Küstenorte, die allesamt am Meer lagen, oder Inseln zum Ziel; Orte, die aufgrund ihrer visuellen wie kulturellen Distanz zu Klees normalen Arbeits- und Lebensumständen gewählt wurden.

Mit Taormina und seinem Strand entschieden sich die Klees für einen der berühmtesten Orte Siziliens, der seit dem 19. Jahrhundert eine große Anziehungskraft auf Touristen ausgeübt hatte und vor allem wegen der schönsten Aussicht Siziliens berühmt war: dem Panorama des Ätna, von einem griechischen Amphitheater aus gesehen. Es ist keine Überraschung, daß diese berühmteste aller sizilianischen Ansichten in Klees Bilder nicht auftaucht. Wie viele ernsthafte

Künstler haben sich schließlich nach der Romantik damit abgegeben, Ruinen und erhabene Aussichten zu kopieren, insbesondere Aussichten, die mit Hilfe von Kameras so gründlich in Zeitschriften, illustrierten Büchern und Reisebroschüren abgelichtet wurden, daß sie zu Klischees des Italienurlaubs wurden? In Klees Bildern finden sich hingegen fast keine künstlerischen oder historischen Denkmäler; die griechischen Gartenvasen und Gebäude von Mazzaró können wohl kaum in diesem Sinne als kulturelles Denkmal betrachtet werden.

Es war wohl die weithin bekannte Schönheit der Landschaft Taorminas, wie sie auch Lily in ihrem Brief betont, die die Klees dorthin führte. Auch wenn man von Mazzaró einmal absieht, stellen Klees Sizilienbilder mit wenigen Ausnahmen – und zwar, wie wir sehen werden, mit einer wichtigen, aber auch nur teilweisen Ausnahme – keine Architektur, Ruinen und touristische Ansichten dar, sondern Berge, wuchernde Vegetation und leuchtende Farben, Land und Meer – vor allem die Farben.[15] Wie Klee drei Jahre später auf dem Weg von Porquerolles nach Korsika schrieb: »Und das Colorit macht's, das suche ich ja immer wieder: Klänge wecken lassen, die in mir schlummern, ein kleines oder grosses Abenteuer in Farbe.«[16] Die natürlichen Reize Taorminas gehörten ebenso sehr zum konventionellen Tourismus wie das griechische Theater, und wurden fast genauso oft in Reiseführern und Touristenbroschüren erwähnt – auch Lily listet sie mit einem naiven Enthusiasmus auf. Doch hielt Klee dies kaum davon ab, auf diese Reize zu antworten. Seine Briefe vom 6. und 11. November 1924 an Lily halten eine intensive Erinnerung an sie fest: »Innerlich bin ich noch ganz eingeheizt von den sicilischen Eindrücken, ich denke nur daran, rein landschaftlich-abstract, und es beginnt jetzt einiges davon zum Vorschein zu kommen, das heisst, ich male seit zwei Tagen wieder. Was soll man sonst? [...] Ich erlebe nichts, will auch nichts erleben, ich trage die Berge Siciliens in mir und jene Sonne. Alles andere ist fad.«[17]

Lily schrieb auch: »Klee hat in Sicilien viel gearbeitet (studien).« Die Frage, was und wie viel Klee dort schuf, ist allerdings, wie auch im Falle der Tunisreise, nicht einfach zu beantworten.[18] Man kann davon ausgehen, daß »Südliche Siedelung« 1924.234 und »Ansicht des Gebirges bei Taormina« 1924.292 (Kat.-Nr. 21 und 25) nach Klees Rückkehr in Weimar entstanden sind, denn das eine hat eine Kreidegrundierung und das andere ist eine Ölfarbezeichnung, das heißt eine Kopie in schwarzer Tinte oder Farbe nach einer früheren Zeichnung. Gerade das zweite Beispiel demonstriert, daß die Titel kein Beweis dafür sind, daß die Bilder vor Ort entstanden. Andere Bilder wie »Mazzaró« oder »Die Bucht von Mazzaró« sind in der Darstellung des Ortes sorgfältig gezeichnet und abstrakt nur durch die Abflachung der Formen und ihre lebhaften, vereinfachten Farben. Wie Klees spätere Zeichnungen von Elba und Porquerolles wirken sie wie Erinnerungsstützen, die vor allem dazu dienen sollen, die Intensität des mediterranen Lichts und seiner Farben festzuhalten. Es ist gut möglich, daß sie vor Ort entstanden sind, doch ihre großzügige Darstellung läßt es ebenso wahrscheinlich erscheinen, daß sie später aus Skizzen hervorgegangen sind. Die Anordnung der Formen ist sogar so konventionell, daß Klee sie ebenso gut nach Fotografien erarbeitet haben könnte.

Anders als die tunesischen Aquarelle, deren Formen von Klees Entdeckung des Kubismus eines Delaunay und seiner Verarbeitung durch Macke beeinflußt wurden, besitzen die sizilianischen Bilder keinen durchgängigen Stil. Klee behielt für gewöhnlich jede Kompositionsform bei, die er hinreichend entwickelt hatte; und zur Entstehungszeit dieser Bilder standen ihm sehr viel mehr solcher Formen zur Verfügung, darunter auch eher beschreibende Darstellungsformen, denen in

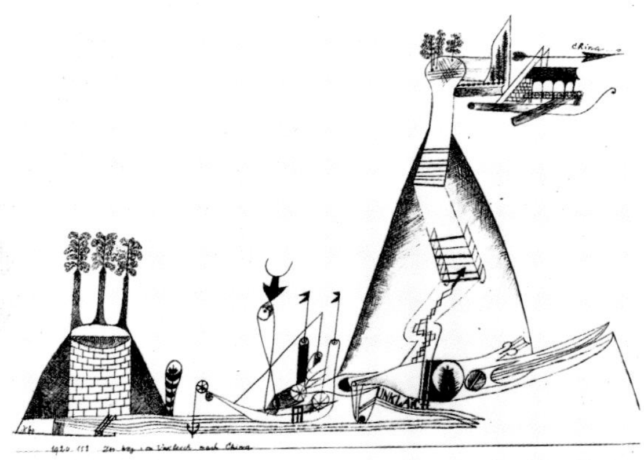

1 Der Weg von Unklaich nach China 1920.153
Feder und Tusche auf Briefpapier, 18,7x28,2 cm
Kunstmuseum Bern/Paul-Klee-Stiftung

den zwanziger Jahren von Künstlern ein neues Gewicht verliehen wurde. Die sizilianischen Bilder durchlaufen die ganze Skala von dem eher illustrativen »Mazzaró« bis zum nahezu abstrakten »Felsen am Meer« 1924.230 (Kat.-Nr. 19) oder »bei Taormina« 1924.220 (Kat.-Nr. 17). Doch bei aller Vielfalt sind sie keineswegs mit Klees anderen Landschaftsbildern zu vergleichen. Einige, wie »Felsen am Meer« und »bei Taormina«, sind in durchflochtenen Linienmustern gemalt, die in ihrer Gestaltung das zerklüftete Terrain und die üppige Vegetation Siziliens evozieren sollen. In den Bildern, die Sizilien im Titel tragen, sind die Berge leicht zu erkennen: die Anhöhe in »Klang aus Sicilien« 1924.291 (Kat.-Nr. 24) oder in »Sicilische Flora im September« 1924.240, jetzt im Arts Club of Chicago, ist zweifelsohne der Monte Venere im Nordwesten von Taormina. In anderen Bildern kann man den nahegelegenen Berg des Mola mit seinem asymmetrischen Gipfel erkennen. Die »sizilianischen« Werke mit ihren allgemein gehaltenen Titeln – »Felsen am Meer«, »Citronenhain« 1924.241 oder »Orangengarten« 1925.95 (Kat.-Nr. 23 und 27) – stellen keine bestimmten Orte dar, doch auch sie unterscheiden sich von den Bildern anderer Urlaubsreisen und anderer Orte durch ihre unregelmäßigen Muster und bergigen Formen. In »Klang aus Sizilien« kehrte Klee teilweise zu den Patchwork-Mustern zurück, die er in seinen tunesischen Aquarellen verwendet hatte; doch wie sehr er auch an die Ähnlichkeit zwischen Sizilien und Nordafrika geglaubt haben mag, seine Bilder leisten einer Verwechslung beider Orte keinerlei Vorschub.

Das vielleicht interessanteste der sizilianischen Bilder ist »Ansicht des Gebirges bei Taormina« 1924.292 (Kat.-Nr. 25). Oberflächlich betrachtet das dokumentarischste, ist es in gewisser Hinsicht das abstrakteste dieser Bilder. »Ansicht des Gebirges bei Taormina« ist ein exakt gezeichnetes Umrißpanorama, von der Küste bis zum entfernt gelegenen Monte Venere auf der rechten und dem Ätna auf der linken Seite. Die Zeichnung, von der die Ölfarbezeichnung kopiert wurde, muß von einem der Ausflugsboote stammen, die vor der Küste bei Taormina verkehren, und direkt vor dem Capo Sant'Andrea entstanden sein: Man sieht die Ausbuchtungen der Strände von Isola Bella auf der linken und Mazzaró auf der rechten Seite, mit dem Felsvorsprung des Capo Sant'Andrea, der beide voneinander trennt und in der Mitte als ein etwas schattenhafter Block hervortritt. Jedes Landschaftsmerkmal einschließlich der antiken Akropolis und des griechischen Theaters ist sorgfältig etikettiert, ebenso wie die Küstenstraße und Eisenbahnlinie (ihre Stationen sind schriftlich festgehalten und mit Pfeilen angezeigt), Isola Bella, das Kap, und ganz rechts: Mazzaró. Direkt darunter befindet sich Klees Signatur. Klee verzeichnet auf diese Weise – wie man es auch auf einer Souvenirkarte oder einem Landschaftsfoto tun könnte – wo er und Lily sich genau aufgehalten haben. Doch ist »Ansicht des Gebirges bei Taormina« nicht nur oder nicht einmal in erster Linie ein Erinnerungsstück; es ist im Gegenteil eines der am wenigsten unmittelbaren Bilder Siziliens. Die Tatsache, daß Klee die Originalzeichnung in eine Ölfarbezeichnung umarbeitete, verwandelt sie von einem persönlichen, vor Ort geschaffenen Dokument in ein methodisches Kunstwerk. Natürlich gilt dies ebenso für jedes Werk, das Klee auf Karton aufzog, betitelte, signierte und datierte. Doch die ausgefeilte Ölfarbentechnik trennt dieses Bild noch stärker von der unmittelbaren Erfahrung. Ihre Kombination von Worten, Pfeilen und weiten Flächen erinnert an Klees komische – und kosmische – Zeichnung einer »Landschaft« von 1920, »Der Weg von Unklaich nach China« 1920.153 (Abb. 1). Wie diese ist »Ansicht des Gebirges bei Taormina« als ein Reich der Vorstellung konzipiert. Der Unterschied besteht – von der Frage der Ernsthaftigkeit einmal abgesehen – darin, daß es sich im einen Fall um das Schaubild einer Reise handelt, wie phantasievoll auch immer es durchgeführt ist, und im anderen um die Präsentation einer zeitlosen Herrlichkeit (obwohl auch diese mit ihren Pfeilen und Klees unnachahmlichem Buchstabieren einen Hauch von Absonderlichkeit besitzt). Selbst die symmetrische Anordnung der Massen und sein abstrahierter Konturenstil demonstrieren eine Monumentalität und Zeitlosigkeit, die man lange Zeit mit der klassischen Kunst verband. Es handelt sich um eine Idealkonzeption Siziliens, eine Hommage Klees an die Einheit von Natur und klassischer Geschichte, die er dort so attraktiv fand. Die antike Akropolis Taorminas auf dem Monte Tauro – in der Nähe der Ruinen einer mittelalterlichen Burg – mit dem »teatro greco« auf der linken Seite ist genau in die Mittelachse der Zeichnung plaziert worden. Daß Klee sie überhaupt »Akropolis« nannte, statt den in Reiseführern und auf Karten üblichen »Monte Tauro« oder »Castello« zu verwenden, ist bezeichnend genug. Klee weist durch ein weiteres schlagendes Mittel auf diesen Tatbestand hin: durch einen genau umrissenen Streifen heller getönter Grundierung, der, ungefähr 3,5 cm breit, vom oberen bis zum unteren Rand läuft und den Hügel der Akropolis wie durch einen Lichtstrahl umschließt. Klee hat anscheinend Rechtecke aus Umdruckpapier über die Zeichnung gelegt und den Hintergrund durch Handdruck teilweise verdunkelt, so daß zwei symmetrisch getönte Felder entstanden sind, die auf drei Seiten von einem helleren Feld umrahmt werden, wobei der Mittelteil dieses Rahmens die Akropolis beleuchtet.

»Ansicht des Gebirges bei Taormina« ist eine Ausnahme unter den durchgängig ahistorisch angelegten Bildern aus Sizilien. Doch auch hier handelt es sich nur bedingt um eine Ausnahme, denn wie in einem Text werden die historischen und kulturellen Aspekte der Landschaft, die sich durch die Akropolis und das Teatro Greco manifestieren, zwar bezeichnet, aber nicht weiter dargestellt. Selbst ihre Relevanz für das Bild bleibt daher unsicher: Die kleineren und weniger ausgearbeiteten Etiketten scheinen fast ein Nachgedanke, so als ob man ihren geringeren Stellenwert – verglichen mit den großen Formen der Natur oder sogar der Stadt – noch betonen wollte. Alles in allem werden die klassischen Denkmäler Taorminas (oder, wie im Falle der Akropolis, die Erinnerung an sie) der Natur untergeordnet; auch dort, wo sie einen zentralen Platz in der Natur einnehmen.

Klees Besuch Italiens und Siziliens sollte sich auf viele Bilder der darauffolgenden Jahre auswirken, wie man etwa aus Titeln wie »Zeichensammlung, Südlich« 1924.214, »Südliche Küste« 1925.39 (Kat.-Nr. 26) und »Côte méridional« 1925.195 – um nur einige zu nennen – ablesen kann. Mit seltenen Ausnahmen verweist keiner der Titel mehr auf die Einzigartigkeit eines bestimmten Ortes. Sie sind poetische Verarbeitungen voller Humor und Phantasie, und in ihren Verwandlungen weit entfernt von den ihnen ursprünglich zugrunde liegenden Bildern. Gerade in Bildern wie »Renaissanceburg« 1924.272 oder »Skizze zum Haus der ›opera buffa‹« 1924.272 (Abb. 2) – der buffaartigen Darstellung eines italienischen Opernhauses – und weniger im unmittelbaren Niederschlag seiner Reise findet Klee zu seiner besonderen Darstellung von Kultur und Geschichte. Erinnerungen an Klees Sizilienreise finden sich in seinem Werk bis 1931. Eines der eindrucksvollsten, postsizilianischen Bilder ist »Klassische Künste« 1931.285 (Abb. 3), ein Ölgemälde in Klees pointillistischer Technik der frühen dreißiger Jahre. Einem Brief an Lily vom 22. Dezember 1928 zufolge ist es von Syrakus inspiriert, obwohl der Küstenstreifen eigentlich genau der Küste von Taormina entspricht, doch niemand könnte das Bild mit der Darstellung eines wirklichen Schauplatzes verwechseln. Es zeigt nichts, was ohne weiteres zu identifizieren ist,

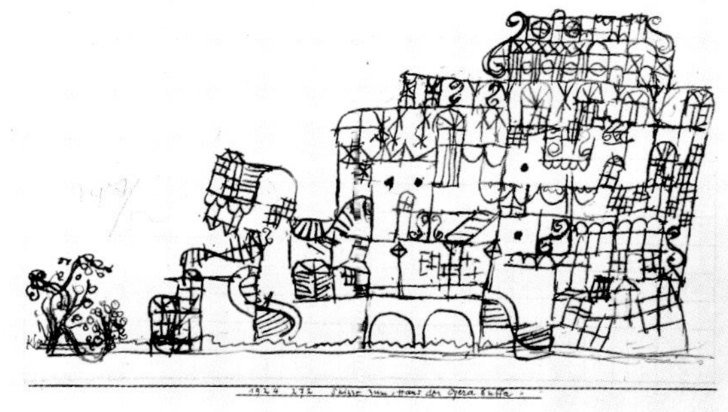

2 Skizze zum »Haus der Opera buffa« 1924.272
Feder und Tinte, 17,4x21,9 cm
Kunstmuseum Bern/Paul-Klee-Stiftung

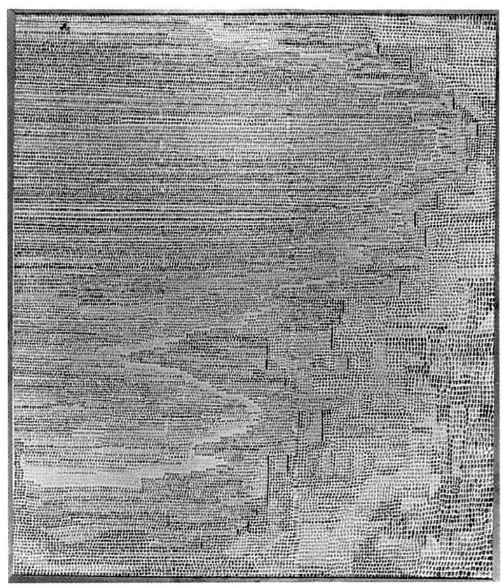

3 Klassische Küste 1931.285
Öl auf Leinwand, 80x68 cm
Privatbesitz

außer einem Küstenstreifen und Wasser. Durch die Ansicht von oben, die mosaikartige Oberfläche und die darin eingebetteten Rechtecke und vertikalen Stäbe, die Gebäude und geologische Formen darstellen, handelt es sich um das abstrakte Bild einer klassischen Ordnung, wie es seit Poussin, Winckelmann und Cézanne immer wieder entworfen wurde.
Die Trennung von Natur und Geschichte oder Kultur – von Landschaft und Architektur im engeren Sinne – in Klees Werk ist auffällig und konsequent genug, um die Frage aufzuwerfen, warum Klee (wenn er schon bereit und dazu fähig war, landschaftliche Orte in ihrer Besonderheit wiederzugeben) keine wirklichen Denkmäler abbilden wollte? In dieser Hinsicht unterschied sich Klee von vielen seiner Zeitgenossen, darunter Delaunay, Macke, Feininger und den Künstlern der Brücke. Sie alle malten irgendwann in ihrem Leben wirkliche Kirchen. Es geht daher nicht einfach darum, daß Klee seine Urlaubsorte aufgrund ihrer Naturschönheit und nicht aufgrund ihrer historischen Bedeutung aussuchte, denn er wies deutlich genug darauf hin, daß Geschichte für ihn wichtig war. Er besuchte auf seinen Reisen Kunstzentren und fuhr sogar nach Ägypten, um sich antike Grabstätten und Tempel anzuschauen. Doch wenn Denkmäler in seinem Werk erscheinen, dann nur als Abstraktionen, als karikierte Typen wie in der »Opera buffa« oder als anonyme Konstruktionen in ausgedachten Landschaften.
Die Antwort, so spekulativ sie notgedrungen bleiben muß, liegt vermutlich in der Rolle, die die Natur in Klees Kunstauffassung spielt. Als Jugendlicher war Klee zur Kunsthochschule gegangen, um Landschaftsmaler zu werden, und obwohl er diese Idee bald aufgegeben hatte, fand er sein ganzes Leben lang Inspiration in den Farben, dem Licht und dem Charakter bestimmter Landschaften. Einige der innigsten Passagen in seinen Briefen und Tagebüchern handeln von Naturempfindungen. Was immer man von den Tagebüchern halten mag, die nicht zuletzt als ein Vehikel zur Selbstproklamation dienten, so bleibt doch festzuhalten, daß sein berühmter tunesischer, von den dortigen Farben inspirierter Ausruf – »[...] ich und die Farbe sind eins«[19] – mehr als einmal in den Tagebüchern und in den an Lily geschriebenen Reisebriefen wiederaufgenommen wird. Es war alles andere als eine Laune, als Klee 1928 bei der Ankunft an der ägyptischen Küste schrieb: »Was ist die ganze Civilisation, ob gut oder schlecht, gegen dies Wasser, diesen Himmel, dieses Licht! Auf Ähnliches zu Land hoffe ich in Erwartung der Wüste [...].«[20]
Seit seinen frühesten Künstlerjahren hatte Klee die Gewohnheit, auf sein Werk mit Metaphern aus der Natur und Naturprozessen zu verweisen.[21] Diese Metaphern wurden 1916 in seinem bekannten Satz zusammengefaßt: »Kunst ist wie Schöpfung«.[22] Als er 1921 im Bauhaus zu lehren begann, wurden die entsprechenden Tropen zur Grundlage seines Unterrichts. Seine Sicht der Beziehung zwischen Kunst und Natur ist vielleicht am prägnantesten in dem mehrmals nachgedruckten Vortrag aus dem Jahre 1924 dargestellt, in dem er den Künstler mit einem Baumstamm vergleicht, der seine Naturerfahrungen (die Wurzeln) dem Kunstwerk (der Krone) mitteilt.[23] Die Baumkrone ist den Wurzeln nicht ähnlich, aber analog, denn sie bezieht aus ihnen ihre Gestalt und Kraft. Solche Vergleiche sind vielleicht auf ihre öffentliche Wirkung hin berechnet, doch Klees gesamte Lehre basiert auf der Idee, daß die Kunst durch ihre Struktur und ihre Prozesse ein symbolisches Äquivalent der Natur ist, allerdings nicht als eine Nachahmung, wie frei diese auch immer sein mag.[24]
Diese beiden Aspekte der Natur, der Ausdruckscharakter und der Konstruktionscharakter, stellten Klee einen großen Vorrat an sozusagen neutralen Formen und

Effekten zur Verfügung, durch die er seine eigenen Welten schaffen konnte, ohne sich den Beschränkungen dieser einen fügen zu müssen. Selbst wenn er, wie in einigen der sizilianischen Bilder, wiedererkennbare Landschaften malt, bleiben sie vor allem ausdrucksvolle Harmonien von Farbe und Form, an einigen wenigen Details identifizierbar aber gänzlich verändert. Wirkliche architektonische Denkmäler hätten eine solche Neutralität nicht garantiert, außer als hochabstrakte und evokative Darstellungen, wie sie Klee etwa auf seiner ägyptischen Reise anfertigte. Von Denkmälern konnte man Kompositionsprinzipien lernen, wie auch Klee dies als junger Künstler getan hatte, doch als Kunstwerke für sich waren sie zu beschränkt und schränkten die Darstellung zu sehr ein. Überdies trugen sie als Kunstwerke das ganze Gewicht ihrer Kultur. Klee bereiteten die Denkmäler der Antike immer große Freude, doch für einen Künstler wie ihn – skeptisch, mit revolutionären Sympathien, doch so weit man feststellen kann ohne tiefere Bindung an irgendeine Ideologie – konnte die Vergangenheit nicht in Gestalt ihrer sichtbarsten Symbole in die Gegenwart und deren Kunst transportiert werden, es sei denn mit einem gehörigen Schuß Ironie. Auch die Natur wurde von Klee oft genug ironisiert, aber niemals, wenn es um die »Klänge« der Farben ging, die er auf seinen Urlaubsreisen in die Sonne suchte.

(Aus dem Amerikanischen übersetzt von Erhard Schüttpelz)

Anhang

Auszug eines Briefes von Lily Klee an Emmy (Galka) Scheyer, Galka Scheyer Blue Four Archive. Norton Simon Museum, Pasadena.

Bern, Obstweg 6.
14. Okt. 24

Nun will ich Ihnen ein wenig von unserer herrlichen Reise erzälen [sic]. Für Klee war Sizilien ein grosses künstlerisches Erlebnis. Von mir zu schweigen. Ich war zum 1. Mal im wahren Süden (Ascona u lago magg[iore]. abgerechnet) u. zwar sah ich nun etwas vom Grössten u. Erhabensten was es giebt. Siziliens Küste hat viel verwandtes schon mit Griechenland. Ist ja auch schon in nächster Nähe. Die Felsen kahl braun gebrannt. Steil u. düster in d. Höhe ragend. Ein immer sonniger blauer Hiṁel. Bauart ganz afrikanisch. Eine ungeheuere Vegetation. Orangenhaine. Zypressenhaine. Zitronenhaine. Oliven u. die Felsen bis hoch hinauf bedeckt mit Cacteen an denen 1000 u. abertausend Feigen (fighe d'India) Das Meer tiefblau u. der stolze Riesenberg Aetna, der die ganze Gegend beherrscht. Taormina ist das Herrlichste an Landschaft, was es in Sicilien giebt. Solche Abendbeleuchtung sah ich noch nie im Leben u. weit blickt man von dieser Höhe in das unendliche blaue Meer. Wir hatten eine Hitze, wie Klee sie nicht einmal in Afrika erlebt hatte. 3. Mal stürzten wir uns tägl. in jonische Meer u. liegten d. ganzen Tag im Badekostüm. Waren braun wie Indianer. Am 1. Sept. reisten wir in Weimar ab. Am 7. Sept. Abreise v. Bern. 2 Tage in Genua. Dann die herrl. Seereise. 2 Tage Neapel. 1 Tag Catania. Ab 15. Sept. unterhalb Taormina. Am Meer. Dort 15 Tage Aufenthalt bis 30. Sept. Dann Abreise über Messina, Neapel per Bahn nach Rom. In Rom waren wir 9 Tage. Eine herrliche Weltstadt. Enormes

Leben. Die herrliche Landschaft, das wundervolle Klima u. auch von der Kunst wirkl. grosse Eindrücke. Wunderschöne Frauen. Höchste Vornehmheit u. Eleganz. Die Italienerin trägt keine kurzen Haare. Geschminkt meistens nur die Kokotten. Wunderbar gekleidet. Fast alles in Seide u. immer schwarz. Die vornehme Frau u. d. Frau aus d. Volk geht schwarz. In die Kirche geht die Römerin mit d. Schleier den sie wie eine Mantilla trägt. Ganz Spanisch. Strümpfe meist lachs od. hell Fleischfarben. In Schuhen raffinierter Luxus auch bei d. Herren. Schuhe aber spitz u. kreuzweise hohe Spangen u. tief ausgeschnitten. 2farbiges Leder. Hellrot od hellgrün. Am 9. Okt. reisten wir ab von Rom u. blieben dann noch 2 Tage in dem schönen hocheleganten u. sehr belebten Mailand, was uns nach Rom ganz nordländisch vorkam. Am 11. Okt. trafen wir hier ein. (über lago Magg. Simplon–nicht Ascona.) Einen Tag waren wir von Rom aus in Tivoli durch d. Campagna. Ein unvergesslicher Eindruck. Wir haben den Plan gefasst so bald als möglich einen winter ganz im Süden zu verleben u. zwar mögl. in Süditalien. Hier in Bern bleiben wir noch ca 14 Tage. Dann fährt Klee nach Weimar Ich noch kurz nach München. Klee hat in Sizilien viel gearbeitet. (Studien.)

Anmerkungen

1 Siehe Anhang.
2 An anderer Stelle verschwindet Wadas Unsicherheit, was die Details zu Catania und Syrakus betrifft. Siehe Wada 1980, S. 43f., 112. Trotz Wadas Ungenauigkeiten und der manchmal etwas naiven Deutungen stellen seine Fotos und Beschreibungen der von Klee besuchten Orte eine wertvolle Dokumentation der Reisen des Künstlers dar.
3 Grohmann 1954, S. 71.
4 Hierzu siehe unten.
5 Der Brief findet sich in: *Lieber Freund. Künstler schreiben an Will Grohmann*, hrsg. von Karl Gutbrod. Köln 1968, S. 84.
6 Klees Brief an Lily vom 24. Dezember 1928, der den Anblick von Syrakus vom Schiff aus skizziert, das ihn nach Ägypten fährt, liest sich so, als hätte keiner von beiden vorher Syrakus zu sehen bekommen. Siehe Dokumentation Frey, S. 254. Auch wenn Klee dort alleine hingefahren wäre und Lily in Mazzaró gelassen hätte, hätte er ihr sicherlich solche Reaktionen bei seiner Rückkehr nicht vorenthalten. Solche Formulierungen verweisen deutlich auf einen Reisenden, der eine neue Entdeckung macht.
7 Siehe Klee Tagebücher 1957/1988, Nr. 278–280, 1901; Brief vom 25. Oktober 1901 an Lily Stumpf; Klee Briefe 1979, Band I, S. 155–158.
8 Wada 1980, S. 43, vermutlich nach einer Mitteilung Felix Klees.
9 Grohmann 1954, S. 71.
10 Brief vom 6. August 1927 an Lily Klee, Klee Briefe 1979, Band II, S. 1058.
11 Brief vom 22. Dezember 1928 aus Alexandria an Lily Klee; ebenda, S. 1071.
12 Im Baltimore Museum of Art; und im Norton Simon Museum, Pasadena. Beide sind abgebildet in: Ausstellungskatalog *Paul Klee 1879–1940: A Retrospective Exhibition*, The Solomon R. Guggenheim Museum, New York, 1967, S. 59. Zu den »Spitzen«-Bildern gehören »Wandbild« 1924.128 und fünf Gemälde mit dem Titel »Vorhang« 1924.129 und 129a, b, c und d, die aus einem einzigen größeren Werk ausgeschnitten wurden. Siehe Kersten/Okuda 1995, S. 188. Insgesamt malte Klee 1924 zwölf dieser »Spitzen«- oder Gittermusterbilder, siehe Rewald 1988, S. 187. Ihre »Islamische Note« ist schon oft bemerkt worden, zum Beispiel bei Grohmann 1954, S. 208. Wada 1980, S. 106–107, vergleicht sie recht plausibel mit Fotografien von tunesischen Türen. »Wandbild« 1924.128 wurde bereits Ende Juni 1924 ausgestellt (Kersten/Okuda, S. 203, Anm. 15). »Prinzessin von Arabien« und »Arabische Braut« tragen in Klees Werkkatalog höhere Nummern, doch aus der Stilähnlichkeit mit den obengenannten kann man schließen, daß sie vermutlich vor der Reise geschaffen wurden. Auch wenn man sie nach Klees Rückkehr datiert, würde das im übrigen ihre Beziehung zu Sizilien nicht schwächen, sondern noch verstärken.
13 Beide abgebildet in Geelhaar 1972, S. 90–91.
14 Brief vom 15. April 1930 an Lily Klee, Klee Briefe 1979, Band II, S. 1113.
15 Siehe »Ansicht des Gebirges bei Taormina«. Eine andere Ausnahme ist die Gouache »Mola (Erinnerung an Castel Mola)« 1924.226, abgebildet bei Wada 1980, S. 45. Es handelt sich allerdings um eine so oberflächliche Darstellung Molas, daß man den Ort ohne den Titel überall hin verlegen könnte. Der Titel, der schematische, fast abstrakte Stil und die Kreidegrundierung verweisen zweifelsfrei darauf, daß sie nach Klees Rückkehr gemalt worden ist. Ich danke Josef Helfenstein für die Informationen zu diesem Bild.
16 Brief vom 10. August 1927 an Lily Klee; Klee Briefe 1979, Band II, S. 1059.
17 Ebenda, Band II, S. 995, 997.
18 Zur Frage der tunesischen Bilder siehe insbesonders Benz-Zauner 1984, S. 9 und pass.
19 Klee Tagebücher 1957/1988, Nr. 926o, 1914.
20 Brief vom 22. Dezember 1928 an Lily Klee, Klee Briefe 1979, S. 1072f.
21 Siehe hierzu Franciscono 1991, S. 113.
22 Klee Tagebücher 1957/1988, Nr. 1008, 1916.
23 Wiederabdruck Klee 1923/Spiller 1956, S. 81–95.
24 Zu diesem Aspekt seiner Lehre vgl. Franciscono 1991, S. 252–260.

ENTDECKUNGEN IN RAVENNA

Klees Beitrag zur modernen Byzanz-Rezeption

Christa Lichtenstern

Auf vielen Wegen haben sich Künstler des 20. Jahrhunderts durch das Massiv der Kunstgeschichte ihre individuellen Traditionslinien gebahnt. Ostasiatische Malerei und Graphik, schwarzafrikanische und ozeanische Schnitzplastik, ägyptische Tempelarchitektur, ägyptische Skulpturen und Hieroglyphen, archaisch-griechische Kultfiguren, Werke der etruskischen Nekropolen, islamische Kunst – immer war es die Suche nach Grenzerweiterung, nach Transformation des Selbst im Fremden und nach Überprüfung eigener bildnerischer Anliegen im Lichte des Anderen, die die Künstler in ferne Kulturräume aufbrechen ließen.

Ein solches Fernziel stellt im verstärkten Maße auch die frühchristlich-byzantinische Kunst dar. Sie entfaltete sich zwischen dem 4. und dem 15. Jahrhundert in den von byzantinischen Kaisern beherrschten oder kulturell beeinflußten Gebieten.[1] Frühchristliche und vor allem byzantinische Kunst folgte einer alles bestimmenden Kaisertheologie. In Byzanz im besonderen war das Geistesleben geprägt von der Verschmelzung griechischen Denkens mit der hellenisierten Religiosität des Orients und beides einbegriffen in die strenge Orthodoxie der Ostkirche. Letztere bestimmte in der bildenden Kunst die ikonographischen, ikonologischen und formalen Sachverhalte ebenso wie die geistige Zurüstung des Künstlers. Byzantinischer Kultur gelang es, über einen Zeitraum von 1000 Jahren das Erbe der Antike mit dem Christentum zu verbinden. In der Dominanz der orthodoxen Lehre und dem generellen Interesse an der Dogmatik wirkte das Studium der antiken Philosophen nach, das für jeden Gebildeten selbstverständlich war. Die großen Theologen des 4. Jahrhunderts, Basileios der Große, Gregor von Nazianz und vor allem Gregor von Nyssa, schöpften aus Plato und Aristoteles.[2] Antikes und christliches Geistesgut durchdrangen sich und mündeten in ein konsequent geschultes Transzendenzbegehren, das der byzantinischen Kunst und Kultur ihr einzigartiges Gepräge gab. Dieses Ferment war so stark, daß es nach dem Fall Konstantinopels (1453) nicht nur in den nationalen Kulturen der Bulgaren, Russen, Serben und Rumänen fortwirkte, sondern auch im Westen eine bis heute anhaltende, starke Byzanz-Rezeption in der bildenden Kunst, Dichtung und Musik initiierte.

Erstaunlicherweise war die Byzanz-Rezeption bislang noch nicht Gegenstand einer größeren zusammenhängenden Untersuchung. In einer Marburger Vorlesung wurde kürzlich für den Bereich der bildenden Kunst der Versuch unternommen, ihren vielfältigen Spuren in der »Moderne«, beginnend mit der Zäsur der französischen Revolution, nachzugehen. Inmitten dieser jüngeren, überaus komplexen Wirkungsgeschichte kommt Paul Klee eine bedeutsame Rolle zu. Es zeigte sich, daß dieser Künstler maßgeblich am Übergang von einer primär historischen zu einer vorwiegend ästhetischen Adaptionsweise beteiligt war. Die Art, wie er frühchristlich-byzantinische Anregungen aufnahm und durch sein bildnerisches Denken verwandelnd hindurchführte, erscheint exemplarisch für einen Paradigmenwechsel in der Geschichte der modernen Byzanz-Rezeption. Dies sei im folgenden näher ausgeführt.

Schon früh geriet Klee in den Bann frühchristlich-byzantinischer Kunst.[3] Aus Rom berichtet der Dreiundzwanzigjährige am 2. November 1901 seiner Braut Lily Stumpf: »Heute gingen wir nach der Via Appia hinaus, um einmal etwas von der Umgebung Roms zu sehen. Aber kaum hatten wir die Grenze der Stadt gewonnen, so fesselte der lateranische Palast mit seiner Kirche – der Meister aller Kirchen – unsere Aufmerksamkeit. Die Kirche hat schöne uralte Mosaiken im Chor, darunter zwei köstlich stilisierte Hirsche. Das ist aber nur ein Antipasto – Antipasti sind appetitreizende Speisen, die wir voll Weisheit ignorieren – zum christlichen

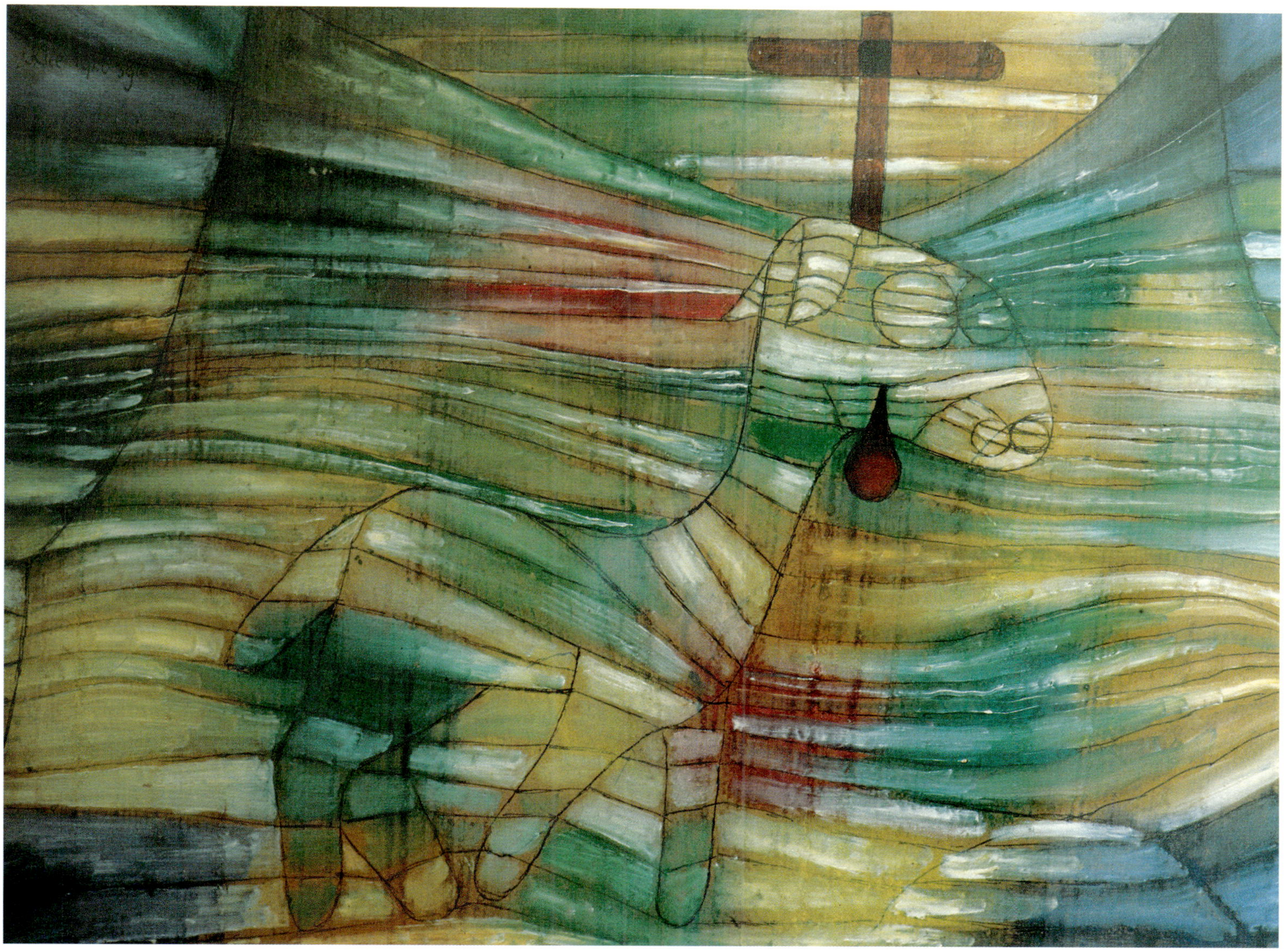

1 Das Lamm 1920.39
Öl und Federzeichnung auf Pappe, 31,5x40,7 cm
Städelsches Kunstinstitut und Städtische Galerie, Frankfurt a. M.

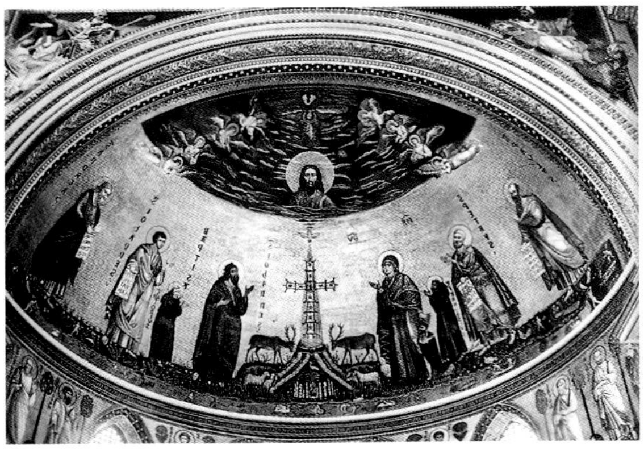

2 Apsismosaik
San Giovanni in Laterano, Rom

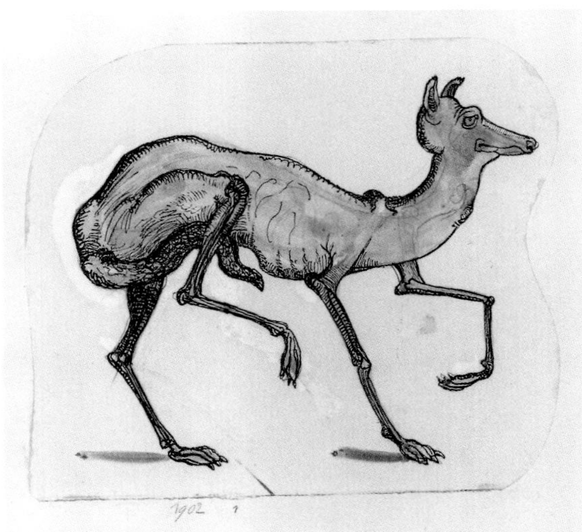

3 Windspielartiges Tier 1902.1.2
Feder und Tusche aquarelliert über Bleistift, 14,3x7,2 cm
Kunstmuseum Bern/Paul-Klee-Stiftung

Museum des Laterans – Skulpturen und Mosaik – wo altchristliche Sarkophage in Menge stehen neben anderen Skulpturen, die in ihrem naivsten Stil oft hohe Schönheit und starke Kraft des Ausdrucks vereinigen. Bis jetzt ist mir die Art der Wirkung derartiger Unvollkommenheiten nicht erklärlich; aber ich bin tatsächlich für das Unvollkommene in der Kunst ebenso empfänglich als für ihre gepriesenen Wunderwerke.«[4]

Aus der beiläufigen Treffsicherheit dieser Passage spricht Klees Informiertheit. Zu Recht hebt er San Giovanni in Laterano, älteste Papstkirche und Kathedrale Roms, als »Meister aller Kirchen« heraus. Die Wendung scheint die bekannte Portal-Inschrift der Lateran-Basilika aus dem 12. Jahrhundert zu paraphrasieren, die mit den Worten »Mutter und Haupt aller Kirchen der Stadt und des Erdkreises« die Rechtsposition der Kathedrale umschreibt. An dem Apsismosaik (Abb. 2), das in dem im 19. Jahrhundert erneuerten Chor eine getreue Kopie nach einer frühchristlichen Vorlage darstellt,[5] faszinieren Klee besonders die scharf herausgehobenen Silhouettenfiguren der Hirsche, die sich zu beiden Seiten des Kreuzes den Quellen der vier Paradiesesströme nähern. Ihre »köstlich stilisierte« Gestalt, ihre pointierte Physiognomie, scheint seinem damaligen Hang zur Groteske entgegengekommen zu sein. Angesichts der starken Kunsteindrücke in Rom sprach Klee selbst von einer »Demütigung«. Und weiter: »[...] gegen Ende dieser Lehrzeit begann ich mit Karikaturen dagegen zu reagieren.«[6] Eine solche Reaktion dürfte – auf das frühchristliche Mosaik bezogen – zusammen mit ähnlichen Blättern in einer aquarellierten Federzeichnung von 1902 vorliegen. Sie entstand noch in Rom. Hier erfindet Klee ein »Windspielartiges Tier« 1902.1.2 (Abb. 3), das sich gut aus dem grazilen Stand der Hirsche ableiten läßt. Das Motiv wird er in den zwei folgenden Jahren, zur Satire verstärkt, in seine Radierungen zum Thema »Weib und Tier« aufnehmen.

Von der Basilika ging es anschließend in den Lateranpalast, wo damals die Funde aus den Katakomben und den frühchristlichen Kirchen Roms vereinigt waren – eine glänzende Sammlung, die heute im Vatikan neben der Pinakothek zu sehen ist. In dieser Schau dominieren, wie Klee richtig bemerkt, die frühchristlichen Sarkophage, die gerade in Rom besonders zahlreich hergestellt wurden.[7] Die Worte, die der junge Klee für die eigene Ausstrahlung der frühchristlichen Sepulkralplastik findet, lassen aufhorchen. Als Kind des späten 19. Jahrhunderts glaubt er diese Skulpturen zwar noch in einem »naivsten Stil« befangen, vermag ihnen aber zugleich »oft hohe Schönheit und starke Kraft des Ausdrucks« zu bescheinigen. Die eigentümliche Wirkung, die von ihren »Unvollkommenheiten« auf ihn ausgeht, stellt er fest, ohne sie für sich erklären zu können. Diese geheimnisvolle Attraktion dürfte für Klee auch in den folgenden Jahren fortbestanden haben. Entsprechende Abbildungen werden ihm greifbar gewesen sein.

Einen späten Niederschlag einer solchen Faszination möchte ich in einem Bild vermuten, das im Frankfurter Städel zu entdecken ist: »Das Lamm« 1920.39 (Abb. 1). Auf der Bildrückseite hat sich ein Klebezettel der Galerie »Neue Kunst Hans Goltz« erhalten, woraus zu schließen ist, daß das kleine Gemälde auf der vom Mai bis Juli 1920 gezeigten Klee-Retrospektive bei Goltz ausgestellt war. Von daher läge die Vermutung nahe, daß es in der Passionszeit oder um Ostern 1920 gemalt wurde, was mit die Eindringlichkeit der Darstellung erklären würde. Dabei ist daran zu erinnern, daß Klee im weitesten Sinne – über alle Zweifel und ironische Einbrüche hinweg – für religiöse Fragen offen war. Dies geht aus seinem Werk wie aus gelegentlichen Selbstäußerungen unmißverständlich hervor. Bezeichnenderweise ist es gerade der visionär begabte Alfred Kubin, dem er sich hierzu mitteilt.

So schreibt Klee unter anderem im April 1916: »Die Dinge zweiten Gesichts habe ich stets verdammt real aufgefaßt«[8] und am 6. Januar 1918 heißt es in einem weiteren Brief an den Freund: »Die schwere Zeit hat meine Kunst im ethischen Sinn stark beeinflußt. Das Religiöse ist ganz zum Durchbruch gekommen.«[9] Solche Worte gewinnen vor dem Städel-Bild an Authentizität.

Die Art, wie Klee hier das Lamm darstellt – man beachte das Kreuz über dem Kopf und die Schlichtheit der Umrißfigur – scheint vor besagtem Hintergrund auf die frühchristliche Lämmersymbolik des Agnus Dei zu verweisen. Als Sinnbild für Leiden, Tod und Auferstehungssieg des Christus war es Klee in den einschlägigen römischen Mosaiken vielfach begegnet. Sicher kannte er auch aus Abbildungen den sogenannten »Honorius-Sarkophag« aus dem Mausoleum der Galla Placidia (Abb. 4),[10] wo das Lamm Gottes vergleichbar unter dem Kreuz auf dem Paradiesberg steht. Das Kreuz bezeugt nach Jesaias 53 und Johannes 1, 29 den Opfertod, den Christus für die Menschheit gestorben ist. Diese jüdisch-christliche Symbolik vertieft Klee noch durch den dicken Blutstropfen an der Kehle des Lammes.[11] Indem er mit demselben Rubinrot auch die Umgebung des Lammes färbt, unterstreicht er auf seine Weise die eucharistische Komponente des Opfertodes Christi. Die christliche Bildtradition wird hier buchstäblich »unterwandert«. Das Lamm erscheint in die Streifenschichtung der Landschaft so aufgenommen, als zöge diese gleichsam durch das Tier hindurch. Klee verlebendigt das alte Symbolon: Das Lamm ist da und ist doch nicht da. Über die Prozessualität seiner Verlandschaftlichung kommt Christus als ephemere »Erscheinung« in der Natur zum Erleben. Klee rührt hier an einen alten Topos christlicher Mystik.[12]

Soweit ich sehe, hat sich der Künstler nur noch einmal so dezidiert mit dem christlichen Opfergedanken befaßt, nämlich in dem Gemälde »Um den Fisch« 1926.124, das mit seiner analogischen, biologisch-religiösen Metamorphosesymbolik bereits andernorts analysiert wurde.[13] Mit diesem Werk sind wir in dem Jahr angelangt, in dem Klee zwischen dem 6. September und dem 18. Oktober 1926, diesmal zusammen mit seiner Frau Lily und dem neunzehnjährigen Felix, zum zweiten Mal ausgiebig in Italien weilte. Die Reise begann in Genua. Von dort ging es nach Elba (neunzehn Tage), weiter über Pisa nach Florenz, wo man sich neun Tage gönnte, und dann über Ravenna (vier Tage), Bologna und Mailand zurück nach Bern. Von dort weiter nach Dessau, um hier wieder in den Bauhaus-Alltag zurückzukehren.[14]

Für unser Thema am ergiebigsten war wohl Klees viertägiger Aufenthalt in Ravenna. Betrachtet man die künstlerische Ernte dieser und der fünf Jahre später folgenden Reise zu den Mosaiken von Palermo und Monreale, so wird an diesen Beispielen ein gewichtiger Einschnitt in der Geschichte der neueren Byzanz-Rezeption deutlich: In den Jahren 1926 bis 1932 bewegt sich Klee von der motivischen, mehr inhaltsorientierten Adaption, wie sie bisher überwog, allmählich hin zu einer Verständigung, die primär durch die eigene Sprache der Mittel bestimmt wird. Es versteht sich, daß in diese Interessenverlagerung seine gesamte künstlerische Entwicklung, vor allem die Bauhauslehre, hineinwirkte. Dieser reflexiven Richtung sollte, wie die Begegnungen mit byzantinischer Kunst unter anderem eines Jawlensky, Giacometti, Chillida oder Arnulf Rainer zeigen könnten, die Zukunft gehören.

Ich beginne mit der in dieser Ausstellung gezeigten Federzeichnung aus dem Besitz der Kunstsammlung Nordrhein-Westfalen. Sie dürfte jener Gruppe von Reiseblättern angehören, in denen Klee topographischen »Anrufen« folgte, ohne sich diesen künstlerisch zu unterwerfen. Die Zeichnung wurde vom Künstler mit

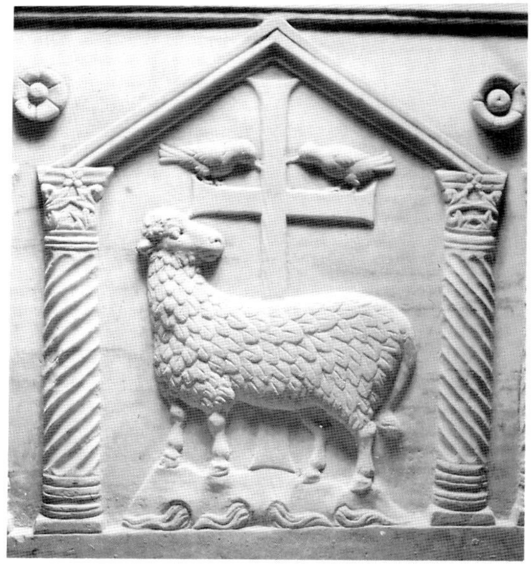

4 Sogenannter Honorius-Sarkophag
5. Jahrhundert, Ravenna (Detail)

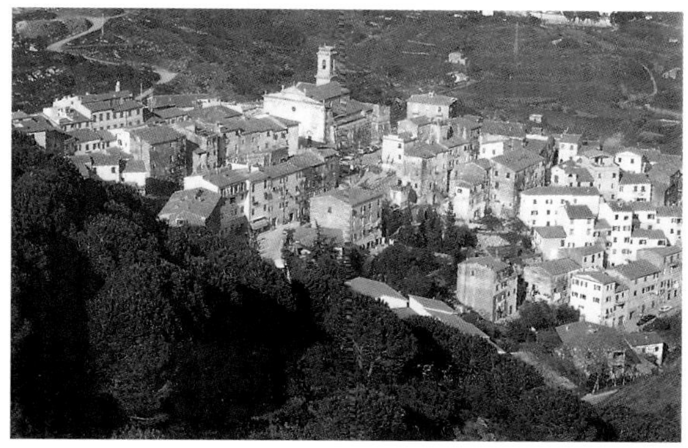

5 Rio auf Elba
Fotografie

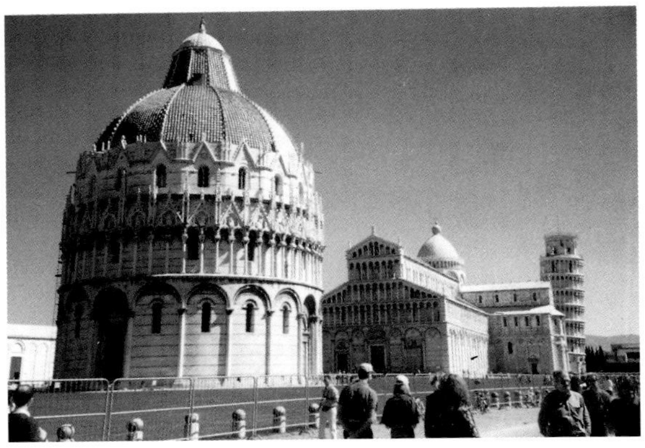

6 Pisa, Baptisterium und der Dom
Fotografie

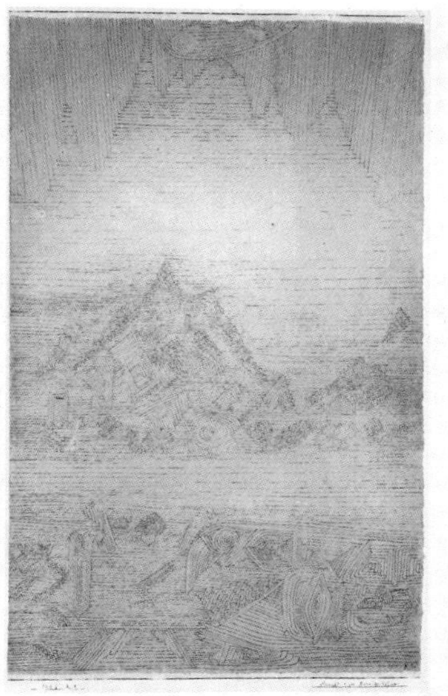

7 Ansicht eines Bergheiligtums 1926.18
Tusche, laviert auf Papier auf Karton, 47x29,5 cm
Sprengel Museum Hannover

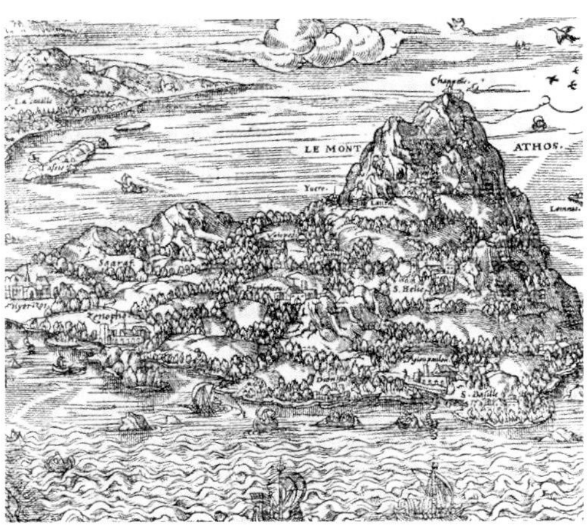

8 Pierre Belon du Mans: Ansicht des Berges Athos und seiner Klöster
Kupferstich 1553
Bibliothèque Nationale, Paris

»Rio auf Elba« 1926.240 (Kat.-Nr. 31) betitelt, was bisher, auf der Basis des puren Augenscheins, Veranlassung gab, von dem »Bild einer Küstenstadt«[15] zu sprechen. Genauer besehen handelt es sich jedoch um ein kleines Bergstädchen im Nordosten der Insel – eine der ältesten Siedlungen von Elba überhaupt. Noch heute kann man in schmalen, winkligen Gassen alten Häusern aus dem 11. Jahrhundert begegnen. Klee fesselte das Stadtbild aus etwa 600 m Entfernung als Ganzes. Wie genau er sich trotz eigenständiger Überformung an die Wirklichkeit hielt, zeigt eine aktuelle Aufnahme (Abb. 5),[16] die nahezu von dem Standpunkt des Zeichners aus aufgenommen wurde. Man erkennt die Hauptstraße, die zum Ortskern, der Piazza del Popolo, führt, links begrenzt von der herausragenden Kirche, einer Basilika, die im 11. Jahrhundert vermutlich von Pisanern erbaut und im 16. Jahrhundert zusätzlich mit Verteidigungsbastionen abgesichert wurde. Auch sie hat Klee nicht vergessen. Bis ins Einzelne ließe sich verfolgen, wie hier die kunsttopographisch verifizierbaren Details überhöht werden. Klee läßt vor allem die kubischen Geometrien sprechen, um sie aus dem Geiste einer reinen Linienzeichnung durchsichtig zu halten. Damit gehört dieses Blatt zu der großen Zahl jener Arbeiten, in denen Klee, der immer einen ausgeprägten Blick für Architektur besaß, die kristalline Gestalt eines Baus oder eines Bautenensembles heraushebt und schwerelos hält. Überall gibt es in »Rio auf Elba« Andeutungen einer Linearperspektive, aber keinen einheitlichen Fluchtpunkt. Damit trifft Klee genau den Eindruck der Irregularität der alten gewachsenen Häuserversammlung.

Ein ähnlicher Balanceakt zwischen Wirklichkeit und strukturaler Abstraktion im Angesicht einer letztlich von byzantinischen Vorbildern ableitbaren Architektur läßt sich anhand der bekannten Federzeichnung »Die große Kuppel« 927.43 (Kat.-Nr. 39) ablesen. In diesem Beispiel scheint sich Klee an einen Eindruck aus Pisa (Abb. 6) zu erinnern, genauer an das Beieinander von Baptisterium und schiefem Turm. Schon 1901 war ihm diese Sehenswürdigkeit bei seinem ersten Besuch der Stadt die folgende Tagebucheintragung wert: »Außer dem Dom ist wenig zu sehen [...]. Der Dom ein Wunder. Wie kommt der Riese in dies Nest. Auf den schiefen Turm mußten wir steigen, das Echo im Baptisterium hören etc. Damit war unsere Unternehmungskraft erschöpft.«[17] Als er 1926 mit seiner Frau und seinem Sohn nochmals den Ort seines Erstaunens aufsucht, festigt sich soweit der Eindruck vor dem Bautenensemble, daß er später den großen runden Kuppelbau des Baptisteriums (1153–1265 nach dem Vorbild der Jerusalemer Rotunde der Anastasis geschaffen) direkt dem Campanile (1174–1271) zur Seite gibt. Dem schiefen Turm setzt Klee über dem verstärkt abgesetzten Glockengeschoß noch einen gotischen Helm auf, womit er die formale Pointe – Kuppel versus Turm – verschärft. Um der tatsächlichen Stileinheit dieser einzigartigen Baugruppe einen angemessenen Ausdruck zu geben, taucht er sie in die vereinheitlichende Liniensprache seiner »Strukturalrhythmen«. Die an beiden Bauten in mehreren Geschossen umlaufenden Rundbogen- beziehungsweise Spitzbogenblenden zieht er zu einem Netz von zellen- und wabenartigen Strukturen zusammen. So verselbständigt sich der filigrane Bauschmuck unter seiner Feder zu einem feingliedrigen Maschenwerk, das sich auf der Fläche fortschreibt und dennoch eine schwebende Räumlichkeit imaginiert.[18] Die Anmut dieser Diktion ist so ganz Klees Eigentum, daß hier erneut seine untrügliche Sicherheit in der luziden, bildnerischen Paraphrasierung von Architektur erkennbar wird.

Diese Sicherheit schöpft Klee aus dem Wissen um die gesetzmäßige Wirkungsmacht der Linie. Er nennt sie, nachzulesen in der *Unendlichen Naturgeschichte,* den

»Zimmermann aller Form«.[19] Aus dieser Auffassung heraus entdeckt er 1925 die formschöpferischen Möglichkeiten der sogenannten »Parallelfigurationen«.[20] In ihnen fügen sich »gestaffelte, sich überkreuzende Parallellinien zu geometrischen und figürlichen Gebilden und Strukturen zusammen«,[21] zu Strukturen, die so fest wie Architekturen oder Berge wirken können. Mit solchen »Parallelstrahlungen« (Klee) erschafft sich der Künstler in einer bekannten Tuschzeichnung die »Ansicht eines Bergheiligtums« 1926.18 (Abb. 7). Diese »Ansicht« erfolgt von weither und ist kompositorisch im klassischen Dreischritt von Vordergrund (Pflanzen), Mittelgrund (Wasser) und Hintergrund (Bergheiligtum) gehalten. Über alle Verschachtelungen und Türme hinweg erstrahlt über den Architekturen beziehungsweise Bergspitzen eine Lichtaura, die wesentlich zu der Anmutung eines Heiligtums beiträgt.

Was hat es mit einer solchen »Ansicht« auf sich? Vor dem Hintergrund des hier aufgezeigten Kleeschen Interesses an ostkirchlicher Kunst liegt es nahe, in diesem »monte santo« einen struktural verdichteten Hinweis auf den Berg Athos und damit auf das »heilige« Zentrum der orthodoxen Kirche zu sehen. Beredte Stütze zu dieser Mutmaßung (und mehr kann sie nicht sein) bietet die Nähe der Kleeschen Tuschzeichnung zu einem französischen Kupferstich aus der Mitte des 16. Jahrhunderts mit einer vergleichbaren Ansicht des Mont Athos und seiner Klöster und Kapellen (Abb. 8).

Folgt man der hier vorgeschlagenen Deutung, dann scheint sich in diesen Kontext einer ungewöhnlichen Auratisierung des Athosberges[22] auch Klees stilistisch verwandte und zeitgleiche Zeichnung eines »Christus« 1926.71 (Abb. 9) einzufügen. In Rom, ebenso wie in Ravenna – zum Beispiel am Triumphbogen in Sant'Apollinare in Classe (Abb. 10)[23] – oder auch vielfach in der Ikonenkunst konnte Klee einem vergleichbar en-face dargestellten, ähnlich proportional gegliederten, strengen asketischen Bild des Erlösers oder des Pantokrators begegnen.[24] Aus Klees Parallelfigurationen tritt ein Antlitz hervor, das in der strikten Symmetrie, in dem spitzen Kinn, in der rahmenden Bartfrisur, in Mund- und Nasenbildung deutliche Anklänge an die Typologie frühbyzantinischer bärtiger Christusbilder aufweist. Mit der Andeutung einer Dornenkrone huldigt der Künstler jedoch westlichen Vorstellungen und hebt durch sie – typisch für Klee – jedwede byzantinisch-dogmatische Inhaltsbindung wieder auf.

Auch wenn uns, soweit bis jetzt festzustellen war, keine schriftlichen Zeugnisse über Klees Eindrücke in Ravenna vorliegen,[25] so steht doch außer Frage, daß dieses Zentrum frühchristlich-byzantinischer Kunst eine große Wirkung auf den Künstler ausgeübt haben muß. Besondere Aufmerksamkeit verdient in diesem Zusammenhang eine bislang wenig beachtete Bemerkung von Felix Klee,[26] derzufolge sein Vater durch das Studium der ravennatischen Mosaiken zur Ausbildung seines »Divisionismus« angeregt worden sei – eine Tendenz, die dann 1931 durch die Eindrücke in Palermo und Monreale noch bekräftigt worden sei. Wenn dem so war, dann wäre hier für unsere Fragestellung ein wertvoller Hinweis gegeben. Inwieweit Klee tatsächlich für seine Ravenna-Begegnung disponiert war, zeigt er ein Jahr zuvor mit dem Gemälde »Mosaikstudie« 1925.80 (Abb. 11). In diesem Bild abstrahiert er hauptsächlich den Flimmer- und Lichteffekt eines Mosaiks. Unabhängig von jeder gegenständlichen Bindung, treibt er aus dunkelgrauem Fond die »tesserae« in unregelmäßiger Hell-Dunkel-Verteilung aber in annähernd maßgleicher Setzung so hervor, daß der Eindruck eines dynamischen Hervorquellens entsteht. Von dem systematischen Anspruch seines »Divisionismus« ist der Künstler hier noch weit entfernt.

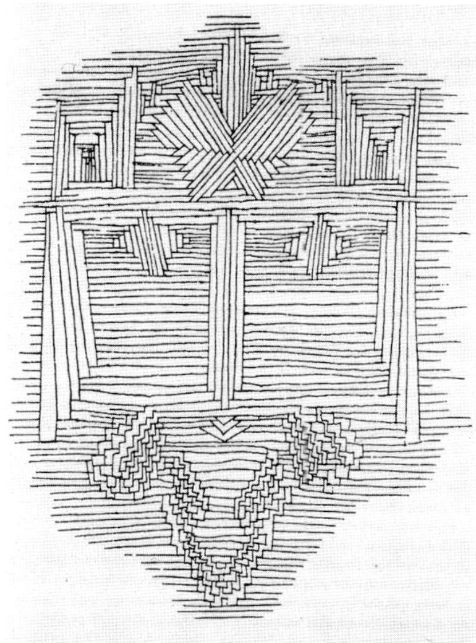

9 Christus 1926.71
Feder mit schwarzer Tusche auf Ingrespapier auf Karton
16,1/16,3x15,6 cm
Kunstmuseum Bern/Paul-Klee-Stiftung,

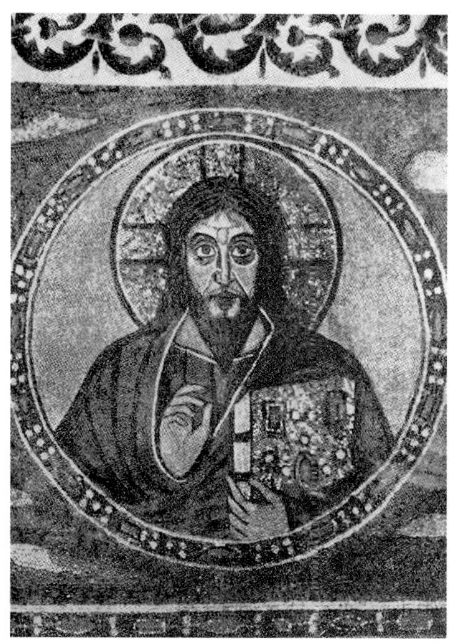

10 Christus
Mosaik, vermutlich zwischen 672 und 677 entstanden
Triumphbogen, Sant'Apollinare in Classe, Ravenna

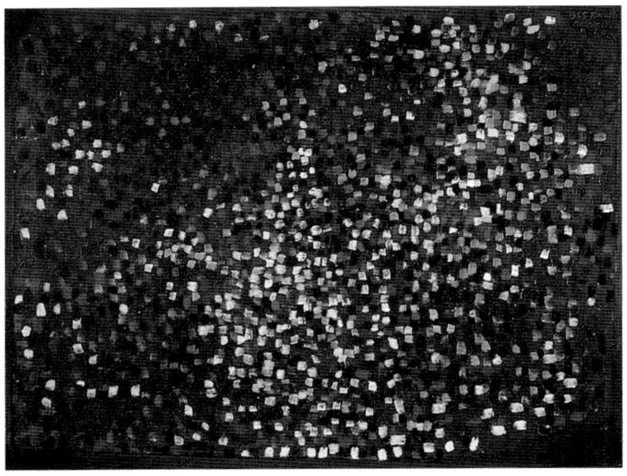

11 Mosaikstudie 1925.80
Ölfarbe auf Papier und Karton, 40,4x54,4 cm
Kunstmuseum Bern/Paul-Klee-Stiftung

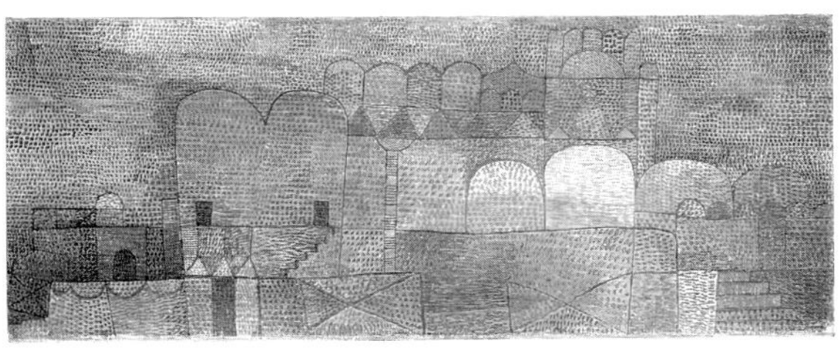

12 Orientalisierende Kathedrale 1932.27
Öl auf Nesseltuch, 20,5x43 cm
Privatsammlung, Japan

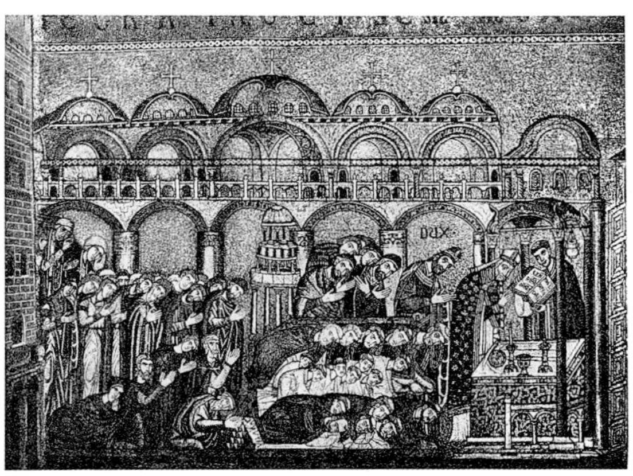

13 Die Erscheinung des Körpers des Hl. Markus
Mosaik, venezianisch-byzantinisch, 13. Jahrhundert
Rechtes Seitenschiff, San Marco, Venedig

»Divisionismus«, so umschrieb es Christian Geelhaar, zielte in der künstlerischen Praxis Paul Klees auf den folgenden Sachverhalt: »Ein wolkig angelegter oder in Parzellen geteilter Farbgrund wird mit einem System aus regelmäßig gesetzten Farbtupfen überzogen. Unterlage und Farbpartikel durchdringen sich [...] und rufen im Auge des Betrachters die Illusion eines schattenlosen Farblichts hervor.«[27]
Was verbindet nun diese »pointillierten«[28] (Klee) Bilder mit den Mosaiken? Um Klee in seinen Intentionen zu folgen, erscheint es notwendig, sich vorab die Arbeitsschritte des Mosaizisten vor Augen zu führen,[29] wie sie Klee gewiß vertraut waren. Nach zweimaliger Grundierung mit Mörtelschichten unterschiedlicher Konsistenz wird der Entwurf auf den Wandputz angelegt. Darüber wird eine dritte, sehr feine Putzschicht aufgetragen. In diese nasse Putzschicht werden die Mosaiksteine, bestehend aus Natursteinen, aber vor allem aus farbigem Glas beziehungsweise Goldglaswürfeln, hineingedrückt und zwar in unterschiedlichen Neigungswinkeln, damit das Licht in verschiedenen Brechungen die Lebendigkeit der Darstellung steigern kann. Das Licht wird so zum Mitakteur der Gestaltung. Unmittelbar vor dieser entscheidenden Steinsetzung – und das scheint mir für Klee wichtig – werden die Motive mit dem Pinsel in der Farbe des Entwurfs aufgemalt. Diese farbig gefaßte Unterlage hat zur Folge, daß der Mörtel, der zwischen den Fugen sichtbar ist, farblich jeweils angeglichen wird. Es gibt somit für den Mosaikleger einen farbigen Grund und mit ihm korrelierend die Setzung der Steinlagen. Dieses homogene Verhältnis scheint mir Klee in sein bildnerisches Denken aufgenommen und im Bereich seiner Malerei weitergedacht zu haben: Denn in seinen divisionistischen Arbeiten bricht er die Homogenität auf. Farbgrund und Punktsetzung werden bei ihm mitunter farbig kontrastiert und damit in Spannung versetzt.
In dem Gemälde »Orientalisierende Kathedrale« 1932.7 (Abb. 12) von 1932 läßt er diesen von seinem Mosaikstudium entwickelten Divisionismus einem Byzanz-Thema zugute kommen. Methode und Inhalt durchdringen sich. Angesichts der in warmen Rottönen breit aufsteigenden Kuppellandschaft denkt man unwillkürlich an die Architektur der Hagia Sophia und die ihr angrenzenden Moschee-Bauten.[30] Auf Klees freie Synopse könnte aber auch gut die Erinnerung an ein Bild eingewirkt haben, das er aus dem *Almanach des Blauen Reiters* kannte: eine Mosaikdarstellung aus San Marco, die ihm bereits eine verwandte horizontale Aufreihung der Kuppeln, hier am Beispiel der schematischen Wiedergabe von San Marco, vorführte (Abb. 13).[31]
Welche Gestaltungsmöglichkeiten Klee mit seinem kontrastiven Miteinander von Farbgrund und Punktfolge auch und gerade im rein abstrakten Bildbereich zu Gebote standen, zeigt sein magistrales Ölbild »Polyphonie« 1932.273 (Abb. 14).[32] Schon 1917 wußte der Maler-Musiker Klee: »Die polyphone Malerei ist der Musik dadurch überlegen, als das Zeitliche hier mehr ein Räumliches ist. Der Begriff der Gleichzeitigkeit tritt hier noch reicher hervor.«[33] Die Simultaneität von Zeit und Raum sucht Klee nunmehr mit der divisionistischen Methode zu fassen: Stehen die horizontal gesetzten Punktfolgen für die fließende Zeit, so wird dieser Punktefluß zugleich in dem Moment aufgehalten, wo die Punkte auf die Felderung der Farbgründe reagieren. Wir beobachten Farb-Punkt-Parzellen in Blau, Grün und Gelb, und wir erkennen dem gegenüber bewußt kontrastiv gestaltete Flächen wie in den Ocker- und Violettpartien. Aktive und passive Zonen läßt Klee aufleuchten und nimmt so das Licht wie die Mosaizisten in die Komposition auf, indem er es schattenlos, aber nicht inaktiv, sondern strahlend in der Schwebe hält.

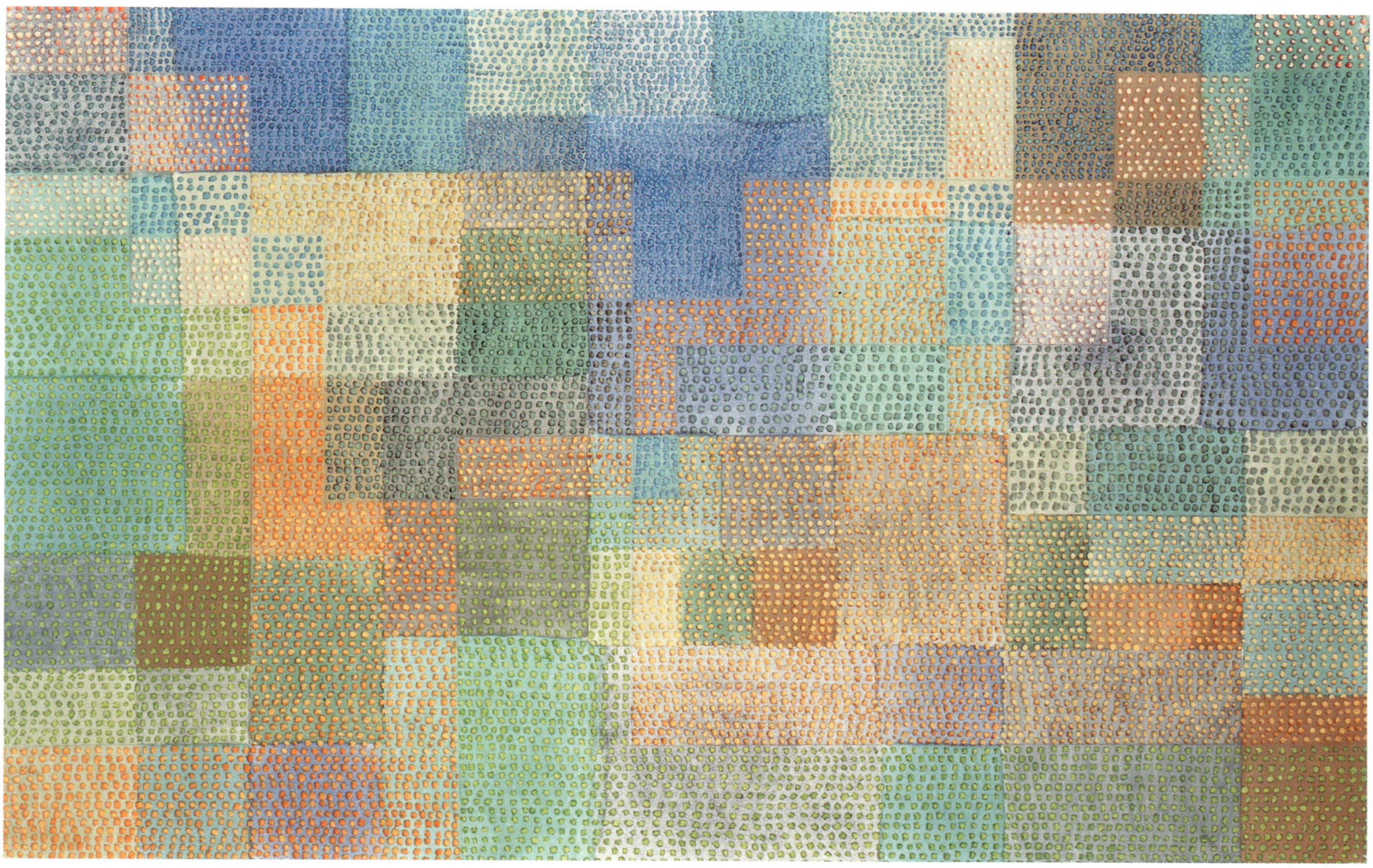

14 Polyphonie 1932.273
Öl auf Leinwand, 66,5 x 106 cm
Kunstmuseum Basel/Emanuel-Hoffmann-Stiftung

Das Erlebnis der Simultaneität von Zeit und Raum schien Klee in der polyphonen Malerei möglich. 1920 umschrieb er die Aufgabe so: »[...] bei der Musik durch die Besonderheit polyphoner Kunstwerke Erkenntnisse schöpfen, in diese kosmische Sphäre tief eindringen, um als gewandelter Kunstbetrachter draus hervorzugehen, und dann im Bild diesen Dingen nachzuwarten.«[34]

Ein solcherart erkenntnisstiftendes polyphones Kunstwerk gelingt Klee hier in seinem aus dem Mosaik abgeleiteten Divisionismus. Er braucht nicht die religiöse Bildwelt der ravennatischen Mosaiken nachzuerzählen – das wäre ihm stets hoffnungslos anachronistisch erschienen –, und auch sein »Lamm« von 1920 war alles andere als eine blinde Wiederholung frühchristlicher Vorbilder gewesen. Nein, Klee geht es darum, aus der Sprache der Mittel heraus das Erlebnis der Transzendenz, die »kosmische Sphäre«, in das Bild zu bringen. Sie kann dem Betrachter über das Nachvollziehen der bildnerischen Vorgänge bewußt werden. Hier werden keine Mitteilungen übergestülpt, der Betrachter kann selbst aktiv werden. Über das wissende Sehen vermag er Zugang zu den transzendenten und transzendierenden Bildaussagen zu erhalten. Gleichwohl bleibt Klees Verständigung mit frühchristlich-byzantinischer Kunst freilassend. Sie gehört in den Zusammenhang des metaphysischen Diskurses, den Klee dem Betrachter durch die vielen Facetten seiner Kunst hindurch unermüdlich anbietet. In seiner Vermittlungsarbeit durchdringt sich frühchristlich-byzantinische Spiritualität mit dem modernen reflexiven Anliegen des denkenden Künstlers. Für diese neue Orientierung einer ästhetisch-autonomen Byzanz-Rezeption hat Paul Klee entscheidend die Richtung gewiesen.

Anmerkungen

1 Zur Einführung sei empfohlen: Wolfgang Fritz Volbach und Jacqueline Lafontaine-Dosogne: *Byzanz und der Christliche Osten,* in: Propyläen Kunstgeschichte, Band 3. Berlin 1968; Klaus Wessel: *Die Kultur von Byzanz.* Frankfurt 1970; John Beckwith, »Early Christian and Byzantine Art«, in: *The Pelican History of Art,* 2. Auflage. London 1990.
2 Wessel, a.a.O., S. 57ff.
3 Ohne weiter darauf einzugehen, äußert sich dazu auch Regel 1987, S. 18: »[...] tiefer beeindruckt war er wohl noch von der stärker spirituell angelegten frühchristlichen und byzantinischen Kunst.«
4 Klee Briefe 1979, Band I, S. 163. Sicher hatte Klee in Rom einen Baedeker zur Hand. Das früheste Exemplar, das sich in seiner Bibliothek befindet, stammt von 1911. Freundliche Mitteilung Uta Gerlach-Laxner, Köln.
5 Vgl. Anton Henze: *Rom und Latium. Baudenkmäler und Museen.* Stuttgart 1974, S. 176–182, siehe besonders S. 180.
6 Klee Tagebücher 1957/1988, Nr. 555, 1904. Zur Stilsuche des jungen Klee im Zeichen von Skepsis und Verneinung vgl. Franciscono 1979, S. 47ff.; Franciscono 1991, S. 32ff.
7 Hierzu zuletzt Guntram Koch: *Frühchristliche Kunst. Eine Einführung.* Stuttgart 1995, S. 111f. Zu überlegen wäre in diesem Zusammenhang, ob Klee nicht auch ein offenes Auge für den Linienfluß der Flechtbandornamentik langobardischer Steinplastik besaß, wie er sie in Rom, Venedig oder Ravenna antreffen konnte. Die dreifache Stufung der Flechtbandwellen könnte von Klee später zu seinen mehrteiligen »Parallelstrahlungen« (siehe unten) erweitert worden sein. Bekanntestes Beispiel solcher Linienkompositionen bietet das Gemälde »Der Schöpfer« 1934.213 (Kunstmuseum Bern/Paul-Klee-Stiftung).
8 Zitiert nach: Franciscono 1979, S. 90.
9 Ebenda, S. 92. Zur offenen Frage von Klees Religiosität vgl. zuletzt Franciscono 1991, S. 173ff. und Teuber 1991, S. 33ff.
10 Kasten: 106x226x116 cm; Deckel: 77x240x125 cm, heller streifiger Marmor. Vgl. J. Kollwitz und H. Herdejürgen: *Die Ravennatischen Sarkophage,* Band 8, 2. Teil. Berlin 1979, Kat. B28. Zur Genese des hier gegebenen Sarkophagtypus des »verkürzten Symbolbildes« vgl. Helga Kaiser-Minn: »Die Entwicklung der frühchristlichen Sarkophagplastik bis zum Ende des 4. Jahrhunderts«, in: Ausstellungskatalog *Spätantike und frühes Christentum.* Liebieghaus, Frankfurt 1983, S. 318ff.
11 Der Blutstropfen entquillt nicht dem Auge, wie Donat de Chapeaurouge meint. Ebenso irreführend erscheint mir Chapeaurouges Deutung des Kleeschen Aquarells »Agnus dei qui tollis peccata mundi« von 1918 als Karikatur auf Franz Marc. Vgl. Chapeaurouge 1990, S. 43 und S. 35ff.
12 Dieser Topos wirkt noch bis zu Novalis in die »Geistlichen Lieder« (Nr. 12) nach. Inwieweit Klee mit Novalis vertraut war, ist eine offene Frage. Mit Franciscono ist zu beachten, daß Novalis' Name weder in seinen Tagebüchern und Briefen noch in seinen Schriften auftaucht. Vgl. Franciscono 1991, S. 2f.
13 Vgl. Christa Lichtenstern: *Metamorphose in der Kunst des 19. und 20. Jahrhunderts,* Band 1: *Die Wirkungsgeschichte der Metamorphosenlehre Goethes – Von Philipp Otto Runge bis Joseph Beuys.* Weinheim 1990, S. 97ff.
14 Zum Reiseverlauf vgl. Klee Briefe 1979, Band II, S. 1021.
15 Schmalenbach 1977, S. 46.
16 Die Aufnahme stammt von den Autoren des folgenden Landschaftsführers: Almut und Frank Rothers: *Elba, Ferieninsel im Tyrrhenischen Meer,* 2. Auflage. Köln 1991, Farbtafel 38.
17 Klee Tagebücher 1957/1988, Nr. 284, 1901.
18 Derartige Strukturalrhythmen gaben Klee noch weitere Architektur-Phantasien ein. Vgl. zum Beispiel die Federzeichnung »die Flut schwemmt die Städte« 1927.50 abgebildet in: Grohmann o.J., S. 35 und »Pagoden am Wasser« 1927.39 Guggenheim Museum, New York, oder das Gemälde »Alte Stadt mit Brücke« 1928.160, Privatbesitz.
19 Klee/Spiller 1970, S. 301.
20 Vgl. Orchard 1990, S. 94.
21 Klee 1923/Spiller 1956, S. 34.
22 Trifft unsere Deutung zu, dann würde Klees mögliche aber fiktive Begegnung mit dem Berg Athos noch übertroffen durch die Studienreise, die Franz Marc im Frühjahr 1906 nach Thessalonike und zum Berg Athos in Begleitung seines Bruders, des angehenden Byzantinisten Paul Marc, unternahm. Zur künstlerischen Ernte dieser Reise vgl. Roland Mönig: *Wunderbare Byzantiner – Franz Marcs Rezeption ostkirchlicher Kunst,* 7. Jg., H. 4, Dezember 1991, S. 197–207. Freundlicher Hinweis Karin Kirchhainer, Marburg
23 Vgl. Guiseppe Bovini: *Ravenna. Kunstvolle Stadt.* Ravenna 1970, S. 154, Datierung: 7. Jahrhundert (Toesca); 9. Jahrhundert (Galassi); Erich Dinkler: *Das Apsismosaik von S. Apollinare in Classe.* Köln/Opladen 1964, S. 20.
24 Zur Proportionslehre byzantinischer Christusbilder und der von ihnen abgeleiteten Christusikonen vgl. Konrad Onasch: *Ikonen.* Berlin 1961, S. 31f.
25 Freundliche Mitteilung Stefan Frey, Bern.
26 Vgl. Klee 1960, S. 89. Freundlicher Hinweis Uta Gerlach-Laxner, Köln.
27 Geelhaar 1974, S. 75.
28 Zur Unterscheidung dieser Namensgebung von dem Pointillismus der Neoimpressionisten bemerkt Buderer 1991, S. 174: Klee geht »es nicht um eine flächige Nuancierung durch Farbvermischung«, sondern vielmehr darum, daß »die einzelne Farbe mit ihrer gestalterischen Eigenwertigkeit aktiviert wird.« Zum Thema zuletzt: Helfenstein 1996, S. 346–351.
29 Zur Mosaik-Technik vgl. P. B. Hetherington: *Mosaiken.* Wiesbaden 1967, S. 26f.
30 Vgl. die Südwestansicht der Hagia Sophia, aufgenommen vom Minarett der Blauen Moschee, in: Heinz Kähler: *Die Hagia Sophia.* Berlin 1967, Abb. 1.
31 Vgl. *Der Blauer Reiter,* hrsg. von Wassily Kandinsky und Franz Marc; Dokumentarische Neuausgabe von Klaus Lankheit. München 1965, S. 40.
32 Zur Bildstruktur und zum Begriff der Polyphonie vgl. Helfenstein 1996 und Hoppe-Sailer 1993, S. 85f.
33 Klee Tagebücher 1957/1988, Nr. 1081, 1917.
34 Zitiert nach: Geelhaar (Köln) 1979, S. 43.

KLEES »REISE INS LAND DER BESSEREN ERKENNTNIS«

Die Ägyptenreise und die Arbeiten zur »Cardinal-Progression« im kulturhistorischen Kontext

Christoph Wagner

Daß die zum Jahreswechsel 1928/29 unternommene Ägyptenreise eine bedeutende Zäsur in der Kunst von Paul Klee einleitet, ist in der Forschung stets bemerkt worden.[1] Nicht ohne Emphase schreibt Klee im April 1930 als Einundfünfzigjähriger an seine Frau: »Vielleicht hab ich Glück – und fang von vorn an.«[2] Mithin hat er selbst diese Zäsur reflektiert.

Umso überraschender ist, wie wenig man über die künstlerischen Beweggründe dieser Reise weiß.[3] Zwar behauptet Christian Geelhaar, daß die Reise einem »lang gehegten Wunsch« Klees entsprungen sei,[4] aber dies wird in Klees Aufzeichnungen nicht greifbar. Seine spärlichen Anmerkungen zur ägyptischen Kunst lassen bis dahin ein alles andere als inniges oder vertieftes Verhältnis zu den Werken dieses Kulturkreises erkennen. So äußert sich Klee schon während seines Romaufenthalts im April 1902 verständnislos zur Ägyptomanie seiner Zeitgenossen,[5] ja er glaubt, daß sein »der Vollständigkeit halber« unternommener Besuch im Ägyptischen Museum »unklug« gewesen sei: »Die Sachen blieben groteske Dekoration!«[6]

Dieser kühl-distanzierte Blick verliert sich überraschenderweise auch sechsundzwanzig Jahre später vor Ort nicht ganz: Die Menschen in Kairo empfindet Klee als eine »Horde von Gaunern, [...] die sich wilder gebärden können als Bayern.« [...] »Furchtbare Armut [...], kein Zeitbegriff, kein Unternehmungsgeist, kein Verantwortungsbegriff. Ist das noch die Hochkultur, die in der Kunst sich ausspricht?«[7] Die Moscheen in Kairo wirken auf ihn vor dem Hintergrund seiner Tunesienerinnerungen »kitschig«,[8] und vom Besuch des ägyptischen Museums in Kairo schildert er seiner Frau Lily folgende Eindrücke: »Das kennen wir zwar alles zur Genüge aus unsern Museen, nur etwas wie die Ausgrabungen Tutanchamon habe ich noch nirgends gesehen, das ist, als ob es gestern geschaffen wurde. Gewiß ist es überkultiviert, aber so schön! Im übrigen sah ich herrlichen Schmuck, und irgendwo ein kleines Musikinstrument, das mich sehr bezauberte. Dem übrigen kann ich nur teilweise Geschmack abgewinnen. Die Sargsammlung grenzt an die Operette.«[9] Eine Antwort auf die Frage nach Klees Interesse an der ägyptischen Kunst und Kultur erschließt sich auf dieser Ebene nicht, sie muß mit Blick auf sein in dieser Zeit entstandenes Werk gesucht werden.

Der unmittelbare, künstlerische Ertrag während der Ägyptenreise war gering.[10] Das umfangreiche Besuchsprogramm, das Klee auf seiner Reise absolvierte,[11] ließ ihm offenbar nur wenig Zeit und Muße für eine ausgedehnte künstlerische Arbeit, die dafür aber umso intensiver nach seiner Rückkehr einsetzte. Es sind vor allem Kompositionen aus horizontalen Streifen und Linien, die unmittelbar im Anschluß an die in Ägypten empfangenen Eindrücke im Jahr 1929 in größerer Zahl entstehen: Hauptwerke wie »Monument an der Grenze des Fruchtlandes« 1929.40 (Kat.-Nr. 71), »Hauptweg und Nebenwege« 1929.90 (Abb. 1), Zeichnungen wie »freigelegtes Gelände mit dem Hauptweg« 1929.43 (Kat.-Nr. 72), »Die Sonne streift die Ebene« 1929.34 (Kat.Nr. 69) oder Arbeiten wie »Abend in Aegypten« 1929.33 (Kat.-Nr. 68) und »B.e.H. (Oberägypten)« 1929.38 (Abb. 2). Das Neuartige gegenüber den Streifenkompositionen aus den frühen zwanziger Jahren ist dabei ihre mehr oder weniger streng durchgeführte mathematische Proportionierung nach der progressiven Teilung von 1:2:4:8:16, die Klee selbst als »Cardinal-Progression« bezeichnete:[12] So teilen sich etwa in dem Aquarell »Monument an der Grenze des Fruchtlandes« die großen blaßfarbenen Bereiche von rechts nach links hin jeweils im Verhältnis von 1:2 zuerst in zwei, dann vier und acht, schließlich in sechzehn kleinere Felder auf und überziehen das ganze Blatt auf diese Weise mit einer lebendigen metrischen Gliederung, die auch farbig rhythmisiert ist.

Christian Geelhaar, der dieses Werkkonvolut bisher am eindringlichsten und für die Forschung bis heute maßgebend[13] analysiert hat,[14] schlug zu dessen Verständnis in der Vergangenheit im wesentlichen drei alternative Deutungen vor: Erstens verstand er diese Werkgruppe als bildnerischen Ausdruck der »Gestaltungsprozesse auf mathematischer Grundlage«, wie sie in der auf »exaktes Wissen gerichteten technologisch-rationalistischen Phase« am Dessauer Bauhaus während der Direktionszeit von Hannes Meyer 1927/28 ihren Höhepunkt erreichte.[15] Dabei kommt zu kurz, daß sich Klees künstlerische Position gerade in diesen Jahren auch aus einer erheblichen Distanz zu diesem neuen Kurs am Bauhaus bestimmte.[16] Zweitens führte Geelhaar die Streifenkompositionen auf Landschaftseindrücke in Ägypten zurück, wobei das Problem entsteht, daß damit nicht der mathematische Konzeptualismus dieser Arbeiten erklärt ist, zugleich bleibt unbeachtet, daß Klee in diesem Darstellungsmodus auch architektonische und figürliche Themen gestaltet hat (vgl. Abb. 5, 21). Drittens interpretiert Geelhaar diese Werke analog zu den mathematischen Teilungsverhältnissen in der musikalischen Aufteilung der Notenwerte nach Ganzer, Halber, Viertel und so fort,[17] wobei nicht klar wird, aus welchem geistigen Antrieb Klee dieses Verfahren – das er im übrigen, wie zu zeigen ist, auch auf anderem Wege aus der Musiktheorie ableiten konnte – gerade hier anwendet.
Im folgenden soll deshalb der Versuch unternommen werden, den geistes- und kulturgeschichtlichen Hintergrund dieser Werkgruppe zu untersuchen. Im Kontext dieser historischen Perspektive kann nicht nur die Art von Klees mathematischer Proportionierung, sondern auch deren Beziehung zur Ebene musikalischer Strukturen und schließlich deren Verbindung mit Klees Ägyptenrezeption neu interpretiert werden. Es ist zunächst von der augenfälligsten Eigenschaft dieser Werkgruppe auszugehen, ihrer zahlenmäßigen Proportionierung.

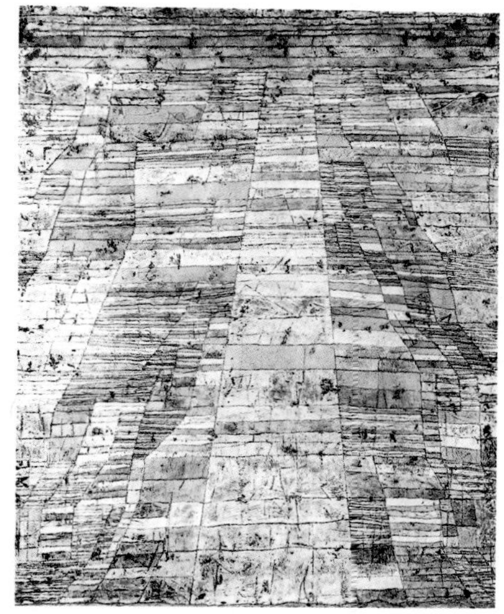

1 Hauptweg und Nebenwege, 1929.90
Öl auf Leinwand, 83x67 cm
Museum Ludwig, Köln

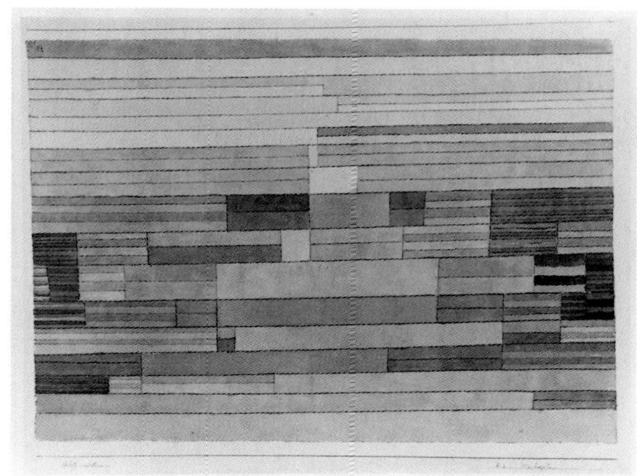

2 B. e. H. (Oberägypten), 1929.38
Aquarell, 30x45,5 cm
Museum Ludwig, Köln

Paul Klee und die Zahl

Schon früh hat sich Paul Klee für eine zahlenmäßige Analyse des Sichtbaren interessiert, und er hat sich zu dieser als Grundlage seiner Kunst bekannt.[18] In dieser Hinsicht wird ihm die Betrachtung der Architektur auf seiner ersten Italienreise zum Schlüsselerlebnis: »Als ich in Italien die Baukunstwerke verstehen lernte, hatte ich an Erkenntnis sofort einen wesentlichen Gewinn zu buchen. Obwohl diese Werke praktischen Zwecken dienen, drückt sich in ihnen das Formprincip reiner aus als in andern Kunstwerken. Die leicht erkennbare Gliederung ihrer Form, ihr exacter Organismus vermag gründlicher zu bilden, als alle Kopf-, Akt- und Kompositionsversuche. ›Denn es geht sogar dem Schwerfälligen ein‹, dass die augenscheinliche Berechenbarkeit des Verhältnisses von Teilen zueinander und zum Ganzen den verborgenen Zahlenverhältnissen an andern künstlichen und natürlichen Organismen entspricht. Dass diese Zahlen nichts Kaltes bedeuten, sondern Leben atmen, ist ebenso klar.«[19] Wenn Klee im Tagebuch 1906 notiert: »Kunst mit nur schönen Werten ist wie Mathematik ohne negative Zahlen«,[20] dann ist dies mehr als eine bloß rhetorische Metapher. Klee war wie Kandinsky[21] davon überzeugt, daß der Kubismus als eine auf Zahlen gründende Formanalyse zu verstehen sei: »Diese Schule [der Kubismus] der Formphilosophen, der spekulativen Naturen unter den Künstlern hat unter dem Unverstand der Beurteiler besonders zu leiden. Und das Formdenken in bestimmten durch Zahlen ausdrückbaren Maßen ist doch nichts durchaus neues. Was haben die Meister der Renaissance mit dem goldenen Schnitt gearbeitet! Nur daß man jetzt bis in die formalen Elemente die Konsequenzen zieht [...]. Die Kubisten fixieren diese Maße bis ins Detail mit aller Bestimmtheit, die einen mehr die Flächenmaße, wie Le Fauconnier, andere auch die Helligkeits- und Farbenmaße, wie Delaunay.«[22] Man mag diese Interpretation des Kubismus mit guten Gründen partiell für eine Fehlinterpretation halten, sie bleibt dennoch gerade mit Blick auf Klee rezeptionsästhetisch ein höchst aufschlußreiches Faktum: Auch wenn sich Klee in dieser Hinsicht stets – anders als zum Beispiel Kandinsky[23] oder Itten[24] – von esoterischem Sektierertum fernzuhalten wußte und zum Beispiel 1917 zur theosophischen Zahlenanalyse Rudolf Steiners nur trocken anmerkt »Die Zahlen sind unmöglich. Jede Gleichung hat mehr Sinn«,[25] so schließt er sich in seiner zahlenmäßigen Analyse des Sichtbaren doch – in einem bisher unerforschten Maße[26] – der Tradition einer pythagoräischen Weltauffassung an, wie sie im direkten künstlerischen und kulturellen Umfeld Klees auf verschiedenen Ebenen greifbar wird. Klee selbst schrieb 1920 über seine *Schöpferische Konfession*: »Aus abstrakten Formelementen wird über ihre Vereinigung zu konkreten Wesen oder zu abstrakten Dingen wie Zahlen und Buchstaben hinaus zum Schluß ein formaler Kosmos geschaffen, der mit der großen Schöpfung solche Ähnlichkeit aufweist, daß ein Hauch genügt, den Ausdruck des Religiösen, die Religion zur Tat werden zu lassen.«[27] 1928 ergänzt er aus anderem Blickwinkel: »auch der kunst ist zu exakter forschung raum genug gegeben und die tore dahin stehen seit einiger zeit offen. was für die musik schon bis zum ablauf des achtzehnten jahrhunderts getan ist, bleibt auf dem bildnerischen gebiet wenigstens beginn. mathematik und physik liefern dazu die handhabe in form von regeln für die innehaltung und für die abweichung.«[28] Am Ende dieses Textes hat Klee auch über sein Schweigen in dieser Hinsicht geschrieben: »die schule schweige über den begriff genie [...]. sie wahre ein geheimnis, das aus seiner latenz heraustretend, vielleicht unlogisch und töricht früge. das gäbe revolution. [...]. entrüstung und verbannung: vollsyntetiker hinaus! hinaus totalisator! wir sind dagegen! und dann die hagelnden schimpfworte: romantik! kosmik! mystik! ja man müßte am ende einen philosophen berufen, einen magier! oder die großen toten (welche tot sind?). man müßte kolleg halten an feiertagen, außerhalb des schulkomplexes. draußen unter bäumen, bei tieren, an strömen. oder auf bergen im meer. es wären aufgaben zu stellen, wie etwa: die konstruktion des geheimnisses.«[29] Vorab muß das geistesgeschichtliche Terrain mit einigen weiteren Hinweisen markiert werden.

Pythagoräismus im Umfeld von Paul Klee

Programmatisch zitiert zum Beispiel der 1912 publizierte Almanach *Der Blaue Reiter* einen kurzen Textauszug aus W. Rosanows *Italienischen Eindrücken:* »Und der weise Pythagoras hielt die ›Zahl‹ für das ›Wesen der Dinge‹. ›Jedes Ding hat eine eigene Zahl, und der, dem die Zahl des Dinges offenbart ist, der kennt auch das versteckte Wesen der Dinge.‹ So ist ein eigenes Geheimnis in den Zahlen und den Maßen; Gott ist das Maß aller Dinge.«[30] Inhaltlich übereinstimmend übernimmt diese Ausführungen Johannes Itten in seine Tagebücher,[31] und Gino Severini überlegt in seinem 1921 publizierten Traktat *Du cubisme au classicisme* mit dem nicht weniger programmatischen Untertitel *Esthétique du compas et du nombre,* ob es nicht eines »neuen Pythagoras« bedürfe, um die Kunst einer neuen Renaissance zuzuführen.[32] Ebenso sieht Roger Allard die »Kennzeichen der

Erneuerung der Malerei« in seinem gleichnamigen Beitrag in der Analyse der Maßverhältnisse: »In dieses mathematische Chaos eine künstlerische Ordnung zu bringen, ist die Aufgabe des Künstlers.«[33] Und er betont, »wie schwer es unsern heutigen Kritikern und Ästheten fällt, die Berechtigung einer Umwertung des Naturbildes in eine exakte und abstrakte Formenwelt der bildenden Kunst zuzugestehen, während ihnen auf anderen Gebieten, in der Musik und Poesie, eine ähnliche Abstraktion ein selbstverständliches Postulat ist?«[34] Auch Kandinsky unterstreicht in seinen Ausführungen *Über die Formfrage*: »In dem heutigen Suchen nach abstrakten Verhältnissen spielt die Zahl eine besonders große Rolle. Jede Zahlformel ist wie ein eisiger Berggipfel kühl und als höchste Regelmäßigkeit wie ein Marmorblock fest. Sie ist kalt und fest wie jede Notwendigkeit. [...] Es kann alles als eine mathematische Formel oder einfach als eine Zahl dargestellt werden. Es gibt aber verschiedene Zahlen: 1 und 0,333... sind gleich berechtigte, gleich lebende innerlich klingende Wesen.«[35] Mit der Anmerkung, daß dies nur eine von mehreren Möglichkeiten der bildlichen Darstellung ist, arbeitet Kandinsky zugleich der latenten Gefahr des theoretischen Überschwangs solcher Analysen entgegen. In seiner 1926 – als neunter Band der *Bauhaus Bücher* – publizierten Schrift *Punkt und Linie zu Fläche* schließlich rückt Kandinsky die Zahl in eine Schlüsselposition für eine zukünftige Kunst: »[...] es fehlt uns heute an Ausmessungsmöglichkeiten, die aber über das Utopische hinaus dereinst früher oder später gefunden werden können. Von diesem Augenblicke an wird jede Komposition ihren Zahlenausdruck erhalten können [...]. Erst nach der Eroberung des Zahlenausdruckes wird eine exakte Kompositionslehre, an deren Anfang wir heute stehen, ganz verwirklicht werden. Einfachere Verhältnisse haben, mit ihrem Zahlenausdruck verbunden, in der Architektur, in der Musik und teilweise in der Dichtung vielleicht schon vor Jahrtausenden Verwendung gefunden.«[36]

Es wäre nicht schwer, weiterführend zu zeigen, daß diese kunsttheoretischen Ansätze zu einer zahlenmäßigen Analyse des Sichtbaren in den allgemeinen geistesgeschichtlichen Horizont einer seit der Jahrhundertwende sich verstärkt entfaltenden Renaissance pythagoräischen Gedankengutes eingeordnet werden können: Publikationen wie Nabers *Das Theorem des Pythagoras*[37], Willmanns *Geschichte des Idealismus*[38], Schurés *Die großen Eingeweihten*[39], Speisers *Die mathematische Denkweise*[40], Kaysers *Der hörende Mensch*[41] und so fort sind nur einige aus einer Fülle von einschlägigen Publikationen, die sich zum Teil auch auf den Lektürelisten von Künstlern, wie zum Beispiel Itten, wiederfinden.[42]

Vor diesem Hintergrund sind zwei Punkte mit Blick auf Klees künstlerische Konzeption der Streifen- und Linienkompositionen von 1929 herauszuarbeiten: Erstens, daß sich eigentümlicherweise unmittelbar mit dieser pythagoräischen Zahlenanalyse des Sichtbaren kulturgeschichtlich die Rezeption der ägyptischen Kunst verbindet; zweitens, daß in diesem Zusammenhang auch die von Klee als »Cardinal-Progression« bezeichnete Zahlenfolge 1 : 2 : 4 : 8 : 16 eine herausragende Bedeutung als eine prinzipielle Proportion des Sichtbaren gewinnt. Dies wird obendrein durch zwei Personen dokumentiert, mit denen Klee in persönlichem Austausch stand: Johannes Itten und Hans Kayser.

Zahlenproportionen des Optischen und Akustischen

Seit dem zweiten Jahrzehnt des 20. Jahrhunderts hatte der Musikwissenschaftler Hans Kayser das ambitionierte Projekt der Wiederbelebung einer pythagoräischen Zahlenanalyse auf dem Boden der neuen akustisch-musikwissenschaftlichen Erkenntnisse energisch vorangetrieben. Sein Ziel war, eine »Harmonik« zu erstellen, in der alle Empfindungsqualitäten des Akustischen auf quantitative Zahlenverhältnisse zurückgeführt werden sollten.[43] Persönlich kannte Klee Kayser – der wie Klee 1933 vor der Nazidiktatur in die Schweiz emigrierte – spätestens seit Januar 1935. In einem Brief an Lily vom 21. Juli 1935 heißt es nur »Zu Kaysers soll ich am nexten [sic!] Mittwoch«[44] und am 16. Juli 1935 erwähnt er »Gestern Montag Vortrag Kayser Nummer zwei«.[45] Lakonisch vermerkt er im Taschenkalender am 5. Januar 1935: »[Streich-]Quartett, Kayser, bei uns«.[46] Zu diesem Zeitpunkt handelt es sich offenbar schon um vergleichsweise selbstverständliche und in den Aufzeichnungen Klees nur bruchstückhaft dokumentierte Begegnungen.

Kayser konnte in mehrfacher Hinsicht für Klee Gesprächspartner sein: Über musikalische Spezialfragen der zahlenbezogenen Musikanalyse hinaus dehnt Kayser schon in seinem zwischen 1918 und 1930 entstandenen und 1932 publizierten Werk *Der hörende Mensch. Elemente eines akustischen Weltbildes*[47] die pythagoräischen Grundsätze einer zahlenbezogenen Weltanalyse universell auf alle Daseinsbereiche aus. Neben den Bereichen des Anorganischen (Chemie, Atomtheorie, Kristallographie, Astronomie) und des Organischen (zum Beispiel die Pflanzenanalyse) und anthropologischen und kulturgeschichtlichen Aspekten seines Themas untersucht er die Proportionsfragen in der Architektur und in den bildenden Künsten. Parallelen zu Klees universellen kunsttheoretischen Brückenschlägen liegen auf der Hand! Bemerkenswert ist darüber hinaus, daß Kayser sich nicht nur ausdrücklich auf Theorie und Werke des Blauen Reiters, auf Kandinsky und Itten bezieht,[48] sondern, daß er sich aus seiner Perspektive heraus zum Fürsprecher für die abstrakte Malerei macht, die er als ein zu seinen theoretischen Überlegungen paralleles Unternehmen begreift und rechtfertigt: »Die [pythagoräische] Harmonik sieht also die praktische Anwendung einer ganzen Reihe ihrer Prinzipien in der modernen künstlerischen Handwerkslehre, wie sie zum Beispiel die Ittenschule in Berlin lehrt, nahezu erfüllt«,[49] »und nach dem Ausklingen des Auf und Ab wird man den echten Kern jener abstrakten Malerei um so mehr anerkennen müssen.«[50]

Der für unseren Zusammenhang bedeutendste Punkt an Kaysers Überlegungen liegt in seiner Korrektur der Analogisierung zwischen Optischem und Akustischem: Hatte man seit Newtons *Opticks* von 1704 geglaubt, daß die Farben des Sichtbaren »proportional den sieben musikalischen Tönen oder den Intervallen der acht in einer Octave enthaltenen Töne« entsprechen,[51] und mit den sich daraus ergebenden Zahlenproportionen 1:2, 2:3, 3:4, 4:5, 5:6 beschrieben, so entwirft Kayser ein neues, auf der Oktavproportion 1:2 aufgebautes Modell für die Proportionen im Bereich des Sichtbaren: »Wenn wir nun wirklich bloß solche Farben sehen, die annähernd in einem Schwingungsverhältnis 1:2 stehen [...] so sind alle diese Farben keineswegs aus dieser einen Oktave 1:2, sondern aus einer ganzen Anzahl darüber und darunter liegenden, wenn auch unsichtbaren Oktaven ›geboren‹. Es ergäbe sich also die höchst interessante Tatsache, daß unser Auge tatsächlich nur für eine Oktave ›empfindlich‹ ist, daß die gesamten sichtbaren Farben jedoch aus einer ganzen Reihe weiterer Oktaven entspringen. Was wir also an Farben sehen, ist im Grunde gar nicht eine Oktave, sondern eine Oktavreduzierung von mehreren Ober- und Unteroktaven.«[52] Diese These vom »mehroktavigen ›Sehen‹ des Auges«[53] hat zur Konsequenz, daß dem Sichtbaren die progressive Entfaltung der Oktavproportion als eine »geometrische Progression«[54] zugrunde liegen muß: »Bereits die Obertonreihe ist im Grunde genommen ein perspektivisches Problem. Ihre Tiefendimension erkennt man sofort, wenn man die Oktave eines Tonpunktes in genauen Abständen zeichnet:

. . . . →

1 2 4 8 16 32 64 128 →«[55]

In dieser Analogisierung von Akustischem und Optischem wird die progressive Zahlenproportion 1:2:4:8:16 tatsächlich zur »*kardinalen* Progression« in der Analyse des Sichtbaren!

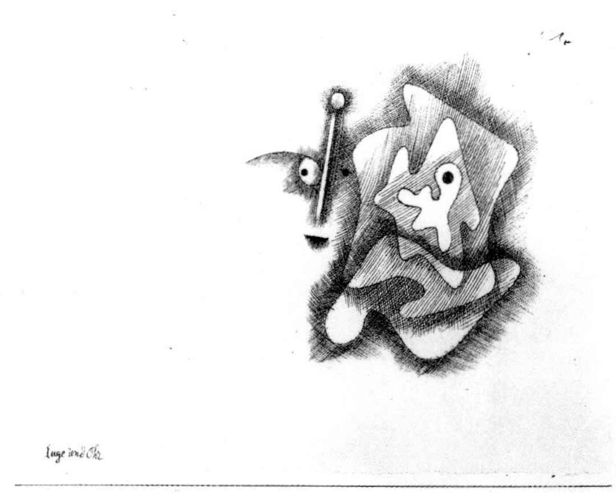

3 Auge und Ohr, 1929.3
Tuschfeder auf Papier, 22,6x30 cm
Galerie Rosengart, Luzern.

Wie lebendig Klees Nachdenken über das Verhältnis von Auge und Ohr, Sichtbarem und Akustischem, Malerei und Musik gerade im Zeitraum der Ägyptenreise war, wird durch eine Reihe aufschlußreicher Arbeiten und Notizen belegt.[56] Programmatisch thematisiert zum Beispiel die Zeichnung »Auge und Ohr« 1929.3 (Abb. 3) das Verhältnis dieser Sinnesorgane: Abstrakt ist dem zeichenhaft verkürzten Gesicht mit seinen punkthaft eingetragenen Pupillen ein in seinen raumgreifenden Ausschwingungen monumentalisiertes Ohr gegenübergestellt, das in den komplexen Überlagerungen seiner biomorphen Kurvaturen zugleich ein Bild der Kleeschen Vorstellung von musikalischer Polyphonie vor Augen führt.[57] In der Federzeichnung mit dem Titel »Obertöne« 1928.19[58] erzeugen schallwellenartig schwingende Linien in progressiver Erweiterung und Verdichtung ihrer Abstände das phantasmagorische Bild einer irrealen Versammlung von Dingen, Körpern und Köpfen, die wie eine Veranschaulichung von Klees schon 1923 formulierter Überzeugung verstanden werden kann, daß das »Ich zum Gegenstand in ein über die optischen Grundlagen hinausgehendes Resonanz-Verhältnis« treten könne.[59] In Klees Taschenkalender aus der Zeit der Ägyptenreise finden sich eigentümlicherweise Aufzeichnungen zu der in einer Dreiecksform entwickelten Modulation von C-Dur nach a-moll, beziehungsweise von C-Dur nach G-Dur[60] oder das auf den ersten Blick kryptische Blatt mit der parodistischen Beischrift »Die Tonart Fes-is mur«, das aus Vertikalen, Horizontalen und rautenförmig ums Zentrum gelegten Diagonalen besteht (Abb. 4).[61] Obwohl die Zeichnung die lebendigen Unregelmäßigkeiten und künstlerischen Freiheiten einer Handzeichnung aufweist, entspricht die Ordnung dieser Linien grosso modo den Gradationen der »Cardinal-Progression«, 1:2:4:8. Auch greift es zu kurz, eine Radierung wie »Rechnender Greis« 1929.99 (Abb. 5), in der das Prinzip der »Cardinal-Progression« ebenfalls künstlerisch frei an den zählen-

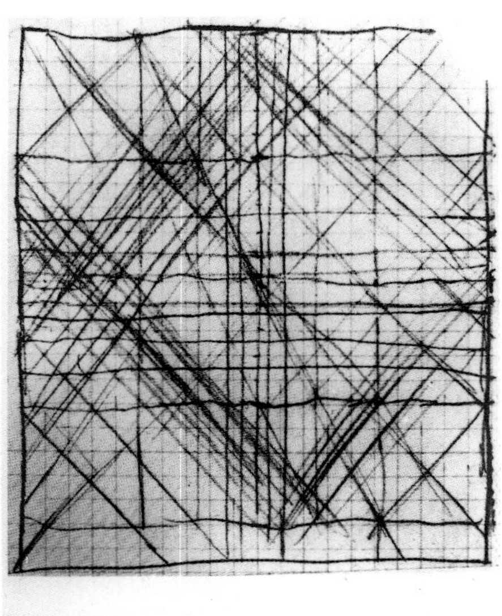

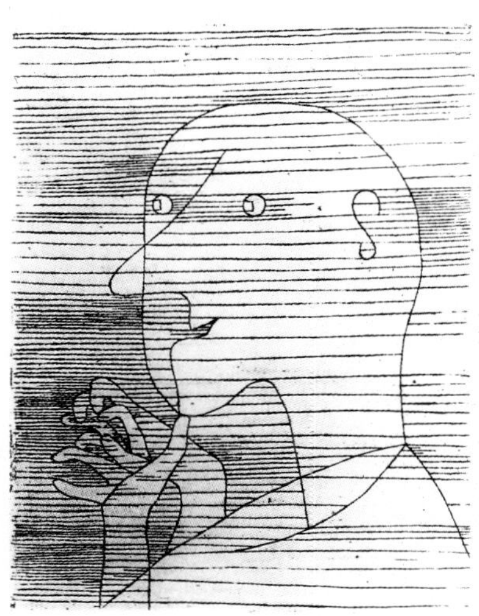

4 »Die Tonart Fes-is mur«, 1929

5 Rechnender Greis 1929.99
Radierung
Kunstmuseum Bern/Paul-Klee-Stiftung

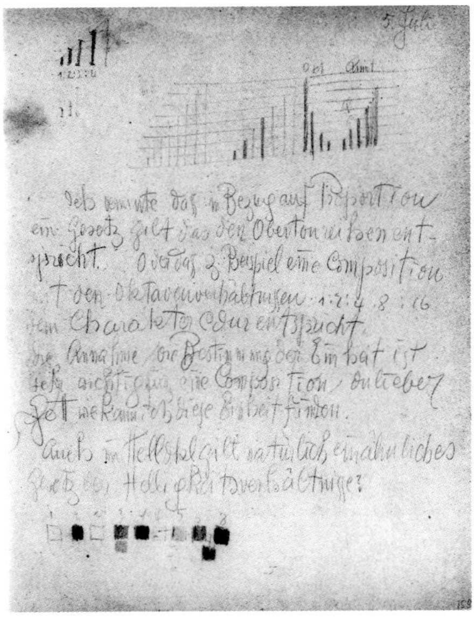

6 Johannes Itten: Tagebuch (IX, S. 159) vom 5. 7. 1919

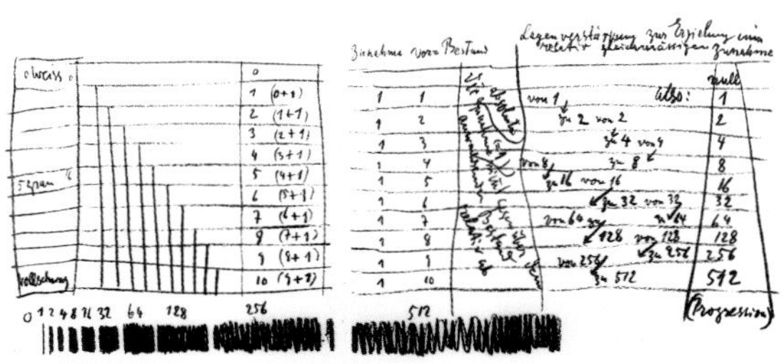

7 Pädagogischer Nachlaß
Lagenverstärkung zur Erzielung einer relativ gleichmäßigen Zunahme Nr. 9/60

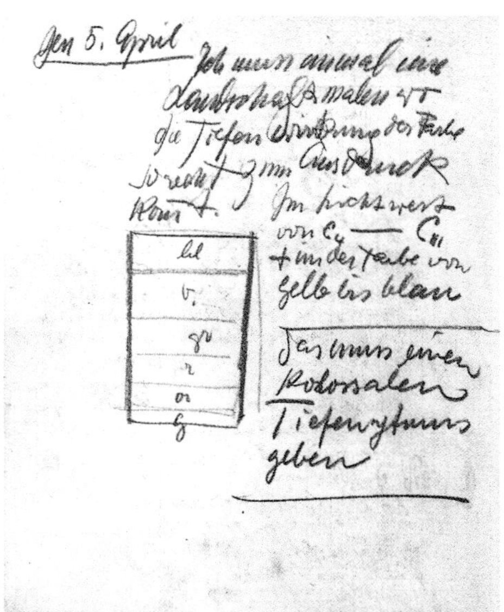

8 Johannes Itten: Tagebuch (III, S. 42) vom 5. 4. 1916

den Fingern und an den Sinnesorganen – Auge, Ohr, Nase und Mund – zu einer linearen Verdichtung führt, nur äußerlich als Karikatur zu verstehen, sie enthält vielmehr auch ein gehöriges Maß an Selbstironie!
Für die Frage nach der künstlerischen Rezeption der Kayserschen Überlegungen bei Klee ist bedeutend, daß diese spekulative Übertragung der Oktavproportion, die der Analyse des Sichtbaren die Zahlenprogression 1:2:4:8:16 unterlegt, schon vor Kayser vollzogen wurde, und zwar nicht von musik-, sondern von kunsttheoretischer Seite aus: durch Johannes Itten.

Johannes Itten und Paul Klee

An Berührungspunkten zwischen Itten und Klee mangelt es nicht. Itten hatte schon von Klees Vater, Hans Klee, während seiner Berner Schuljahre Musikunterricht erhalten, den er immerhin noch 1965 in einem biographischen Rückblick hervorhebt.[62] Seit 1908 kannte Itten die künstlerische Arbeit von Paul Klee,[63] an Klees Berufung ans Weimarer Bauhaus 1920 war er maßgeblich beteiligt.[64] Seit diesem Zeitpunkt hat sich der Kontakt zwischen beiden bedeutend intensiviert.[65] Auch wenn Klee bei der Beschreibung seiner ersten Eindrücke aus Ittens »Vorunterrichtsklasse« diesen geradezu ironisch-karikaturistisch als »halb Schulmeister, halb Pfarrer« charakterisiert, so darf nicht übersehen werden, daß die im weiteren in heiterer Neugierde geschilderten Übungen Ittens zum Ausdruck abstrakter Formen – etwa die abstrakte Darstellung von Wind und Sturm – in ähnlicher Form bald darauf selbstverständlicher Bestandteil von Klees eigenem Unterricht wurden![66] Wie sehr auch die Musik im Verhältnis von Itten und Klee eine Rolle gespielt hat, erhellt Ittens Schilderung einer eigentümlichen Begegnung zwischen den beiden, die ein Jahr vor Klees Berufung ans Bauhaus stattfand: »In München war ich bei Klee. Wir sprachen nicht dreißig Worte. Er spielte Bach, und ich hörte zu. Dann ein herzlicher Händedruck und ein Auf-Wiedersehen. Übermorgen bin ich wieder bei ihm.«[67]
Itten war davon überzeugt, daß sich »Malerei und Musik unmittelbar auf der Ebene der Proportion berühren«;[68] und nicht weniger, daß es hierfür eine zahlenmäßige Grundlage geben müsse: Drei Proportionsfolgen zieht er hierfür in Betracht, die Obertonfolge 1:2:3:4:5, die Oktavproportion 1:2:4:8:16 und die Proportion des Goldenen Schnitts. Itten umreißt diese Gedanken zum Beispiel in einer Tagebuchnotiz vom 5. Juli 1919 (Abb. 6): »Ich vermute, dass in bezug auf Proportion ein Gesetz gilt, das den Obertonreihen entspricht. Oder, dass zum Beispiel eine Komposition mit den Oktavverhältnissen 1:2:4:8:16 dem Charakter C-Dur entspricht. [...] Auch im Hell-Dunkel gilt natürlich ein ähnliches Gesetz der Helligkeitsverhältnisse? 1 2 2 3:4 4 5 6 7 8.«[69] Zweierlei Berührungspunkte mit Klees späteren Überlegungen fallen hierzu unmittelbar auf: die Art der mathematischen Proportionsfolge und deren direkte Übertragung auf die Helldunkelstufen. Bis in die Form der Diagrammdarstellung lassen sich Ittens Aufzeichnungen zum Beispiel mit Klees fünf Jahre später entstandenen Notizen für den Unterricht am 15. Januar 1924 vergleichen (Abb. 7), in denen er wie Itten die Helldunkelstufen in ein horizontales Liniensystem einträgt, zusätzlich aber auf dem rechten Rand die Zahlenfolge der »Cardinal-Progression« anführt und diese am unteren Rand in Helldunkelfeldern illustriert. Daß Itten an dieser Stelle für die Helligkeitsproportion nicht die Oktavproportion nennt, ist in seinen Aufzeichnungen eine Anomalie, denn ansonsten hat er die Helligkeitsabstufungen entspre-

chend der Oktavproportion gegliedert, ja diese sogar analog zu den musikalischen Tonhöhen im Oktavabstand benannt: »*Gelb C* verlangt vielleicht noch zwei Töne zum vollen Klingen, also Gelb C_2 + Gelb C_3. Das ergäbe das Analoge zum musikalischen Akkord (vielleicht). *Kadenz:* Karmin$_1$ – Zinnober – Karmin$_1$ oder Rot c_1 – Rot c_3 – Rot c_1 – Rot C_2 – Rot C_1/*Modulation,* von Rot nach Grün modulieren: Rot c_1 – Rot c_3 – Rot c_4 – Grün c_4 – Grün c_2 – Grün c_1 Prinzip der Tonalität« und so weiter.[70] Ähnliche Ausführungen finden sich auch an anderen Stellen des Tagebuchs.[71] Am 5. April 1916 skizziert Itten das Projekt einer nach der Oktavproportion farbig gegliederten Landschaftsdarstellung als abstrakter Streifenkomposition mit progressiv vergrößerten Intervallabständen, das vor allem mit Blick auf das beigefügte Diagramm (Abb. 8) auch als Programm zu Klees entsprechenden Arbeiten gelesen werden könnte: »Ich muss einmal eine Landschaft malen, wo die Tiefenwirkung der Farbe so recht zum Ausdruck kommt. Im Lichtwert von c_4 – C_3 und in der Farbe Gelb bis Blau. Das muß einen kolossalen Tiefenrhythmus geben.«[72] Tatsächlich hat Itten schon 1915 eine streng orthogonal gegliederte Streifenkomposition mit dem Titel »Horizontal-vertikal« (Abb. 16)[73] ausgeführt, die über die auf den ersten Blick bestehenden konzeptionellen Berührungspunkte zu Klees späteren Arbeiten hinaus zeigt, in welch andere – von Paradigmen der Hölzelschen Farbenlehre bestimmte – Richtung sich Ittens künstlerische Umsetzung solcher Überlegungen entfaltet.

Auch die Zahlenfolge der »Cardinal-Progression« wird im Tagebuch Ittens noch mehrfach erwähnt: So notiert er zu seinem *Rhythmus-Kurs* vom 14. März 1919 mit den entsprechenden graphischen Angaben: »Senkrecht und waagerecht 1 2 4 8 mitzählen!«[74] Im Tagebuch vom Winter 1917/18 finden sich lineare Darstellungen in der progressiven Proportion 1:2:4:8. Wie Klee faßte Itten »die lineare Proportion [...] [als] Ordnung der Zeit im Bild« auf,[75] die er alternativ an anderer Stelle auch auf die Proportionierung der Tonlängen in der Musik bezieht.[76]

Für Itten war die Zahl eine metaphysische Größe allerersten Ranges – »Gott ist eine mit Bewegung begabte Zahl« schreibt er 1919[77] – und ein universeller Schlüssel zur Analyse des Sichtbaren: »Die Welt ist eine bewegte Zahl.«[78] Von dieser Überzeugung aus wirft er beispielsweise Schelling »oberflächliches Den-

9 Pädagogischer Nachlaß
Von der Radius-Progression bzw. -Regression zur Spirale, Nr. 17/89

10 Illustration aus H. A. Naber:
Das Theorem des Pythagoras. Haarlem 1908, S. 73, Fig. 41, 42

11 Pädagogischer Nachlaß
Radiusbewegung (Progression) per Umdrehung 1 2 4 8 16 32, Nr. 17/870

12 Pädagogischer Nachlaß
Progression einer Zickzacklinie, Nr. 17/71

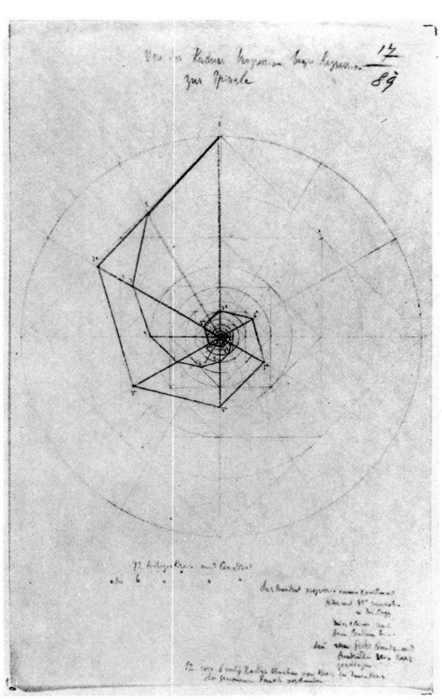

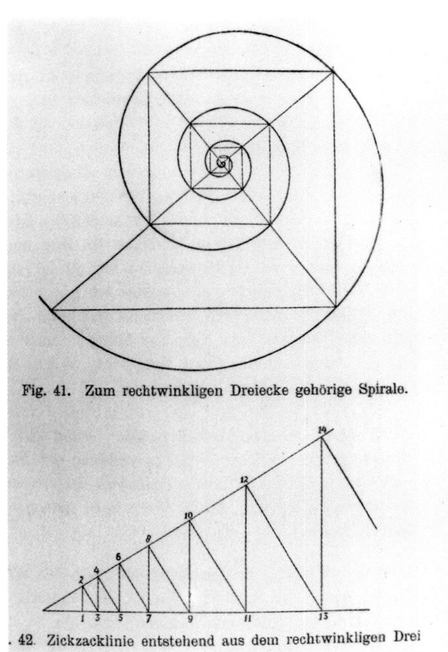

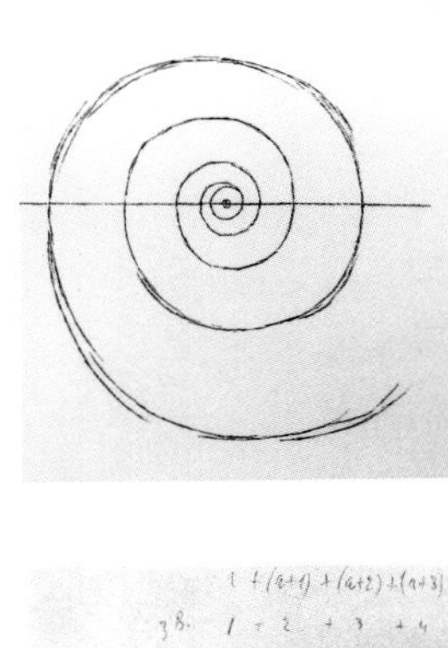

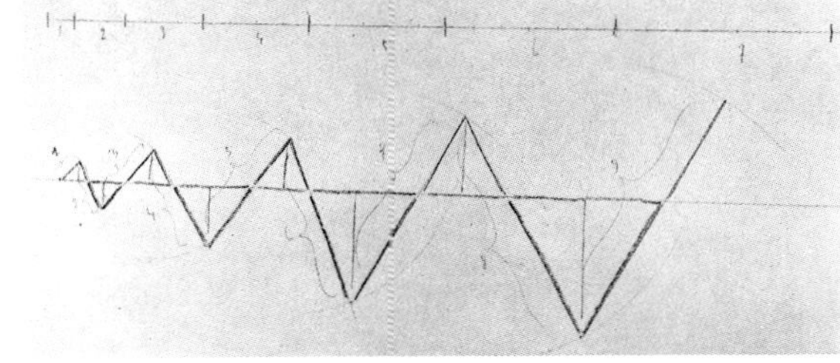

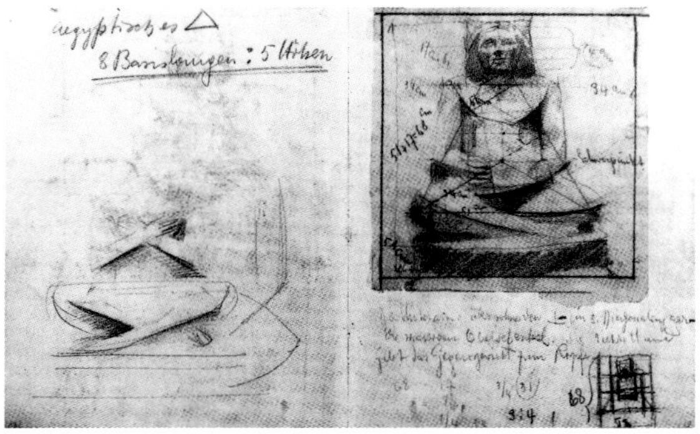

13 Johannes Itten: Tagebuch (III, S. 18/19) vor 14. 9. 1915

ken« vor, wenn dieser in seiner *Philosophie der Kunst* »nur in den niederen Sphären der Natur und Kunst arithmetische und geometrische Verhältnisse herrschen« lassen will.[79] Der pythagoräische weltanschauliche Grund dieser Überzeugungen ist in Ittens Aufzeichnungen an vielen Stellen unmittelbar evident: »Pythagoras: Die Zahl *ist* das Wesen der Dinge«,[80] lautet eine der vielen Bemerkungen hierzu. Sein künstlerisches Selbstverständnis scheint von pythagoräischen Positionen bestimmt, wenn er schreibt: »Die Apotheose des Menschen bestand für Pythagoras in der *schöpferischen Tätigkeit* aus dem *höchsten Bewußtsein* heraus.«[81] Vielfach erscheint das pythagoräische Dreieck in seinen geometrischen Konstruktionen.[82] Lektürespuren belegen auch sein wissenschaftliches Interesse an diesem Thema.[83]

Anders als Itten hat sich Paul Klee niemals in dieser Ausdrücklichkeit zu den geistesgeschichtlichen Quellen eines pythagoräischen Weltbildes bekannt. Daß er sich dennoch mit der einschlägigen Literatur hierzu künstlerisch auseinandergesetzt hat, zeigt sich aber indirekt an dem, was er von dort in künstlerischer Anverwandlung aufgenommen hat. Zwei Beispiele müssen genügen: So entspricht zum Beispiel die Radiusprogression der Spirale, die Klee in seinen Unterrichtskonzepten (Abb. 11) mit der Beischrift »Radiusbewegung (Progression), per Umdrehung 1 2 4 8 16 32 64« oder strenger konstruktiv durchgeführt im Rahmen seiner Überlegungen zu einer »Bildnerischen Gestaltungslehre« entwirft (Abb. 9), unmittelbar der »geometrische[n] Progression«, wie sie zum Beispiel Naber im Rahmen seiner Ausführungen über *Das Theorem des Pythagoras* 1908 im Diagramm der logarithmischen Spirale veranschaulicht hat (Abb. 10). Auch Klees Experimente mit der ganzzahlig fortschreitenden »Progression einer Zickzacklinie« (Abb. 12) finden ihre Entsprechung bei Naber (vgl. Abb. 10). Interessanterweise betont Naber an seinen pythagoräischen geometrischen Konstruktionen gerade den auch für Klees Kunst so wichtigen prozessualen, ja metamorphischen Charakter: »Hier sah man gleichsam aus dem Punkt die ›Linie‹ und die ›Fläche‹, und wie wir später ausführlich dartun werden, auch ›Körper‹ und Blumen hervorgehen.«[84]

Es ist eine bisher mit Blick auf Klees Interesse an der ägyptischen Kunst nicht berücksichtigte kulturhistorische Tatsache, daß diese von pythagoräischen Ausgangspunkten aus unternommene Zahlenanalyse des Sichtbaren ihr bevorzugtes kunsthistorisches Paradigma zu dieser Zeit in der ägyptischen Kunst fand. Auch dies belegen Ittens Ausführungen, die zugleich in engstem Zusammenhang mit seiner musikanalogen Proportionsanalyse des Sichtbaren stehen. Die systematische Perspektive gewinnt hier bei Itten eine kulturgeschichtliche Dimension.

»Zahlenmässig festgelegte Proportionen, Kurven und Linien möglichst messbar geben als mathematische Kurven. Ägyptische Kunst.«[85]

Dies notiert Johannes Itten am 5. Dezember 1917 in sein Tagebuch. In seinem Vortrag aus demselben Jahr gibt er einen ausgearbeiteten kulturgeschichtlichen Entwurf einer nach Epochen gegliederten Problemgeschichte der Kunst, in der er die Entdeckung einer zahlenmäßig begründeten Ordnung von Linien- und Flächenproportionen unmittelbar mit der ägyptischen Kunst identifiziert: »Der Ägypter vertraut nicht mehr seinen zufälligen trügerischen Empfindungen, sondern er sucht die Urbewegung in verstandene Gesetzmässigkeiten zu bannen.«[86] »Welches sind nun die künstlerischen Mittel, die der Ägypter beherrscht und mit denen

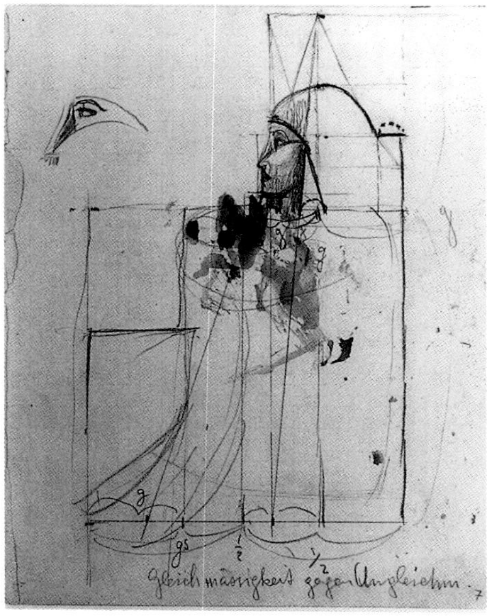

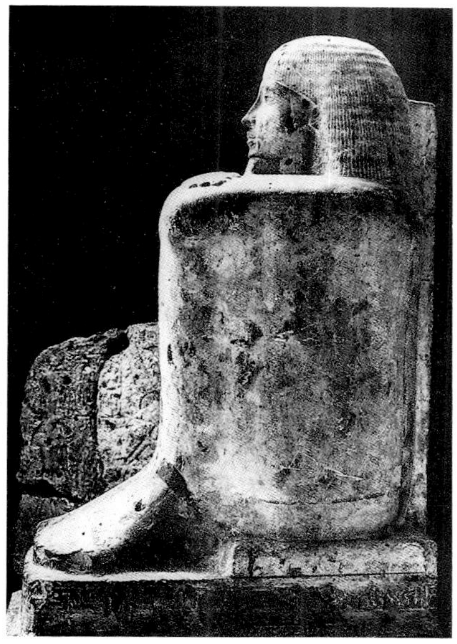

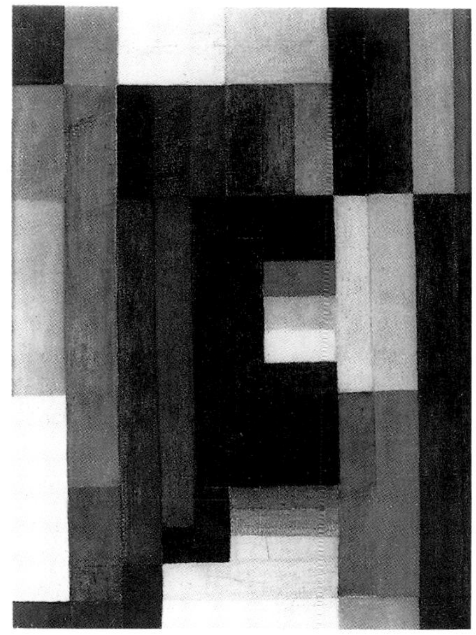

er arbeitet. Vor allem Ordnung im Rhythmus durch Parallelismus, die genaue Linienproportion, die Symmetrie und einfache geometrische Form.«[87] In Analysen versucht er, an einem Grabmal und einer Plastik genaue zahlenmäßig bestimmbare Proportionen nachzuweisen (zum Beispiel dem pythagoräischen Dreieck oder dem Goldenen Schnitt entsprechend).[88] Konsequenterweise nennt er das pythagoräische Dreieck – wie Naber[89] – auch »ägyptisches Dreieck« (Abb. 13) und erinnert in seinem Vortrag daran, daß Pythagoras »ein Eingeweihter in die ägyptischen Mysterien war«.[90] Eine Reihe von Nachzeichnungen nach Abbildungen ägyptischer Skulpturen[91] belegen die Intensität von Ittens künstlerischer Auseinandersetzung mit der ägyptischen Kunst. Auch befinden sich darunter einige eingehende Proportionsanalysen (Abb. 13, 14), wie zum Beispiel die Analyse zu der Kalksteinstatue eines Schreibers (Abb. 15).[92] Ja Itten versuchte offenbar, die auf diesem Wege gewonnenen Zahlenproportionen unmittelbar in seine abstrakte Streifenkomposition »Horizontal-Vertikal« (Abb. 16) zu übertragen![93] Auch Ittens Anmerkung, daß eine Kopfdarstellung von Cézanne »in bezug auf [das] Formempfinden den ägyptischen nahesteht«,[94] zeigt, mit welcher künstlerischen Aktualität die Bestimmung »ägyptisch« bei ihm verhandelt wird!

Daß keine dieser Ausführungen Ittens im Kontext der Ägyptenrezeption der zwanziger Jahre besonders originell ist, ja mit Blick auf die von Itten selbst genannten literarischen Quellen eklektische Züge unübersehbar sind, mindert für unseren Zusammenhang nicht ihren Wert. Im Gegenteil: Gerade dies macht seine kunsttheoretische Verbindung von der mathematischen Zahlenanalyse des Sichtbaren und der ägyptischen Kunst zum exemplarischen Fall. Aus Hedwig Fechheimers populären Buch über *Die Plastik der Ägypter,* das seit 1914 mehrere Auflagen erlebt, übernimmt Itten zum Beispiel nicht nur die Abbildungen als Grundlage seiner Proportionsanalysen, sondern gleich auch die von der Autorin genannten Zahlen![95] Auch Fechheimer betont schon die »Verwandtschaft, die das moderne Kunstempfinden mit künstlerischen Grundanschauungen der Ägypter verbindet«, ja sie sieht hierin einen bedeutenden Grund für die Entdeckung der ägyptischen Kunst.[96] Immerhin widmet sie nicht weniger als acht Seiten gleich zu Beginn ihrer Ausführungen den »Beziehungen zwischen der modernen und ägyptischen Kunst«; eine Idee, die sich seitdem geradezu epidemisch verbreitet.[97]

14 Johannes Itten: Tagebuch (III, S. 7) vor 14. 9. 1915

15 Kalksteinstatue des Bek-en-Chous

16 Johannes Itten: Horizontal-vertikal, 1915
Öl auf Leinwand, 80x60 cm,
Kunstmuseum Bern/Anne-Marie- und Victor Loeb-Stiftung

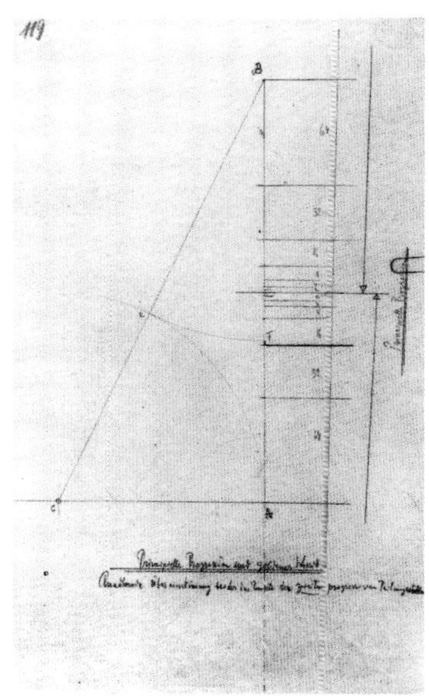

17 Pädagogischer Nachlaß
Goldener Schnitt und Prinzipielle Progression, Nr. 4/119

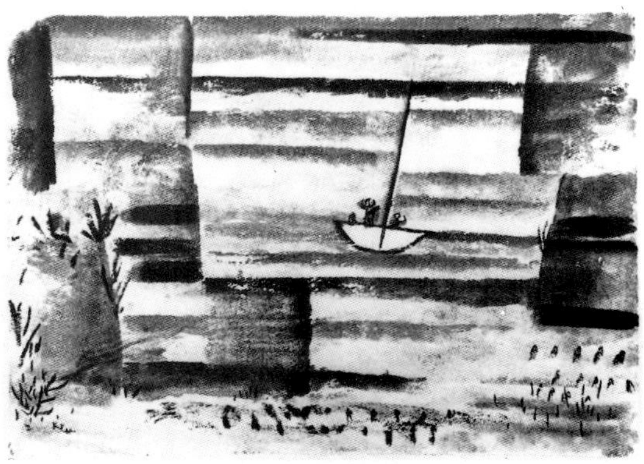

18 landendes Boot 1929.130
Tempera auf Leinwand, 37,7x51 cm
Harvard University Art Museum, Cambridge, Mass. (als Leihgabe)

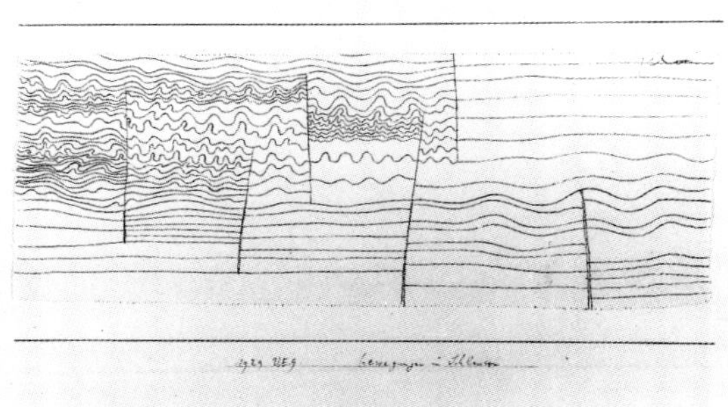

19 Bewegungen in Schleusen 1929.289
Feder auf Ingrespapier, 10,6x30 cm
Privatbesitz

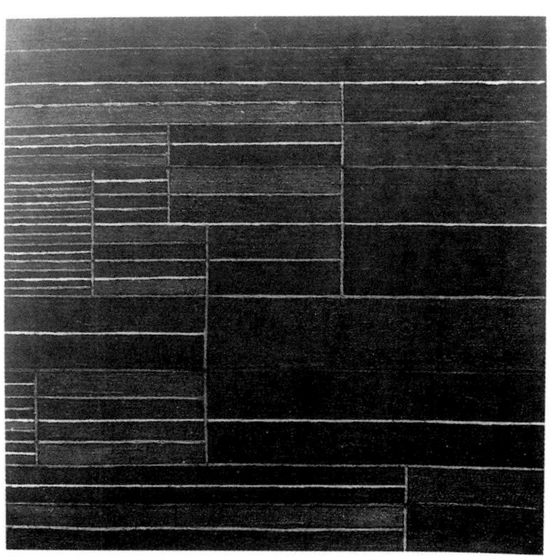

20 In der Strömung sechs Schwellen 1929.92
Öl auf Leinwand, 43,5x43,5 cm
Solomon R. Guggenheim Museum, New York

Fechheimer glaubte, daß die ägyptische Kunst schon Cézannes Grundforderung »Traiter la nature par le cylindre, la sphère, le cône«[98] »vorausgenommen« habe, und daß die »kubistische Definition der Zeichnung« mit den Kompositionsmethoden ägyptischer Reliefbilder übereinstimme: »Die Kunst der Zeichnung besteht darin, Verhältnisse zwischen Kurven und Geraden festzulegen.«[99] Interessanterweise endet das von Fechheimer mit Blick auf die verbindenden Elemente zwischen ägyptischer und moderner Kunst gegebene Cézanne-Zitat mit dem Hinweis auf das für Klees Arbeiten dieser Zeit grundlegende Phänomen des linearen Parallelismus, das im übrigen auch Itten nennt: »Les lignes parallèles à l'horizon donnent l'étendue...«[100] Die ägyptische Kunst ist für Fechheimer nichts weniger als »eine unvergleichliche Schule des Flächenstils«.[101] Schon Wilhelm Worringer betonte, »daß die Ägypter unter allen alten Kulturvölkern die abstrakte Tendenz des Kunstwollens am intensivsten durchführten«, kritisierte aber zugleich an dieser Darstellungsform, daß diese »alles Organische dadurch zu unterdrükken suchte, daß man es dem rein Linear-Gesetzmäßigen annäherte«.[102]
Untersuchungen zur zahlenmäßigen Proportionsanalyse in der ägyptischen Kunst und Architektur im allgemeinen und zum Nachweis des Goldenen Schnitts im besonderen häufen sich gerade in den zwanziger Jahren in erstaunlichem Maße.[103] Natürlich fehlen entsprechende Querverbindungen von der pythagoräischen Zahlenanalyse auf die ägyptische Kunst und Kultur auch nicht bei Naber, Schuré, Willmann, Speiser oder bei Kayser.[104] Erst vor diesem kulturgeschichtlichen Hintergrund, der in Ittens Ausführungen exemplarisch aus der Perspektive eines Künstlers sondiert und zusammengefaßt erscheint und der auch – wie anzunehmen ist – Paul Klee nicht verborgen blieb, wird deutlich, mit welch hochgespannten Erwartungen Klee seine Ägyptenreise als eine »Reise ins Land der besseren Erkenntnis«[105] auffassen mußte und wie eng sich diese mit seinem Interesse für eine zahlenbezogene Analyse des Sichtbaren verband: Aufschlußreich ist in dieser Hinsicht auch eine Zeichnung, in der Klee die »Cardinal-Progression« (hier »Prinzipielle Progression« genannt) mit der Konstruktion des Goldenen Schnitts unmittelbar verbindet (Abb. 17).[106] Klees Arbeiten zur »Cardinal-Progression« von 1929 und seine Ägyptenreise stehen – so erweist die Synopse mit dem kulturhistorischen Kontext – in enger thematischer Verbindung. Der gelegentliche Ton der Enttäuschung in Klees eingangs zitierten Äußerungen über seine Eindrücke aus Ägypten rückt damit auch in einen anderen Zusammenhang. Er ist Indiz für die wohl kaum überraschenden Schwierigkeiten, das kulturhistorisch spezifisch vorgeprägte und stilisierte Ägyptenbild im Land selbst wiederzufinden und künstlerisch einzulösen. Klee hat für letzteres dennoch drei für seine Kunst grundlegende Bereiche gefunden: das Wasser, die Landschaft und das Bild vom Menschen.
Unmittelbar von den Erlebnissen seiner ausgedehnten Schiffsreise getragen, erscheint ein Bild wie »landendes Boot« 1929.130 (Abb. 18), in dem über einer schemenhaft ausgedehnten Landzone im Vordergrund, die von sechs aufrechten Schrägen und dem Mast eines Bootes geteilten horizontalen Streifen der Meeresfläche den Rhythmus der »Cardinal-Progression« umspielen. Strukturell verwandt, aber thematisch und künstlerisch anders gedeutet ist die Zeichnung »Bewegungen in Schleusen« 1929.289 (Abb. 19) aus demselben Jahr. Unterschiedlich kleinteilig bewegte Linienkurvaturen erzeugen hier, wiederum geteilt durch (sechs) aufrechte Schrägen, ein anschauliches Bild dynamischer Strömungs- und Druckverhältnisse im Wasser, die ebenfalls frei die Zahlenproportion 1:2:4 variieren. In dem Bild »In der Strömung sechs Schwellen« 1929.92

(Abb. 20) verwandelt Klee das Thema schließlich in eine streng orthogonale Struktur, die von rechts nach links gemäß der Proportionen der »Cardinal-Progression« die Felderteilung entfaltet. Es ist für das Verständnis von Klees Kunst aufschlußreich, an diesen drei in mancherlei Hinsicht verwandten Arbeiten aus demselben Jahr exemplarisch zu betrachten, wie lebendig und vielfältig Paul Klee zwischen den Polen von konkret lebensweltlicher Erfahrung und abstrakt bildnerischer Gesetzmäßigkeit in modalen Abstufungen künstlerisch vermittelt und dabei das Thematische jeweils neu auslotet. Hierin gründet auch die Vielfältigkeit seiner in diesem Zusammenhang entstehenden Streifenkompositionen nach der »Cardinal-Progression«, die sich auf das Thema der Landschaft beziehen: Zeigen die Arbeiten »freigelegtes Gelände mit dem Hauptweg« 1929.43 (Kat.-Nr. 72) oder »Hauptweg und Nebenwege« (Abb. 1) eine rhythmische Vielfalt an sowohl in planimetrischer wie in perspektivischer Hinsicht lesbarer Verjüngungen, thematisiert »Hütten« 1929.58 (Kat.-Nr. 73) im diskontinuierlichen Gegeneinander von Horizontalen, Vertikalen und Schrägen landschaftliche Verwerfungen, zwischen denen schemenhaft (pyramidale?) Dreiecksformen aufragen. In »Monument an der Grenze des Fruchtlandes« (Kat.-Nr. 71) ist das räumlich-planimetrische Gleichgewicht der Felderstruktur unauflösbar austariert und über die streng durchgeführte »Cardinal-Progression« fest in der Formatfläche verspannt. In »B. e. H. (Oberägypten)« (Abb. 2) schließlich erscheint in die tektonisch-horizontale landschaftliche Schichtung gleichsam subkutan eine architektonisch aufsteigende Struktur inkorporiert, in der ägyptische Landschaft und Architektur in eins gesetzt sind.

Am irritierendsten erscheint sicherlich Klees Übertragung seiner nach der »Cardinal-Progression« gegliederten Streifenbildung auf das Bild des Menschen, wie zum Beispiel in »Rechnender Greis« 1929.99 (Abb. 5) oder in »Bildnis Frau Gl.« 1929.39 (Abb. 21): Das Individuum löst sich scheinbar auf in den »dividuellen« Linien einer übergeordneten Streifenstruktur. Doch auch hier erhellt der Rekurs auf die ägyptische Kunst – etwa die von Klee so bewunderte Totenmaske des Königs Tutanchamun (Abb. 22) –, daß Klee nicht unter den Vorzeichen eines formalistischen Experiments arbeitet, sondern am Vorbild ägyptischer Plastik eine neuartige Verschränkung von Individuellem und Überpersönlichem in der Darstellung des Menschen anstrebt: Auch hier verbindet sich die Suche nach einer universellen mathematischen Gesetzmäßigkeit des Sichtbaren, wie sie am Vorbild der pythagoräischen Zahlenanalyse in Klees Arbeiten zur »Cardinal-Progression« deutlich wird, mit deren kulturgeschichtlicher Verortung auf dem Boden der ägyptischen Kunst. Es zeugt von seiner künstlerischen Lebendigkeit, daß er sich von diesen Prinzipien schon bald wieder abwendet und anderen Eindrücken von der Ägyptenreise – den Hieroglyphen – als Nukleus einer neuen Bildsprache schöpferischen Raum gegeben hat.

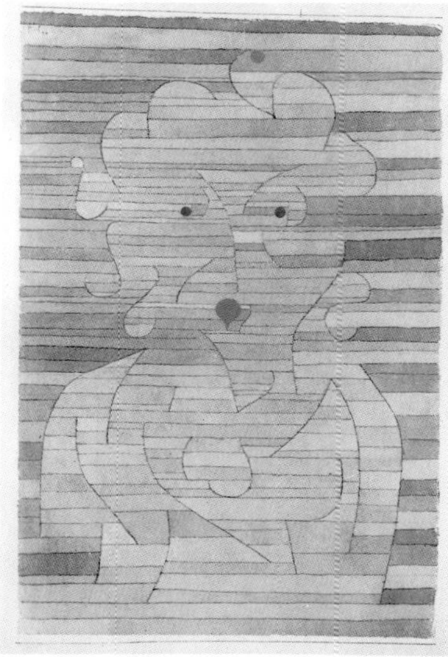

21 Bildnis Frau Gl. 1929.39
Aquarell und Feder, 45,7x30,5 cm
Kunstsammlung Basel, Kupferstichkabinett

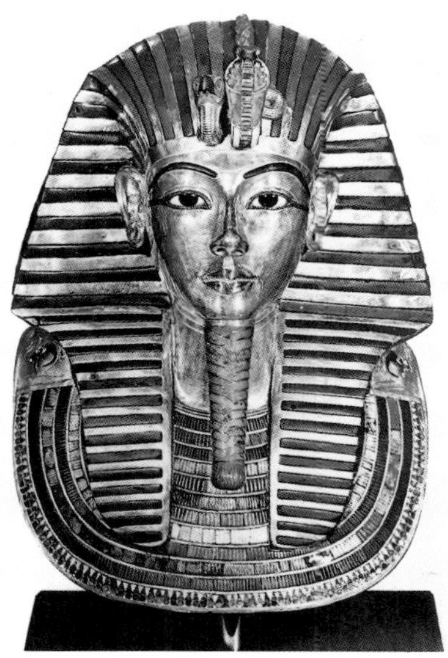

22 Totenmaske des Königs Tutanchamun
Gold mit Einlegearbeit aus Steinen und Glasfluß, Höhe 54 cm
Ägyptisches Museum, Kairo (Inv.-Nr. T 220)

Anmerkungen

1 Grohmann 1954 spricht mit Blick auf Klees Ägyptenreise vom »größte[n] Erlebnis seiner Reifezeit« (S. 72), das »für sein Spätschaffen [...] so entscheidend gewesen [sei], wie Tunis für sein mittleres«. (S. 73, vgl. S. 266ff.); Glaesemer 1976, S. 178ff.; Glaesemer 1984, S. 165ff.; Geelhaar 1972, S. 117.
2 Klee Briefe 1979, Band II, S. 1116 (Brief vom 26. 4. 1930).
3 Kersten/Okuda 1995, S. 206 spekulieren gar, daß Klee im Zuge der Ägyptenmode nur »als Bildungsreisender« nach Ägypten gefahren sei, um seinem Werk eine »orientalische Note« zu geben, die »den Ansprüchen eines Bildungsbürgertums« besser genügen könnte.
4 Geelhaar 1972, S. 117. Grohmann 1954, S. 73, merkt an, daß Klee »nicht ganz unvorbereitet« nach Ägypten ging.
5 Klee Tagebücher 1957/1988, Nr. 409, 1902. Einen instruktiven kulturhistorischen Überblick zur Ägyptomanie seit 1900 gibt Michael Pantazzi: »Tutanchamun und Art Deco«, in: *Ägyptomanie. Ägypten in der europäischen Kunst.* 1730–1930. Ausstellungskatalog Kunsthistorisches Museum Wien 1994, S. 351–356. Siehe auch Siegfried Morenz: *Die Begegnung Europas mit Ägypten.* Zürich und Stuttgart 1969.
6 Klee Tagebücher 1957/1988, Nr. 400, 1900.
7 Klee Briefe 1979, Band II, S. 1074.
8 Ebenda.
9 Ebenda, S. 1075.
10 Siehe hierzu Grohmann 1954, S. 266f.
11 Im Taschenkalender sind die dicht an dicht gereihten Stationen und Unternehmungen Klees während seiner Reise aufgelistet (Klee Briefe 1979, Band II, S. 1080, 1084).
12 So zum Beispiel Pädagogischer Nachlaß, Die »Cardinal-Progression«, Nr. 4/14; Geelhaar (Köln) 1974, S. 45–75, S. 46, 71. Gelegentlich spricht Klee auch von der »Prinzipiellen Progression«: Pädagogischer Nachlaß, Nr. 4/119 (siehe Abb. 17); vgl. Klee/Spiller 1970, S. 295f.
13 Vgl. die Ausführungen zu den Streifenkompositionen zum Beispiel von Hoppe-Sailer 1993, S. 65–71 oder von Kersten/Okuda 1995, S. 192.
14 Geelhaar (Köln) 1974; Geelhaar 1972, S. 117–128; Geelhaar 1985, S. 422–429; Geelhaar 1979, S. 31–44.
15 Geelhaar (Köln) 1974, S. 45f.
16 Eine abwägende Bewertung gibt Droste 1985, S. 26–40, besonders S. 29f.
17 Geelhaar 1985, S. 422; Geelhaar 1979, S. 32.
18 Marcel Franciscono übertreibt nicht, wenn er allgemein Klee eine »regelrechte Zahlenbesessenheit« attestiert! (Franciscono [Köln] 1979, S. 17–29, S. 23).
19 Klee Tagebücher 1957/1988, Nr. 536, 1903.
20 Ebenda, Nr. 760, 1906.
21 Wassily Kandinsky: »Über die Formfrage«, in: *Der Blaue Reiter*, hrsg. von Wassily Kandinsky und Franz Marc; Dokumentarische Neuausgabe von Klaus Lankheit, München/Zürich 1984, S. 132–182, S. 173.
22 *Die Ausstellung des Modernen Bundes im Kunsthaus Zürich (1912)*, in: Klee 1928/Geelhaar 1976, S. 105–111. Zitat von S. 107.
23 Siehe hierzu weiterführend Sixten Ringbom: *The sounding cosmos. A study in the spiritualism of Kandinsky and the genesis of abstract painting.* Åbo 1970.
24 Johannes Itten: *Tagebücher. Stuttgart 1913–1916. Wien 1916–1919*, hrsg. von Eva Badura-Triska. Wien 1990, Band 1, S. 165, pass.
25 Klee Tagebücher 1957/1988, Nr. 1088, 1917.
26 Einzig Grohmann 1954, S. 254 gibt mit Blick auf die Zeichnung »Ein Garten für Orpheus« von 1926 einen mehr als knappen Hinweis: »Bild führt zu Bild wie Wort zu Wort, wenn *Garten für Orpheus*, dann auch orphisches Geheimzeichen, Hexagramm und orphische Kosmogonie, Pythagoras und Erlösung.«
27 Klee 1928/Geelhaar 1976, S. 121.
28 Ebenda, S. 130.
29 Ebenda, S. 131.
30 W. Rosanow: *Italienische Eindrücke.* St. Petersburg 1909, S. 81ff.; zitiert nach: *Der Blaue Reiter*, a.a.O., S. 187f.
31 Itten 1990, a.a.O., Band 1, S. 38. Hierauf weist schon E. Badura-Triska hin (ebenda, Band 2, S. 65).
32 Gino Severini: *Du cubisme au classicisme. Esthétique du compas et du nombre.* Paris 1921.
33 Roger Allard: »Die Kennzeichen der Erneuerung in der Malerei«, in: *Der Blaue Reiter*, a.a.O., S. 77–86, S. 79.
34 Ebenda, S. 80.
35 Kandinsky, a.a.O., S. 173.
36 Wassily Kandinsky: *Punkt und Linie zu Fläche. Beitrag zur Analyse der malerischen Elemente*, 7. Auflage, Bern/Bümpliz 1973, S. 100f.
37 H. A. Naber: *Das Theorem des Pythagoras. Wiederhergestellt in seiner ursprünglichen Form und betrachtet als Grundlage der ganzen pythagoräischen Philosophie.* Haarlem 1908.
38 Otto Willmann: *Geschichte des Idealismus*, Band 1 (1894); Aalen 1973 (Sämtliche Werke; Band 8).
39 Edouard Schuré: *Die großen Eingeweihten. Skizze einer Geheimlehre der Religionen.* Paris 1889; Leipzig 1907.
40 Andreas Speiser: *Die mathematische Denkweise.* Basel 1932.
41 Hans Kayser: *Der hörende Mensch. Elemente eines akustischen Weltbildes.* Berlin 1932.
42 Itten 1990, a.a.O., Band 1, S. 152f.
43 Hans Schavernoch gibt zu Kaysers Tätigkeiten einen konzisen Überblick in: *Die Harmonie der Sphären. Die Geschichte der Idee des Welteneinklangs und der Seeleneinstimmung*, Orbis academicus; Sonderband 6, Freiburg/München 1981, S. 164f.
44 Klee Briefe 1979, Band II, S. 1253.
45 Ebenda, S. 1256.
46 Ebenda, S. 1257.
47 Kayser 1932, a.a.O.
48 Ebenda, S. 299. Kayser kannte Itten persönlich seit etwa 1930 (Johannes Itten: *Werke und Schriften*, hrsg. von Willy Rotzler. Zürich 1972, S. 403, Anm. 155; vgl. den Brief vom 22. 3. 1930, ebenda S. 79).
49 Kayser 1932, a.a.O., S. 299.
50 Ebenda, S. 298.
51 *Sir Isaac Newton's Optik oder Abhandlung über Spiegelungen, Brechungen, Beugungen und Farben des Lichts (1704)*, übers. und hrsg. von William Abendroth, Ostwald's Klassiker der exakten Wissenschaften 96. Leipzig 1898, S. 100.

52 Kayser 1932, a.a.O., S. 292.
53 Ebenda, S. 293.
54 Kayser: *Lehrbuch der Harmonik,* Zürich 1950, S. 54.
55 Kayser 1932, a.a.O., S. 295.
56 Am 9. April vermerkt Paul Klee in einem Brief an seine Frau Lily über ein Gespräch mit Will Grohmann: »Wir sprachen recht interessant, ich gab meine Meinung über die Parallele heutige Malerei – klassische Musik preis.« (Klee Briefe 1979, Band II, S. 1110).
57 Vgl. zum Beispiel »Schwingendes, polyphon (und in komplementärer Wiederholung)« 1931.73, blaue Tuschefeder auf Karton, 21x21,3 cm, oder »Polyphon gefaßtes Weiß« 1930.140, Aquarell und Tuschfeder auf Papier, 33x24 cm, beide im Kunstmuseum Bern, Paul-Klee-Stiftung.
58 Vgl. Klee/Spiller 1970, S. 31.
59 Klee 1928/Geelhaar 1976, S. 125.
60 Klee Briefe 1979, Band II, S. 1088.
61 Ebenda, S. 1095.
62 Itten 1972, a.a.O., S. 280.
63 Ebenda, S. 19.
64 Ebenda, S. 92, S. 406, Anm. 224; vgl. Droste 1985, S. 26.
65 Klee Briefe 1979, Band II, siehe die Briefe vom 24. (?) 4. 1917 (S. 864), 26. 11. 1920 (S. 965), 16. 1. 1921 (S. 969ff.), 19. 4. 1921 (S. 976), 21. 6. 1921 (S. 980), 3. 12. 1921 (S. 983), 2. 10. 1922 (S. 986).
66 Ebenda, Brief vom 16. 1. 1921 (S. 969). Vgl. auch Klees Notiz vom 19. 4. 1921: »Am Donnerstag tritt der Meisterrat zusammen. Einmal werde ich zu Feininger gehen und vielleicht zu Itten.« Ebenda, S. 976.
67 Itten 1972, a.a.O., S. 65.
68 Itten 1990, a.a.O., Band 1, S. 366 (Tagebuch IX, S. 171).
69 Ebenda, S. 360.
70 Itten 1990, a.a.O., Band 1, S. 274.
71 Ebenda, S. 106f., 184, 358.
72 Ebenda, S. 114 (Tagebuch III, S. 42).
73 Itten 1972, a.a.O., S. 297.
74 Itten 1990, a.a.O., Band 1, S. 412 (Tagebuch XI, S. 57).
75 Ebenda, S. 373, vgl. S. 336.
76 Ebenda, S. 373 (Tagebuch X, S. 3).
77 Ebenda, S. 286. Vgl. E. Badura-Triska, ebenda, Band 2, S. 24.
78 Ebenda, S. 408.
79 Ebenda, S. 329.
80 Ebenda, S. 38 (Winter 1914); vgl. zum Beispiel auch ebenda, S. 153f.
81 Ebenda, S. 154.
82 Ebenda, S. 22, 75, 231, pass.
83 Eva Badura-Triska weist zum Beispiel darauf hin, daß Itten gerade Willmanns *Geschichte des Idealismus* besonders mit Blick auf das Pythagoraskapitel exzerpiert hat (Itten 1990, a.a.O., Band 2, S. 84).
84 Naber, a.a.O., S. 74. Vgl. zum Beispiel Klees Ausführungen in seinem Beitrag zum Sammelband *Schöpferische Konfession* (Klee 1928/Geelhaar 1976, S. 118–122, S. 120): »Wenn ein Punkt Bewegung und Linie wird...« Grundlegend zum Problem der Metamorphose bei Klee ist Christa Lichtenstern: *Metamorphose in der Kunst des 19. und 20. Jahrhunderts,* Band 1: *Die Wirkungsgeschichte der Metamorphosenlehre Goethes – Von Philipp Otto Runge bis Joseph Beuys,* Weinheim 1990, S. 80–104; Band 2: *Vom Mythos zum Prozeßdenken – Ovid-Rezeption; surrealistische Ästhetik; Verwandlungsthematik der Nachkriegskunst,* Weinheim 1992, S. 110–112.
85 Itten 1990, a.a.O., Band 1, S. 244. Das Zitat steht im Zusammenhang seiner kritischen Auseinandersetzung mit der Auslegung des »ägyptischen Kunstwollens« durch Wilhelm Worringer (siehe Anm. 112).
86 Ebenda, S. 229.
87 Ebenda, S. 233.
88 Ebenda, S. 231, vgl. die Zeichnungen auf S. 98, 101.
89 Naber, a.a.O., S. 107f. Hierauf weist schon E. Badura-Triska hin (Itten 1990, a.a.O., Band 2, S. 63).
90 Ebenda, S. 233.
91 Ebenda, S. 88, 89, 93, 94, 96. Vgl. die künstlerische Ägyptenrezeption bei Matisse, Derain und Picasso (M. Philippe Dagen: »L'›exemple égyptien‹: Matisse, Derain et Picasso entre fauvisme et cubisme (1905–1908)«, in: *Bulletin de la societé de l'Histoire de l'art français,* 1984, S. 289–302.
92 Abgebildet nach der von Itten benutzten Reproduktion (siehe Anm. 105).
93 Vgl. den Kommentar von E. Badura-Triska, in: Itten 1990, a.a.O., Band 2, S. 79, Anm. zu S. 19.
94 Ebenda, Band 1, S. 237.
95 Hedwig Fechheimer: *Die Plastik der Ägypter,* 3. Auflage. Berlin 1918, vgl. zum Beispiel Abb. 12, 87. Ihre Proportionsanalyse findet sich auf S. 38. Hierzu E. Badura-Triska, in: Itten 1990, a.a.O., Band 2, S. 24.
96 Fechheimer, a.a.O., S. 1.
97 In dieses Feld gehören auch die in Kersten/Okuda 1995, S. 205f., genannten Quellen, deren Bezug zu Paul Klee allerdings nicht klar wird.
98 Zitiert nach Fechheimer, a.a.O., S. 4.
99 Ebenda.
100 Ebenda.
101 Ebenda, S. 50.
102 Wilhelm Worringer: *Abstraktion und Einfühlung. Ein Beitrag zur Stilpsychologie (1908).* München 1948, S. 54f. Diese Kritik mußte natürlich den Widerspruch der Künstler wie Itten herausfordern (Itten 1990, a.a.O., Band 1, S. 244; hierzu auch der Kommentar von E. Badura-Triska, ebenda, Band 2, S. 101).
103 F. Noetling: *Die kosmischen Zahlen der Cheopspyramide,* (1921); H. Neikes: *Der Goldene Schnitt und die Geheimnisse der Cheopspyramide.* Köln o. J.; J. Polixa: *Die Sprache der Cheopspyramide.* Stettin 1922; K. Fränzel: *Die Cheopspyramide.* Stettin 1924; K. Kleppisch: *Die Cheopspyramide.* (1921); L. Borchardt: *Gegen die Zahlenmystik an der großen Pyramide von Giseh.* Berlin 1922.
104 Naber, a.a.O., S. 45f., 50, 106ff.; Willmann, a.a.O., Band 1, S. 39ff.; Speiser, a.a.O., S. 123; Kayser 1932, a.a.O., S. 265. Im übrigen ist dieser Aspekt auch schon zum Beispiel in dem zweibändigen Werk *Die harmonikale Symbolik des Altertums* (Köln, 1868 und 1876) von Albert von Thimus thematisiert.
105 Diese Metapher für sein künstlerisches Schaffen prägte Klee 1920 in seinem Beitrag zum Sammelband »Schöpferische Konfession«, in: Klee 1928/Geelhaar 1976, S. 118.
106 Vgl. die entsprechenden Überlegungen auf dem Blatt Nr. IV/116 (Klee/Spiller 1970, S. 296).

ZEICHEN DER ERINNERUNG

Zur Bedeutung der altägyptischen Schriftkultur im Werk Paul Klees[1]

Dörte Zbikowski

Das Zeichen ist zugleich Schriftelement und dinglicher Gegenstand. Es weist weit über den Gegenstand hinaus. Sehr prägnant läßt sich dies an zahlreichen Werken Paul Klees beobachten. Klee setzte sich Zeit seines Lebens mit den vielfältigen Ausdrucksmöglichkeiten der Linie und mit dem Zeichen auseinander. Auch Schrift nimmt bei ihm eine zentrale Position ein. In zahlreichen Werken stellt sie formal und inhaltlich das tragende Element der Komposition. Bezeichnend ist das Blatt »Anfang eines Gedichtes« 1938.189,[2] bei dem sich eine Ansammlung von Buchstaben zu Wörtern und in der Folge zu einem Gedicht zusammenzufinden scheint. Doch bereits in Werken um 1920 zeigt sich, wie Klee die Schriftzeichen verfremdet. Sie erhalten – wie in »Einst dem Grau der Nacht enttaucht« 1918.17[3] – eine farbliche Stimmungskonnotation oder werden figurativ-dinglich ausgedeutet, ohne dabei ihren Zeichencharakter aufzugeben. Schrift und Bild, zwei Ebenen der Lesbarkeit überlagern und steigern sich gegenseitig. Repräsentation durch Ähnlichkeit und Referenz durch Zeichen durchdringen einander. Diesen Prozeß führt Klee in der Auseinandersetzung mit der altägyptischen wie auch der islamischen Schriftkultur zu einem neuen Höhepunkt. Die Zeichen, die Hieroglyphen verselbständigen sich zu neuen Bedeutungen. Klee befreit seine Zeichen von der eindeutigen Buchstabierung, von einer Übersetzung der Schrift. Das (für uns) unlesbare, fremde (Schrift-)Zeichen wird dinglich lesbar.
Doch nicht nur das Zeichen kennzeichnet Klees künstlerische Auseinandersetzung mit Ägypten, der Orient bedeutete ihm auch die Erkenntnis der Farbe.

Farbe, Tempel und Ägypten-Begeisterung

»Die Farbe hat mich« – so brachte Paul Klee das entscheidende Erlebnis seiner Tunisreise auf eine prägnante Formel.[4] Klee reiste 1914 mit August Macke und Louis Moilliet nach Tunesien. Er zeigte sich tief beeindruckt von der Landschaft und von Städten wie Kairouan und Sidi-Bou-Said. Und er brach die Reise vorzeitig ab, weil er so erfüllt war von neuen Eindrücken und künstlerischen Erkenntnissen. Seitdem spielte der Orient eine bedeutende Rolle für Klees Suche nach dem Uranfänglich-Elementaren und nach neuen bildnerischen Möglichkeiten.
Klee gewinnt die Farbe als reines Gestaltungsmittel. Aus der Begegnung mit der arabischen Stadtarchitektur und Landschaft entwickelt er einen neuen Formenrhythmus. Schrittweise löst er sich von der Natur als Vorbild. Natur gibt ihm Anregungen für formbestimmtes Gestalten. Sie wird abstrahiert und ist im Bild nur noch assoziativ erkennbar. Die Kunst des Islam regt ihn überdies dazu an, Dinge durch formelhafte Abkürzungen zu ersetzen. Räumlichkeit wird zugunsten der Farbwirkung weitgehend aufgehoben. Hier knüpft Klee Jahre später an, als er zu einer Beschäftigung mit der arabischen Schrift findet.[5] Doch zunächst war das Farberlebnis der Tunisreise so tiefgreifend und nachhaltig, daß es die Bewunderung der arabischen Schriftzeichen übertraf. Fremde Schriften finden erst im Zusammenklang mit den Eindrücken seiner Ägyptenreise verstärkten Eingang in seine Bilder.[6]
Doch selbst Klees Ägyptenreise – der bislang in der Literatur wenig Aufmerksamkeit zuteil geworden ist – wirkte zunächst in formaler und farblicher Hinsicht auf Klees Schaffen. Unmittelbar nach seiner vierwöchigen Reise, mit der er sich 1928 einen lang gehegten Wunsch erfüllte, entstehen Werke mit ägyptischer Thematik.[7] In den Bildern läßt sich sehr anschaulich nachvollziehen, wie Klee die landschaftlichen Zonen Strom – Fruchtland – Bebauung – Wüste mit seiner Bauhaus-Lehre in

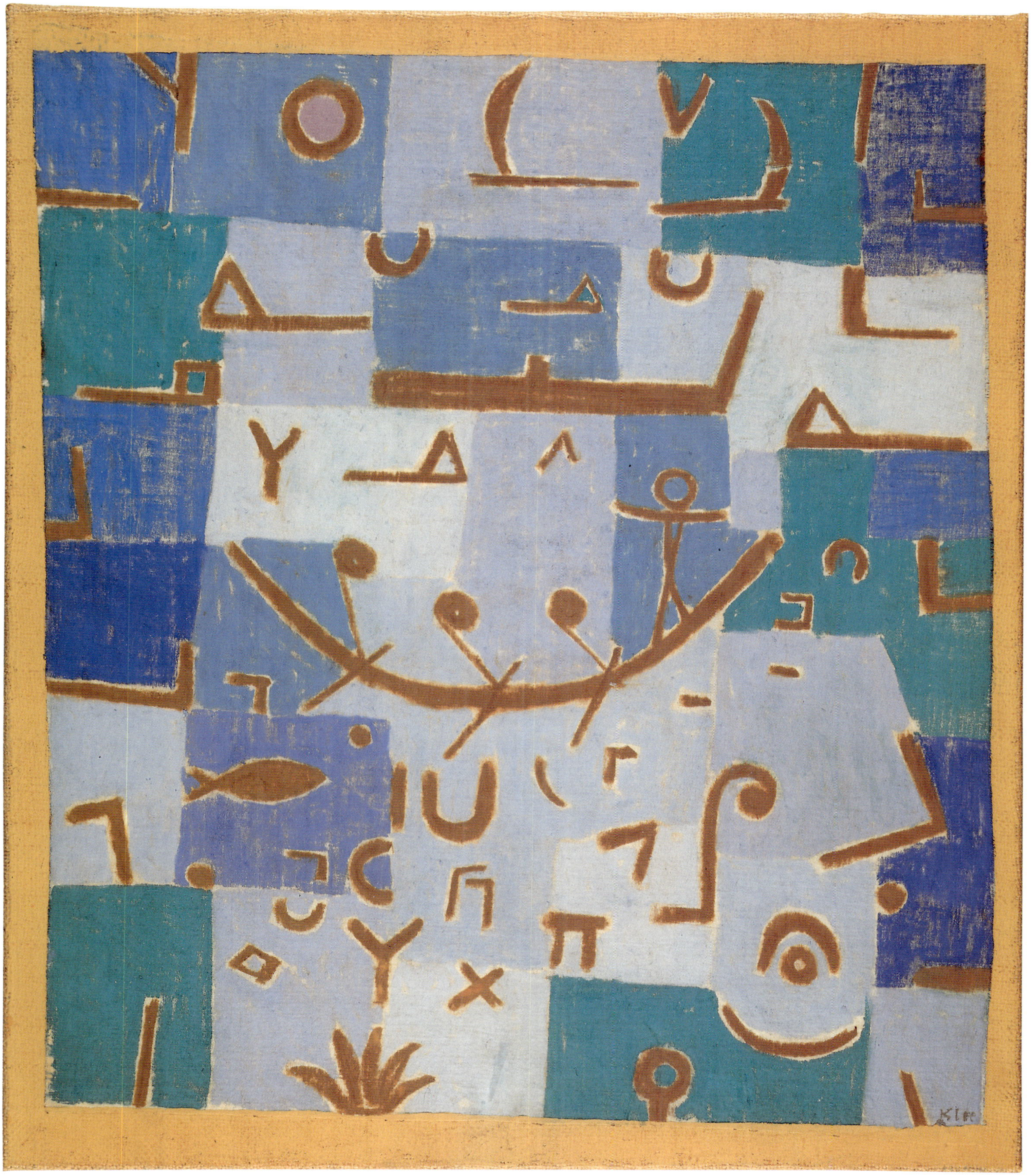

1 Legende vom Nil 1937.215
Pastellfarbe auf Baumwolle auf Jute, 69x61 cm
Kunstmuseum Bern/Herrmann-und-Margrit-Rupf-Stiftung

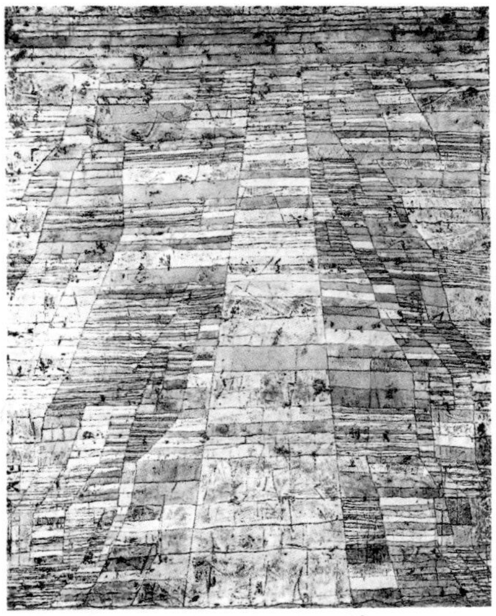

2 Hauptweg und Nebenwege, 1929.90
Öl auf Leinwand, 83x67 cm
Museum Ludwig, Köln

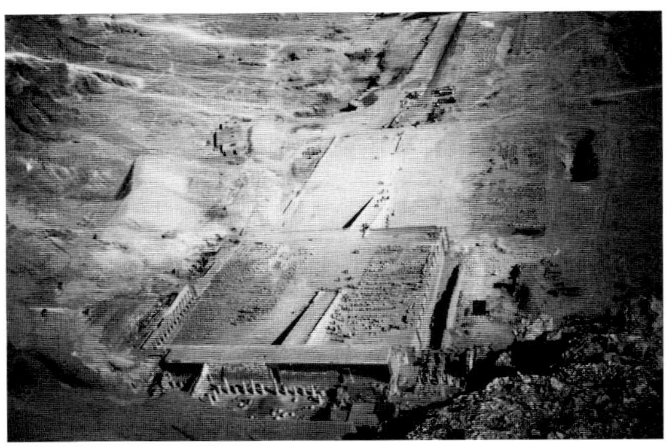

3 Tempel des Mentuhotep II
Dêr el-Bahari, Theben-West

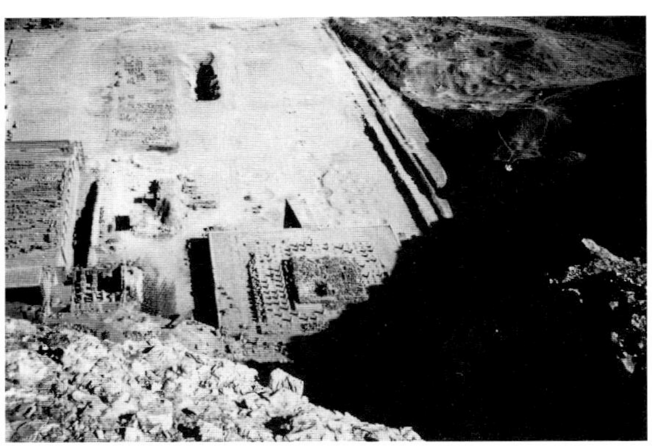

4 Tempelbezirk von Dêr el-Bahari
Theben-West

Einklang bringt und zu neuen künstlerischen Höhepunkten führt. Ein eindrucksvolles Werk ist »Hauptweg und Nebenwege« 1929.90 (Abb. 2). Tempel oder Pyramiden sind vexierbildhaft in den Bildgefügen der »Streifenbilder« versteckt wie zum Beispiel in »Oase KSR« 1929.32,[8] »Nekropolis« 1929.91,[9] »Denkmäler bei G.« 1929.93,[10] »Abend in Aegypten« 1929.33 (Kat.-Nr. 68), »Monument an der Grenze des Fruchtlandes« 1929.40 (Kat.-Nr. 71) und »Monument im Fruchtland« 1929.41.[11] Doch nur selten, wie in »Blick in das Fruchtland« 1932.189 (Kat.-Nr. 83), läßt sich Klees Standpunkt exakt lokalisieren: Das Bild zeigt den Blick vom Grabberg des Mentuhotep III – im Tempelbezirk Dêr el-Bahari, Theben-West (Abb. 3, 4) –, auf die Tempelanlage und ins Niltal. Auf diese Anregungsquelle hatte Klee in einem Brief vom 17. April 1932 an seine Frau Lily verwiesen.[12]
Anders ist es bei dem Aquarell »Gestirne über dem Tempel« 1922.58 (Abb. 5), das den gleichen Tempel wiederzugeben scheint. 1922, zu Beginn von Klees Lehrtätigkeit am Bauhaus, entstanden, wirkt das Bild wie eine Vorwegnahme der Eindrücke seiner Ägyptenreise. So wie Klee den Tempel darstellt, erinnert seine kristalline Struktur an die kunsthistorische Diskussion über die altägyptische Baukunst. In seinem Artikel über den *Kubismus der Ägyptik und sein Bezug zum Expressionismus* schreibt Ludwig Coellen 1918: »Das Geheimnis des ägyptischen Tempelbaus, das seine formale Vollendung ausmacht, ist die *innere* kristallinische Organisation eines einzelnen, gewaltigen Massenraumes. Nach außen hat er die formgebenden Mauern, und im Inneren herrscht die kristallinische Ordnung seiner Masse. [...] Er ist wie ein Kristall, dessen innere Struktur auf magische Weise sichtbar gemacht wurde.«[13]
An diesem Beispiel wird nicht nur die Intensität von Klees Beschäftigung mit Ägypten deutlich, sondern auch, wie sehr Klee mit seiner Ägypten-Begeisterung Tendenzen seiner Zeit aufgreift.[14] Im April 1917 erschien ein Aufsatz von Julius Haase über ägyptische Tempelbauten in der Münchner Zeitschrift *Das Reich*. Einleitend erklärt Haase die besondere Bedeutung Ägyptens: »Noch ist Ägypten der vorgeschobenste Posten der Geschichte, von dem aus ein Blick in die frühen Kulturen möglich ist [...]. Dort sind nicht im gleichen Umfange wie bei anderen Völkern die Spuren verwischt, die Überlieferungen verklungen, die Kunstwerke zerstört und zerfallen. [...] die monumentalen Zeugen alter Kulturen [sind] ungestört und wenig verändert bis auf unsere Tage [bewahrt].«[15] Haase charakterisiert die altägyptische Kultur als einen Prototyp für die alten Religions- und Weltanschauungen, welche alle »auf ein gemeinsames Erbgut zurückdeuten.«[16]
Auf die Kunst wirkte das Elementare der ägyptischen Kulturgüter bereits Jahre zuvor ein. Eingeleitet wurde die Auseinandersetzung mit der umfangreichen und weithin beachteten Ausstellung *Meisterwerke mohammedanischer Kunst*, die vom Mai bis zum Oktober 1910 in München zu sehen war. 1913 veröffentlichte Hedwig Fechheimer ihr Buch über *Die Plastik der Ägypter*.[17] Darin stellt sie Verbindungen zur modernen Kunst ihrer Zeit her. Coellen führt in seinem erwähnten Artikel von 1918 die kunsthistorische Diskussion über einen Zusammenhang, die Verwandtschaft zwischen altägyptischer und moderner Kunst weiter.
Doch erst im Jahre 1922, als Howard Carter mit der Entdeckung des Grabes von Tutanchamun eine der größten kulturellen Sensationen des Jahrhunderts hervorrief, begann in den zwanziger Jahren eine Art Ägyptenmode. Ägypten wurde Ziel vieler Bildungsreisender. Dies alles verstärkte Klees Interesse, war jedoch nicht der Anlaß seiner Ägypten-Reise. Im Gegenteil, sie war ihm ein lang gehegter Wunsch. Bereits 1917/18 tauchen in seinen Bildern Anspielungen auf Ägypten auf und zeugen von einer intensiven Auseinandersetzung mit der ägyptischen Kultur.

Zeichen und Schriftprinzipien

Erstaunlicherweise ist Klees Ägypten-Rezeption gerade zu dieser Zeit, also *vor* seiner Reise, vornehmlich durch Anspielungen auf Zeichen und Schriftprinzipien der Hieroglyphentexte bestimmt. In der »Landschaftlichen Hieroglyphe mit Betonung des Himmelblau« 1917.104 aus dem Jahre 1917 bilden Zickzacklinien, Halbmond, Sonnenscheiben und pyramidale Dreiecke die »Hieroglyphen«, mit denen Klee auf Ägypten und seine Kulturdokumente anspielt. In seiner ebenfalls 1917 entstandenen Zeichnung »Kleine Vignette mit Halbmond« 1917.156 lehnt sich Klee an die Tradition der »Illustrationen« an, den Vignetten des altägyptischen Totenbuches. Annähernd jeder Spruch des Totenbuches ist mit einer Abbildung, der Vignette, versehen. Die Darstellung bezieht sich auf die Aussage des Textes, und meistens faßt sie diesen prägnant zusammen. Ein weiterer Bezug auf das Totenbuch mit seinen Vignetten zeigt sich im Titel des Aquarells »Kl. Vignette an Aegypten« 1918.33 (Kat.-Nr. 53). Klee zeigt eine abstrakte Anordnung dunkler Dreiecke, die an Pyramiden denken lassen; darüber setzte er einen schwarzen Stern und einen roten Kometenschweif. In »Trauerblumen« 1917.132[18] ist die Reminiszenz an Ägypten durch drei Berge am unteren Bildrand, von denen zwei pyramidal geformt sind, bestimmt. Tränentropfende Augen sind mit vegetabilen Motiven verknüpft. Christian Geelhaar deutet das Aquarell als Metapher für Schmerz und Leid. Er vermutet, Klee habe das Aquarell »als Requiem für seine im Kriege gefallenen Freunde Franz Marc und August Macke ersonnen«.[19] Diese Interpretation wird von der Bedeutung bestätigt, die das Auge für die Ägypter hat. Besonders an Grabdenkmälern (Särgen) kennzeichnet es die Verbindung des Toten zur Außenwelt. Das Auge ist ein Ort extremer Erfahrungen. Ähnlich erkennt auch Paul Klee das Auge als den Brennpunkt, in dem alle menschlichen Erfahrungen zusammenlaufen. In seiner Abhandlung *Wege des Naturstudiums* erläutert Klee, das Auge sei das intellektuelle Zentrum, von dem aus metaphysische Fragestellungen möglich werden.[20]

Das vom Körper isolierte Auge ist für Klee ein zentrales Motiv. Es erscheint erstmals 1917 in seinen Werken. In der Zeichnung »Kleines Pferdchen« 1917.154 bildet ein Auge den Körper des titelgebenden Pferdes. Klee hat das Motiv 1922 in der Zeichnung »Das Augenbeintier« 1922.48 (Abb. 6) wieder aufgegriffen. Die Kombination von Auge und »Beinen« hat ihr Vorbild in ägyptischen Kompositglyphen, bei denen das Zeichen für »Laufende Beine« den unteren Bestandteil bildet. Von besonderem Interesse ist jedoch das »Udjat-Auge«, das als populäres Amulett weit verbreitet ist.[21] Auf einen uneingeweihten (europäischen) Betrachter wirkt es wie ein menschliches Auge auf Beinen. Besonders überzeugend erscheint mir die Gegenüberstellung mit einer Variante, einem geflügelten »Udjat-Auge« auf Menschenbeinen, die im ägyptischen Totenbuch als Vignette zu Spruch 163 abgebildet ist (Abb. 7). Sie spiegelt sich in Klees »Augenbeintier« unmittelbar wider. Das »Udjat-Auge« war für Klee nicht nur formal von Interesse. Im Spannungsfeld von Verlust und Wiedergewinnung wurde es zum machtgeladenen Schutzsymbol, dessen Träger Gesundheit und Erneuerung erwartete (ägyptisch »udjat« bedeutet: heil, unbeschädigt).[22] Es kann alle Gefahren bannen; es ist Symbol der Lebenskraft. Das »Udjat-Auge« »steht für alle positiven Werte, auf die der Ägypter im Jenseits hofft.«[23] Klee dürfte dabei seiner Freunde Macke und Marc gedacht haben.

Diese Vergleiche verdeutlichen bereits Klees Umgang mit dem altägyptischen Vorbild: Einerseits adaptiert er die Form, indem er sie gemäß seinem eigenen Gestaltungswillen um- und ausdeutet, andererseits beschäftigt er sich mit ihrer Bedeutung.

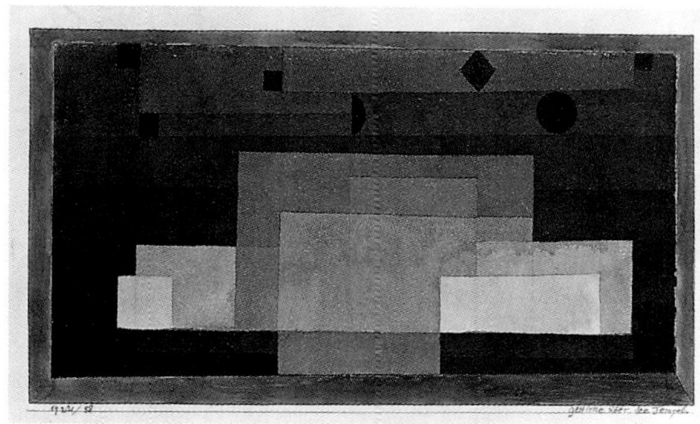

5 Gestirne über dem Tempel 1922.58
Aquarell auf Canson-Aquarellpapier, 28,6x171,1 cm
The Metropolitan Museum of Art, New York

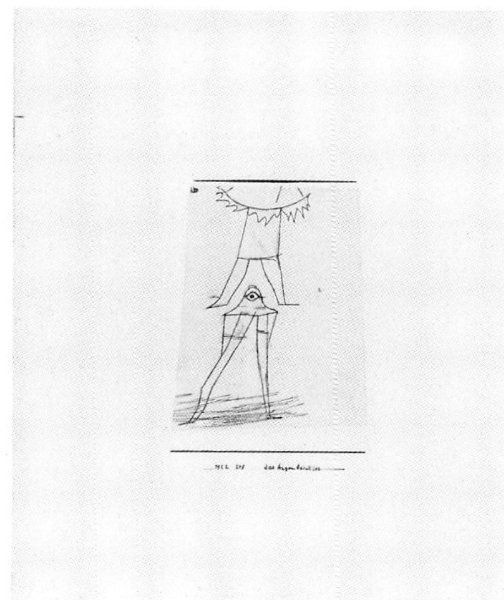

6 Das Augenbeintier 1922.248
Bleistift und Tusche auf Papier, 12,2/11,6x8,3/9,6 cm
Kunstmuseum Bern/Paul-Klee-Stiftung

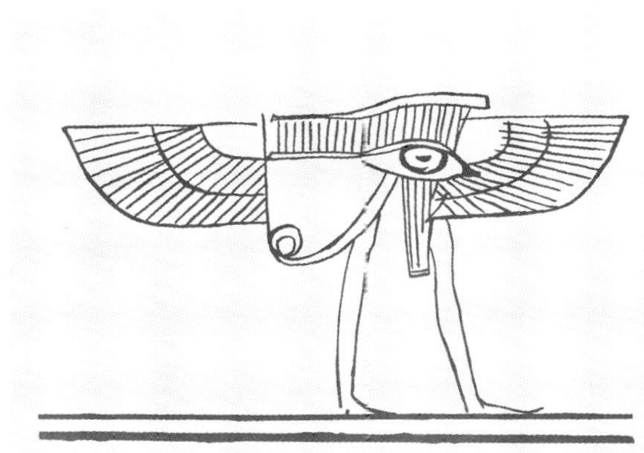

7 Personifiziertes Udjat-Auge
Vignette zu Spruch 163 des Totenbuchs
(Umzeichnung)

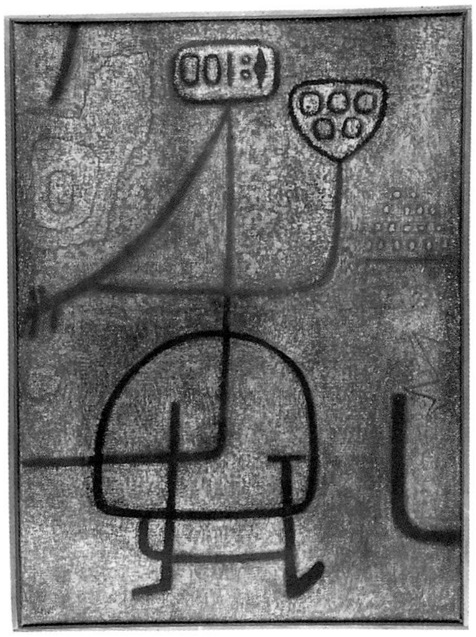

8 La belle Jardinière (ein Biedermeiergespenst), 1939.1237
Öl und Tempera auf Jute, originale Rahmenleisten, 95x70 cm
Kunstmuseum Bern/Paul-Klee-Stiftung

Erst in Klees letzten Lebensjahren wurde Ägypten wieder ein wichtiges Thema seiner Kunst. Auch hier war es wiederum die Schrift, die ihn anregte.[24] Ausschlaggebend für sein Interesse an den ägyptischen Hieroglyphen ist ihre Bildersprache – so mußte Klee sie werten – mit ihrer geheimnisvollen Bedeutung, die ihn in verborgene Ursprünge eindringen läßt. An der ägyptischen Kultur fesselt ihn die Einheit von Leben und Ewigkeit, von Vergänglichem und Immerwährendem – und das bedeutet letztlich: von Leben und Tod.

In dem Temperagemälde »La belle jardinière (ein Biedermeiergespenst)« 1939.1237 (Abb. 8) gibt sich der Kopf der Figur als Reminiszenz an die königlichen Kartuschen zu erkennen.[25] Wiederum verbindet Klee die formale Adaption mit Überlegungen zur Bedeutung. Das Geheimnisvolle der unbekannten Gedanken, ausgedrückt in einer Schrift, die für Klee und die Betrachter seiner Bilder nicht lesbar ist, der Kopf als Brennpunkt von Körperlichem und Geistigem, aber auch die königliche Würde des Menschen sind hier angesprochen. Gleichzeitig hat Klee die Symbolik der Kartusche als Schutz für ihren Träger sowie als Zeichen seiner Macht aufgegriffen. Im alten Ägypten stellte dieses Oval eine Seilschleife dar, die den weltumfassenden Herrschaftsbereich des Pharaos (»alles, was die Sonne umkreist«, also das Universum) umspannt. In die Zeichnung »›Ave‹, aus einer schwarzen Messe« 1939.39 hat Klee ebenfalls eine Kartusche eingefügt. Diese Bildidee scheint in den Aquarellen »Ohne Titel (Gliederpuppe I)« 1939, Nachlaß[26] und »Ein Doppelschreier« 1939.62[27] fortgeführt zu sein.

»Legende vom Nil«

Wie sehr diese Auseinandersetzung in Klees Lebenssituation eingebettet ist, sei nachfolgend dargelegt. Seit Ausbruch einer Sklerodermie im Jahre 1935,[28] einer seinerzeit tödlichen Krankheit, konzentriert Klee seine Formensprache immer mehr auf das Wesentliche. Er findet zu einer markanten Einfachheit im künstlerischen Ausdruck. Seine Zeichensprache entfernt sich zunehmend von der sichtbaren Realität und strebt der Enthüllung des »Urbildlichen« entgegen. Seit 1937 dominiert eine neu entwickelte Bildergruppe: die »Balkenbilder«. Einfache Formen aus zumeist schwarzen Balkenstrichen sind frei über die gesamte Bildfläche angeordnet. Sie bilden Motiv und Gerüst der Bildstruktur. Die Formen dieser Liniengebilde suggerieren einerseits Fragmente von Figuren (und Gebäuden) und erinnern andererseits an fremde und unbekannte Schriftzeichen.[29] Sie sind sehr bewegt im Ausdruck.

Klee sprach nie über den Tod,[30] aber seine Bilder aus den letzten Lebensjahren zeugen von seiner intensiven Beschäftigung mit Tod und Jenseitsvorstellungen.[31] Gerade aus dem altägyptischen Totenkult konnte er erfahren, wie der Schauder vor der Vergänglichkeit überwunden werden kann. Die Altägypter richteten ihr Leben auf den Tod und das zugesicherte Leben im Jenseits aus. Darin mag Klee Hoffnung gefunden haben. Welche Gedanken ihn leiteten und wie fundiert seine Kenntnisse waren, dokumentiert vor allem sein Gemälde »Legende vom Nil« 1937.215 (Abb. 1).

Die Farbfelder in nuancierten Blautönen lassen an den Nil denken. Die Bildmotive stellt Klee anhand von Balkenlinien dar. Einige Zeichen sind eindeutig zu benennen: Ruderboot, Fisch, Pflanze. Alle anderen Formen lassen sich – wenn überhaupt – nur vage bestimmen. Dazu gehören vor allem die Zeichen oberhalb der gedachten Wasserlinie. Mehrere Dreiecksformen sind in die Horizontale durch einen Strich verlängert; sie können als Segelschiffe identifiziert werden, desgleichen die Zeichen mit horizontaler Basis und sichelförmigem Aufsatz. Mit dem besonders dicken Balken mit stumpfer Abwinkelung nach rechts oben könnte ein Dampfer gemeint sein. Ein rot ausgefüllter Ring am oberen Bildrand steht für die (untergehende) Sonne. Die Zeichen lassen sich zueinander in Beziehung setzen. Sie erzählen, folgt man dem Titel, die Legende einer Ruderfahrt auf dem lebhaft befahrenen Nil am Abend.

Das Boot in der Mitte ist mit drei Ruderern bemannt und wird von der Figur des Steuermanns bestimmt, dessen Form Klee aus der ankh-Hieroglyphe (»Lebensschleife«) heraus entwickelt hat. Zwei leicht gebogene Linien bilden seinen Körper; darüber befindet sich ein waagerechter Strich: er hat beide Arme seitlich ausgestreckt. Ein aufliegender Ring symbolisiert den Kopf. Erstaunlich ist, daß Klee auf die Frühform des Zeichens zurückgreift. Vergleichbar den Beinen seines Steuermanns war der untere Teil der ankh-Glyphe ursprünglich in seiner Längsrichtung zweigeteilt.[32] Ein weiterer Vergleich sei gezogen: Aus der 18. Dynastie sind Salblöffel in Form eines ankh-Zeichens bekannt, deren unterer Teil, der Stiel, als Frauenfigur gebildet ist.[33] Klees figurative Ausdeutung hat vielleicht darin ihren Ursprung.

Das Motiv des Ruderers gilt als ein Sinnbild des Vorwärtsstrebens und gleichzeitig der Gefährdung. Mit der Gestalt des Steuermanns in Form des ankh-Zeichens erweitert Klee diesen Sinn in der »Legende vom Nil« um Tod und Jenseits. Sein Dasein widerspricht nicht der »unvergänglichen Lebenskraft« und dem »ewigem Leben« – so die Symbolik des ankh. Bei den Ägyptern kam diesem Zeichen eine allumfassend-wichtige Bedeutung zu. Das ankh-Zeichen (auch »Lebensschleife«, »Henkelkreuz« oder »Nilschlüssel« genannt) ist die Hieroglyphe für ewiges Leben, für unvergängliche Lebenskraft. Als Symbol weist es auf das göttliche, also ewige Leben, das von den Göttern eingehaucht wird. Der irdische Tod bedeutete dem Ägypter nicht das Ende, sondern setzte einen Kreislauf ewiger Wiederkehr im Gefolge der Sonne in Gang. Dieser Ewigkeitsgedanke offenbart sich im Henkelkreuz durch den Kreis ohne Anfang und Ende. Die Ägypter sind ein Volk mit einem sehr aufwendigen Totenkult. Ihre Jenseitsvorstellungen gründen auf der Vorstellung, daß sich das Diesseits im Jenseits fortsetzt.

Auch Fisch und Sonne stehen in diesem Zusammenhang. Der Fisch unterhalb des Bootes verweist einerseits – wie in dem frühen Gemälde »Um den Fisch« 1926.124[34] – auf die Erlösung durch den Opfertod Christi, korrespondiert jedoch zugleich mit der ägyptischen Verwendung als Amulett für Heilung, Schutz und Weiterleben.[35] Die Sonne, die rot ausgefüllte Scheibe oben im Bild, ist Urbild für den geheimnisvollen Prozeß des »Lebens aus dem Tod«. In zahlreichen frühen Kulturen herrscht der Glaube an den Tod der Sonne am Abend, ihre Nachtfahrt in der Unterwelt und ihre Wiedergeburt am Morgen. Nicht selten – so auch in Ägypten – haben die Verstorbenen Anteil am täglichen Sonnenlauf.[36] Diese Zusammenhänge werden durch Architektur und Wanddekoration der ägyptischen Gräber vergegenwärtigt.

Die Lokalisierung der Szene auf den Nil verweist ebenfalls auf Klees zentrales Bildthema. Der Fluß ist Sinnbild für die Grenze zwischen Diesseits und Jenseits. Für den ägyptischen Totenkult spielte der lebensspendende Nil eine große Rolle. Am Tag der Totenfeier wurde der Verstorbene auf einer blumengeschmückten Barke über den Nil auf das westliche Ufer gefahren, wo er bestattet wurde. Zur Verjüngung und Wiedergeburt wie auch zur Reinigung ist das Wasser unentbehrlich.[37]

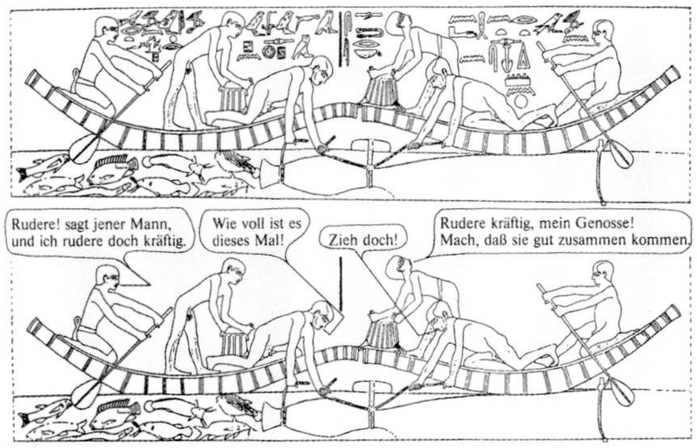
Rudere! sagt jener Mann, und ich rudere doch kräftig.
Wie voll ist es dieses Mal!
Zieh doch!
Rudere kräftig, mein Genosse! Mach, daß sie gut zusammen kommen.

9 Wandrelief aus dem Grab des Beamten Ti (5. Dynastie) Saqqara (Umzeichnung und Übersetzung)

Klee nutzt die Möglichkeiten der Hieroglyphen, besonders des ankh-Zeichens und des Schiffes, um seine Hoffnungen auszudrücken. Er beschreibt einen mythischen Ort.

Selbst die nicht-identifizierbaren Zeichen stehen in Verbindung zur altägyptischen Hieroglyphenschrift. Die »Hieroglyphen«, die Klee in der »Legende vom Nil« zeigt, sind ebenso zerstört, wie die Zeichen auf dem Aquarell »Zerstörtes Aegypten« 1924.178 (Kat.-Nr. 57). In diesem Blatt, das vier Jahre vor seiner Ägyptenreise entstand, hatte er vergleichbare Zeichen verwendet. Mit dem Titel lokalisiert Klee die Zeichen nach Ägypten. Doch es ist nicht möglich, einzelne Zeichen ägyptischen Vorbildern zuzuordnen. Klees Hieroglyphen sind »zerstört«; aus den Fragmenten lassen sich die ursprünglichen Zeichen nicht mehr rekonstruieren. Im wörtlichsten Sinne hat Klee die Grenzen zwischen Schrift und Bild verwischt.

Die Ägyptologie kennt verstümmelte Hieroglyphen im Kontext der magischen Praxis. Zeichen, deren Bildhaftigkeit eine Gefahr für den Toten bedeutete, konnten durch Verstümmelung ihrer Macht beraubt werden (zum Beispiel waffentragende Männer ohne Arme). Der Lautwert wurde dadurch nicht beeinträchtigt. Ähnlich verhält es sich beispielsweise in der Inschrift der Grabkammer der Prinzessin Neferuptah. Alle Tier-Hieroglyphen sind verstümmelt wiedergegeben. Es sollte verhindert werden, daß sich die Abbilder der Tiere in wirkliche Tiere verwandeln und sich von der Inschrift entfernen, wodurch der Text nicht nur unleserlich, sondern auch unwirksam werden würde.

Hieroglyphen sind nicht nur eine zweckorientierte Schrift, sondern darüber hinaus Zeichen, die den Regeln der Magie unterliegen. In diesem Sinne lassen sich die »nicht-identifizierbaren Zeichen« in der »Legende vom Nil« als Fragmente einer Hieroglyphen-Schrift deuten. Da jedoch – im Gegensatz zu den ägyptischen Verstümmelungen – eine Rekonstruktion zu lesbaren Zeichen nicht möglich ist, kann auch eine Zuordnung zu dem möglicherweise entsprechenden Schriftzeichen nicht erfolgen. Klees Zeichen sind nicht lesbar. Er orientiert sich am Prinzip, nicht aber an der Form der Schrift. Gleichzeitig zieht er den Betrachter in das Spannungsverhältnis zwischen Lesbarkeit und Unlesbarkeit.

Doch es besteht die Möglichkeit, analog zu den Ordnungsprinzipien der Hieroglyphenschrift eine direkte Beziehung zwischen identifizierbaren und nicht-identifizierbaren Zeichen herzustellen. Ein Detail aus dem Wandrelief aus dem Grab des Beamten Ti in Saqqara (Abb. 9)[38] bietet sich unmittelbar zum Vergleich an. Auch hier bildet ein bemanntes Ruderboot das Bildmotiv. Es wird deutlich, daß die identifizierbaren Zeichen die szenische Darstellung bilden und die von uns nicht-identifizierbaren Glyphen für den Text der abstrakten Aussagen stehen. Ordnet man Klees Glyphen den drei Ruderern und dem Steuermann zu, so bilden sie einen Dialog, den die vier Figuren miteinander führen. Diese These unterstützend befinden sich die »undefinierbaren Zeichen« vorwiegend in der unteren Bildhälfte und in der Nähe der Figuren.

Insgesamt ist festzustellen, daß sich Klee an den offensichtlichen Regeln der altägyptischen Hieroglyphenschrift orientiert hat. Ihn interessierte die Beziehung zwischen schriftlicher und bildlicher Darstellung und ihrem Aussagewert. Die internen Regeln – zum Beispiel, daß sich die Hieroglyphenschrift in Wortzeichen, Determinative und Lautzeichen gliedert – waren für Klee nicht entscheidend. Die einzelnen Hieroglyphen weisen bereits komplizierte Formen und Formbildungen auf. Klee hat sie auf Fragmente reduziert und allein die im Ursprünglichen belassene Beziehung der Schriftzeichen zu einer szenischen Darstellung übernommen.

Gleichzeitig macht er sich die religiöse Haltung, die in den Hieroglyphen implizit ist, zu eigen. Klee erzählt eine ägyptische Legende »wie auf der Wand einer Grabkammer des dritten Jahrtausends«.[39] Die Zusammenhänge mit der Todesthematik erwecken den Eindruck, Paul Klee habe sich mit der »Legende vom Nil« auch insofern dem ägyptischen Totenglauben angenähert, als daß amulettartig aufgezeichnete Sprüche den Verstorbenen vor Bedrohungen schützen sollten.
Eine weitere Assoziation sei benannt: Klees Aufteilung der Bildfläche in schachbrettartige Farbfelder, die – abweichend von seinen anderen Bildern mit vergleichbaren Farbfeldern – mit Figuren belebt sind. In altägyptischen Grabmalereien ist der Verstorbene bevorzugt beim Brettspiel dargestellt. Der Weg der Spielfiguren symbolisiert den erhofften Jenseitsweg des Toten, »der wie auf dem Spielbrett die verschiedenen Gefahren umgehen und bestehen muß, der Lebenszeit gewinnen oder verlieren kann.«[40] Klee scheint diesen Aspekt mit der Einteilung der Bildfläche in (wenn auch unregelmäßige) Quadrate aufgegriffen zu haben.

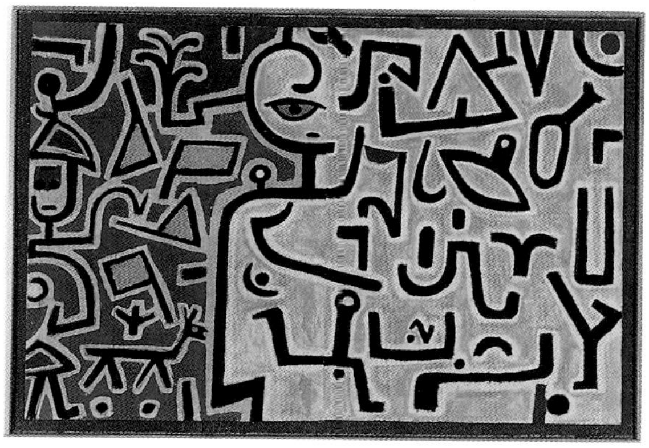

10 Vorhaben 1938.126
Kleisterfarben auf Papier auf Jute, originale Rahmenleisten, 75 x 112 cm
Kunstmuseum Bern/Paul-Klee-Stiftung

»Vorhaben«

Um Klees Übereinstimmungen mit altägyptischer Schriftlichkeit ein weiteres Mal aufzuzeigen, sei das Bild »Vorhaben« 1938.126 (Abb. 10) näher betrachtet.
In diesem Bild hat Klee die Balkenzeichen in einem vergleichbaren System wie in »Legende vom Nil« angeordnet. Zentrales Element der szenischen Darstellung ist die Silhouette einer Figur. Sie befindet sich in der nach links verschobenen Bildmitte und ist aus einer schwarzen Balkenlinie gebildet, die die ganze Bildhöhe einnimmt. Diese Linie grenzt den linken und den rechten Bildteil streng voneinander ab. In den beiden Bildzonen, die sich auch in ihrer farblichen Hintermalung unterscheiden, sind die »Gedanken« der Figur in Balken-Schriftzeichen notiert.
Die Figur blickt nach rechts. Links von ihr ist das aufgezählt, was sie hinter sich zurückläßt. Sie denkt zurück an Freunde, Tiere (dafür steht der Hund), die Natur (ein Pflanzenmotiv ist mit ihrem Kopf verbunden) und Abstraktes, wofür die nicht-identifizierbaren Zeichen stehen, die an Fahnen erinnern.
Der rechte Teil des Bildes präsentiert das zukünftige »Vorhaben«. Die Balkenzeichen lassen an buchstabenähnliche Glyphen denken. Sie erscheinen kraftvoll, sind nicht so eng aneinandergedrängt und beanspruchen mehr Platz. Trotz gewisser Anklänge an die Formen U, O, r, Y sind sie nicht identifizierbar. Nur am unteren Bildrand, direkt neben der Silhouettenfigur, ist ein Zeichen als rennende Figur zu erkennen. Die große Silhouettenfigur sieht die Zeichen der Zukunft mit ihrem großen (inneren) Auge. Doch da die Zukunft nicht in Dingen der äußeren Welt (wie auf der linken Seite) erkennbar wird, ist die Figur (noch) nicht fähig, den Vorhaben eine konkret definierbare Gestalt zu geben. Bezeichnenderweise deutet Jürgen Glaesemer das Bild »Vorhaben« als Selbstbildnis des Künstlers. Es »erscheint wie ein Bekenntnis von Klees persönlichem Lebensgefühl, es zeigt ihn im Spannungsfeld zwischen Diesseits und Jenseits stehend.«[41] Dem ist hinzuzufügen, daß Klee durch die Aufteilung der Bildfläche die zurückliegende irdische Lebenszeit kürzer definiert als die Zeit nach dem Tode. Diese Beobachtung steht im Einklang mit altägyptischen Vorstellungen. Eine jenseitige Stunde entspricht einer ganzen irdischen Lebenszeit.[42]
Die Interpretation des Bildes »Vorhaben« als Selbstbildnis findet im Vergleich mit Gestaltungsprinzipien altägyptischer Flachkunst ihre Bestätigung. Die Größe einer dargestellten Figur ist durch die Bedeutungshierarchie der dargestellten

Motive bestimmt. Sie »entspricht dem Rang, den er in den Augen des Künstlers hat, und er kann diese Größe einnehmen, weil nicht die natürliche Größe, d.h. seine Größe im Verhältnis zu seiner Umgebung, sondern er vereinzelt gewertet wird.« Im Altägyptischen ist das Ich »durchweg am größten, es sei denn, es steht höhergestellten Standespersonen gegenüber.«[43] Kompositionelle Vergleiche zu »Vorhaben« sind mit zahlreichen ägyptischen Darstellungen, insbesondere aus Grabmalereien der zwölften Dynastie, möglich. Ägyptische oder zumindest aspektivische Inspiration ist auch im wechselnden Blickwinkel von Profil- und Frontalansicht zu vermuten. Klee hat die jeweils wesentlichsten und prägnantesten Perspektiven gewählt und zu einer Einheit addiert.

Des weiteren entspricht Klee ägyptischen Darstellungsprinzipien, indem er die Figur rechtsprofilig zeigt. Die Normalrichtung der Hauptperson geht nach rechts, also zum Anfang. Dieser Grundsatz geht auf die Schreibrichtung von rechts nach links zurück, welche stets auf eine ursprungsnahe Schrift verweist. Die Linksläufigkeit der Schrift wiederum geht einher mit der Rechtswendigkeit der einzelnen Schriftzeichen: Die Zeichen zeigen in der Regel nach rechts, in Richtung des Zeilenanfangs.[44] In dieser Beobachtung wird sowohl die alle Gebiete gleichermaßen umfassende Realitätswahrnehmung der Ägypter deutlich als auch Klees Aneignung altägyptischer Darstellungsprinzipien.

In welchem Maße Klee bewußt adaptierte, läßt sich nicht klären. Entscheidend ist die Feststellung, daß im Bild »Vorhaben« – ähnlich wie bei der »Legende vom Nil« – auf vielfältige Weise erkennbar ist, wie fundiert Klee seine Rezeption der ägyptischen Hieroglyphen in eine Rezeption kultureller Zusammenhänge einbettet.

Die im »Vorhaben« dargestellten Balkenlinien stehen assoziativ für fremde – hieroglyphische – Schriftzeichen. Doch die Aussage der Zeichen ist symbolhaft. Sie veranschaulichen Klees Interesse an linearen Zeichen mit symbolischem Gehalt. Dieser kann je nach Zusammenhang unterschiedlich sein. So entsprechen die fähnchenartigen, abstrakten Zeichen auf der linken Seite von »Vorhaben« den Formen der Segelschiff-Zeichen in der »Legende vom Nil«. Im Kontext des jeweiligen Bildes erhalten sie eine unterschiedliche Bedeutung. Dem vergleichbar kann auch in der ägyptischen Hieroglyphenschrift ein Bildzeichen unterschiedliche Bedeutungen haben. Die Wortzeichen (Ideogramme) bedeuten unmittelbar das, was sie bildhaft darstellen und sind entsprechend zu »lesen«. Daneben gibt es identische Schriftzeichen, die auf eine Wortbedeutung hinweisen. Zudem dienen viele Ideogramme als Lautzeichen (Phonogramme). Um beim Lesen Eindeutigkeit zu gewährleisten, gibt es in der ägyptischen Hieroglyphenschrift Determinative, die hinter das Wort gesetzt und nicht ausgesprochen werden.

In Klees Werken wird die Bedeutung der Glyphen aus dem Bildzusammenhang ersichtlich. Klee hebt die Grenze zwischen Bildzeichen und Schrift auf. Für Klees Rezeption der ägyptischen Hieroglyphen erweist sich seine Erkenntnis als wesentlich, daß sich die ursprungsnahen Ausdrucksmittel der Hieroglyphenschrift nicht allein auf die Wiedergabe der Sprache beschränken. Die Hieroglyphen bewahren Bildcharakter, und die Schreiber experimentierten damit.[45] Klee adaptiert das Prinzip für seine Ausdruckswerte und belebt es zu einem neuen, modernen Höhepunkt. Zugleich übernimmt er den dokumentarischen Charakter der Grabinschriften: Sie dienen dem Fortleben im Gedächtnis der Lebenden.[46] Die Schrift überwindet die Grenzen der Zeit. Das war für den todkranken Klee von zentraler Bedeutung.

Dominanz des ägyptischen Einflusses

Es ist erstaunlich, daß Klee zwar weitere fremde Schriften[47] rezipiert hat, insbesondere die arabische, aber auch die chinesische und das Berber-Alphabet Tifinagh,[48] seine Rezeptionen jedoch in eine intensive Auseinandersetzung mit der altägyptischen Kultur eingebettet sind und von dieser überlagert werden. Besonders deutlich wird dies beim Bild »Insula dulcamara«, 1938.481.[49] Der Vergleich begründet sich in der Zeichenanordnung. Einerseits wirkt diese wie ein arabischer Text, bei dem einzelne Buchstaben in die Länge gezogen sind, um eine ausgewogene Komposition zu erreichen; auch der Zusammenklang von kalligraphisch geschwungenen Linien mit »diakritischen« Punkten und kurzen Strichen fördert diesen Eindruck. Andererseits wurde schon häufig geäußert, Klees gelängte Linien seien Zeichen für Schlangen.[50] Diese Beobachtung rückt Klees Rezeption der arabischen Schrift in den Kontext seiner Ägyptenrezeption. In Altägypten ist die Schlange Sinnbild für die Fülle der Zeit. Aus ihrem Leib werden die einzelnen Zeiteinheiten geboren, wobei jede Stunde eine volle Lebenszeit für den Toten bedeuten kann. So stellt das Verwenden von Formen, die sowohl an die arabische Schrift als auch an Schlangen denken lassen, Klees Kenntnis der orientalischen Kultur erneut unter Beweis. Die Sehnsucht nach mehr Lebenszeit, der Wunsch, zu der zugewiesenen Zeit noch ein wenig mehr zu erhalten, stimmt mit Klees Lebensgefühl der späten dreißiger Jahre überein. Die Schlange ist Hinweis auf Heilung und Unsterblichkeit. So ist auch die arabische Schrift ein angemessenes Ausdrucksmittel für Klees besondere Deutungen. Diese beziehen sich vor allem auf den altägyptischen Totenkult.

Anmerkungen

1 Dieser Beitrag beruht auf meinem Buch *Geheimnisvolle Zeichen. Fremde Schriften in der Malerei des 20. Jahrhunderts.* Diss., Marburg 1995; Göttingen 1996.
2 Schwarze pastose Wasserfarbe auf Ingres, 48,3x62,8 cm, Kunstmuseum Bern. Durch Nummern hat Klee die sich schon gebildeten Wörter in eine Reihenfolge gebracht und geordnet: »So fang es heimlich an«.
3 Bleistift, Tuschfeder und Aquarell auf Papier, zweiteilig auf Karton aufgezogen, 22,5x15,8 cm, Kunstmuseum Bern/Paul-Klee-Stiftung.
4 Klee Tagebücher 1957/1988, Nr. 926o, 1914.
5 Zum Beispiel »Pflanzenschriftbild« 1932.61; Pinselzeichnung, Aquarellfarben, auf kreisgrundierter und getönter Leinwand auf Karton, 25,2x52,3 cm, Kunstmuseum Bern/Paul-Klee-Stiftung.
6 August Macke andererseits setzte sich bereits *vor* der Tunisreise mit kalligraphischen Strukturen, die auf die arabische Schrift verweisen, auseinander: Seine Tusche »Kalligraphische Zeichen II« entstand 1912. Sie ist wahrscheinlich eine Reaktion auf die Ausstellung islamischer Kunst, Mai–Oktober 1910, in München (*Meisterwerke mohammedanischer Kunst*).
7 Während der Reise entstanden nur wenige Skizzen und Zeichnungen; in Kairo zum Beispiel »Erinnerung an Kairo« 1928.208 und in Luxor »Wüstengebirge« 1929.13. Vgl. auch die Briefe, die Klee seiner Frau aus Ägypten schrieb.
8 Aquarell, 30,5x24,5 cm, Privatbesitz.
9 Öl auf Nesselstoff auf Sperrholz, Maße und Standort unbekannt.
10 Öl auf Leinwand, 69x50 cm, The Metropolitan Museum of Art, New York (The Berggruen Collection).
11 Aquarell über Bleistift auf Ingres auf Karton, 45,7x30,8 cm, Kunstmuseum Bern/Paul-Klee-Stiftung.
12 »[...] Ich male eine Landschaft, etwa wie der Blick von den wüsten Bergen des Thales der Könige ins Fruchtland.« Klee Briefe 1979, Band II, S. 1187.
13 Ludwig Coellen: »Der Kubismus der Ägyptik und sein Bezug zum Expressionismus«, in: *Das Kunstblatt*, H. 8, 1918, S. 253.
14 Die europäische Ägyptenrezeption setzt um Christi Geburt in Rom ein und hat um 1500 in Italien mit Leo Battista Alberti, Francesco Colonna und Giovanni Valerino einen Höhepunkt. Im 17. Jahrhundert erreicht die Ägyptenrezeption Frankreich, wo um 1800 eine umfassende Ägyptenmode einsetzt. Für die französischen Orientmaler ist eine historisch orientierte Rezeption kennzeichnend. Napoleons Ägyptenfeldzug (1798–1801) bringt die Grundlage für die wissenschaftliche Erforschung Ägyptens. Es vollzieht sich eine schrittweise Entzauberung der geheimnisumwobenen Kultur. Diese umfaßt auch die mystifizierten Hieroglyphen. Johann Gottfried Herder, der »geistige Ahnherr der Ägyptologie als historische Wissenschaft«, durchbrach diesen Mythos 1787, indem er die altägyptische Kultur als eine im kindlichen Entwicklungsstadium verharrende Zivilisation kritisierte. Die Entzifferung der Hieroglyphen durch François Champollion wurde 1822 publiziert. In der bildenden Kunst zeigt sich in der Auseinandersetzung mit Formproblemen die entscheidende Innovation, zu der der Kontakt mit Ägypten seit ungefähr 1870 anregte. Erst Wassily Kandinsky und Paul Klee ließen sich auch von den Hieroglyphen inspirieren.
15 Julius Haase: »Das Dreieck als harmonisierendes Masselement ägyptischer Tempel-Anlagen und das Geissel-Symbol ihrer Gottheiten«, in: *Das Reich*, April 1917, S. 36.
16 Ebenda, S. 42.
17 Hedwig Fechheimer: *Die Plastik der* Ägypter. Berlin 1913.
18 Aquarell und Feder, 23x14,6 cm, Bayerische Staatsgemäldesammlungen (Inv.-Nr. L 1664).
19 Geelhaar (Köln) 1974, S. 36.
20 Klee 1923/Spiller 1956, S. 67.
21 Zu einer anderen Position, einem Vergleich von »Das Augenbeintier« wie auch der titellosen Zeichnung (»Entführung«, um 1928) mit dem chinesischen Prinzip der zusammengesetzten Wortzeichen vgl. Pierce 1967, S. 233–235 und Pierce 1976, S. 146, 148.
22 Matthias Seidel: »Verschiedene Mumienamulette« (zu Kat.-Nr. T 10), in: Ausstellungskatalog *Suche nach Unsterblichkeit. Totenkult und Jenseitsglaube im Alten Ägypten*, Roemer- und Pelizaeus-Museum, Hildesheim 1990, S. 46.
23 Erik Hornung: *Tal der Könige*. Zürich/München 1990, S. 158.
24 Daneben ist es das Motiv der Sphinx, das Klee wiederholt aufgreift. Zum Beispiel »Siesta der Sphinx« 1932.329 (Kat.-Nr. 84); »Ruhende Sphinx« 1934.210, 90x120 cm, Öl auf Leinwand, Kunstmuseum Bern/Paul-Klee-Stiftung; »Tiermonument« 1938.123, Öl auf Leinwand, 86,5x54,5 cm, Moderna Musset, Stockholm.
25 Eine weitere Kartusche hat Klee in die Zeichnung »›Ave‹, aus einer schwarzen Messe«, 1939, 39, Kreide auf Briefpapier, 20,9x29,7 cm, Privatsammlung Schweiz, integriert.
26 Aquarellfarben auf Papier, 65,2x45,9 cm, Privatsammlung Schweiz.
27 Aquarellfarben mit Eiaufstrich auf Briefpapier, 29,5x20,9 cm, Privatsammlung Schweiz.
28 Im Sommer 1935 treten bei Klee die ersten Anzeichen von Sklerodermie auf, einer Krankheit, die sich in einer fortschreitenden Vertrocknung der Schleimhäute äußert und die fünf Jahre später Klees Tod herbeiführte.
29 Kurze Bemerkungen zum Schriftcharakter der Balkenbilder finden sich in der Literatur bei: Grohmann 1954, S. 333; Osterwold 1975, S. 174; Glaesemer 1976, S. 328 und Giedion-Welcker 1982, S. 147. Carola Giedion-Welcker (S. 149ff.) spricht von »Runenhaften Bildzeichen«.
30 Das Verschweigen in Tagebuchäußerungen und Briefen zeugt davon. Vgl. Franciscono 1991, S. 301.
31 Das wohl eindeutigste Beispiel ist »Tod und Feuer« 1940.32, Öl, schwarze Kleisterfarbe auf Jute, 46x44 cm, Kunstmuseum Bern/Paul-Klee-Stiftung; ein Gemälde, in dem die Komposition auf der Buchstabenfolge »T O D« beruht. (Vgl. Franciscono 1991, S. 310, und Franciscono 1990, S. 23.)
32 Vgl. Richard H. Wilkinson: *Reading Egyptian Art*. New York/London 1992, S. 177, 197; Abb. S. 176.
33 Siehe Abbildung ebenda, S. 176.
34 Öl-Lasuren auf Pappe, 46,7x63,8 cm, Museum of Modern Art, New York; vgl. hierzu Christa Lichtenstern: *Metamorphosen in der Kunst des 19. und 20.* Jahrhunderts, Band 1: *Die Wirkungsgeschichte der Metamorphosenlehre Goethes – Von Philipp Otto Runge bis Joseph Beuys*, Weinheim 1990, S. 98.
35 Vgl. Norma Jean Katan: *Hieroglyphs. The Writing of Ancient Egypt*. New York 1981, S. 87.
36 Vgl. Hellmut Brunner: »Die Unterweltsbücher in den ägyptischen Königsgräbern«, in: *Leben und Tod in den Religionen. Symbol und Wirklichkeit*, hrsg. von G. Stephenson. Darmstadt 1980, S. 219; Erik Hornung: *Geist der Pharaonenzeit*. München 1992, S. 71.
37 Vgl. Brunner, a.a.O., S. 226.
38 Umzeichnung in Adelheid Schlott: *Schrift und Schreiber im Alten Ägypten*. München 1989, S. 163.
39 Grohmann 1954, S. 333.

40 Hornung 1992, a.a.O., S. 68.
41 Glaesemer 1976, S. 330.
42 Vgl. Erik Hornung: »Zeitliches Jenseits im alten Ägypten«, in: *Eranos Jahrbuch 1978*. Frankfurt a.M. 1981, S. 281–282.
43 Emma Brunner-Traut: *Frühformen des Erkennens*. Darmstadt 1992, S. 39.
44 Ausnahmen bilden Texte, die symmetrisch zum Beispiel um eine Tür angeordnet sind, bei denen das Layout eine spezielle Schriftrichtung erforderte, das heißt die sowohl rechts- als auch linksläufig sind.
45 In szenischen Darstellungen zum Beispiel ist Gottheiten oftmals das Wort für »Leben« in die Hand gegeben, oder es wurde ihnen ein Kopfschmuck beigefügt, der aus den Schriftzeichen ihres Namens bestand.
46 Vgl. Aleida und Jan Assmann: »Schrift und Gedächtnis« (Nachwort), in: *Schrift und Gedächtnis*, hrsg. von Aleida und Jan Assmann, München 1993, S. 276–277: »Die Schrift [...] gibt Anlaß zur Selbst-Thematisierung. Damit eröffnet sie [...] dem einzelnen den Zugang zur Unsterblichkeit [...] Die Schrift ermöglicht die Selbstverewigung [...].«
47 Ebenso die Felsmalerei; zum Beispiel in »Gruppe W«, 1930, Zeichnung, Maße und Standort unbekannt.
48 Zum Beispiel in »Arabisches Lied«, 1932, 283, Öl auf Leinen, 96x64 cm, The Phillips Collection, Wash ngton D.C.
49 Öl- und Kleisterfarbe auf Zeitungspapier auf Jute, 88x178 cm, Kunstmuseum Bern/Paul-Klee-Stiftung (Inv.-Nr. GL 1976, Nr. 221).
50 Zum Beispiel: Huggler 1969, S. 189 und S. 191; Halem 1974, S. 32; Glaesemer 1976, S. 333–334; Giedion-Welcker 1982, S. 149 und 152.

PAUL KLEES ÄGYPTISCHE IDYLLEN

Für Richard Brilliant

Kathryn E. Kramer

Die meisten Reisen Paul Klees wurden im Geist der Bildungsreise unternommen, und diese Tradition prägt auch viele Aspekte der Fahrt nach Ägypten. Als Klee zu seiner Reise aufbrach, war Ägypten neben Italien, Griechenland und einigen nordafrikanischen Ländern schon seit mehr als einem Jahrhundert eine typische Station für westliche Reisende, die auf der Suche nach ihren kulturellen Wurzeln waren. Klee hatte bereits die zwei wichtigen Künstlerreisen nach Italien und Tunesien unternommen, als er sich in einer entscheidenden Entwicklungsphase eines werdenden Künstlers befand, und diese Reisen markieren auch heute wichtige Schritte seiner frühen Schaffensphase.

Als Klee sich hingegen dazu entschloß, die Winterferien von 1928/29 zu einem Besuch Ägyptens zu nutzen, war er bereits ein gereifter Künstler und Kunstprofessor am Bauhaus und hatte sich schon einmal zum Zwecke seiner künstlerischen Identitätsfindung in den Nahen Osten begeben. Er hatte sich selbst sozusagen eine nordafrikanische Abstammung gegeben, indem er behauptete, Tunesien sei der Ort seiner Geburt als Maler gewesen; eine Erbschaft, die noch betont wurde durch seine wiederholten und seit den zwanziger Jahren auch von Kritikern übernommenen Aussagen, die mütterliche Seite seiner Familie besitze eine arabisch-mediterrane Abstammung. Am Bauhaus führten Klees zurückhaltende Persönlichkeit und sein wachsendes Korpus von Werken, die ebenso mystische wie organische Verwandlungsprozesse darstellten, zu dem Ruf eines Künstler-Sehers mit intuitivem Verständnis für die Geheimnisse der Natur, einem Ruf, der auch in den Schriften über Klee verbreitet wurde. Diese Charakterisierung förderte Klees Image als eines Adepten mystisch-alchemistischer Überlieferungen mit Wurzeln im alten Ägypten, deren Anhänger durchaus in gewissen Kreisen der deutschen Avantgarde zu finden waren, die dem Lehrkörper des Bauhaus nahe standen. Diese Begeisterung für Ägypten wurde in der deutschen Öffentlichkeit noch durch die Faszination für die Ägyptologie gesteigert, die der Entdeckung des Grabs von Tutanchamun im Jahre 1922 folgte.[1]

Klee tat wenig, um seinen Ruf als moderner Magier in der Tradition ägyptischer Mysterien zu dementieren, und in der Tat kann man solche Sätze zur Natur der künstlerischen Schöpfung, wie sie etwa die *Schöpferische Konfession* von 1920 einleiten: »Kunst gibt nicht das Sichtbare wieder, sondern macht sichtbar«, so lesen, als verstünde er die Rolle des Künstlers bei diesem Prozeß als die eines Zauberers.[2] Außerdem machen viele seiner Arbeiten nach der entscheidenden Tunisreise eine Affinität zu Ägypten geltend. Es entstehen mehrere Kompositionen, deren monumentale Formen an die Grabmalsarchitektur des alten Ägypten gemahnen und deren kalligraphische, ornamentale und architektonische Motive arabische Assoziationen tragen. Diese Werke zeigen, daß Klees Interesse für nahöstliche Kultur erwacht war. Im Aquarell »Der Niesen« 1915.250 sind vage Kuppeln und gestufte Rechtecke, die an eine tunesische Stadtlandschaft erinnern, um den Sockel einer großen blauen Pyramide komponiert. Diese bildliche Mischung arabischer und ägyptischer Architektur wird durch den Titel modifiziert, der sich auf einen erkennbar pyramidenförmigen Berg am Thuner See in der Schweiz bezieht, einen Ort, den Klee zeit seines Lebens gern besuchte.

In seiner Verschmelzung von natürlichen und künstlichen Formen, von Erinnerung, Erfindung und direkter Beobachtung, ist »Der Niesen« ein Paradebeispiel für Klees idiosynkratisches Genre des Landschaftsbildes, das treffend ein »Kulturlandschaftsbild« genannt wurde.[3] Darüber hinaus steigert Klee diese visionäre Mischung oft noch, indem er der Vergänglichkeit seiner persönlichen Erinnerungsbilder durch archäologische Metaphern die Dimension einer ungeheuren historischen Zeitausdehnung verlieh. Typisch für diese Art der Verstärkung ist »Fundstelle« 1927.27 (Abb. 1), wo gegenständliche und ungegenständliche Formen über eine Bildfläche verstreut sind, auf der auch die architektonischen Fragmente mediterraner Kulturen und spärliche Landschaftsumrisse angeordnet sind, wie auf einer Ausgrabungsfläche, oder – wenn man die geheimnisvolle Qualität beachtet, die diesen Relikten von der sie umgebenden Aura verliehen wird – wie Artefakte, die erst noch ausgegraben werden müssen. Als Klee sich gegen Ende des Jahres 1928 nach Ägypten einschiffte, geschah dies daher bereits in dem Bewußtsein einer persönlichen und ästhetischen Identifizierung mit dem Land und seinem kulturellen Hintergrund. Außerdem geschah es nach mehr als einem Jahrzehnt der Schaffung phantastischer Landschaften, die oft ägyptische Atmosphäre vorspiegeln und eine magische Synthese von Natur, Kultur und Zeit beinhalteten. Klees realer Aufenthalt in Ägypten sollte daher wohl vor allem dazu dienen, die Synthese, die seinen enigmatischen Verbildlichungen des Ortes innewohnte, zu vervollständigen, indem er seine »ägyptisierenden« Landschaften durch das Lebenselement einer unmittelbaren Erfahrung legitimierte, die später durch ihre Erinnerung gefiltert würde.[4]

Auch wenn Paul Klees ägyptische Reise weniger aus den erbaulichen Gründen einer konventionellen Bildungsreise als zur Authentisierung eines bereits in der Phantasie absolvierten Gedankenflugs unternommen wurde, waren die Umstände der Reise selbst erst einmal prosaischer Natur. Sie wurde von der K. K.-Gesellschaft unterstützt, einer Gesellschaft von Klee- und Kandinsky-Enthusiasten, und der Zeitpunkt der Reise war nicht nur auf die Ferienpause des Bauhaus abgestimmt, sondern auch auf eine Jahreszeit, in der es für einen Nordeuropäer klimatisch am günstigsten war, den Nil zu befahren und sich der Wüstenhitze auszusetzen.[5]

Bewaffnet mit dem Baedeker *Ägypten und der Sudan. Handbuch für Reisende*, absolvierte Klee die üblichen Ausflüge zu den empfohlenen Sehenswürdigkeiten und Denkmälern, wobei er wie jeder anständige Tourist ganz besonders auf die Stätten achtete, die durch einen doppelten Asterisk als einzigartig ausgezeichnet waren. Dieser ausgetretene Pfad beeindruckte ihn wenig, und ganz Ägypten verblaßte neben seinen Erinnerungen an Tunesien, wie er in einem Brief aus Kairo an seine Frau, Lily, festhielt: »Ich hatte von Tunis andere Eindrücke mitgebracht und bin überzeugt, daß Tunis viel reiner ist. Die Moscheen von Kairuan bezeugen sogar, daß Tunis immer reiner war. Dagegen sind die Cairo Moscheen kitschig, so ziemlich alle, selbst die mit **. Dafür ist das ganze Durcheinander Europa – Orient – Africa hier einfach betäubend in seiner Großartigkeit.«[6]

Diese Verwirrung durch die chaotische Wirklichkeit des zeitgenössischen Kairos erinnert an Gustave Flauberts Ausdruck eines »Geblendetseins« durch das Kairo der 1850er und vielleicht noch mehr an den Bericht des französischen romantischen Dichters Gérard de Nerval aus der gleichen Zeit, der seiner Enttäuschung durch das Kairo seiner Träume in folgende Worte faßte: »Laß deine Gedanken fortan ruhn! Jenes Kairo sank hinweg in Aschen und Schmutz… staubbeladen und stumm.«[7] Daß Klee die europäische Präsenz in diesem Tumult erkannte, ist vielleicht auch als die vage Anerkennung eines kolonialen Traumas zu verstehen, doch seine Darstellung einer überwältigenden Größe dieses »Europa – Orient – Afrika«-Triumvirats zeugt vor allem von der gleichen träumerischen Synthese, die auch sein Konzept des »Kulturlandschaftsbilds« prägte und den exklusiven Orientalismus des 19. Jahrhunderts durch den universalistischen Glanz der Moderne des 20. Jahrhunderts verfeinerte.

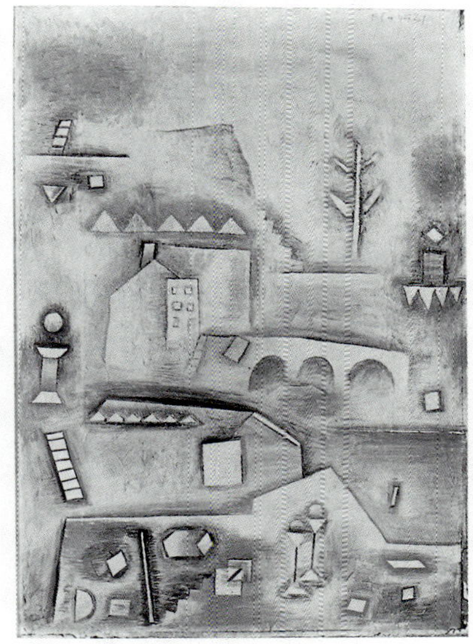

1 Fundstelle 1927.27
Tafelbild, 48x35,2 cm
Privatbesitz, Brüssel

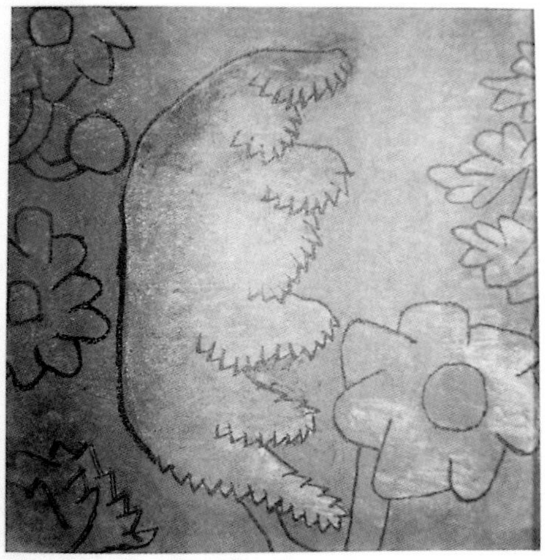

2 Blaue Blume 1939.555
Aquarell, 50x51 cm
Privatbesitz, Schweiz

Klees orientalistische Voreingenommenheit verdarb ihm allerdings nur kurz die Freude an Ägypten. Anders als Gérard de Nerval, der das Land wieder verließ, ohne jemals weiter als in die Umgebung von Kairo vorgestoßen zu sein, nachdem er vergebens mit Hilfe einer Bibliotheksrecherche in der Société Égyptienne seine verlorenen Vorstellungen wiedergewinnen wollte,[8] wurde Klees geographische und archäologische Phantasie schon sehr bald durch die üppige Vegetation des Niltals und die monumentale Architektur des alten Ägypten wieder entfacht.[9] Seine visuelle Destillation dieser Erfahrung in den Jahren unmittelbar nach seiner Rückkehr deutet auf eine eher analytische Wahrnehmung hin. 1929 etwa schuf Klee einige Bilder, deren Titel auf Ägypten anspielen und aus mehreren hellen, horizontalen Farbschichten bestehen, die durch Dreiecke unterbrochen werden, eine geometrisch abstrahierte Form, die sowohl auf die kultivierten und bewässerten Land- und Wasserstreifen am Nil als auch auf die historischen Sedimente und Denkmäler der Ausgrabungsstätten verweisen. Je stärker allerdings Zeit und Erinnerung in den dreißiger Jahren bis zu seinem Tod im Jahre 1940 die wirkliche Reise vermittelten, desto mehr versank Klees visuelle Wiedergabe Ägyptens in einem neuerlichen romantischen Orientalismus, so daß man einen bedeutenden Teil seines Spätwerks fast als visuelles Pendant zu den romantischen Erzählungen von sagenhaften Orientreisen betrachten muß.

Der romantische Hintergrund für Klees Schaffen wird in der Literatur zu Klee ohne großes Nachdenken bekräftigt und oft mit dem ausgeprägten Dualismus der bildlichen Permutationen in Verbindung gebracht, denen Pflanzliches und Mineralisches, Natürliches und Künstliches, Mythisches und Wissenschaftliches, Organisches und Mechanisches, Konkretes und Abstraktes unterzogen werden. Es ist zweifelsohne angebracht, die Bilder, für die Klee bekannt ist und in denen der Prozeß einer Versöhnung der Gegensätze stattfindet, als Ausdruck eines modernen Versuchs zu sehen, die romantische Idee einer nahen aber immer entschwindenden Einheit von Ich und Kosmos zum Ausdruck zu bringen. Aus dieser Sicht kann man die formalen »Ursprünge« der Kleeschen Moderne in der Romantik finden, was allerdings außer dieser Identifizierung von Wahlverwandtschaften wenig mehr über das Werk aussagt. Ein weiterer relativ unergiebiger Beweis für Klees romantische Veranlagung zählt einfach thematische Motive auf, die Klee und die deutschen romantischen Dichter gemeinsam hatten.[10] Wie bereits Marcel Franciscono betont hat, bestehen diese Ähnlichkeiten vor allem deshalb, weil Klees Schaffen und Denken »zu einem breiten Strom romantischen Denkens im späten 19. und frühen 20. Jahrhundert gehören.«[11] Eine Untersuchung der Überschneidung von Klees ägyptischer Erfahrung, wie sie sich in seinem Werk der dreißiger Jahre darstellt, mit romantischen Märchenerzählungen von Reisen in den Orient, insbesondere von Novalis, schafft eine genauere Darstellung der Position Klees als romantischen Modernist als jeder Nachweis, ob Klee tatsächlich von Novalis' *Heinrich von Ofterdingen* beeinflußt worden ist oder nicht, und ob diese Lektüre, wenn sie stattfand, die »Blaue Blume« 1939.555 (Abb. 2) durch das zentrale Motiv dieses Buches erklären kann.

Der romantische Orientalismus des späten 18. und gesamten 19. Jahrhunderts verwandelte die westlichen Projektionen des Nahen Ostens in einen »Mythos des Südens«, der die Region zu einem aus der Geschichte entfernten, exotischen Land machte, ein Land, wo der moderne Reisende eine Regeneration und sogar Offenbarungen an den Quellen von Sprache, Religion, Kunst und Literatur erleben konnte.[12] Im Fall der romantischen Tourismusliteratur gerät dieser Mythos in Konkurrenz mit den unmittelbaren Erfahrungen der Schriftsteller und überschattet sie oft in solchem Maße, daß ihre Tatsachenberichte in eine »imaginäre Geographie« versinken, die ihre Erwartung einer intellektuellen und geistigen Verjüngung durch Quellen der Menschheitskultur noch verstärken.[13] Im Fall des romantischen Märchens prägt dieser Mythos die legendären Berichte der Erzähler von einer abenteuerlichen Reise, auf der sie in orientalischen »Anders-Welten« Weisheit und Selbsterfüllung erlangen.[14]

Die »ewige Sehnsucht nach dem Süden«, die Felix Klee an seinem Vater als eine Suche nach ästhetischer Erneuerung und Verwandlung charakterisierte, ist einer von vielen Beweisen für die Wirksamkeit dieses romantischen Mythos, wie auch Klees Bekräftigung der heilsamen Wirkungen seiner südlichen Reisen für seine Kunst, die sich seinen Tagebüchern und Briefen überall entnehmen läßt.[15] Außerdem finden sich in seiner Theorie und Pädagogik Aussagen zur Natur der künstlerischen Schöpfung, die oft die Form eines romantischen Märchens annehmen. Zum Beispiel vergleicht Constance Naubert-Riser Klees Porträt eines Teilvorgangs der Formenstehung in der *Schöpferischen Konfession* als »eine[r] kleine[n] Reise ins Land der besseren Erkenntnis« mit romantischen Berichten über ästhetische Reisen in ferne Länder, die mit einer persönlichen Regeneration enden.[16] Analog hat auch Jean Laude in der Pädagogik, die in Klees *Pädagogischem Skizzenbuch* (1925) in groben Zügen dargelegt wird, das Modell einer Initiationsreise entdeckt.[17]

Klee kannte zumindest einen wichtigen Reisebericht, Goethes *Italienische Reise,* in dem der Mythos des Südens verankert war.[18] Und ohne Zweifel hatte ihn sein Kulturhintergrund mit der mythischen Konstruktion der deutschen Märchen bekannt gemacht. Trotzdem gibt es genügend Gründe, besonders die Legenden von romantischen Pilgerfahrten und Initiationsreisen, die sich in Romanfragmenten von Novalis finden, heranzuziehen – wie es auch Naubert-Riser und Laude in ihren Beiträgen tun –, denn bei ihnen handelt es sich um die wahrscheinlichsten Quellen für Klees romantisierende Allegorien der Reise. Wie Theodore Ziolkowski festhält, gab es gerade in den zwanziger Jahren eine Vervielfachung »des wissenschaftlichen und kritischen Interesses an der Romantik und an Novalis im besonderen«, das sich in Deutschland seit dem Beginn des Jahrhunderts entwikkelt hatte.[19] Offensichtlich war der Ruhm von Novalis in der breiteren Öffentlichkeit bereits in den frühen zwanziger Jahren so weit verbreitet, daß etwa Thomas Mann die Relevanz der romantischen Philosophie für das zeitgenössische Leben vertreten konnte. In dem öffentlichen Vortrag *Von Deutscher Republik* von 1922 spielt Mann den Irrationalismus der dichterischen Verherrlichung spiritueller Reisen in abgelegene und längst vergangene Königreiche herunter, indem er sie als zukunftsorientierte Modelle der Suche nach einer individuellen Freiheit deutet, welche die Lebensfähigkeit der Weimarer Republik sicherstellen würde.[20]

Wenn man die prominente Stellung von Novalis in der Weimarer Zeit in Rechnung stellt, ist es nicht abwegig, seinen Namen auch mit dem Erzählcharakter von Klees theoretischen Schriften in dieser Zeit in Beziehung zu bringen. Außerdem findet die hohe Bedeutung von Novalis eine Parallele in der neuen Orientwelle, die durch die Entdeckung von Tutanchamuns Grabmal im Jahre 1922 ausgelöst wurde, so daß man den romantischen Orientalismus von *Heinrich von Ofterdingen* und *Die Lehrlinge von Saïs* durchaus mit Klees phantastischen Landschaften der zwanziger Jahre im arabischen und ägyptischen Geschmack in Verbindung bringen kann. Allerdings sind Vergleiche von Klees Werk mit dem von Novalis vor allem für jene Arbeiten der dreißiger Jahre angebracht, die auf Klees nachhaltige und tiefgreifende Verarbeitung des ägyptischen Aufenthalts zurückzuführen sind. Wenn man

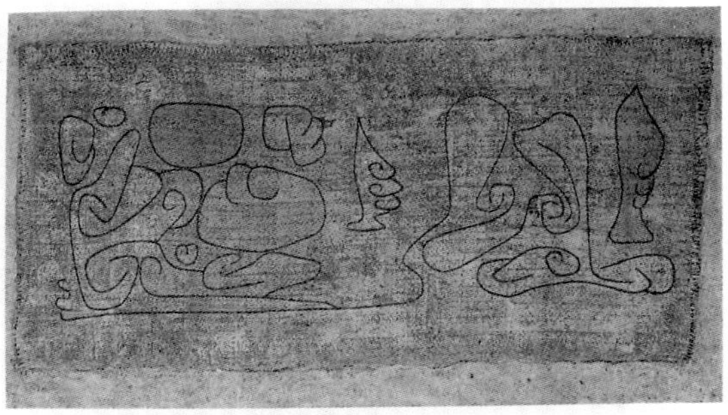

3 Der Inferner Park 1939.255
Gouache, 40x70 cm
Privatbesitz, Schweiz

sie in einen Dialog mit Novalis' »ägyptisierendem« Märchen von der Immanenz der Poesie in der Natur bringt, dann setzen diese Bilder Klees romantischen Orientalismus in eine kritische Beziehung zu der Konstruktion des Orients durch Novalis. Diese Strategie der Differenzierung läßt außerdem erkennen, daß Klees romantischer Orientalismus kein Eskapismus war und mit der historischen Gegenwart Ägyptens in besserem Einvernehmen stand als der eines Novalis.

Die Aspekte von Humor und Respektlosigkeit, die sich etwa in Klees unkonventioneller Sphinx in der »Siesta der Sphinx« 1932.329 (Kat.-Nr. 84) finden, beweisen seine Bereitschaft, aus der konventionellen Festschreibung mysteriöser und todernster Altertümer in einer ägyptischen Landschaft auszubrechen. Der Titel des Aquarells evoziert eine schläfrige Sphinx, nicht die starre Zeugin einer vergangenen Epoche, in der noch mächtige, direkte Begegnungen mit der Natur möglich waren und eine Begegnung mit dem Erhabenen den Betrachter sogar versteinern lassen konnte.[21] Ein solcher Wächterblick kann Klees Sphinx rundweg abgesprochen werden, deren fluide Form auf ein Verwandlungspotential hindeutet, das sich auch jeder epochalen Dauer verweigert. Außerdem scheinen die zarten Formen der sich überlagernden Flächen die Sphinx sowohl zu formen als auch zu verschleiern und sie hierdurch zu verweiblichen, und diese »verhüllte« Femininität in Verbindung mit geschlossenen Augen erinnert an die Unverfügbarkeit der durch den Tschador verhüllten islamischen Frau, die Klee auch der vergleichsweise realistischen Zeichnung »Kauernde arabische Frau« 1934.179 (Kat.-Nr. 87) festgehalten hatte. Diese Arbeit bringt Otto K. Werckmeister mit Klees »historischen Zeichnungen« von 1933 in Verbindung.[22] Klees Darstellung der Sphinx in der »Siesta der Sphinx« verweist daher eher auf einen modernen Kontext, nämlich den Kontext des kolonialen Ägypten, das in einen kulturellen Übergang, in jene Konfusion von »Europa – Orient – Afrika«, getaucht wurde, die Klee in dem Brief an seine Frau kommentiert hatte.

Die zeitgenössische Realität von Klees Sphinx unterscheidet sich drastisch von den phantastischen Projektionen ägyptischer Monumente eines Novalis. Im Märchen von Hyacinth und Rosenblüte, das in *Die Lehrlinge zu Saïs* aufgenommen wurde, wird der Tempel der Isis in einem Traum des im Tempel selbst schlafenden Natursuchers Hyacinth als ein Innenraum unendlicher Möglichkeiten dargestellt. Während er durch die »endlosen Hallen« des Tempels wandert, auf der Suche nach einer Offenbarung der Geheimnisse der Natur, die er im innersten Heiligtum der Isis erwartet, wird Hyacinths Phantasie von den seltsamen Begegnungen auf dem Wege dorthin bereits so inspiriert, daß er fast alle Weisheit, die ihn erwartet, schon vor der Ankunft an dem Ort seiner Suche erlangt hat.[23] Indem dieses Märchen den Lehrlingen im Schatten des Tempels der Isis zu Saïs erzählt wird, vermischt sich ihre Gegenwart mit der entfernten Vergangenheit einer Fabel und der zeitlosen Dimension eines Traums, und entrückt sie an den Ort eines Goldenen Zeitalters, »einer unendlichen, immerwährenden Gegenwart«, in der die Geschichte nur noch eine schwache Erinnerung ist.[24] Wenn Klees »Sphinx-im-Fluß« auch an die Erklärung des Erzählers in *Die Lehrlinge zu Saïs* erinnert, das Ursprüngliche müsse gegenwärtig werden, um die Schöpferkraft sich entfalten zu lassen, in »Räumen und Zeiten, die entstehen wie eine Geschichte, die niemals enden will«,[25] so endet sie doch nicht damit, daß sie die ägyptischen Denkmäler als Orte einer wahr gewordenen Utopie apostrophiert.

Klees Darstellungen der Sphinx nach seiner Emigration aus dem nationalsozialistischen Deutschland verraten noch schrecklichere Aussichten für ihr zeitgenössisches Dasein. In den Bildern »Katastrophe der Sphinx« 1935.135 (Kat.-Nr. 89),

»entweihte Sphinx« 1939.305 (Kat.-Nr. 92) und »die Sphinx geht« 1939.508 (Kat.-Nr. 93) scheinen die Sphingen belebt und nicht aus Stein zu sein, genauso wie in der »Siesta der Sphinx«, doch ihre Vitalität ist nicht mehr komisch: Sie schlafen nicht mehr einfach einen Büroschlaf, sondern leiden in Zuständen des Geschlagenseins, der Entweihung, Entstellung und Verachtung. Es kann daher so scheinen, als sei die Erniedrigung der Sphinx und ihres romantischen Symbolwerts nun vollkommen. Doch die tragische Qualität der Entstellung dieses Symbols und seiner chimärischen Mutation hebt es zugleich auf eine ritualisierte Ebene, die zwar mehr dem Styx als dem Orient angehört, doch von einer Romantisierung keineswegs frei ist, die das Ägyptische in einem Illusionsraum situiert, der sich von der zeitgenössischen geographischen und historischen Realität löst.

Es ist ein Klischee der Kleeliteratur, daß sein Exil und die Bedrohung durch eine potentiell tödliche Sklerodermie ihn nach 1937 in der Thematisierung von Tod und zukünftigem Leben zu den Todesmythen der antiken Mittelmeerkulturen greifen ließ, insbesondere zu jenen ägyptischer Mysterien. Diese Sichtweise kann zu Recht auf eine neue, düstere und enigmatische Färbung der Arbeiten dieser Periode hinweisen, doch sie übertreibt die Bedeutung von Klees Gesundheitszustand für seine Kunst, verwickelt sich in widersprüchlichen Spekulationen zu den Quellen und vernachlässigt einen großen Teil des Spätwerks, der sich nicht mit dem Tod und dem Leben danach beschäftigt. Was einen überwiegenden Teil der Bilder zwischen 1937 und 1940 allerdings auszeichnet, ist eine hartnäckige Kultivierung der Ferne durch die ebenso hartnäckige Gestaltung einer »verzerrten linearen Bildlichkeit«.[26]

Diese lineare Konstruktion der Ferne erinnert an Klees frühere theoretische Vergleiche zwischen der Schöpfung einer Form und geistigen Reisen an ferne Orte. Jetzt ist die Erstreckung der Linie allerdings keine pädagogische Allegorie mehr, sondern die visuelle Wiederholung des romantischen Märchens, und sie bildet phantastische, imaginäre Räume ab, die sie durch Bilderräume hinweg bereist. »Der inferner Park« 1939.255 (Abb. 3) und seine lineare Ausdruckskraft ist paradigmatisch für Klees »erzählerische« Linie. Abwechselnd mäandert sie, windet sich, steigt in Spiralen, klammert sich an, und verweist so auf die labyrinthische »Reise« durch eine Landschaft, die sich über eine dürre sandfarbene Weite erstreckt und durch das ausgedörrte Aussehen der Jute nur noch trockener erscheint. Auch wenn der Titel nicht explizit auf Ägypten verweist, so läßt das Wort »inferner« doch vielfältige Anklänge an die Ferne und andere Welten zu, seine Deutung changiert zwischen »in die Ferne«, »in Ferne« und »infernalisch«.[27] Das Bild trägt denselben Titel wie eine Serie von sechzehn Zeichnungen aus demselben Jahr, die Jürgen Glaesemer mit »Stationen in der Art eines Passionsweges« verglichen hat.[28] Zudem handelt es sich hier um eine Kombination der Motive von zwei Zeichnungen aus diesem Zyklus, »zu den Winden« 1939.248 (Abb. 4) und »zur Entzweiung« 1939.249 (Abb. 5), die mit der linken und der rechten Hälfte der Gouache genau korrespondieren. Diese ausdrückliche Bezugnahme auf eine Zeichnungsserie, die Stadien einer Reise illustriert, legitimiert »Der inferner Park« als Bild einer exotischen Reiseerzählung.

Dieses Oszillieren zwischen Reisebild und Landschaftsdarstellung, das die Linienführung in »Der inferner Park« bewirkt, wird durch die linearen Gestalten gesteigert, die zwischen Landschaft und Figur schwanken. Franciscono hat diese Verknüpfung von Landschaft und Figur treffend charakterisiert: »Wenn die Landschaftszeichnung vor allem an Sehenswürdigkeiten in einem riesigen Park erinnert, so sind diese Sehenswürdigkeiten doch auch die Besucher selbst, und der Park ist nicht einfach

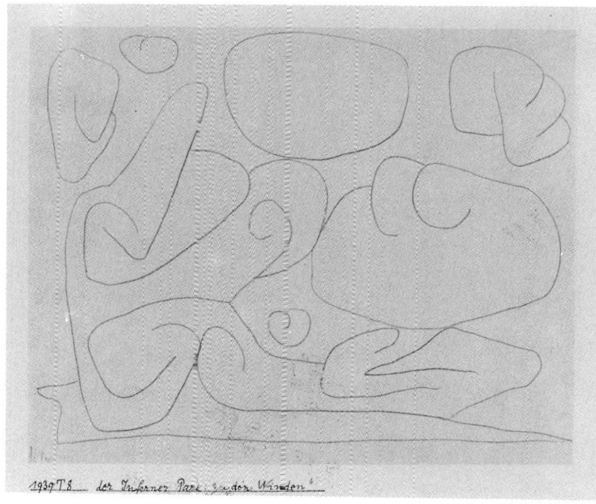

4 Der Inferner Park: »zu den Winden« 1939.248
Zeichnung, 20,9x29,7 cm
Kunstmuseum Bern

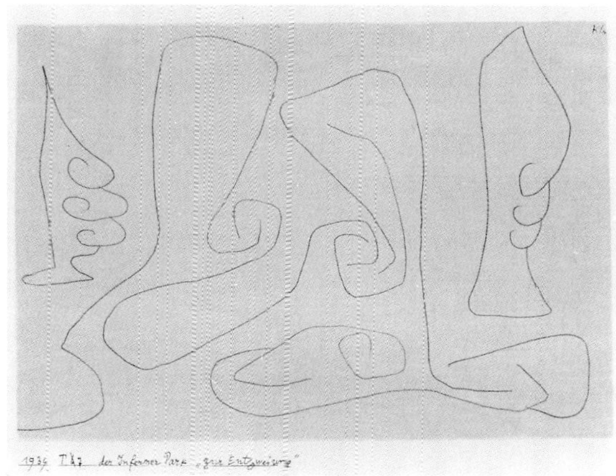

5 Der Inferner Park: »zur Entzweiung« 1939.249
Zeichnung, 21,5x27 cm
Kunstmuseum Bern

ein äußerer Ort, den man besuchen kann (egal wie metaphorisch dieser Besuch auch sei), sondern ein Bild für die Verwandlung der Besucher.«[29]

Die gewundene und gekrümmte Linie, die sich durch die gesamte Zeichnungsserie zieht, schafft auch in »entweihte Sphinx« und »die Sphinx geht« solche figürlichen Metamorphosen. Diese Linie wird oft als »barock« bezeichnet, sie ist typisch für Klees graphischen Stil zwischen 1938 und 1939 und wird so oft zur Schaffung seltsamer »Zwischen«-Welten verwendet, in denen sich Topographie und Figuren vermischen, daß sie als das Zeichen von Welten dienen kann, wo »Idyllen« zu »Idolen« werden und umgekehrt.

Wenn die Wirkungen von Klees Linienführung bei der Darstellung einer Ferne und der Bildung einer Vereinigung von Landschaft und Figur an die romantischen Vorstellungen einer Einheit von Selbst und Natur erinnern, die einmal in einem ursprünglichen Land möglich war, dann nur durch den Widerspruch, den sie verkörpern.[30] Als Novalis die »Romantisierung« der Welt durch poetische Strategien der Ferne und Mystik beschrieb, um den »ursprünglichen Sinn« der Welt und seine verlorene Einheit wiederzuentdecken, antizipierte er auch die Schaffung eines neuen Goldenen Zeitalters durch eben diese poetischen Methoden.[31] In Klees »Landschaften« läßt sich keine solche optimistische Zukunftsprojektion entdecken, sie zeigen nur Stationen in einem wüsten, infernalischen Park, der durch grotesk angeschwollene Formen gekennzeichnet wird, die teils pflanzlich, teils mineralisch, teils menschlich scheinen, als seien sie in ihren Metamorphosen steckengeblieben. Analog hierzu dominieren auch Klees Sphingen nicht mehr die Landschaft, in der sie stehen, sondern verschmelzen mit ihr, gefangen im Zustand eines Übergangs zwischen Ruin und Verwandlung. Es gibt in diesen Werken keinen Hinweis auf eine abschließende Läuterung, die den Prozeß der Umwandlung beendet und verklärt, sondern nur einen permanenten Zustand der Unsicherheit, der an die Flüchtigkeit der Schatten in der Unterwelt gemahnt. Diese Werke suggerieren keinen Orient, wie er Heinrich von Ofterdingen von dem sarazenischen Mädchen Zulima geschildert wird: »Vorzüglich hielt sie sich bei dem Lobe ihrer Landsleute und ihres Vaterlandes auf. Sie schilderte den Edelmuth derselben, ihre reine starke Empfänglichkeit für die Poesie des Lebens und die wunderbare, geheimnisvolle Anmut der Natur. Sie beschrieb die romantischen Schönheiten der fruchtbaren Arabischen Gegenden, die wie glückliche Inseln in unwegsamen Sandwüsteneien lägen, wie Zufluchtsstätte der Bedrängten und Ruhebedürftigen, wie Kolonien des Paradieses«.[32]

Klee hat ganz im Gegenteil hierzu die romantische Darstellungsweise des Orients als eines fernen, poetischen Landes – wo man durch die glückliche Begegnung mit der Natur eine entscheidende Selbsterfahrung macht – zweckentfremdet, um diese Darstellung auf den Kopf zu stellen. Klees Darstellung ist keine »Romantisierung«, sondern eine »Chthonisierung«, das heißt, er stellt die Stimmung dunkler und tragischer chthonischer Mythen dar; jene archaischen, vorklassischen Mythen, die das Chaos, die Zeugung der Erde und das Reich der Unterwelt in Geschichten von Göttern schildern, die Wahnsinn und Gewalt, Schmerz und Tod kennen.

Chthonische Mythen stellen die Natur als mächtig und kreativ dar, ebenso wie die romantischen Märchen, doch sie widmen sich auch der zerstörerischen Seite der Natur, die nur selten im Märchen angesprochen wird. Der Gesang des Jünglings in der atlantischen Fabel im *Heinrich von Ofterdingen* zum Beispiel kann stellvertretend für diese weniger tragische Sicht der Naturmächte stehen: »Es handelte von dem Ursprunge der Welt, von der Entstehung der Gestirne, der Pflanzen, Thiere und Menschen, von der allmächtigen Sympathie der Natur, von der uralten

goldenen Zeit und ihren Beherrscherinnen, der Liebe und Poesie, von der Erscheinung des Hasses und der Barbarey und ihren Kämpfen mit jenen wohlthätigen Göttinen, und endlich von dem zukünftigen Triumph der letztern, dem Ende der Trübsale, der Verjüngung der Natur und der Wiederkehr eines ewigen goldenen Zeitalters.«[33] Es ist genau dieser optimistische Geist, der von einem zukünftigen Goldenen Zeitalter kündet und das romantische Märchen durchzieht, der im späten »romantischen Orientalismus« Paul Klees auffällt.
Auch Klees späte »hieroglyphische« Werke beschwören und dementieren die Romantik auf vergleichbare Art. Es handelt sich nur um eine weitere vordergründige kunsthistorische Betrachtungsweise, wenn man Klees frei gezeichnete, glyphische Zeichen, die zwischen Abstraktion und Figuration hin- und herschwanken und das gesamte Spätwerk durchziehen, mit ägyptischen Hieroglyphen in Verbindung bringt. Diese Gleichsetzung verweist auch immer auf den Einfluß der deutschen romantischen Dichtung, in der die ägyptischen Hieroglyphen als transparente Zeichen der Einheit von Natur, Gott, Wort und Bild verstanden wurden.[34] Zweifelsohne nimmt Novalis in dieser Sichtweise einen herausragenden Platz ein, und oft genug werden etwa die Einleitungssätze des Lehrlings aus *Die Lehrlinge zu Saïs* als Schlüssel zum Verständnis der Kleeschen Glyphen zitiert: »Mannichfache Wege gehen die Menschen. Wer sie verfolgt und vergleicht, wird wunderliche Figuren entstehen sehn; Figuren, die zu jener großen Chiffrenschrift zu gehören scheinen, die man überall, auf Flügeln, Eierschalen, in Wolken, im Schnee, in Krystallen und in Steinbildungen, auf gefrierenden Wassern, im Innern und Äußern der Gebirge, der Pflanzen, der Thiere, der Menschen [...] erblickt. In ihnen ahndet man den Schlüssel dieser Wunderschrift, die Sprachlehre derselben; allein die Ahndung will sich selbst in keine feste Formen fügen, und scheint kein höherer Schlüssel werden zu wollen.«[35]
Sicherlich wird diese Situierung von Klees glyphischem Spätwerk mit Hilfe der romantischen Idee einer ursprünglich schriftlichen Sprache, die die Natursprache selbst war, zumindest durch Klees eigene »ägyptisierende« oder »orientalisierende« Titel für solche Werke, wie die »Legende vom Nil« 1937.215 (Abb. 6), »Zitronenernte« 1937.219 (Abb. 7) und dem »Garten im Orient« 1937.167 (Kat.-Nr. 90) belegt, oder zumindest durch unmißverständliche Hinweise auf seine lebenslange theoretische Beschäftigung mit der Überschneidung von Graphik und Schrift.[36] Außerdem ist es mehr als offensichtlich, daß Klees Glyphen ebenso hermetisch sind wie Novalis' »Wunderschrift«. Aber keineswegs sind sie nur stumm, bis ein neues Goldenes Zeitalter anbricht, in dem sie erneut die Sprache der Natur mitteilen werden. Jean Laude hat festgestellt, daß Klees Zeichen an zu vielen Aspekten gleichzeitig teilhaben – Buchstabe, Zeichen, Schrift, Ideogramm, Piktogramm –, um wirklich lesbar zu sein.[37] Auf vergleichbare Weise haben Joseph Koerner und Rainer Crone gezeigt, daß die Affinität von Klees hieroglyphischen Bildern zu Ideen des romantischen Projekts des Symbols sich im Zeitalter nach der Entzifferung des Rosetta-Steins in Luft auflöst: Champollions Entzifferung der ägyptischen Schrift bewies, daß sie ebenso konventionell war wie jede andere Form geschriebener Sprache.[38] Klees späte Glyphen erkennen die moderne Erkenntnis der ägyptischen Hieroglyphe an, indem sie zwischen konventionellem Symbol und reiner Form wechseln, doch dieser Wechsel gestattet keinen Blick auf eine magische Schrift mehr, sondern nur noch den Anblick zweier Arten von Zeichenmarkierungen. Durch diese Ablehnung des kommunikativen Potentials der Glyphen inszeniert Klee einen weiteren Bruch mit der romantischen Tradition der Repräsentation.[39]

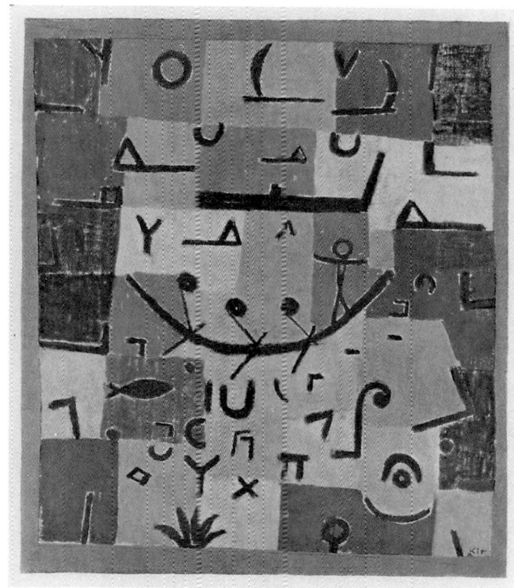

6 Legende vom Nil 1937.215
Pastell, 69x61 cm
Kunstmuseum Bern/Hermann-und-Margrit-Rupf-Stiftung

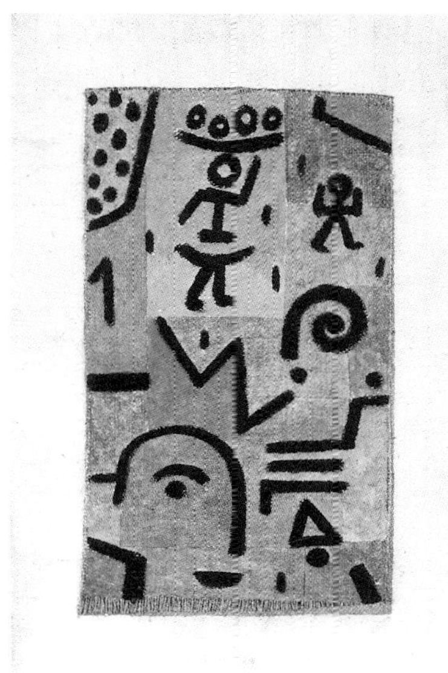

7 Zitronenernte 1937.219
Aquarell, 70x46 cm
Fondation Pierre Gianadda, Martigny

Die Mehrdeutigkeit der Glyphen greift voraus auf die unbestimmte Existenz der linearen Gebilde der Sphingen und der Zeichnungen von »Der inferner Park«, während ihre ziemlich primitive lineare Struktur auf die rohen Figuren aus dicken schwarzen Linien in verschiedenen Stadien der Entstellung verweisen, die Klees Werke aus dem Jahre 1940 dominieren: »Die Schlangengöttin und ihr Feind« 1940.317 (Kat.-Nr. 96) und »Finstere Bootsfahrt« 1940.345 (Kat.-Nr. 97). Wo sich Klees Spätwerk vom Glyphischen zum Figuralen bewegt, wird die oberflächliche Ähnlichkeit der Glyphen mit Hieroglyphen weniger relevant als ihre Linearität, die sie mit der Inschrift einer Ferne verbindet, welche als vorherrschendes Charakteristikum des Spätwerks gelten kann.
Ein düsterer Ton durchtränkt zunehmend die Aura des Fabelhaften in Klees Schaffen nach seiner Konfrontation mit Ägypten und seiner Kultur. Dies macht sich am stärksten in Klees Thematisierung dunkler Begräbnismythen bemerkbar, insbesondere durch seine Verwendung der Linienführung, um eine Art von Ferne auszudrücken, von fernen Reisen, ursprünglicher Schrift und körperlicher Entstellung. Die Inschrift der Ferne verweist im Spätwerk auf einen romantischen Orientalismus, den sie zugleich vereitelt und dementiert; ein Vorgang, den man durchaus als einen ironischen Kommentar zum zeitgenössischen Deutschland sehen kann, wo sich eine Haltung entwickelt hatte, die den Nationalsozialismus als Erfüllung einer Sehnsucht nach nationaler und kultureller Herrschaft betrachtete und die voraussetzte, daß ein neues Goldenes Zeitalter angebrochen war, das jede Notwendigkeit zukünftiger »orientalisierender« Reisen auf der Suche nach Reiserouten in ein utopisches Land ein für allemal ausschloß.
In diesem Licht betrachtet ist Klees Gleichsetzung der romantischen Initiationsreise mit der letzten Reise in die Unterwelt in seinem Spätwerk nur eine bedingte Verneinung des Optimismus eines Novalis, und muß als Resultat der Umstände betrachtet werden, die ihn ins schweizerische Exil trieben. Diese Formulierung verweist auf ähnliche Korrekturen des romantischen Märchens durch einige deutsche Schriftsteller im Exil, die durch ihre Schriften Deutschlands soziale Lage und nationale Probleme kommentierten. So aktualisierte etwa Thomas Theodor Heines *Die Blaue Blume* Heinrich von Ofterdingens Suche nach einer »blauen Blume«, deren Entdeckung ihm dichterische Selbstverwirklichung versprach: Der Suchende in Heines Erzählung ist nicht ein junger Prinz, sondern ein gieriger, wohlhabender Industrieller, dessen erfolglose Suche in exotischen Ländern ihn schließlich so sehr verarmen läßt, daß er ohne jede Erfüllung nach Hause zurückkehren muß, nur um die blaue Blume in dem bescheidenen Hinterhofgarten eines Arbeiterhauses zu finden.[40] Dieser bescheidene Anklang an Erlösung, der sich in Heines politischer Fabel findet, findet sich abgewandelt auch in Klees späten Bildern wie etwa in »Kirke« 1938.263 (Kat.-Nr. 91), einem Bild, das eine Palette fröhlicher und frühlingshafter Farben mit einem launigen Porträt verbindet, das an die dösende Sphinx erinnert (mit dem Unterschied, daß sie diesmal wach ist). Einige andere Spätwerke nähern sich in ihrer Inskription einer exotischen Ferne zugleich christlichen Symbolen an. Man kann daher schließen, daß Klees Beschwörung der ägyptischen Kultur als eine undurchschaubare, künstliche und tote Kultur, deren Bereisung eine letzte Reise verspricht, als eine Kritik eines vorübergehenden Weltzustands dient, dessen Auflösung vielleicht in einer Heimkehr ihre Erfüllung finden würde, die ebenso voller Hoffnungen und Offenbarungen enden könnte wie das Ende jeder wahrhaft romantischen Reise.

(Übersetzt aus dem Amerikanischen von Erhard Schüttpelz)

Anmerkungen

1 Wolfgang Kersten hat die zahlreichen Veröffentlichungen dokumentiert, die in den zwanziger Jahren eine Vorliebe der deutschen Intellektuellenschicht für ägyptische Kunst und Kultur verraten, vgl. Kersten/Okuda 1995, S. 205–206. Seiner Liste lassen sich noch einige Titel aus der zeitgenössischen Reiseliteratur hinzufügen, darunter Christian Eckert: *Altvater Nil. Reise-Radierungen aus einer Vorfrühlingsfahrt durch Aegypten und den Sudan* (1924); R. H. France: *Das Land der Sehnsucht. Reisen eines Naturforschers im Sudan* (1925); Georg August Schweinfurth: *An der Küste des Roten Meeres* (1925); Peter Ketter: *Im Lande der Offenbarung. Reiseschilderungen aus dem Orient* (1927); Johannes Schneider: *Durchs Sichtbare ins Unsichtbare. Reisebilder aus Ägypten und Palästina* (1928); Armin Wegner: *Am Kreuzweg der Welten. Eine Reise vom Kaspischen Meer zum Nil* (1930), um nur einige zu nennen.
2 Klee 1920/Geelhaar 1976.
3 Kersten/Okuda 1995, S. 205f. Meine Ausführungen beziehen sich an mehreren Stellen auf Kerstens Darstellung des ägyptischen Einflusses in Klees Spätwerk.
4 Hoppe-Sailers Kapitel »Reise und Erinnerung. Die Arbeit des Künstlers« in seiner Monographie von 1993 gibt eine gute Darstellung der Bedeutung der Reisen und Reiseerinnerungen für Klees Schaffensprozeß; Hoppe-Sailer 1993, S. 127–131.
5 John Barrell: »Death on the Nile: Fantasy and the Literature of Tourism 1840–1860«, in: *Essays in Criticism*, XLI, April 1991, S. 101, stellt die normalen Stationen einer Grand Tour durch Ägypten zusammen.
6 Klee Briefe 1979, Band II, S. 1074.
7 Auszüge aus Flauberts und Nervals Aufzeichnungen zu Ägypten werden zitiert von Timothy Mitchell: *Colonising Egypt*. Cambridge 1988, S. 21–31.
8 Ebenda, S. 31.
9 Klee Briefe 1979, Band II, S. 1073–1083.
10 Siehe K. Porter Aichele: »Paul Klee's ›Flower Myth‹: Theme From German Romanticism Reinterpreted«, in: *Source* 8, Frühjahr 1989, S. 16–21; Glaesemer 1987, S. 65–81; Newton 1963, S. 192–203.
11 Franciscono 1991, S. 4.
12 Siehe *Vers L'Orient par la Grèce: avec Nerval et d'autres voyageurs*, hrsg. von Loukia Droulia und Vasso Mentzou. Paris 1992; *Miroirs de L'Altérité et Voyages au Proche-Orient*, hrsg. von Ilana Zinguer. Genf 1987.
13 Für eine Darstellung der Konstruktion imaginärer Geographien siehe Mary Louise Pratt: *Imperial Eyes. Travel Writing and Transculturation*. London/New York 1992.
14 Florence Fabre: »La dimension initiatique dans le ›Märchen‹ romantique«, in: *Europe*, 72, November–Dezember 1994, S. 61–72.
15 Klee 1960, S. 91f.; siehe auch Hoppe-Sailer 1993, S. 10, als Zusammenfassung von Klees Dokumentation.
16 Naubert-Riser 1978, S. 89f.
17 Laude 1982, S. 376.
18 Siehe Franciscono 1991, S. 42. Klee nahm ein Exemplar auf seine erste Reise nach Italien mit. Obwohl dieses Werk vor der Romantik im engeren Sinne entstanden ist, enthält es zahlreiche aus Goethes Ideen zur klassischen Vollkommenheit entwickelten Aussagen zur Inspirationskraft der antiken Landschaft Italiens und ihrer Artefakte.
19 Theodore Ziolkowski: »Hermann Hesse and Novalis«, in: *Echoes and Influences of German Romanticism: Essays in Honor of Hans Eichner*, hrsg. von Michael S. Batts. New York 1987, S. 118.
20 Hans Reiss: »Thomas Mann and Novalis. On Thomas Mann's Attitude to Romantic Political Thought during the Weimar Republic«, in: *Echoes and Influences of German Romanticism*, a.a.O.
21 In *Die Lehrlinge zu Saïs* deutet einer der Lehrlinge »diese Statuen, die uns aus einem verlorenen Zeitalter des Menschheitsruhms überkommen sind«, als Gefäße, die vom Geist der Natur in seiner mächtigsten und erschreckendsten Gestalt erleuchtet werden, und daher vom Natursucher als Zeichen des Erhabenen aufgefaßt werden sollten. Siehe *The Novices of Saïs*, übersetzt von Ralph Manheim, mit einer Einleitung von Stephen Spender und sechzig Zeichnungen von Paul Klee. New York 1949, S. 91.
22 Werckmeister 1985, S. 109.
23 Ebenda, S. 67.
24 Ebenda, S. 35.
25 Ebenda, S. 93.
26 Werckmeister gebraucht diese Wendung, um die zunehmend lineare Prägung des Spätwerks von Klee zu charakterisieren; ebenda, S. 130.
27 Franciscono 1991, S. 316f. erörtert diesen Titel.
28 Glaesemer 1984, S. 34.
29 Franciscono 1991, S. 320.
30 Siehe Werckmeister 1985, S. 158f. Dort findet sich eine analoge Charakterisierung von Klees paradoxer Umkehrung der Bedeutung eines deutschen Liedes in der Zeichnung »Flucht nach Pommern« aus dem Jahr 1939.
31 William Arctander O'Brien: *Novalis: Signs of Revolution*. Durham/London 1995, S. 139ff.
32 Novalis (Friedrich von Hardenberg): *Werke*, hrsg. von Karl Schlechta, Band I: *Heinrich von Ofterdingen*. München 1956, S. 236.
33 Ebenda, S. 225.
34 Siehe Alice Kuzniar: »The Vanishing Canvas: Notes on German Romantic Landscape Aesthetics«, in: *German Studies Review*, XI, 1988, S. 359–376; eine ausführliche Darstellung der romantischen Überlegungen zur Hieroglyphe.
35 Novalis: *The Novices of Saïs*, siehe Anm. 21, S. 3.
36 Eine gründliche Untersuchung der Beschäftigung Klees mit den theoretischen Verzweigungen von Kunst und Sprache findet man bei Laude 1982, S. 349–401.
37 Ebenda, S. 394.
38 Crone/Koerner 1991, S. IX.
39 Ebenda, S. X.
40 Donald P. Haase: »Thomas Theodor Heine's Exile Märchen«, in: *Exile and Enlightenment*. Detroit 1987, S. 209–210.

BILDTEIL

TUNESIEN 1914

Die Reise der drei Malerfreunde Klee, Macke und Moilliet im Frühjahr 1914 nach Tunesien gilt als epochales Ereignis in der Kunstgeschichte zu Beginn unseres Jahrhunderts.
Während des zwölf Tage dauernden Aufenthaltes in Nordafrika arbeiteten alle drei Maler vor der Natur; von Beginn der Reise an hielten sie malend oder zeichnend ihre Eindrücke fest.
Für August Macke waren die in Tunesien entstandenen Aquarelle und Zeichnungen der glanzvolle Endpunkt seines künstlerischen Schaffens. Für Paul Klee dagegen brachte das tiefgreifende Erlebnis der tunesischen Natur in einer Reihe von Aquarellen ein erstes überzeugendes Ergebnis seiner malerischen Bemühungen und war zugleich eine Quelle, aus der er jahrelang kreativ schöpfen konnte, auch griff er bis 1931 gelegentlich auf Reiseskizzen von 1914 zurück. Diese große Bedeutung für seine künstlerische Entwicklung hat Klee auch selbst – Tagebuchnotizen zufolge – seinem Aufenthalt in der tunesischen Natur beigemessen. Es war die dort erlebte Einheit von Kunst-Natur-Ich, wonach er die Jahre zuvor sehnsüchtig suchte.
Eine Gruppe von Aquarellen neben wenigen Zeichnungen ist Klees malerische Ausbeute dieser Nordafrikareise. Die im Œuvrekatalog von 1914 aufgeführten tunesischen Titel entsprechen in ihrer Numerierung nicht der Reihenfolge ihrer Entstehung. Auch der genaue Umfang der Werke, die Klee tatsächlich in Tunesien schuf, ist weder daraus noch aus anderen dokumentarischen Aufzeichnungen ableitbar. Sie lassen aber den Rückschluß zu, die Anzahl der während der Reise entstandenen farbigen Arbeiten auf vierunddreißig festzulegen.
Ausgangspunkt für jedes der tunesischen Aquarelle ist das unmittelbare Erleben der südlichen Landschaft. Klee abstrahierte dann schrittweise von der gesehenen Wirklichkeit bis hin zu einer abstrakten Farbflächenkomposition, wobei der Grad der Abstrahierung nicht sukzessive mit dem Reiseablauf einhergeht, sondern sich in der Auseinandersetzung mit einer neuen Landschaft auf jeweils eigene Weise zu wiederholen scheint.
Klee bemühte sich, jeweils das Charakteristische wiederzugeben, wobei es ihm im Verlauf der Reise mehr und mehr gelang, die in der Natur beobachteten Formen und Farben vom Gegenstand zu lösen und sie in flächige, überwiegend rechtekkige Farbflächen zu transponieren. Hierbei geht die freie Handhabung der bildnerischen Mittel, vor allem der Farbe, eng mit dem Bemühen um das »abstrakte Bild« einher.
Die ersten Aquarelle aus Tunis sind unmittelbare Reaktionen auf das Gesehene. So stellt »Tunesische Scizze« 1914.212 (Kat.-Nr. 9) ein durchaus gegenständliches, wenn auch flüchtig erfaßtes Abbild der Natur dar. Auch das Aquarell »Ansicht v. St. Germain« 1914.41 (Kat.-Nr. 4) bleibt der Naturanschauung weitgehend verbunden, freilich in Beschränkung auf das Notwendige und Typische. Mit der Aufhellung der Farbpalette scheint hier zum ersten Mal das Licht des Orients in der Farbe zum Ausdruck gebracht zu sein. Dieses Aquarell sah Klee als eines der ersten Ergebnisse seiner malerischen Bemühungen an, über das er in seinem Tagebuch vermerkt: »Hier traf ich zum ersten Mal Afrika.« »Blick zum Hafen von Hamammet« 1914.35 (Kat.-Nr. 2) zeigt einen weiteren und zwar sehr entscheidenden Schritt in der Abstrahierung von der gesehenen Wirklichkeit. Anstatt einen konkreten Landschaftsausschnitt wiederzugeben, vermittelt dieses Blatt, in dem sich der ganze Zauber südlicher Landschaft vereinigt, das Gesamterlebnis von Licht, Luft, Wasser und Wärme.
Der Abstrahierungsgrad der bildnerischen Umsetzung äußert sich im allgemeinen im Titel. Titel ohne Ortshinweis deuten auf eine Distanzierung vom Naturvorbild

hin. Die Befreiung von der gegenständlichen Gebundenheit zeigt in der Ausstellung das Aquarell »in der Einöde« 1914.43 (Kat.-Nr. 5), das im Unterschied zu den obengenannten Blättern nach Klees Rückkehr entstanden sein dürfte. Die abstrakten Harmonien, die das Bildfeld wie ein Netz überspannen, lassen nirgendwo die Umwandlung aus der Naturform erkennen; die gegenständliche Ausgangslage wird lediglich durch einen figürlichen Hinweis, dem Klee keine Bedeutung beimaß, deutlich gemacht.

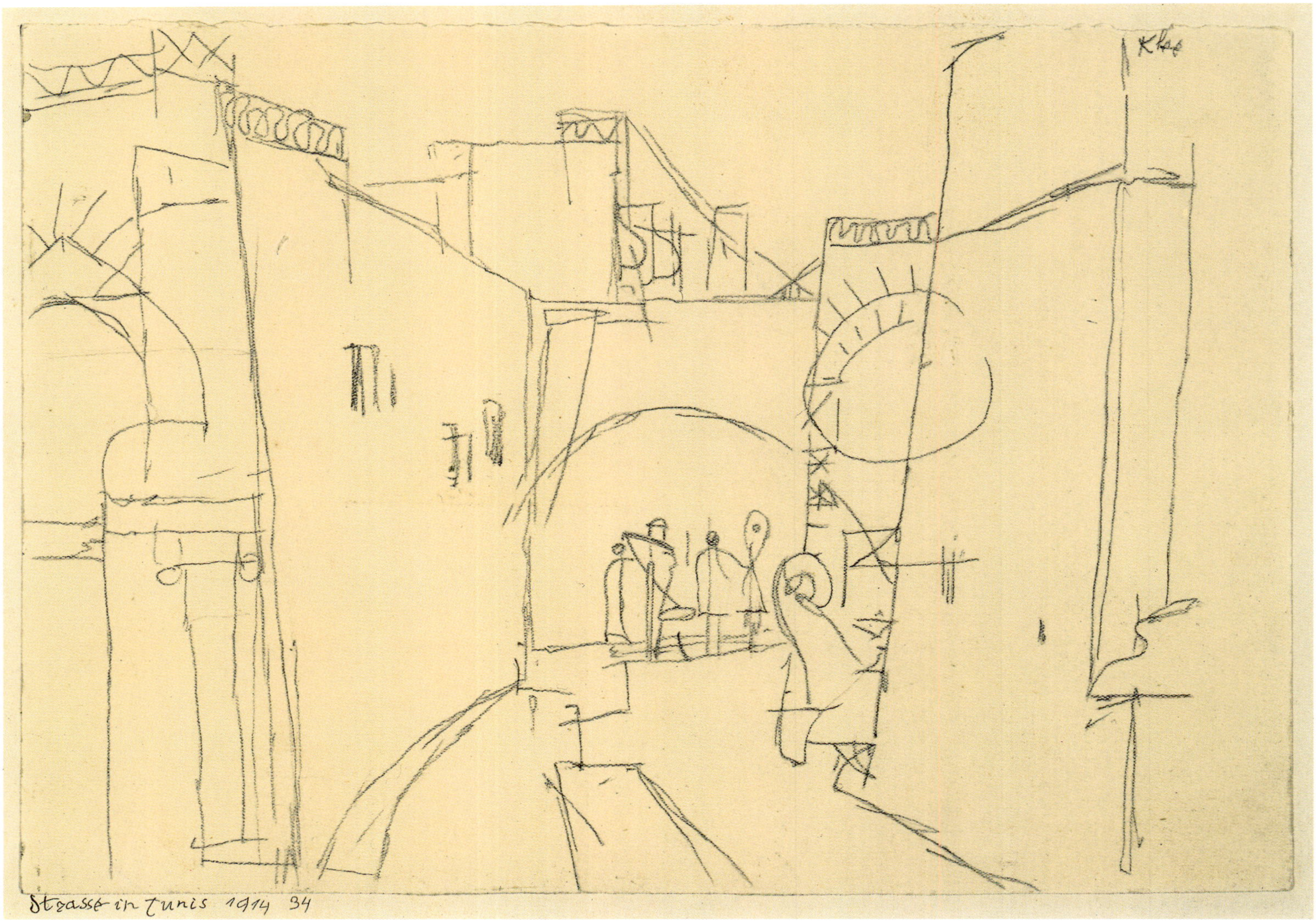

Strasse in Tunis 1914.34 (Kat.-Nr. 1)

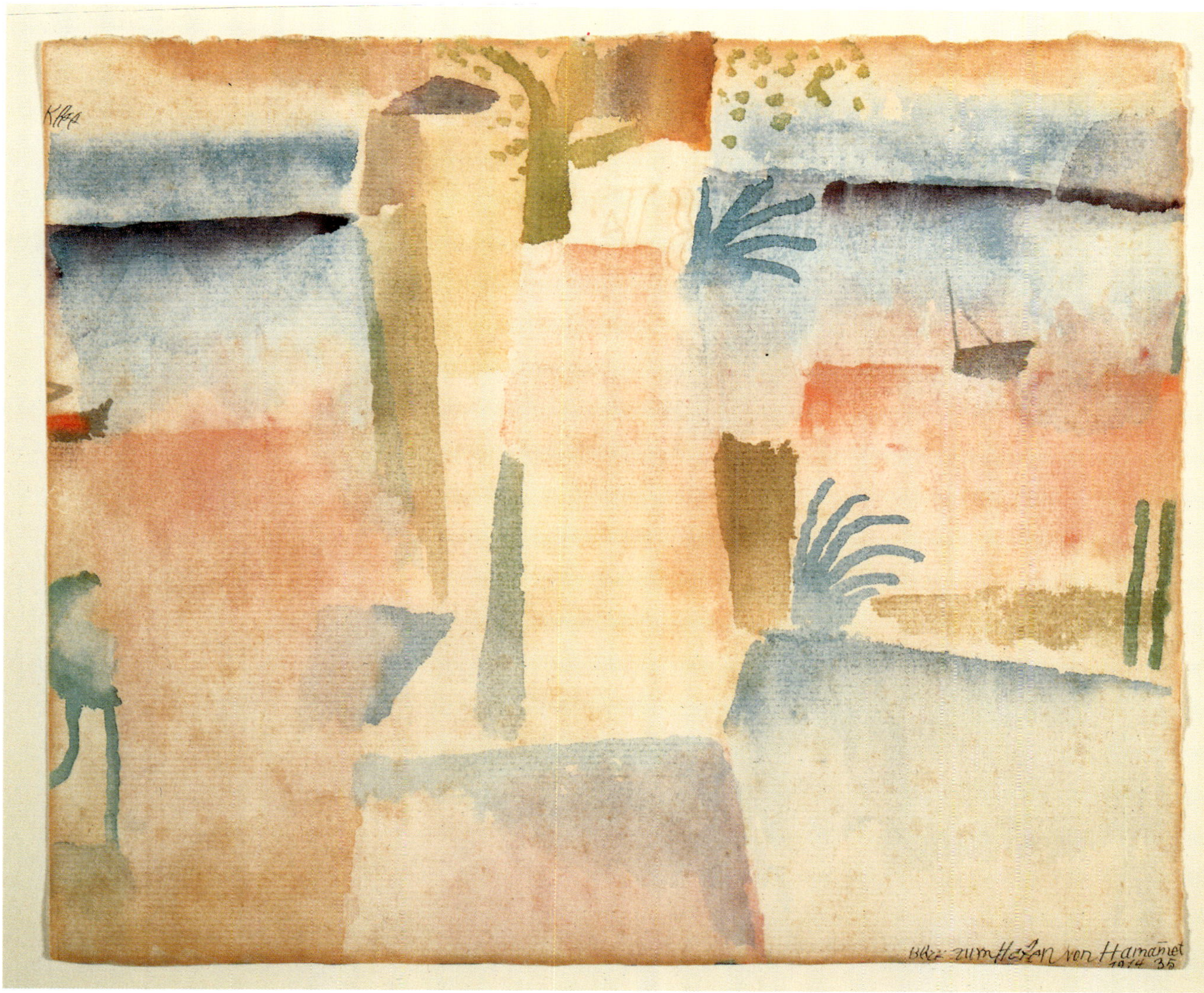

Blick zum Hafen von Hamammet 1914.35 (Kat.-Nr. 2)

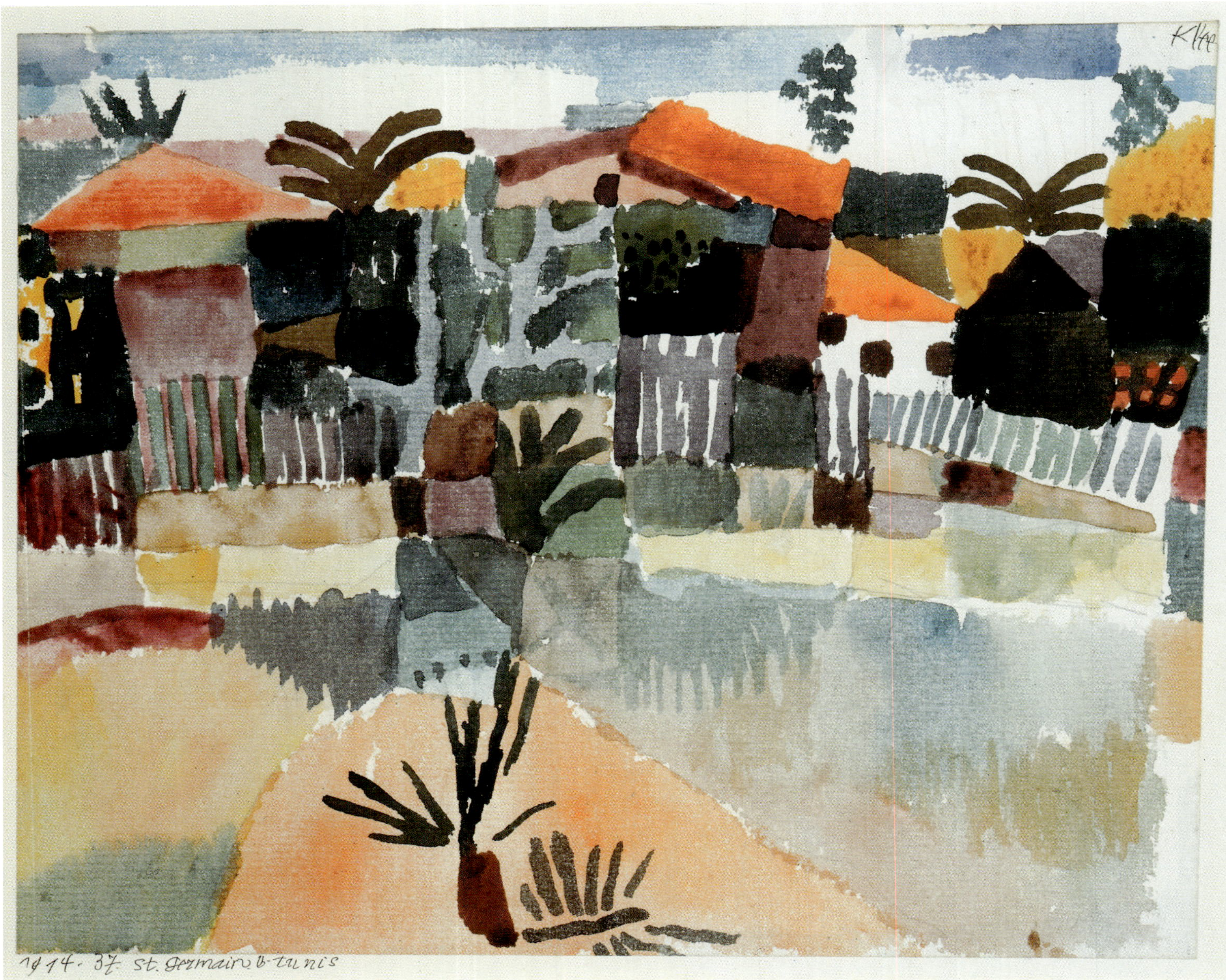

St. Germain b. Tunis 1914.37 (Kat.-Nr. 3)

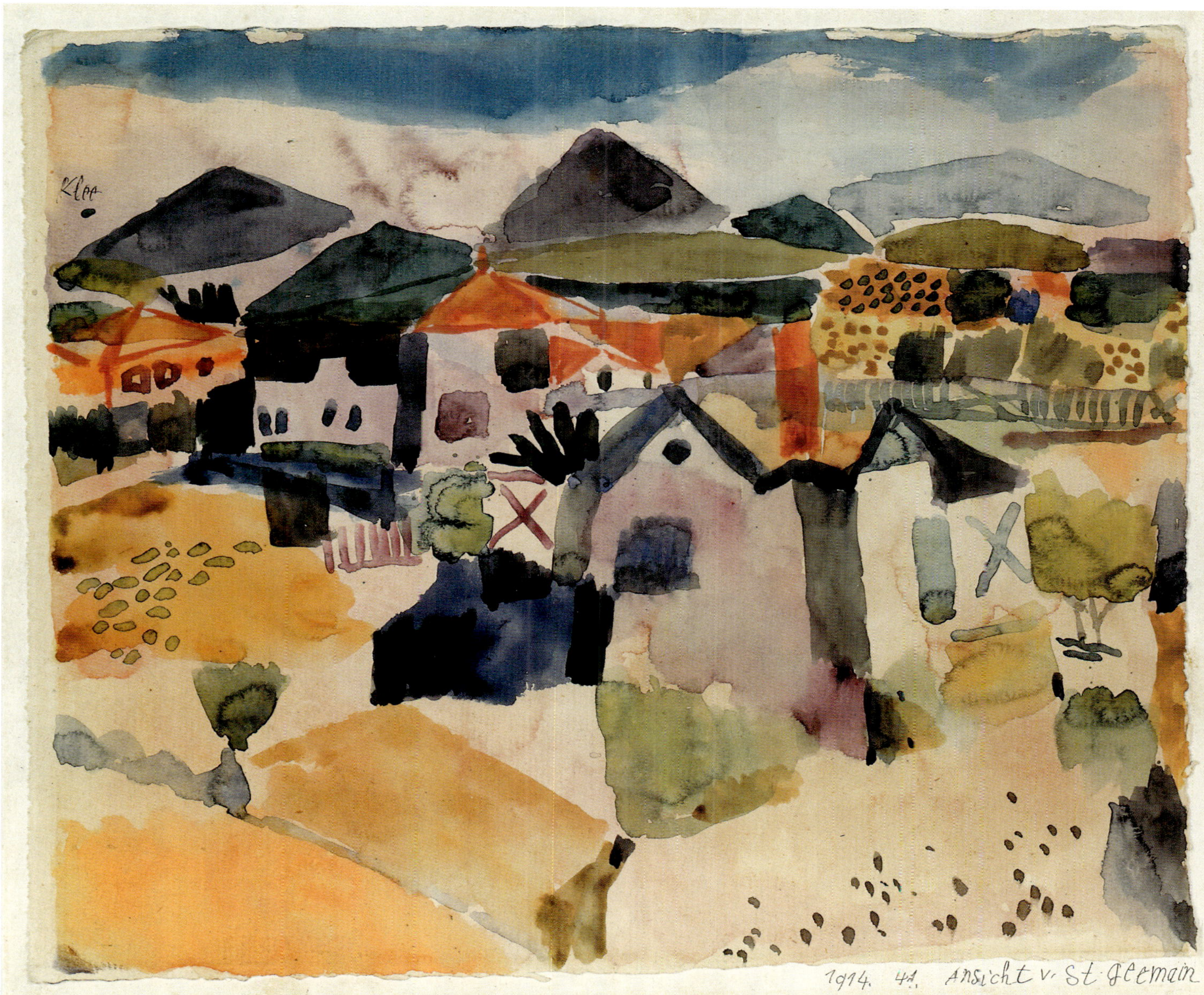

Ansicht v. St. Germain 1914.41 (Kat.-Nr. 4)

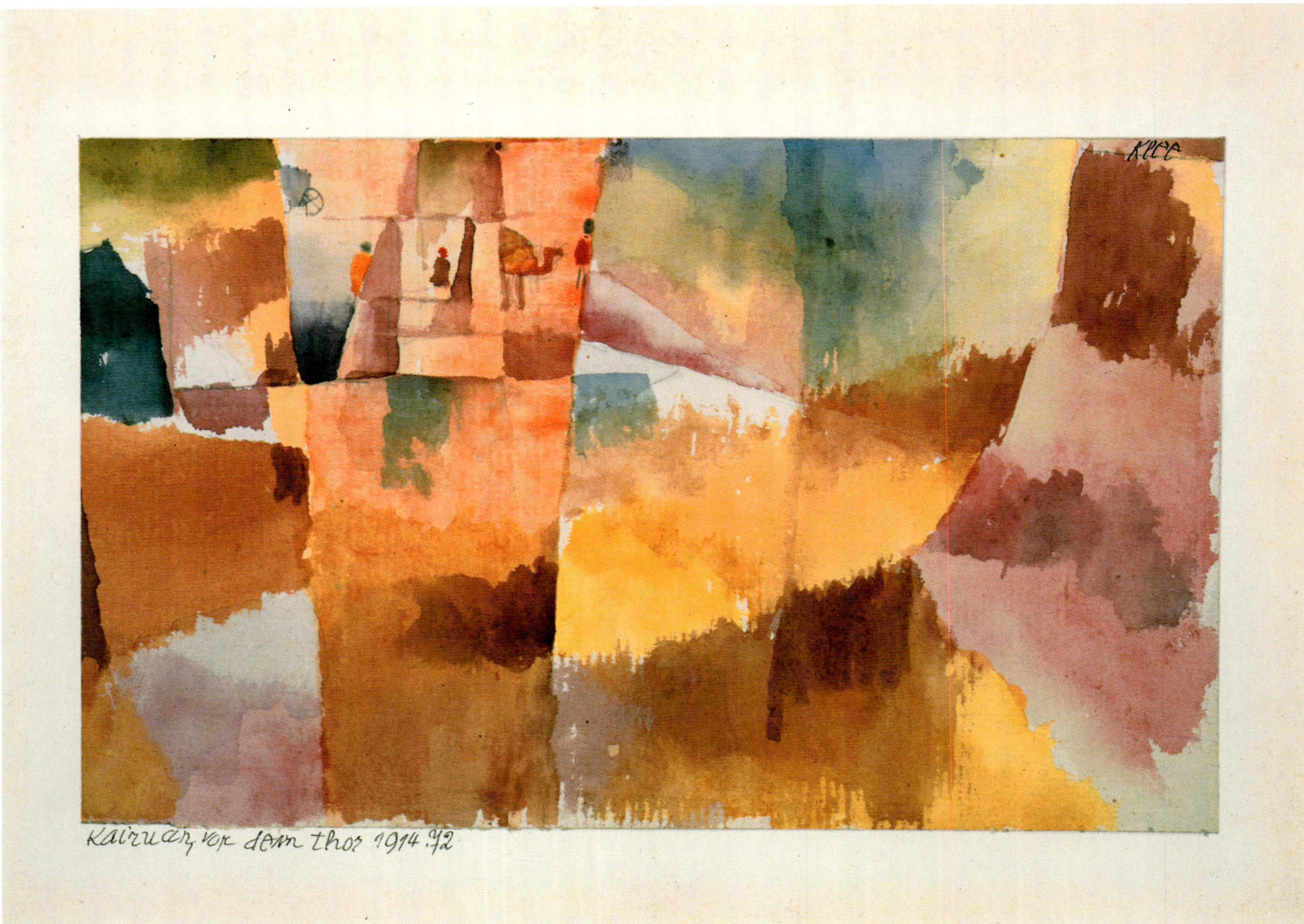

Kairuan, vor dem Thor 1914.72 (Kat.-Nr. 6)

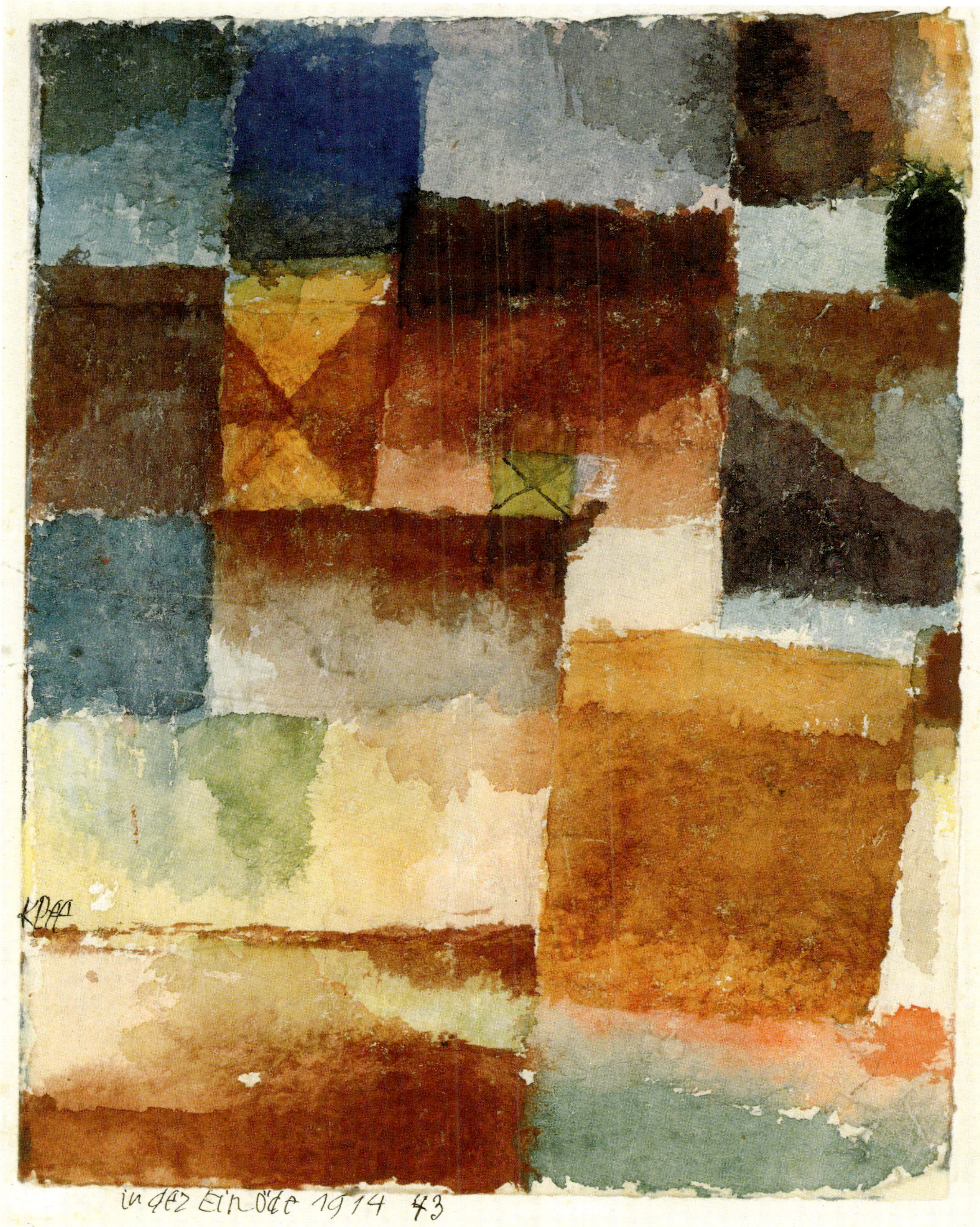

in der Einöde 1914.43 (Kat.-Nr. 5)

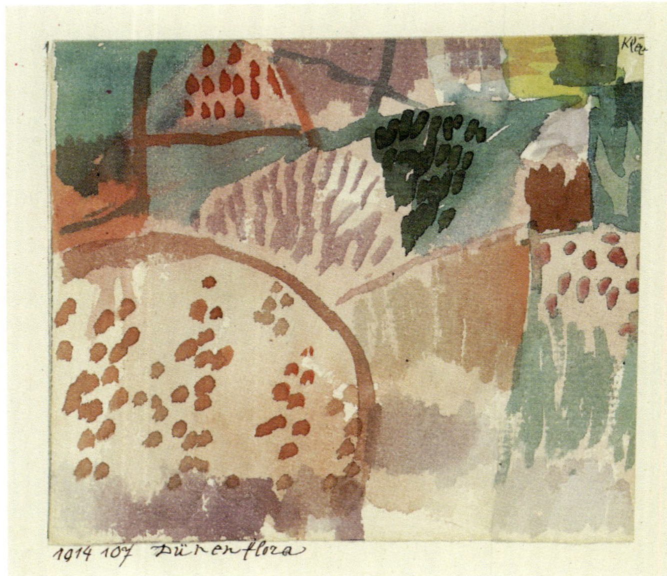

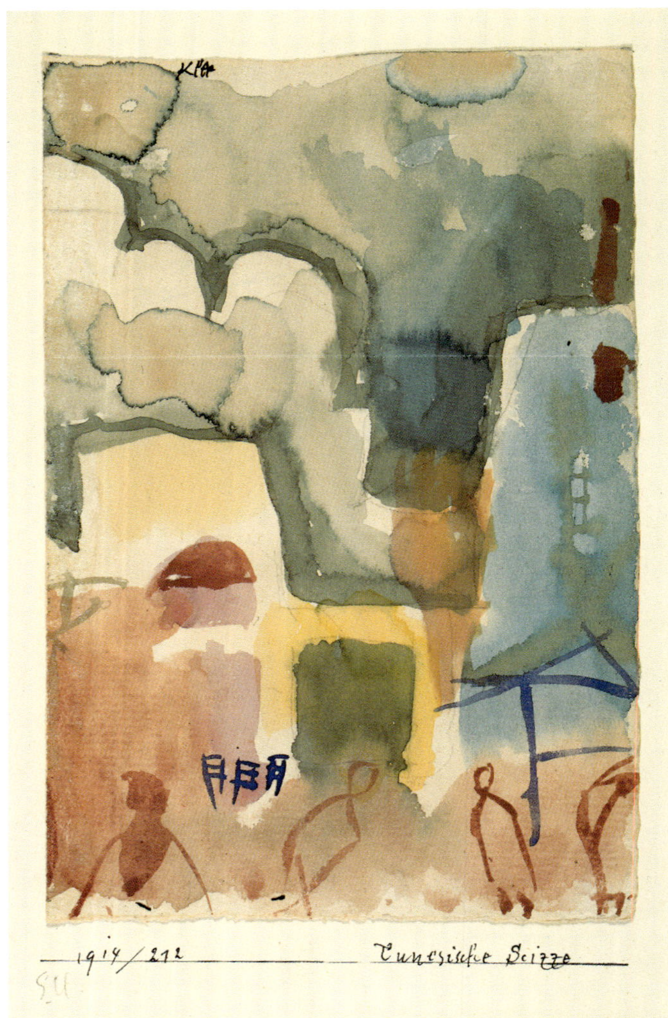

Dünenflora 1914.107 (Kat.-Nr. 7)

Tunesische Scizze 1914.212 (Kat.-Nr. 9)

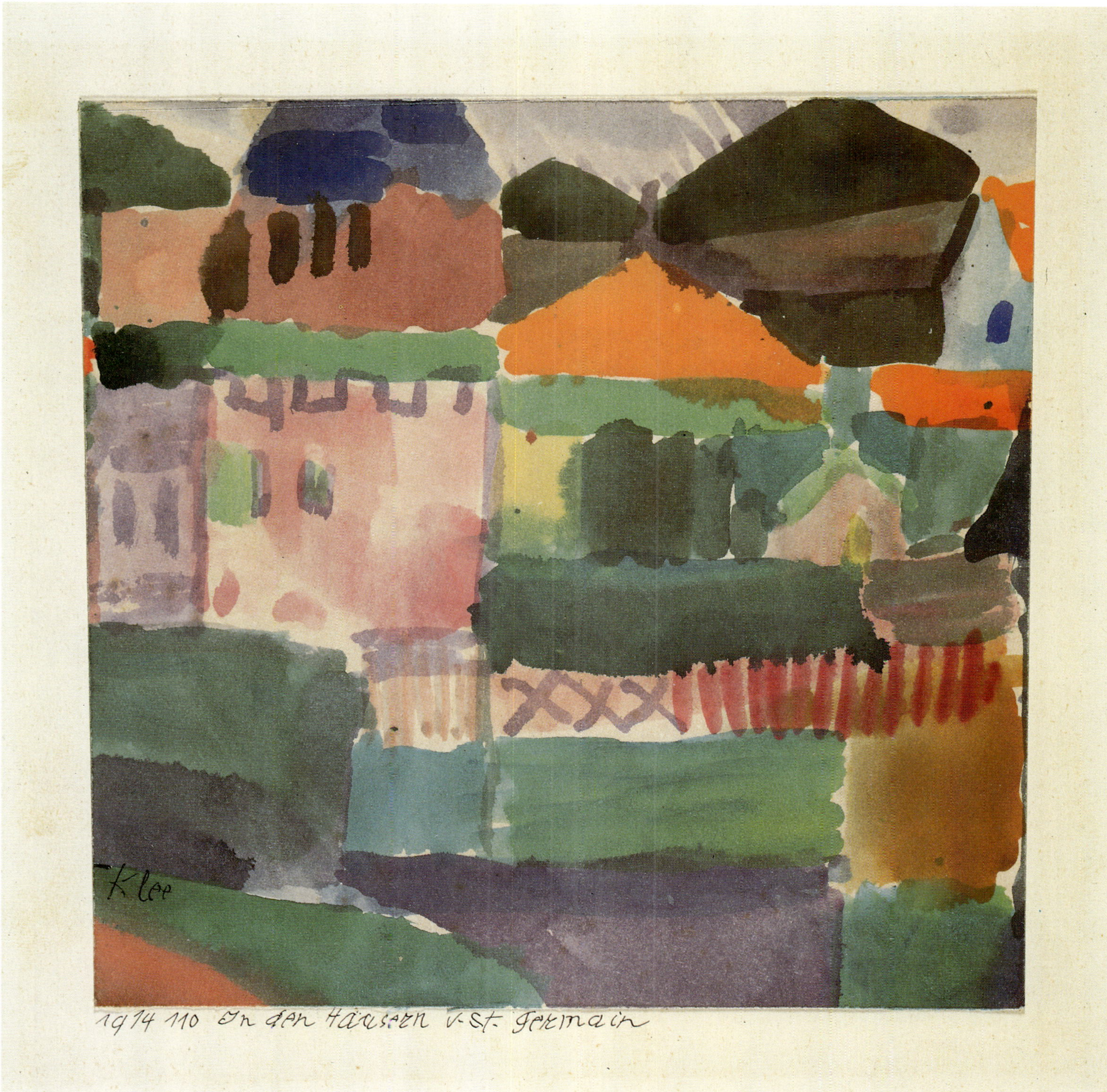

In den Häusern v. St. Germain 1914.110 (Kat.-Nr. 8)

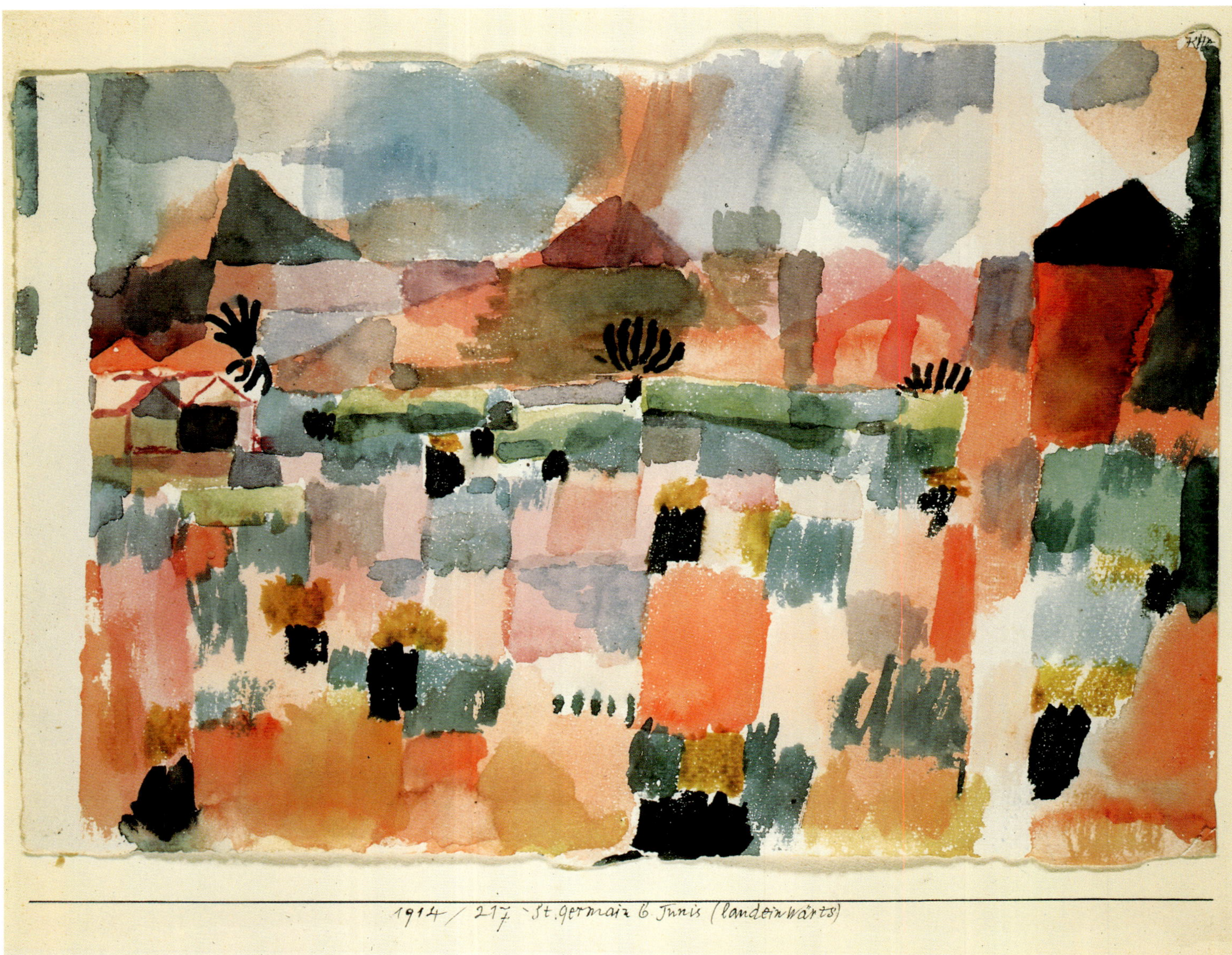

St. Germain b. Tunis (landeinwärts) 1914.217 (Kat.-Nr. 10)

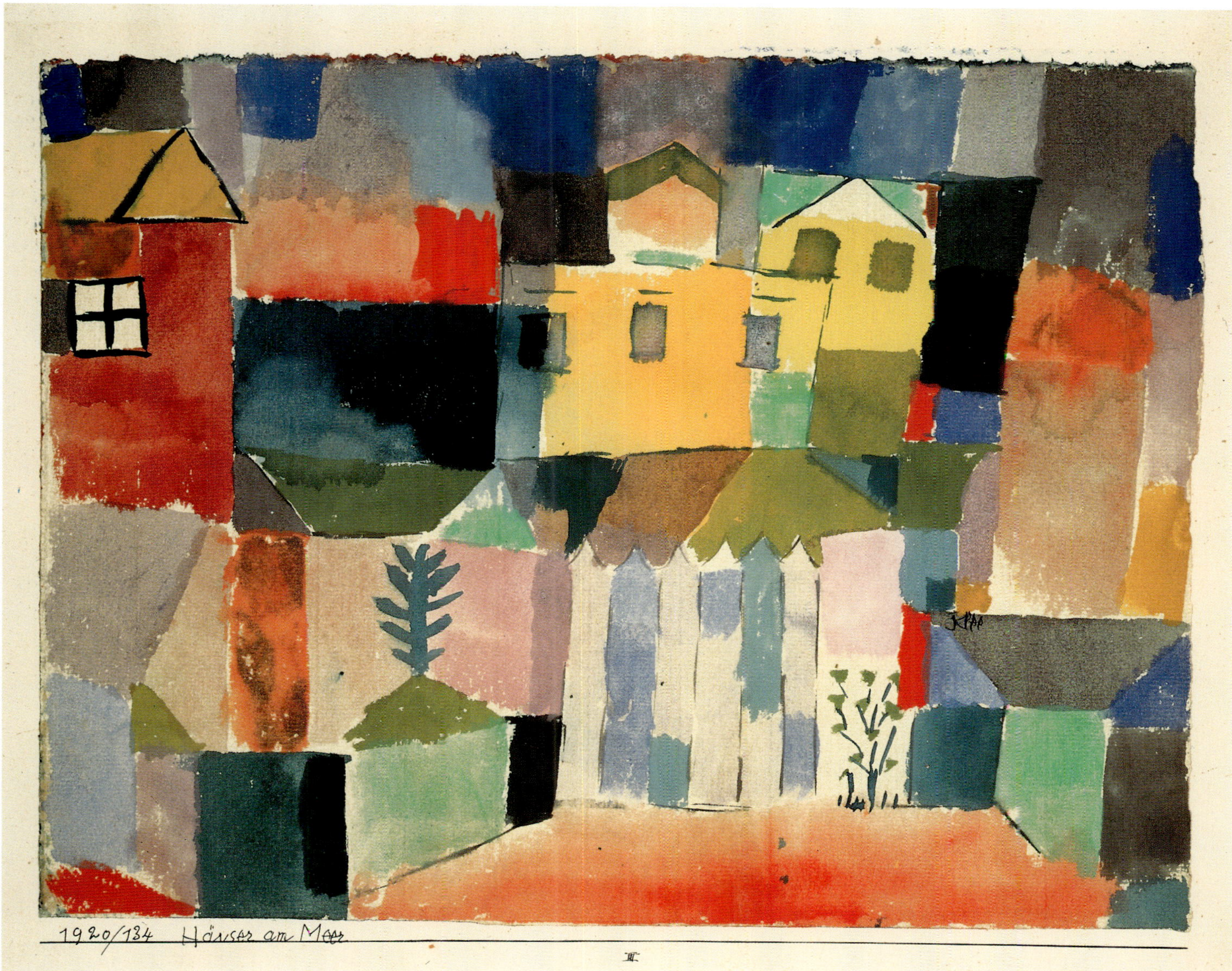

Häuser am Meer 1920.134 (Kat.-Nr. 12)

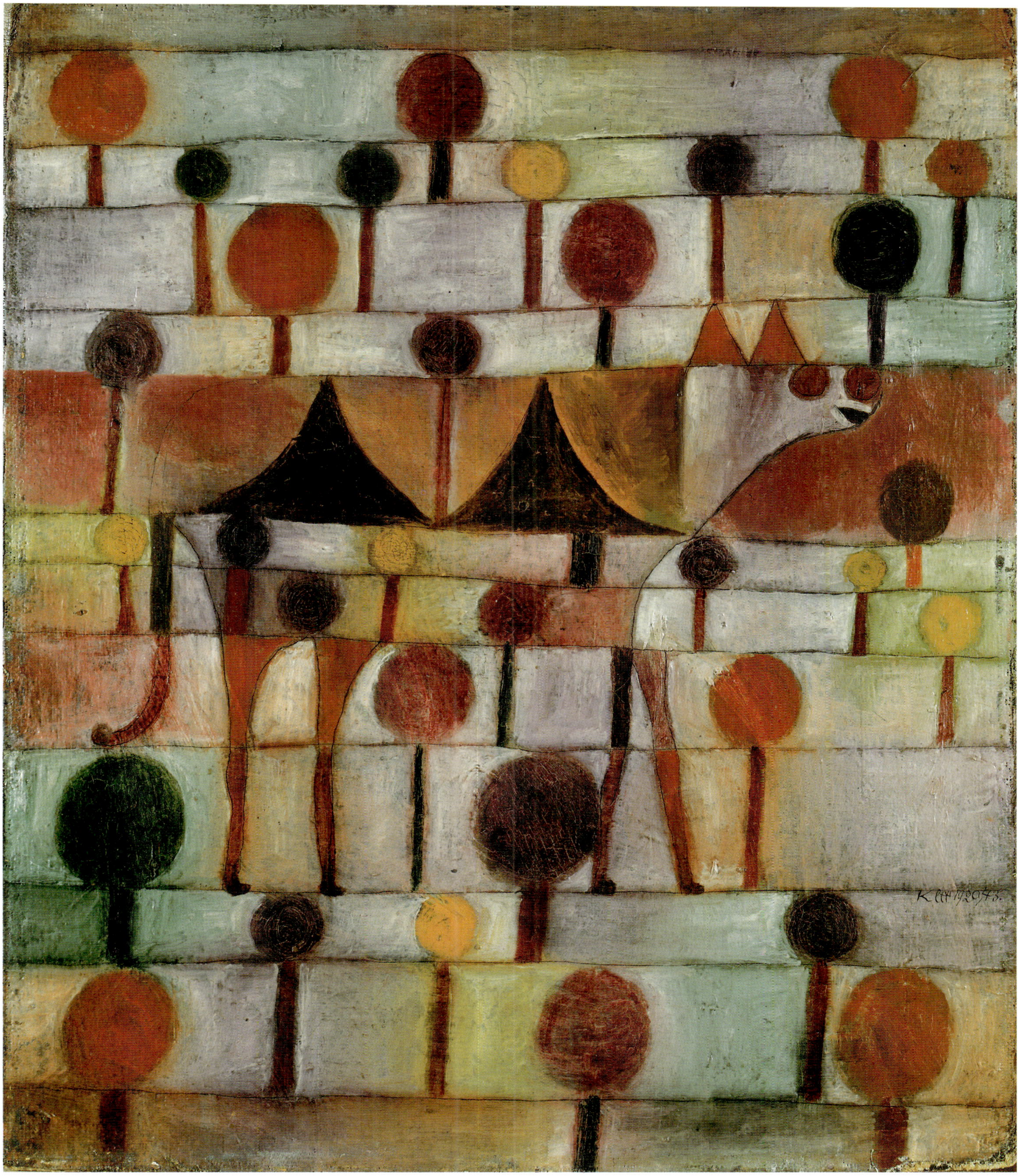

Kamel (in rhythmischer Baumlandschaft) 1920.43 (Kat.-Nr. 11)

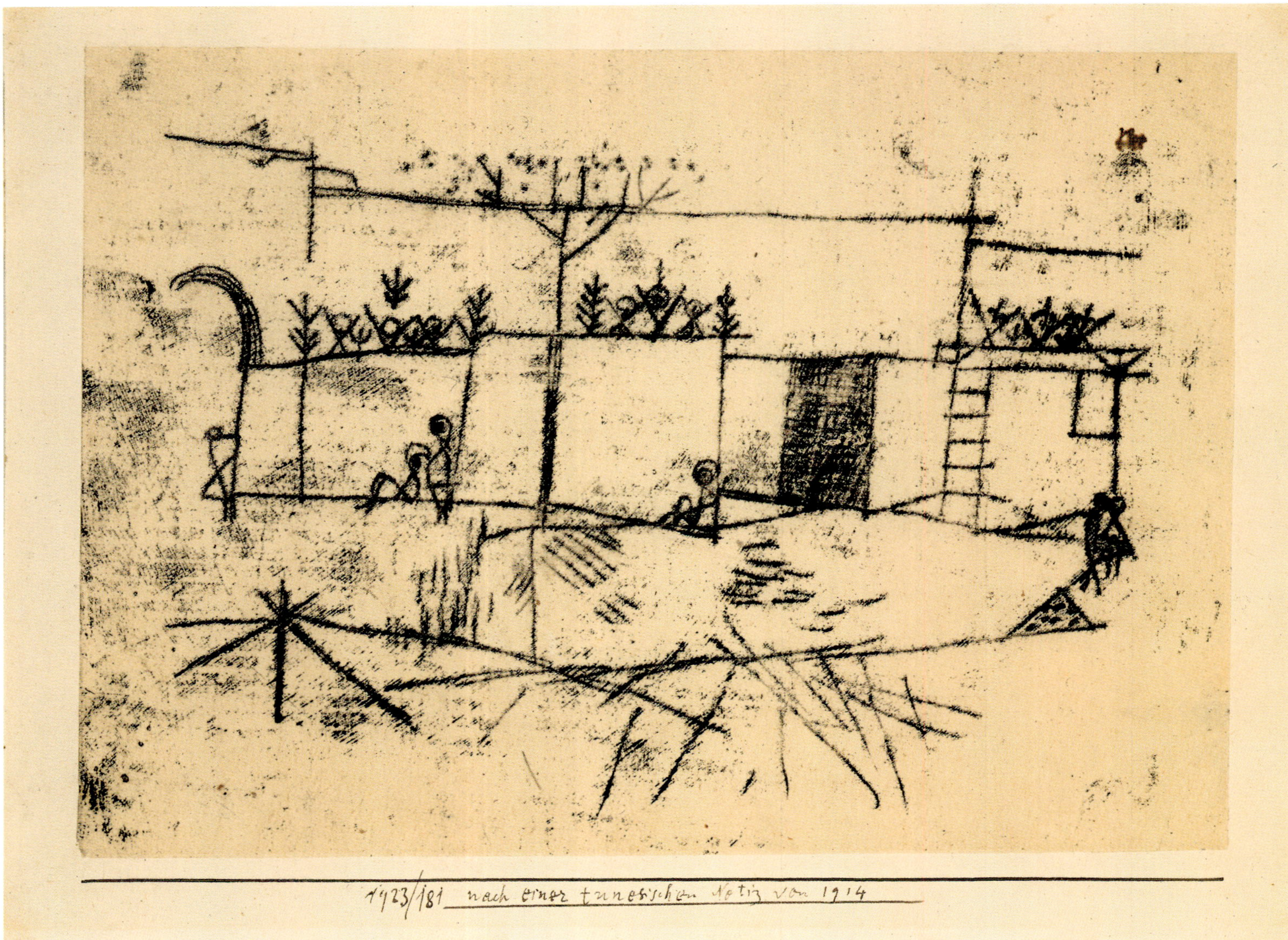

nach einer tunesischen Notiz von 1914 1923.181 (Kat.-Nr. 14)

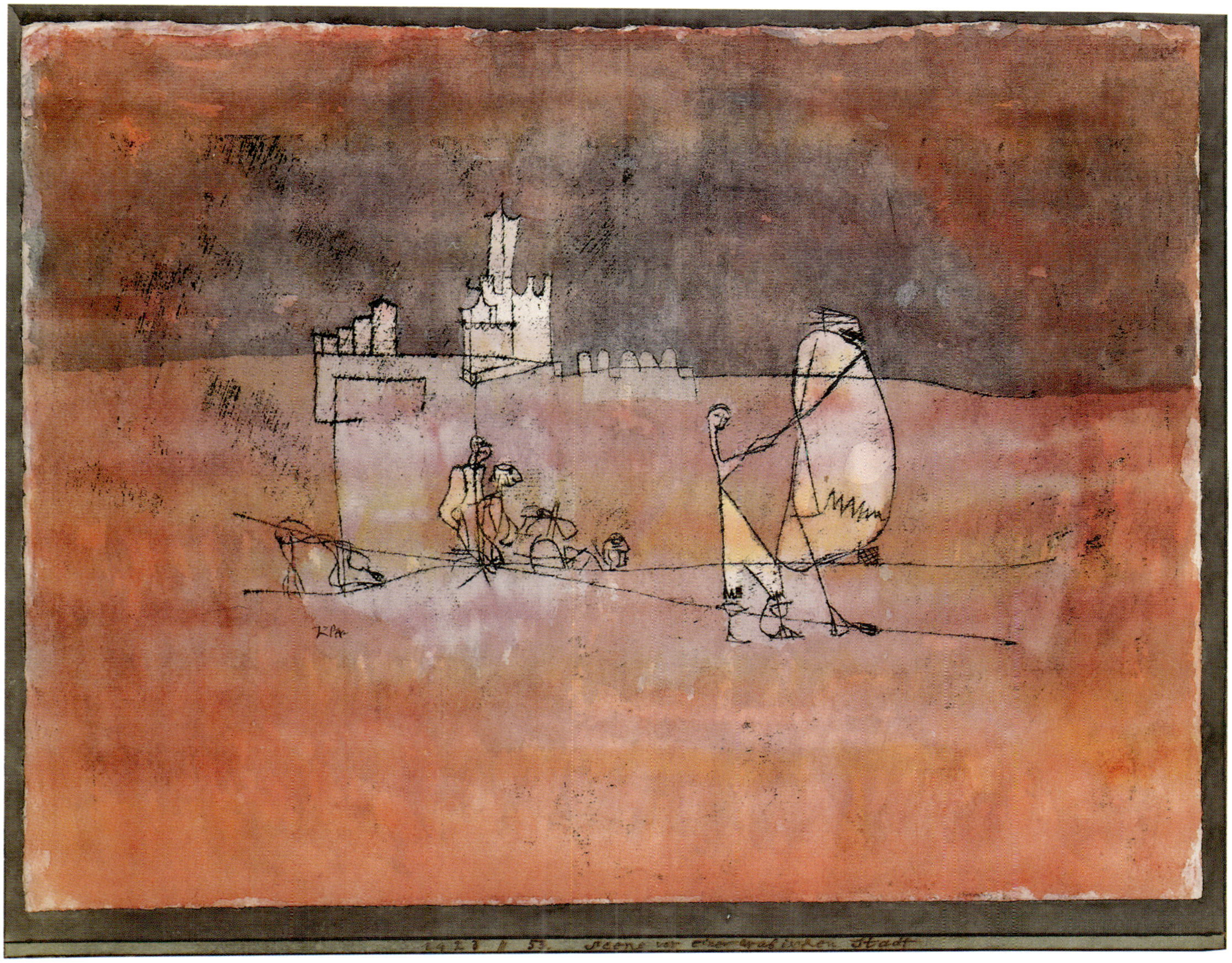

Scene vor einer arabischen Stadt 1923.53 (Kat.-Nr. 13)

ITALIEN/SIZILIEN 1924

Wie intensiv Klee die sizilianische Landschaft in sich aufnahm und wie tief der Eindruck war, den das südliche Land in ihm hinterlassen hat, äußert er in Briefen an seine Frau Lily nach seiner Rückkehr: »Ich bin noch so voll von Sicilien [...]« oder »[...] innerlich bin ich noch ganz eingeheizt von den sicilischen Eindrücken [...].« Im Unterschied zu der Reise nach Tunesien fand diese sechswöchige Ferienreise nach Sizilien im Jahre 1924 und die Gruppe der damit in Verbindung stehenden Werke, beinahe ausschließlich Aquarelle, bisher in der Literatur keine nennenswerte Beachtung.
Eine Briefstelle vom 6. November 1924 läßt vermuten, daß die sizilianischen Aquarelle größtenteils nach seiner Rückkehr, in Weimar, und nur wenige auf der Reise selbst, vor der Natur, entstanden sind. Es ist müßig und in diesem Zusammenhang von geringer Bedeutung, eine etwaige Reihenfolge ihrer Entstehung festlegen zu wollen. Diese schätzungsweise 25 Werke, die nach dem Eintrag in den Œuvrekatalog in den Zusammenhang der Reise gehören, sind in ihrer bildnerischen Umsetzung des Natureindrucks recht unterschiedlich. Gemeinsam ist fast allen ihre erstaunliche Nähe zum Naturmotiv, die Niederschrift eines spontan sinnlichen Eindrucks und die Heiterkeit des Ausdrucks. In ihrer Naturnähe stehen die sizilianischen Landschaften wie die ein Jahr zuvor gemalten Blätter aus Baltrum in Kontrast zu der für ihn damals typischen Stilphase, die Bildarchitektur aus farbig gestuften Kuben aufzubauen, die teils auf keinen erkennbaren Inhalt zielen, sich teils aber zu Architekturgebilden verdinglichen.
Der Titel der einzelnen Werke weist schon auf die bildnerische Absicht hin. Die Aquarelle von Mazzaró sind von beinahe illustrativem Charakter: eigentümlich plastisch, topographisch beziehungsweise architektonisch richtig und von einer plakativen, eindringlichen Farbigkeit. Andere halten einen Landschaftseindruck in einer lockeren Farbfeldkomposition fest, in die Topographisches eingeschrieben erscheint, zum Beispiel »Strasse bei ›Villa Mazzaró‹« 1924.238 (Kat.-Nr. 22). Jenen Bildaufbau aus Farbfeldern wie Klee ihn in Tunesien erprobt hatte, finden sich auch in einigen sizilianischen Blättern wie »Sizilien« 1924.217 (Kat.-Nr. 15) oder »Klang aus Sicilien« 1924.291 (Kat.-Nr. 24). In anderen Arbeiten wird mit der Feder Gezeichnetes auf Farbiges gesetzt. Der Bildraum ist flach, die zarten und abgewogenen Töne bewegen sich auf der hellen Skala zwischen Purpur und Gelb ohne den derben Klang der Komplementäre. Sie erscheinen wie Gegenbilder der träumenden Erinnerung, wie zum Beispiel »Citronenhain« 1924.241 (Kat.-Nr. 23) oder »Orangengarten« 1925.95 (Kat.-Nr. 27).

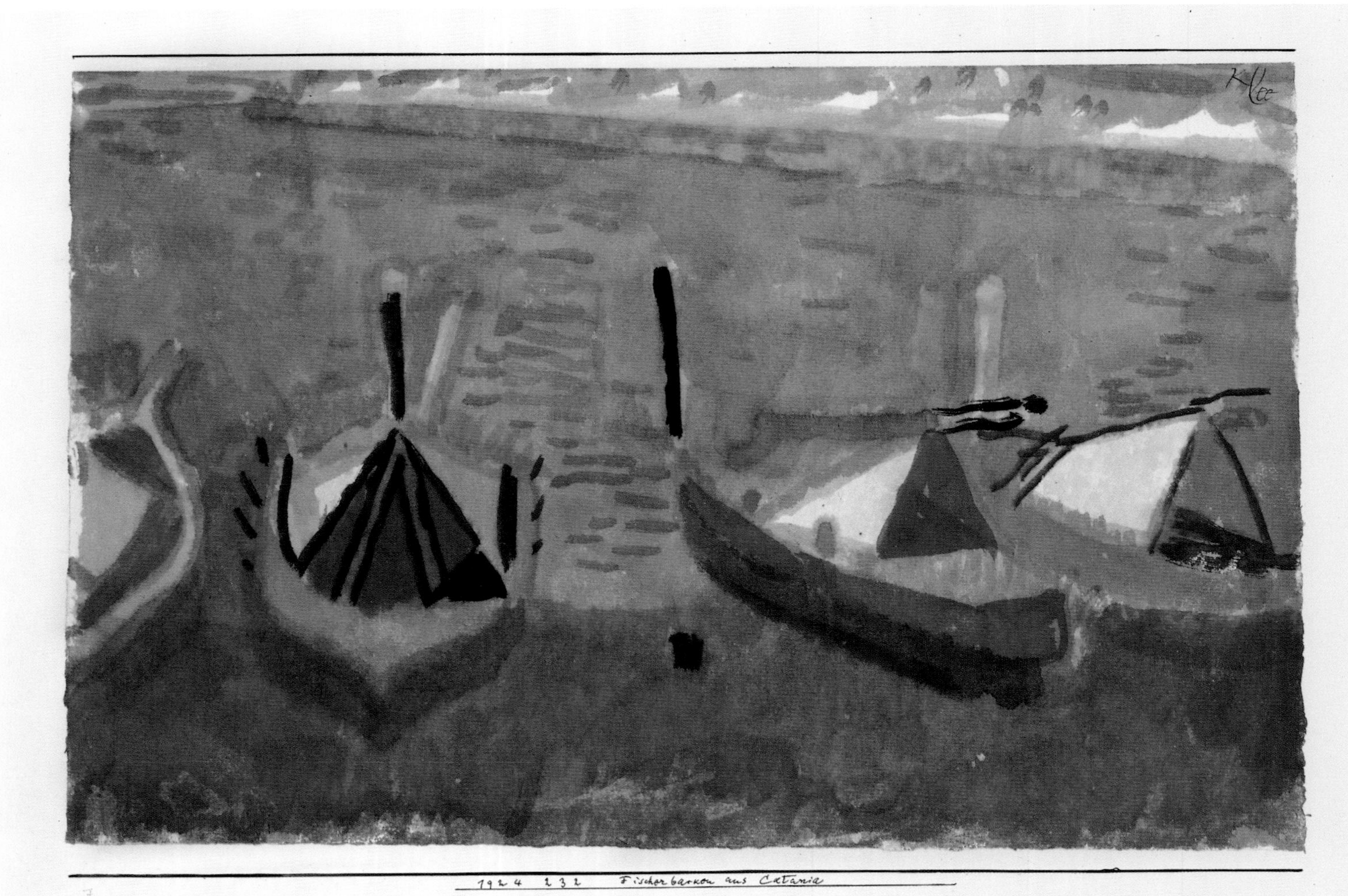

Fischerbarken aus Catania 1924.232 (Kat.-Nr. 20)

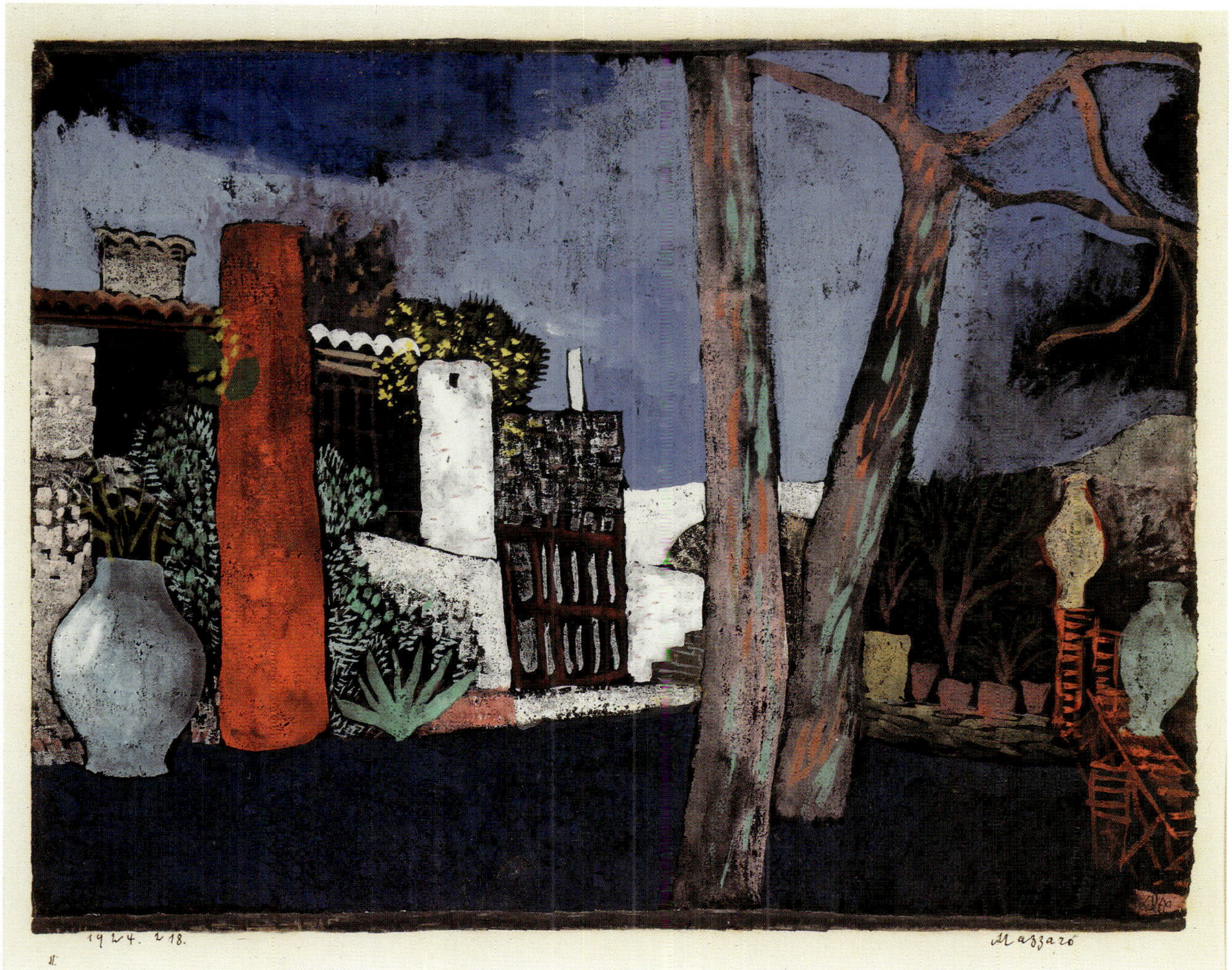

Mazzaró 1924.218 (Kat.-Nr. 16)

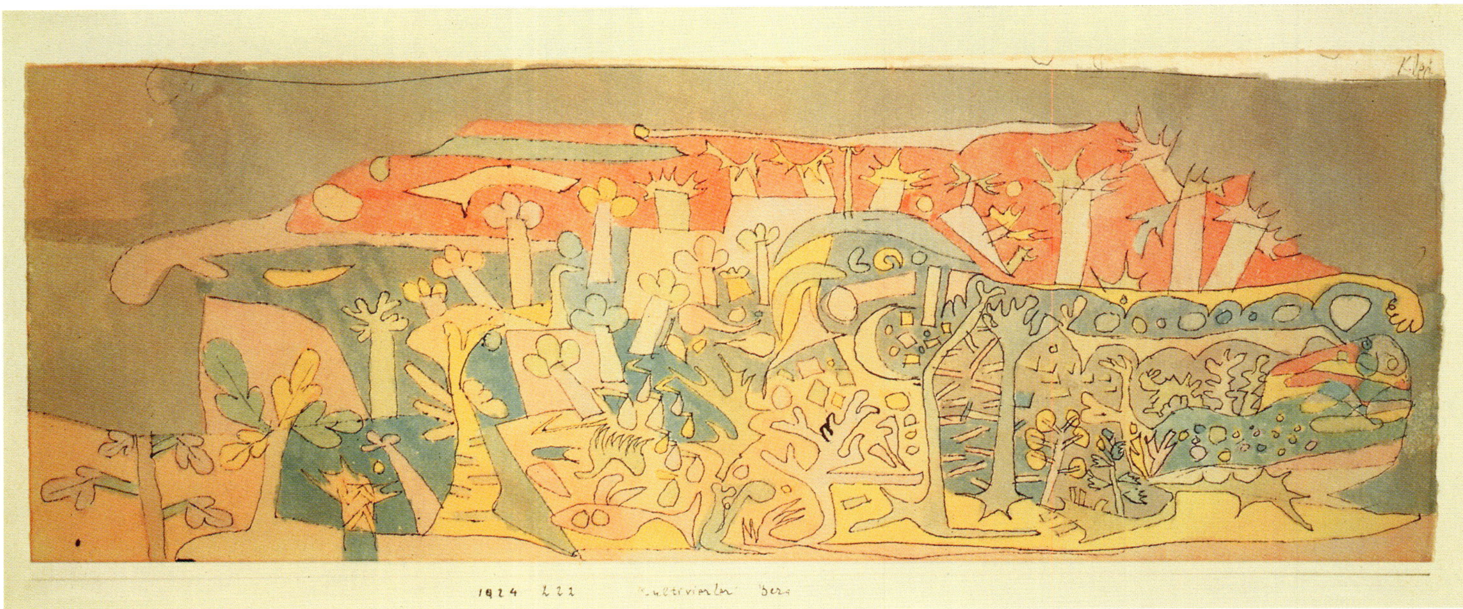

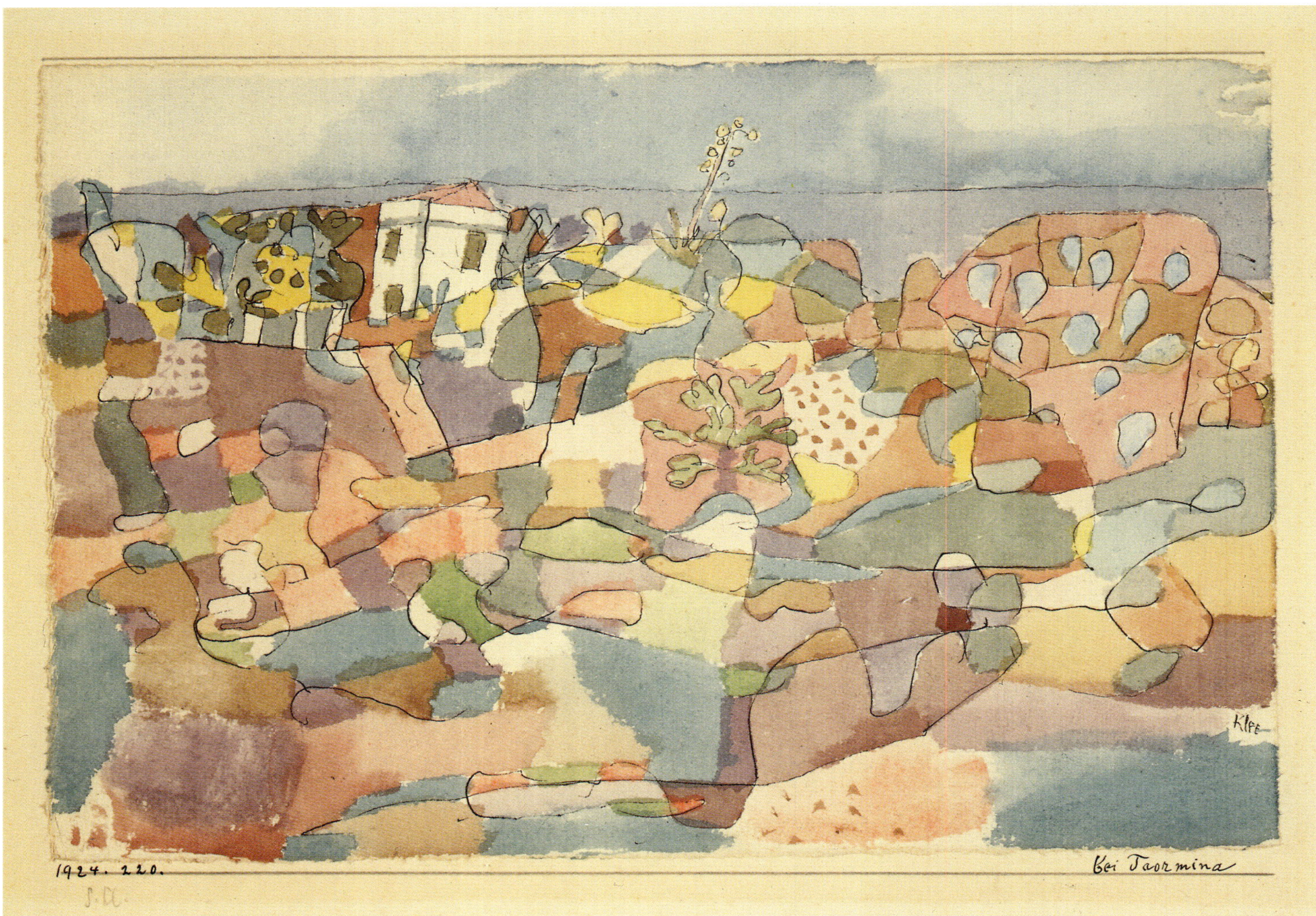

Kultivierter Berg 1924.222 (Kat.-Nr. 18)

Bei Taormina 1924.220 (Kat.-Nr. 17)

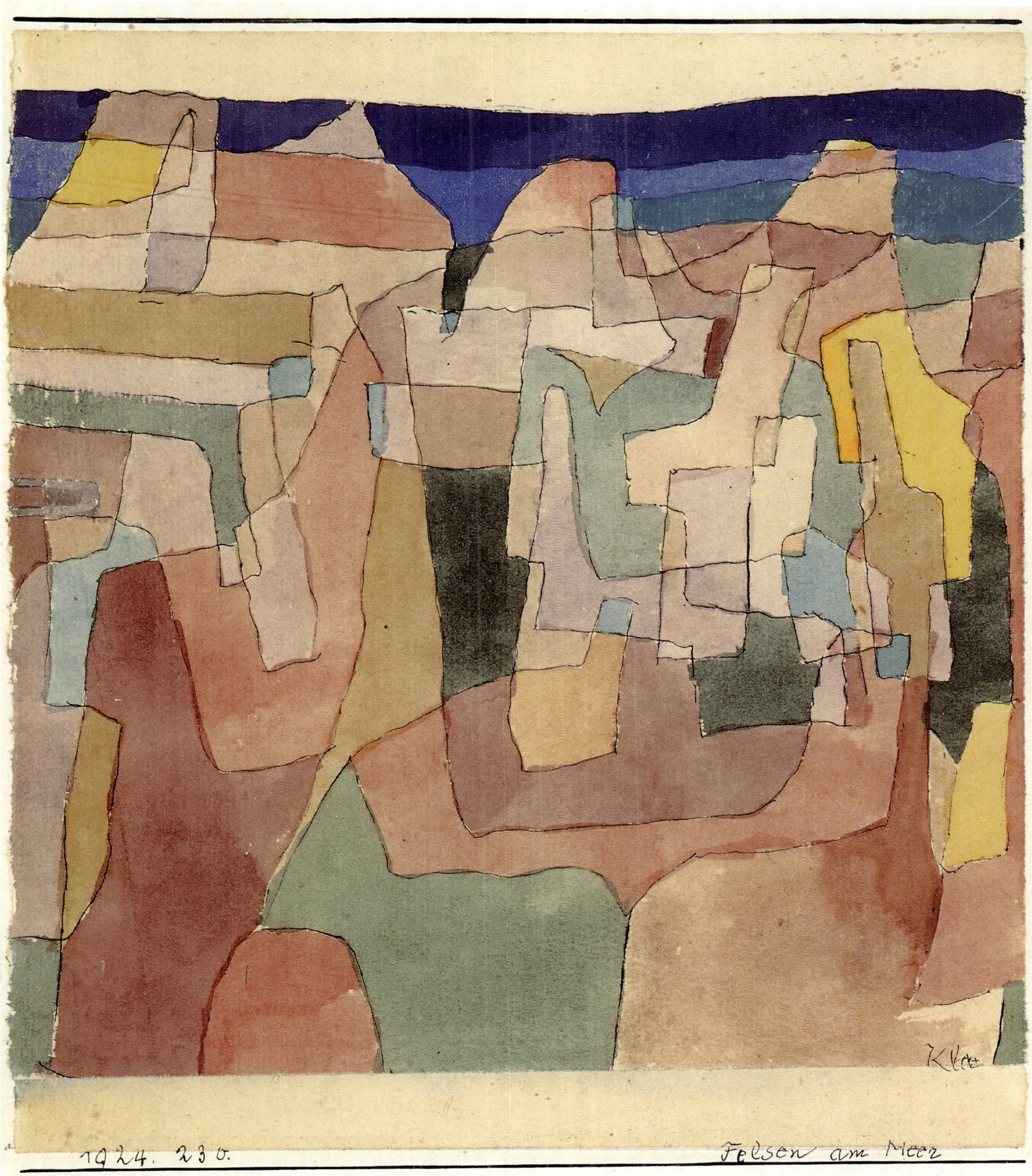

Felsen am Meer 1924.230 (Kat.-Nr. 19)

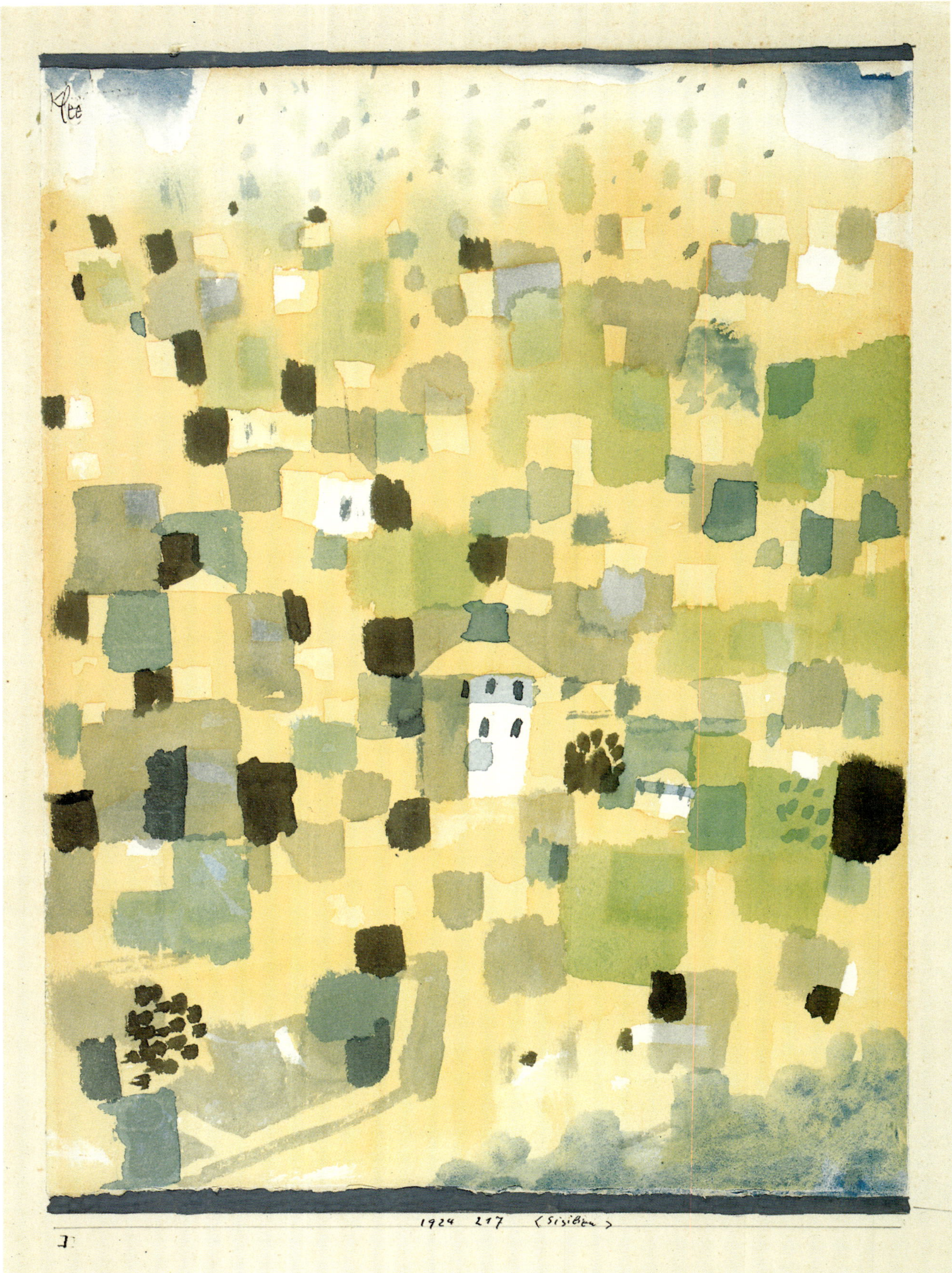

»Sizilien« 1924.217 (Kat.-Nr. 15)

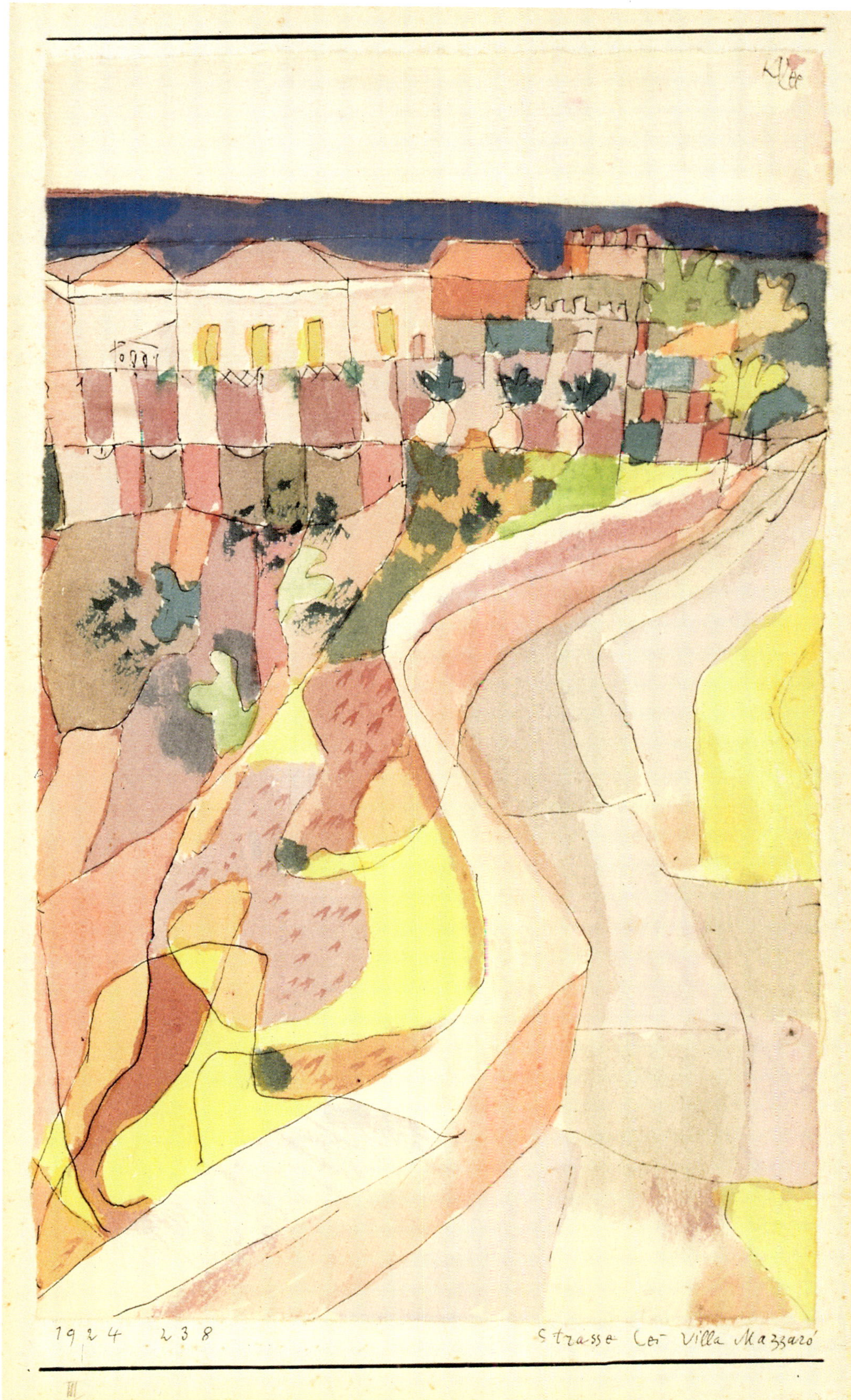

Strasse bei »Villa Mazzaró« 1924.238 (Kat.-Nr. 22)

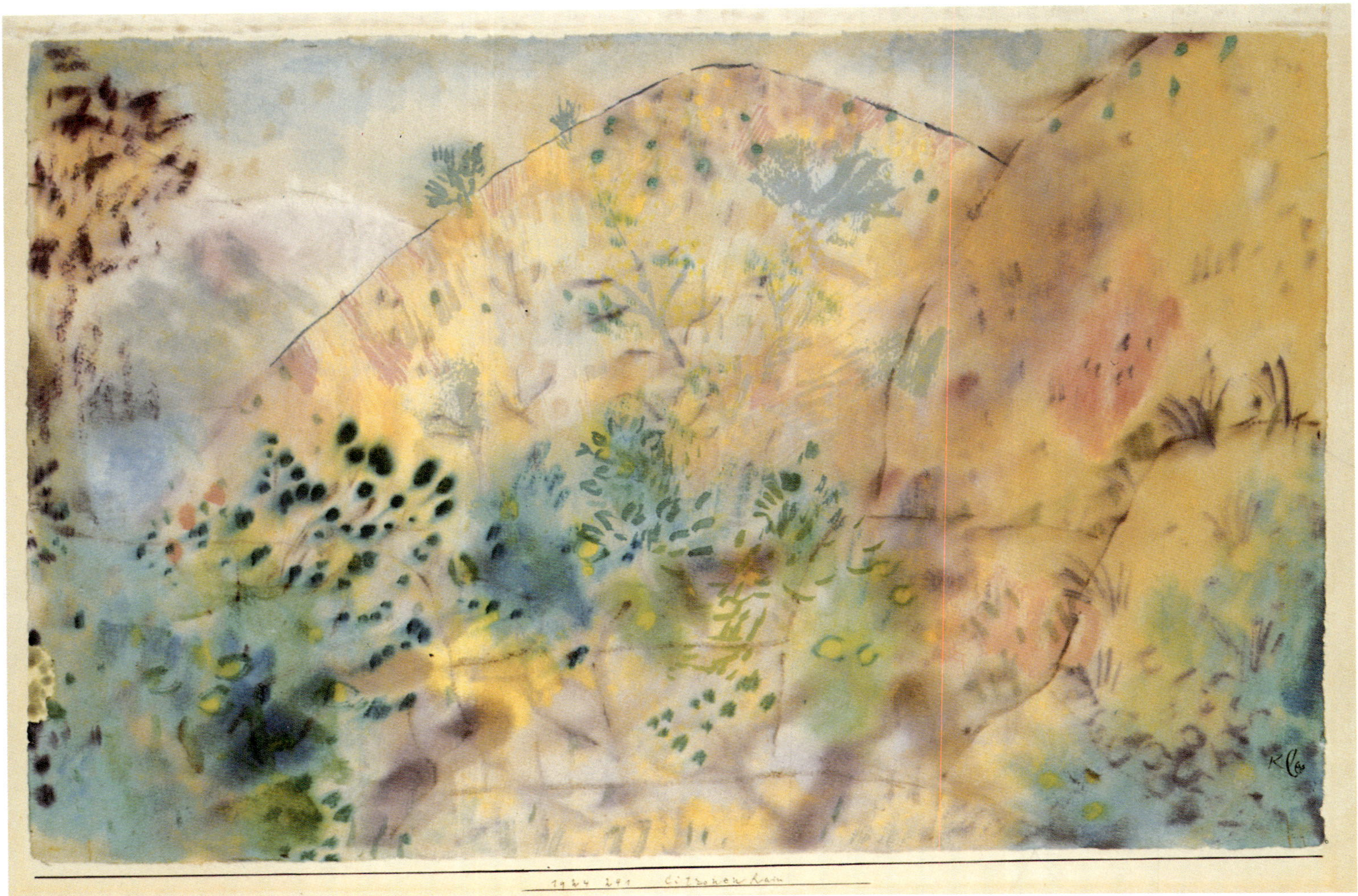

Citronenhain 1924.241 (Kat.-Nr. 23)

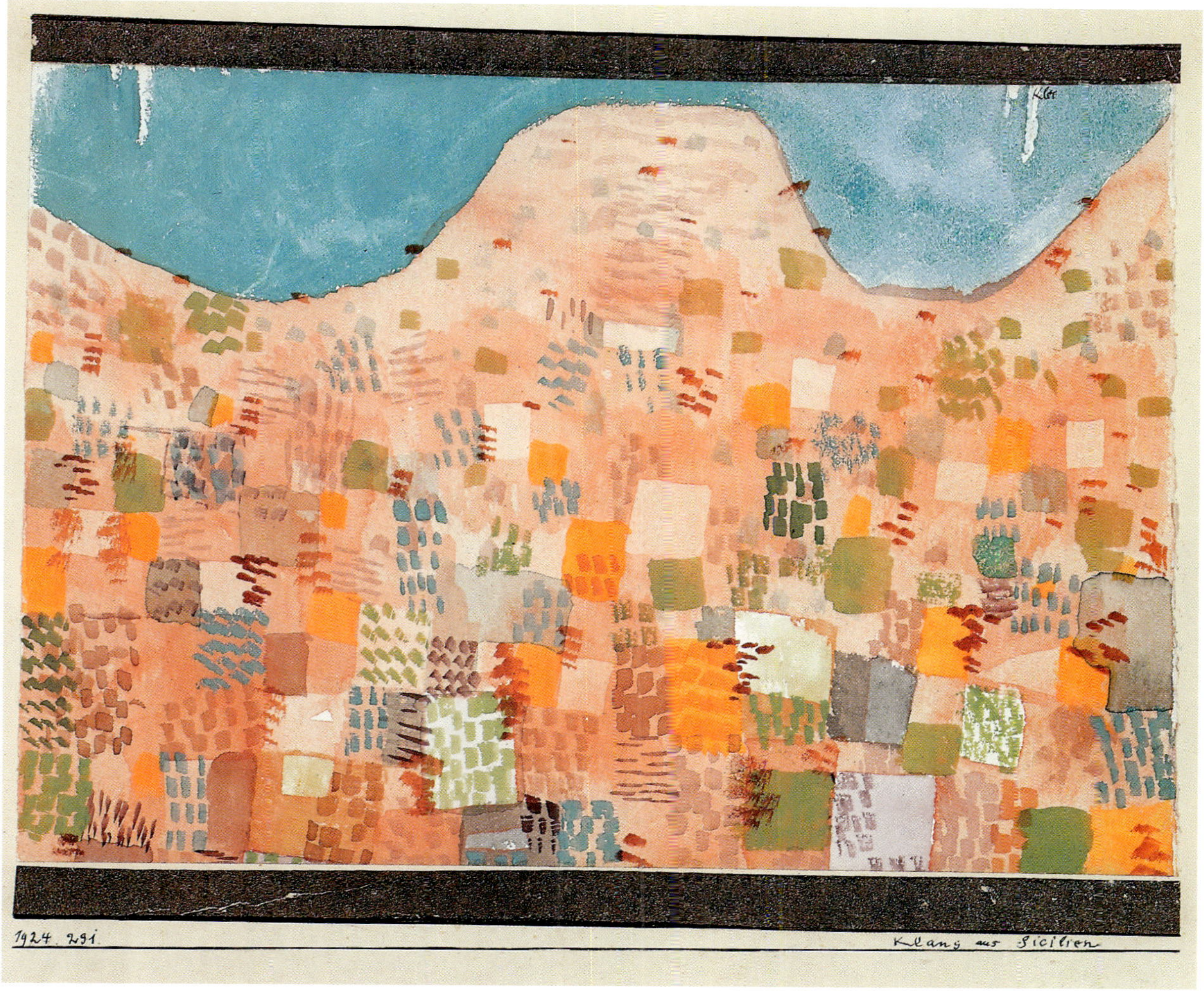

Klang aus Sicilien 1924.291 (Kat.-Nr. 24)

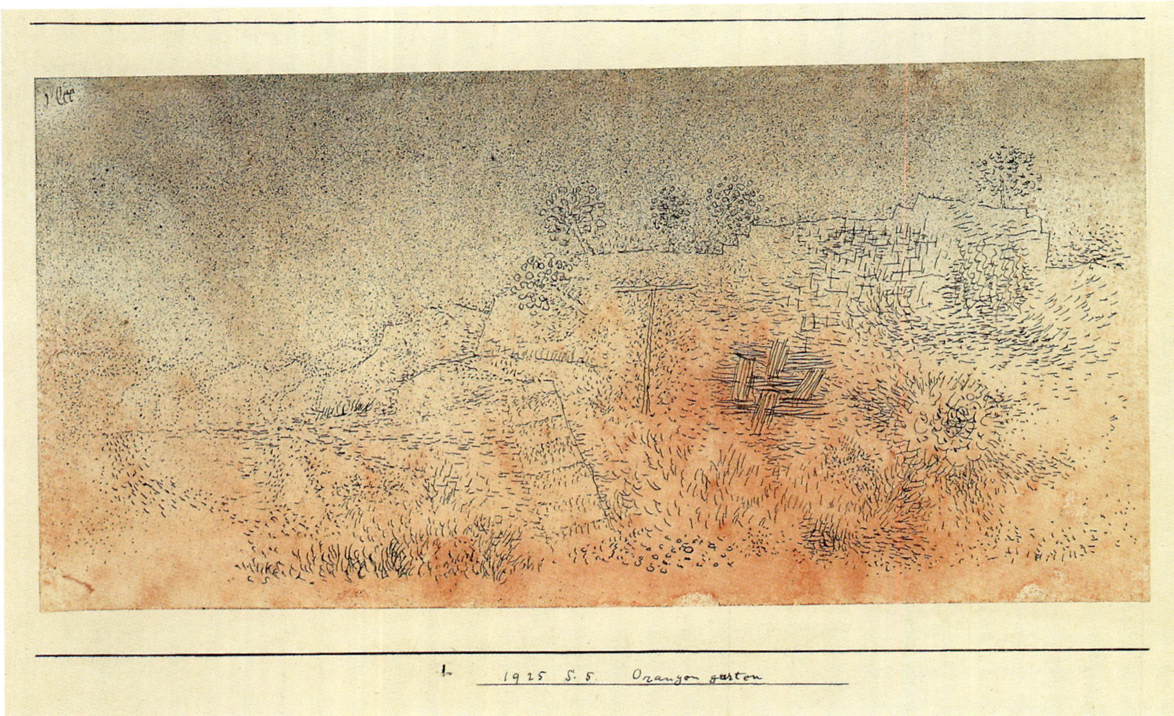

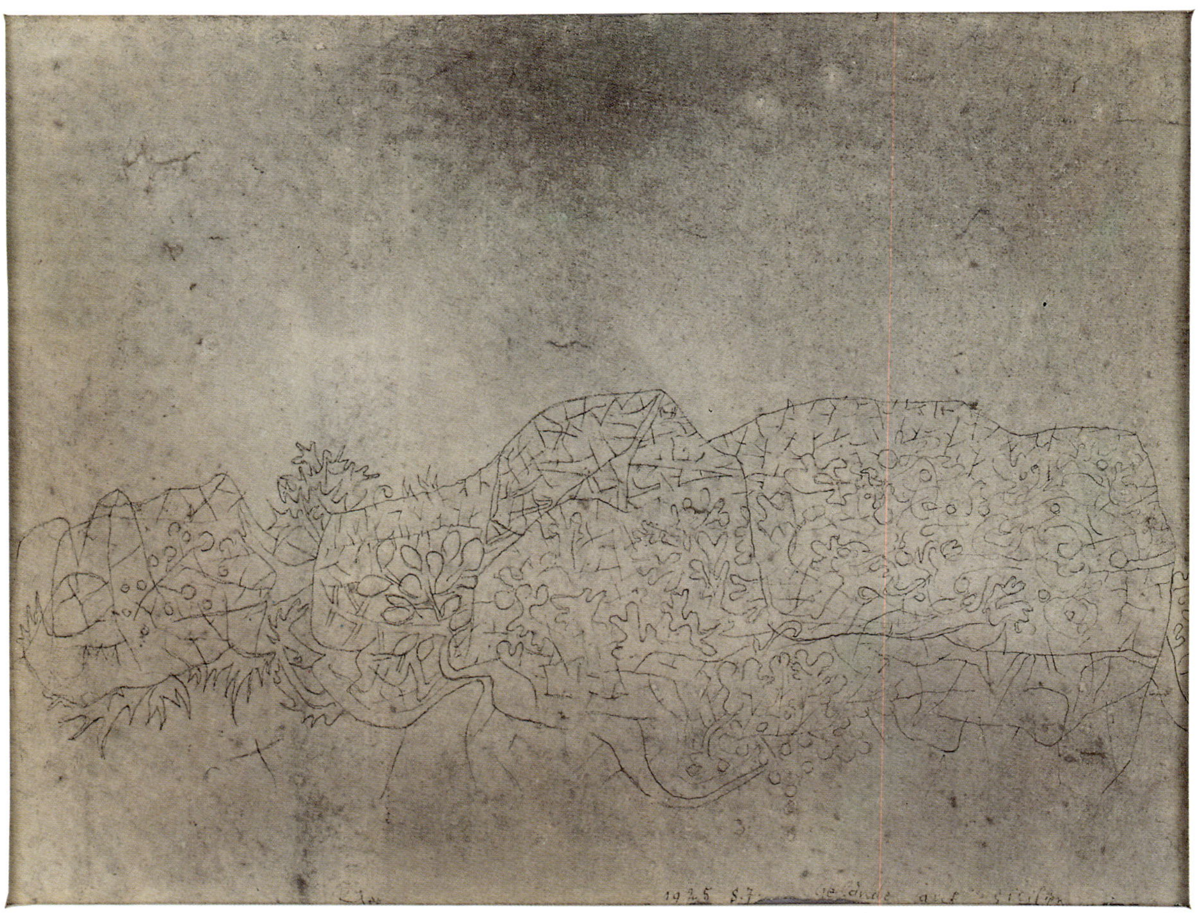

Orangengarten 1925.95 (Kat.-Nr. 27)

Gelände auf Sicilien 1925.97 (Kat.-Nr. 28)

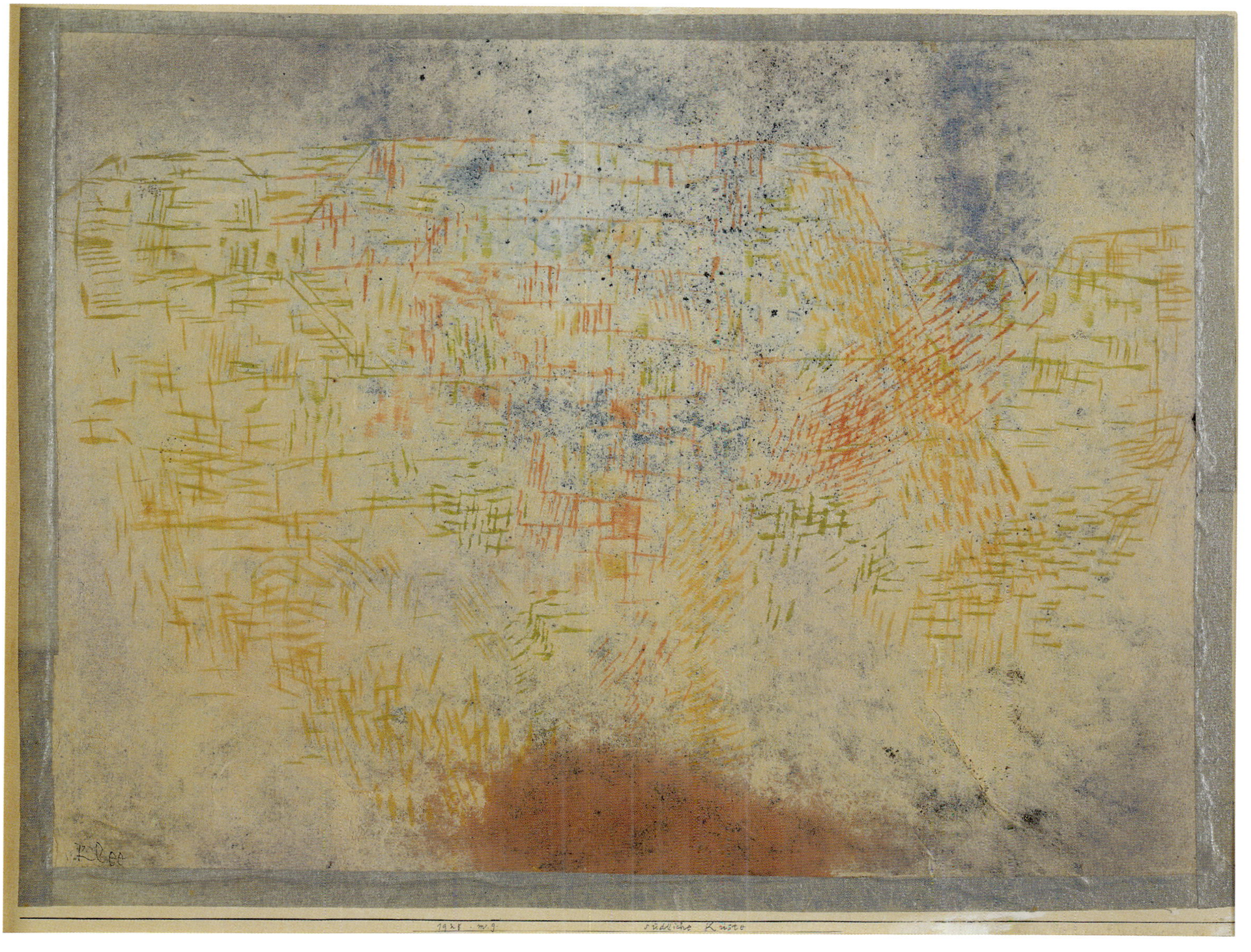

Südliche Küste 1925.39 (Kat.-Nr. 26)

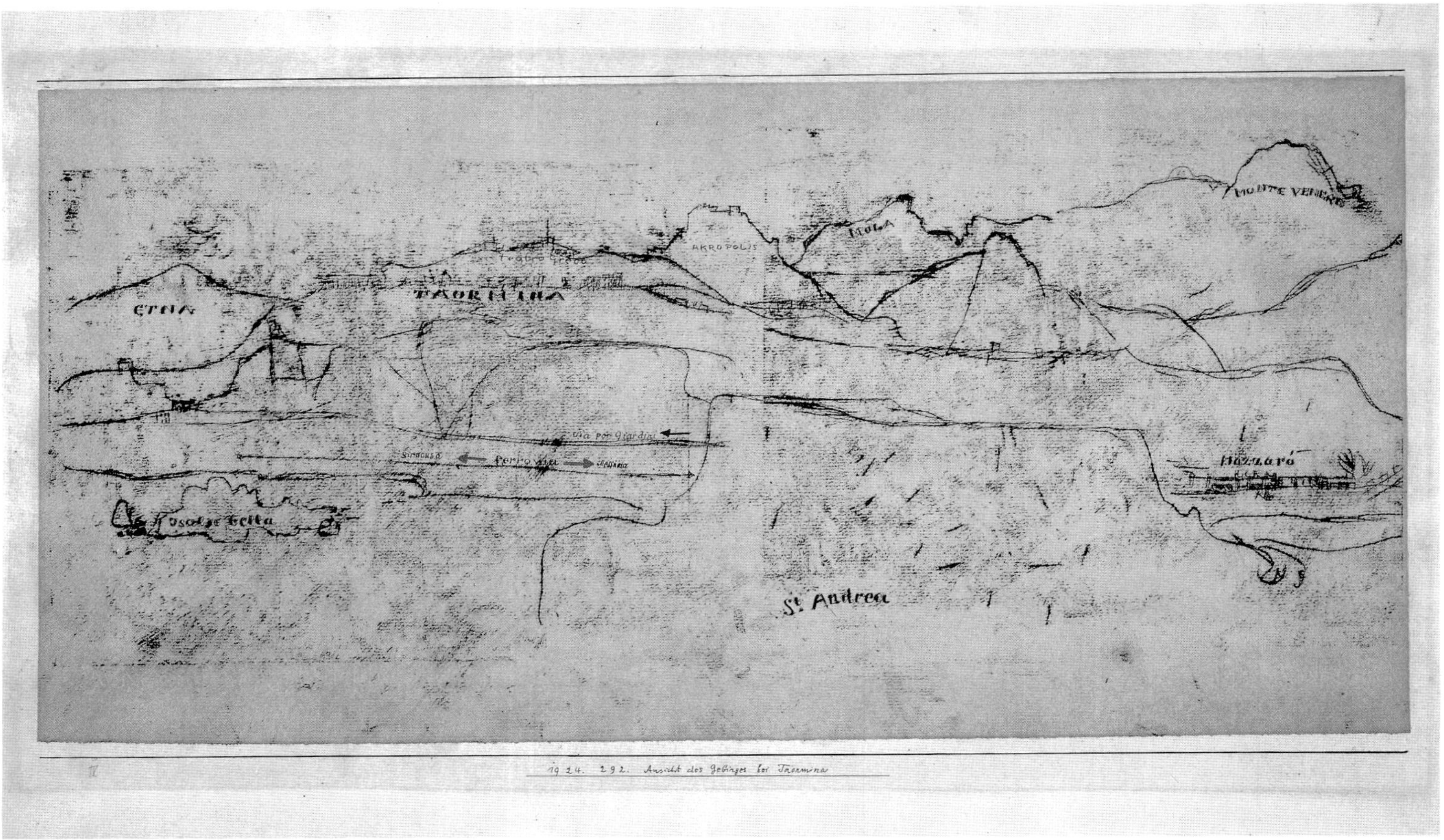

Ansicht des Gebirges bei Taormina 1924.292 (Kat.-Nr. 25)

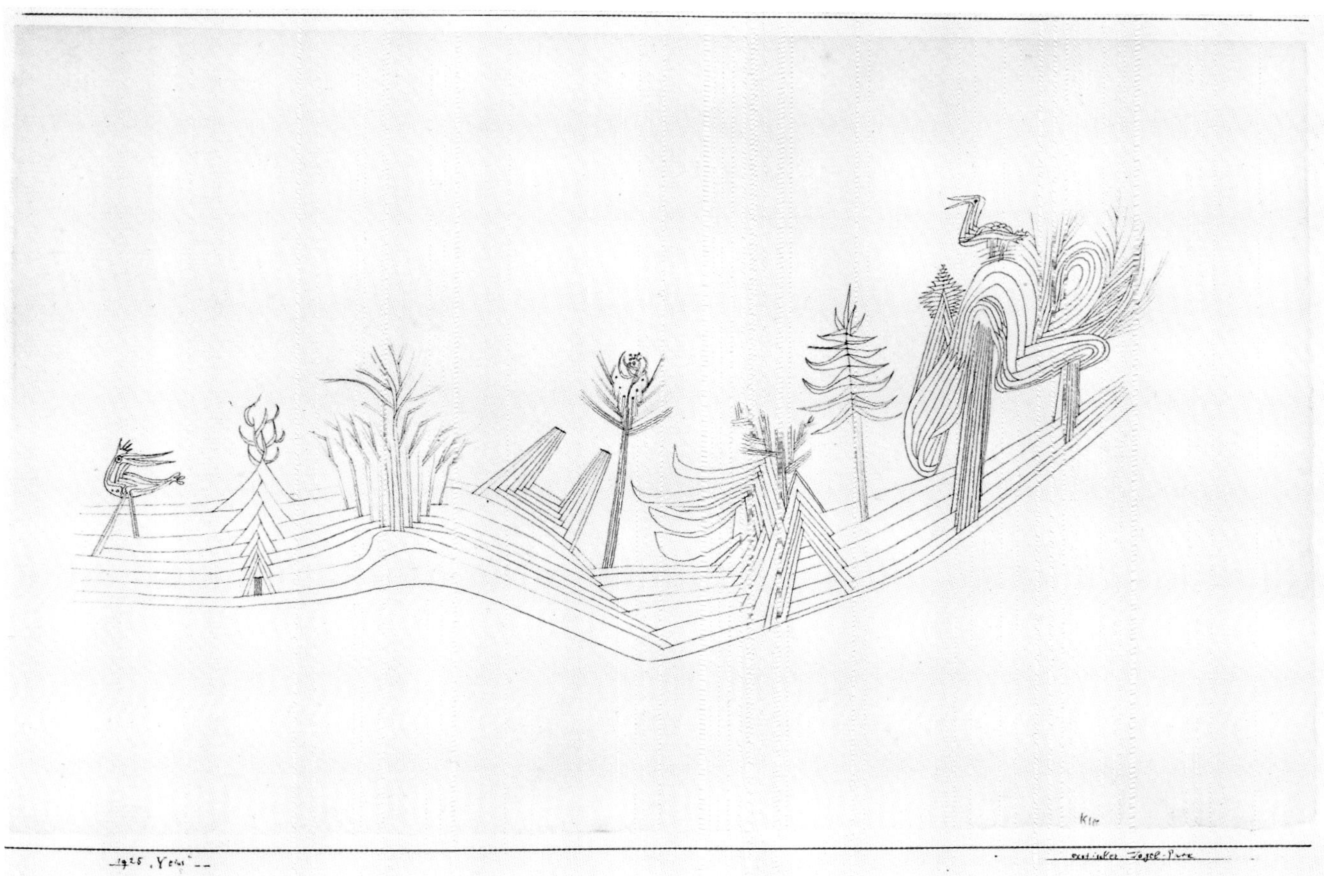

exotischer Vogel-Park 1925.241 (Kat.-Nr. 29)

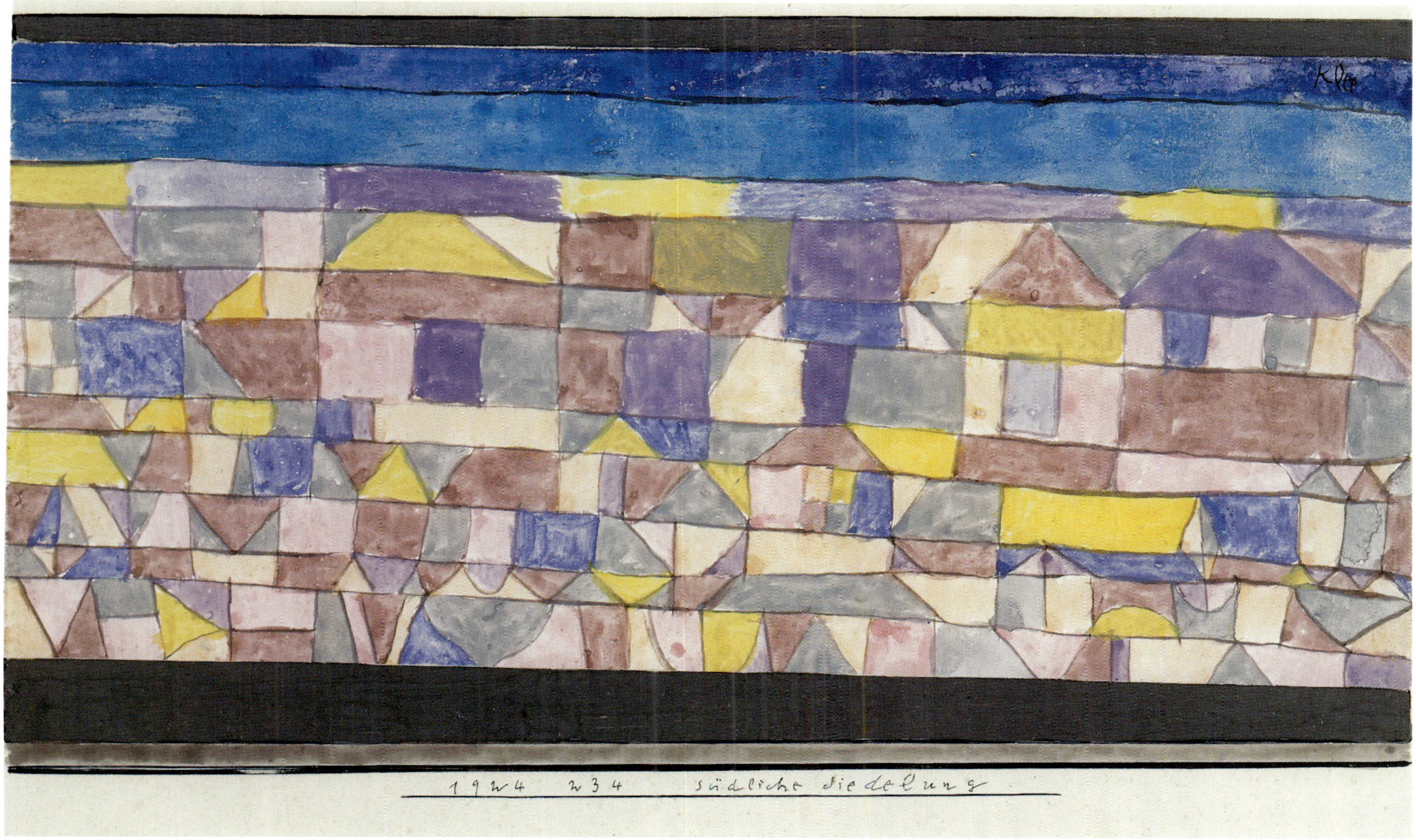

Südliche Siedelung 1924.234 (Kat.-Nr. 21)

ITALIEN/ELBA 1926

Ende August 1926 trat Paul Klee mit Frau und Sohn eine zweimonatige Ferienreise nach Italien mit dem Hauptziel Elba an, die von Dessau über die Schweiz, Genua und Pisa führte und weiter über Pisa, Florenz, Bologna und Ravenna zurück nach Dessau.
Klees Mitteilung an Will Grohmann aus Portoferraio: »[...] hier verbringen wir z.Zt. einige Wochen mit Nichtstun«, trifft tatsächlich in der Weise zu, daß Klee während dieses Urlaubs wenig gearbeitet hat. Wenn sich auch kaum Werke nennen lassen, die eine augenfällige Verarbeitung von Eindrücken dieser Ferienreise zeigen, gibt es doch eine Reihe von verhältnismäßig großformatigen, auf der Reise selbst entstandenen Zeichnungen, die in bemerkenswerter Naturnähe das Landschaftsmotiv niederschreiben.
Die Landschaftsskizzen der Hügelketten von Elba gehören zu einer Folge von Blättern, die einen bestimmten Landschaftsausschnitt mit dem Blick auf den kleinen Hafen von Porto Longone von unterschiedlichem Standort einfangen; Zeichnungen, die mit sparsamem Strich die topographische Situation genau skizzieren. Dies wird durch ihre namentliche Benennung noch unterstrichen (vgl. Kat.-Nr. 32–35). Neben diesen Landschaftsskizzen gibt es aus Elba Zeichnungen mit Architekturmotiven. In der Ansicht »Rio auf Elba« 1926.240 (Kat.-Nr. 31) und den Blättern, die Hafenimpressionen aus Portoferraio festhalten (Kat.-Nr. 36–38), geht es um den Eindruck kubisch-räumlicher Konzeption der Hausformationen und ihrer städtebaulichen Anordnung.
Die meisten dieser Landschaftserinnerungen aus Rio und Portoferraio sind vor der Natur entstandene Bleistiftskizzen, die Klee wohl nach seiner Rückkehr in Dessau mit der Feder überging; die Blätter aus Portoferraio sogar erst im darauffolgenden Jahr, wenn man die Werknummern dieser Blätter in Betracht zieht.

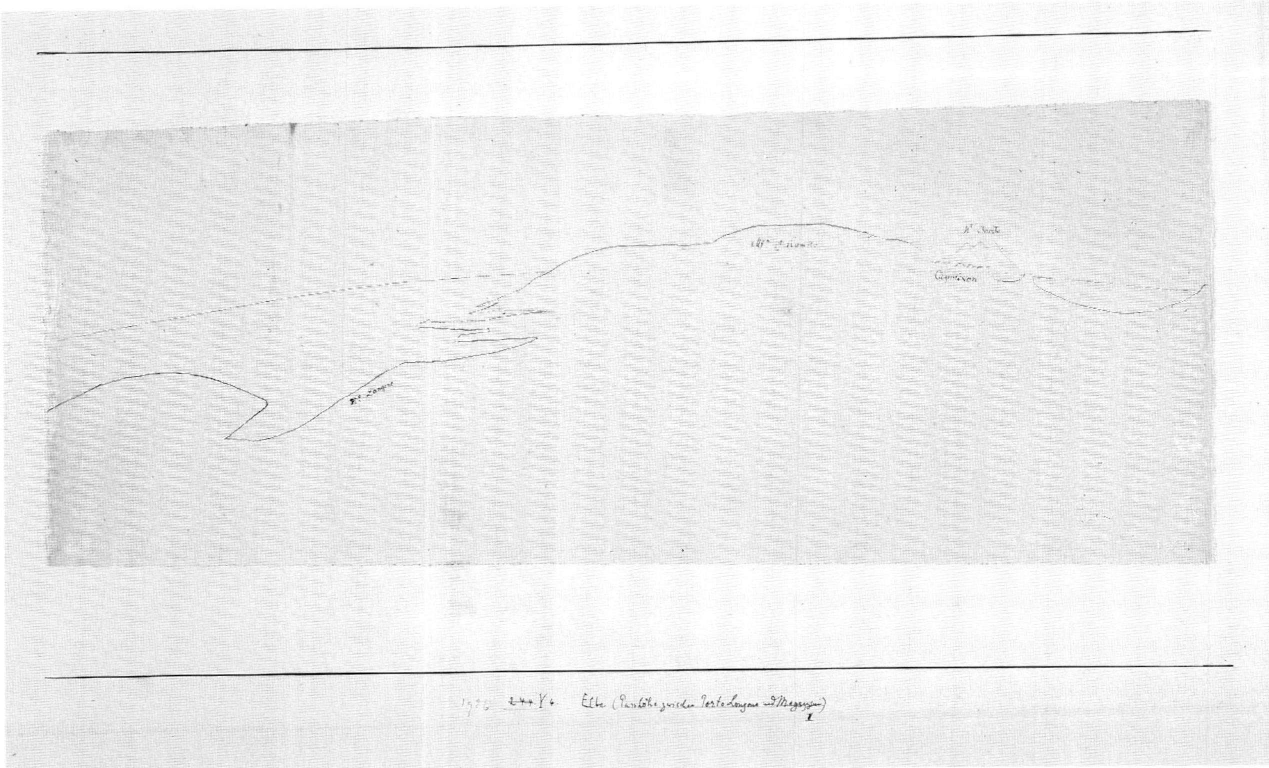

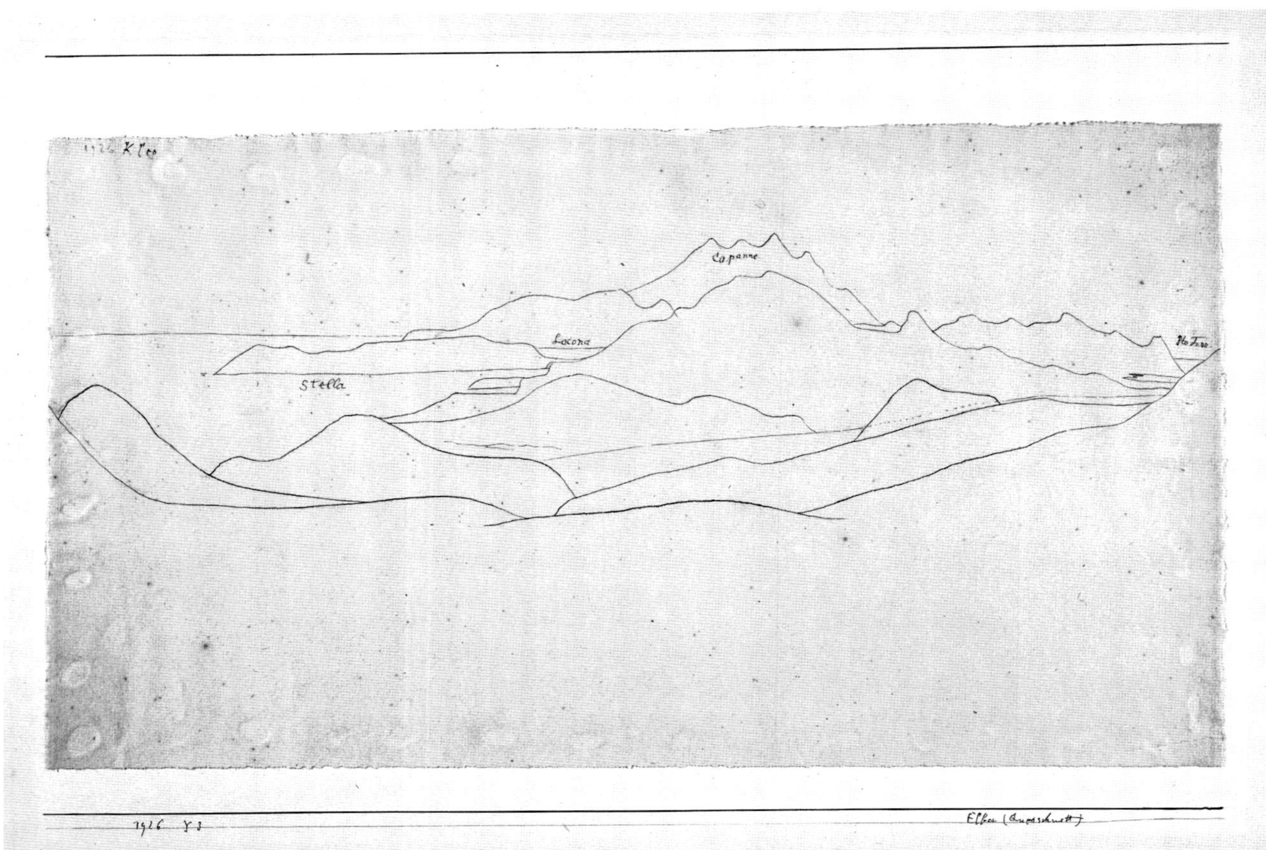

Elba (Passhöhe zwischen Pto Longone und Magazzini) II 1926.244 (Kat.-Nr. 33)

Elba (Querschnitt) 1926.243 (Kat.-Nr. 32)

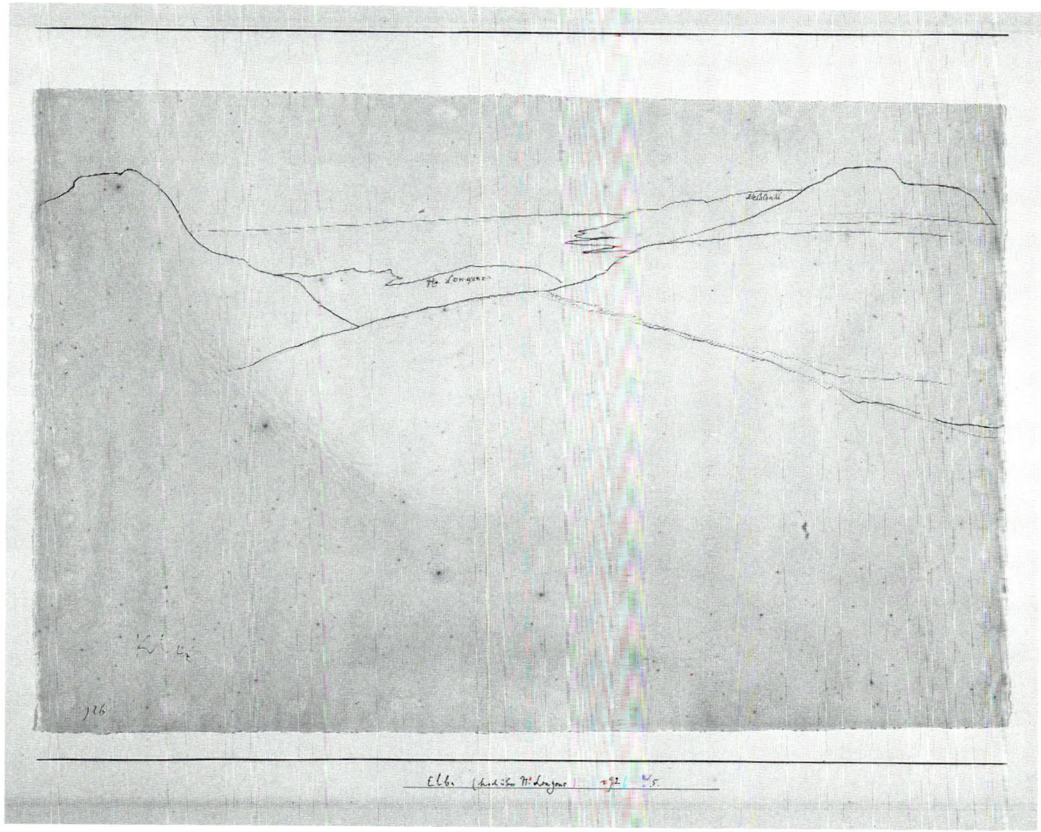

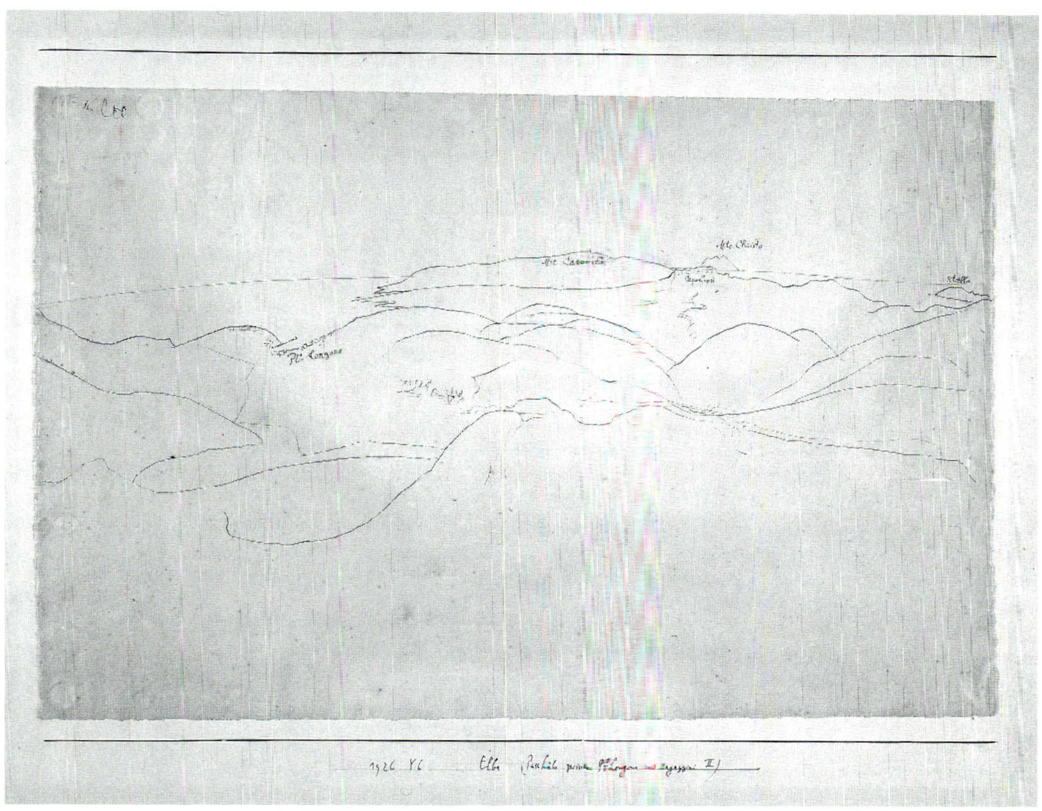

Elba (hoch über Pto. Longone) 1926.245 (Kat.-Nr. 34)

Elba (Passhöhe zwischen Porto Longone und Magazzini) II 1926.246 (Kat.-Nr. 35)

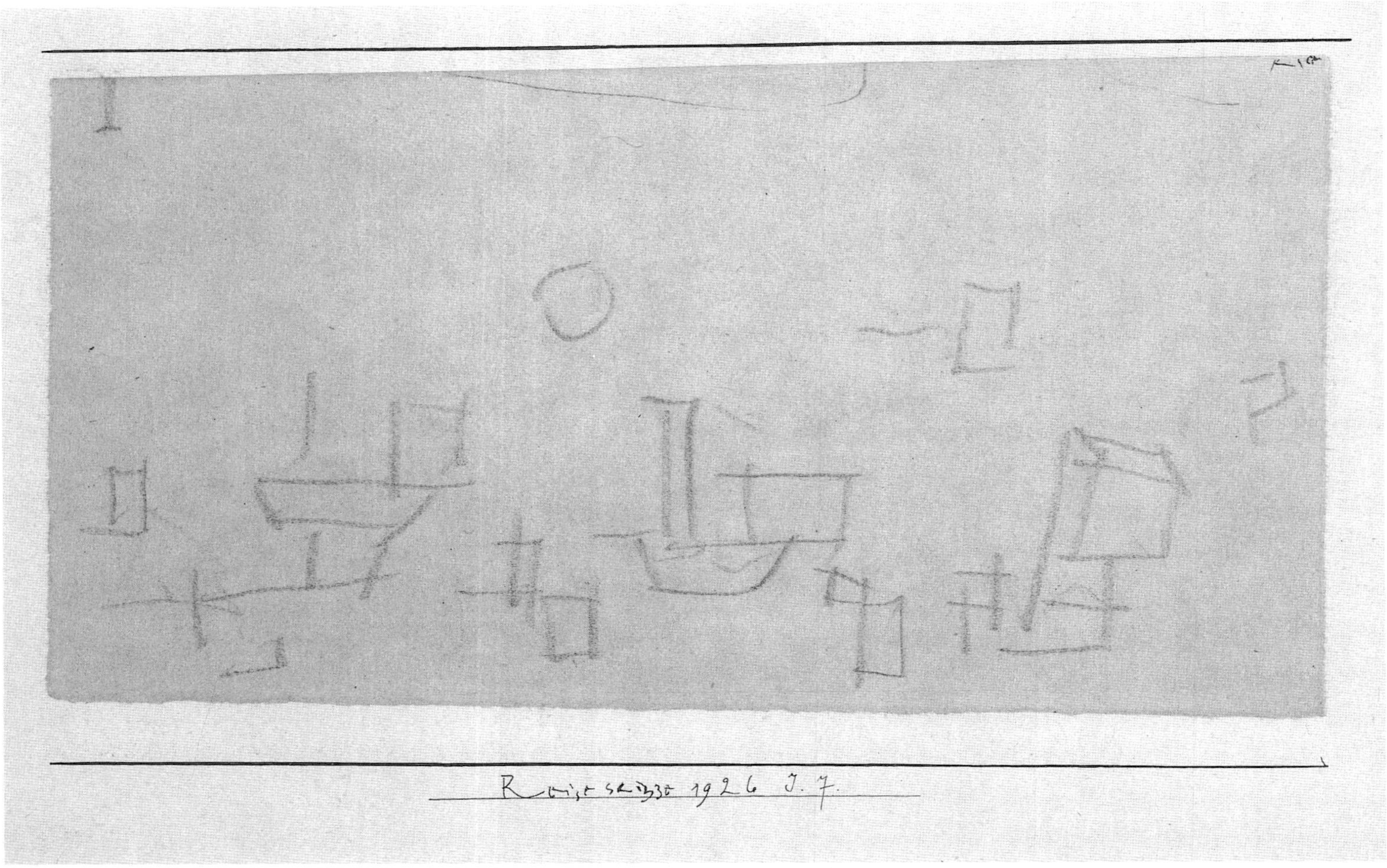

Reiseskizze 1926.187 (Kat.-Nr. 30)

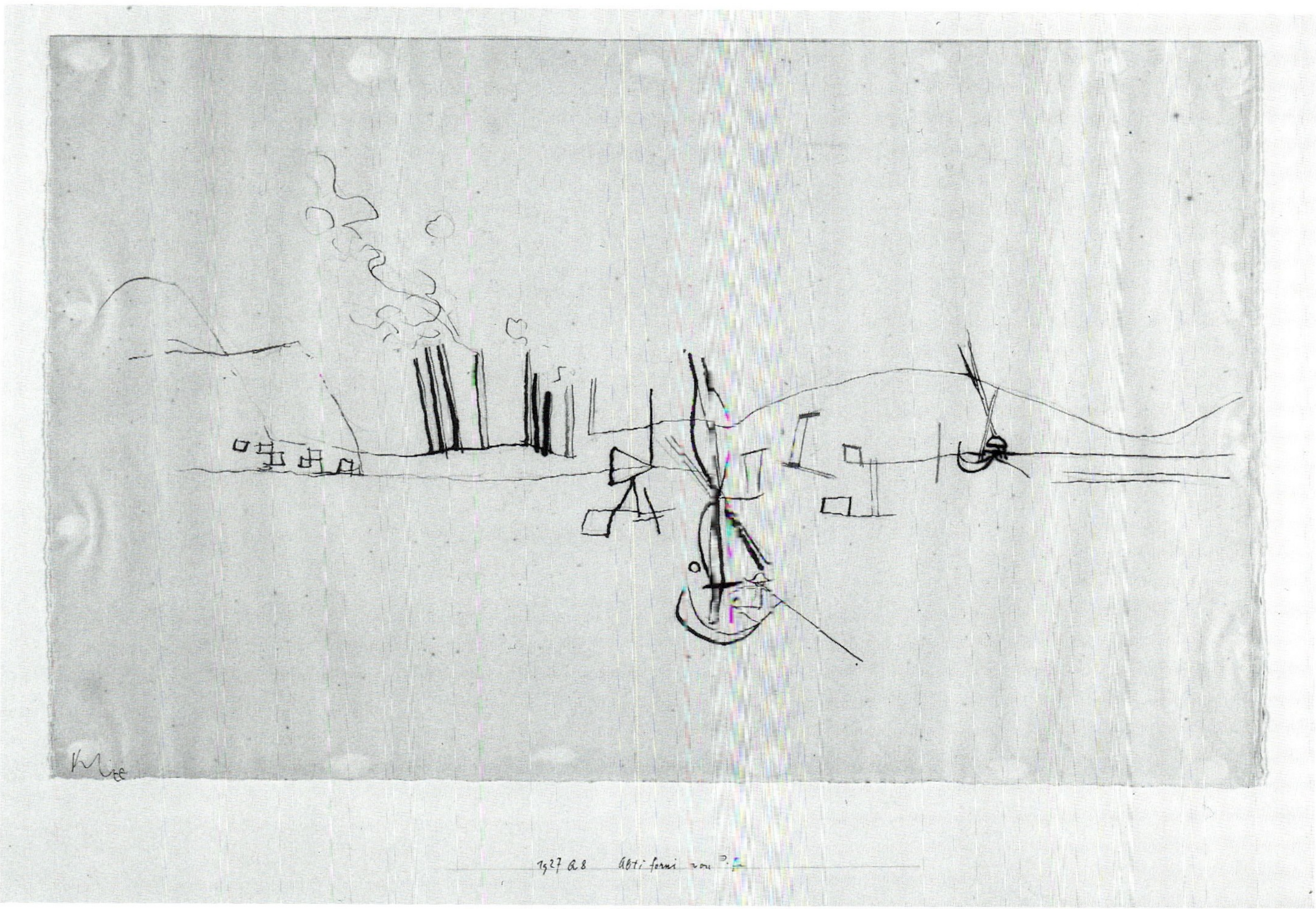

Altiforni von P. f. 1927.78 (Kat.-Nr. 36)

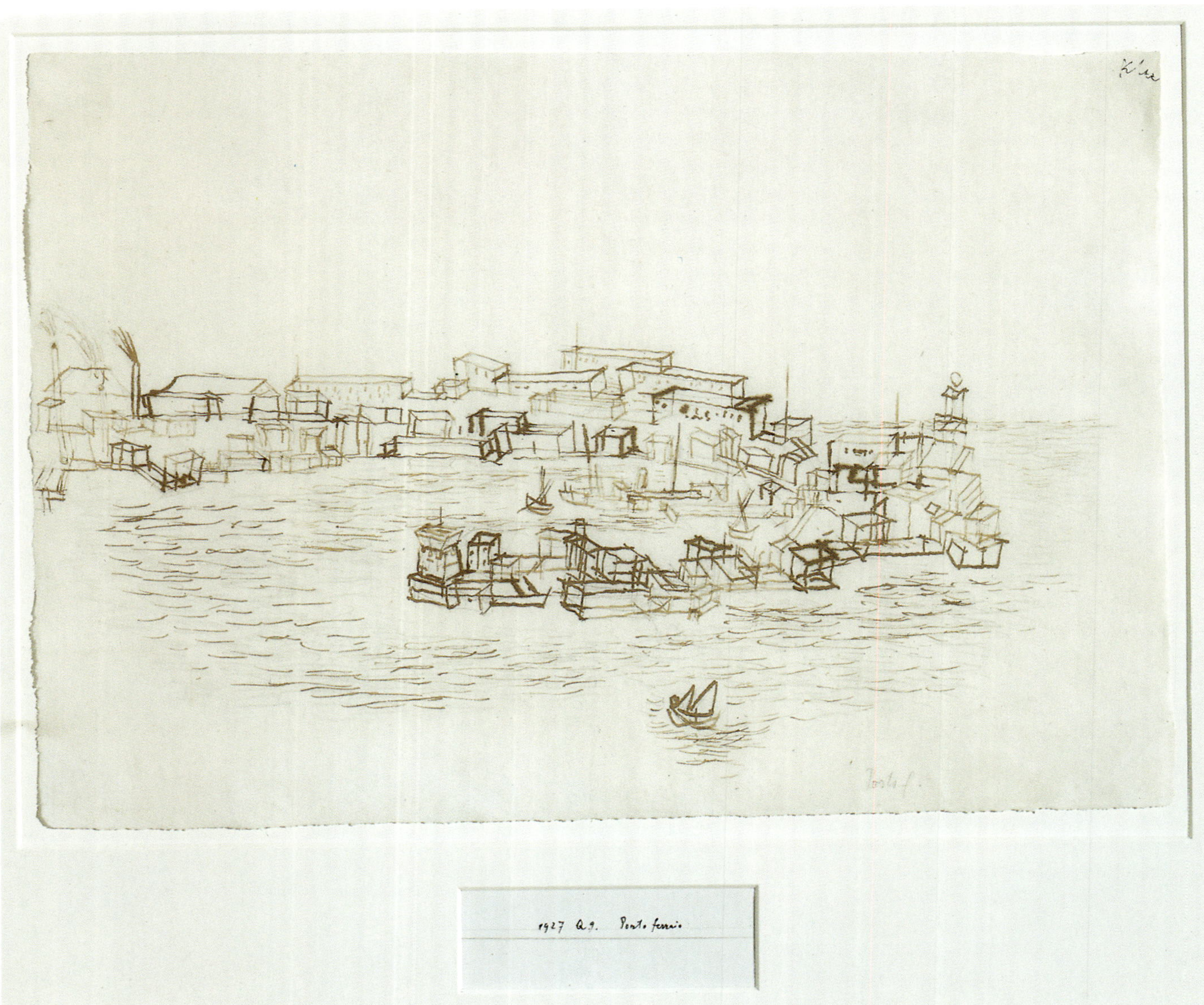

Porto ferraio 1927.79 (Kat.-Nr. 37)

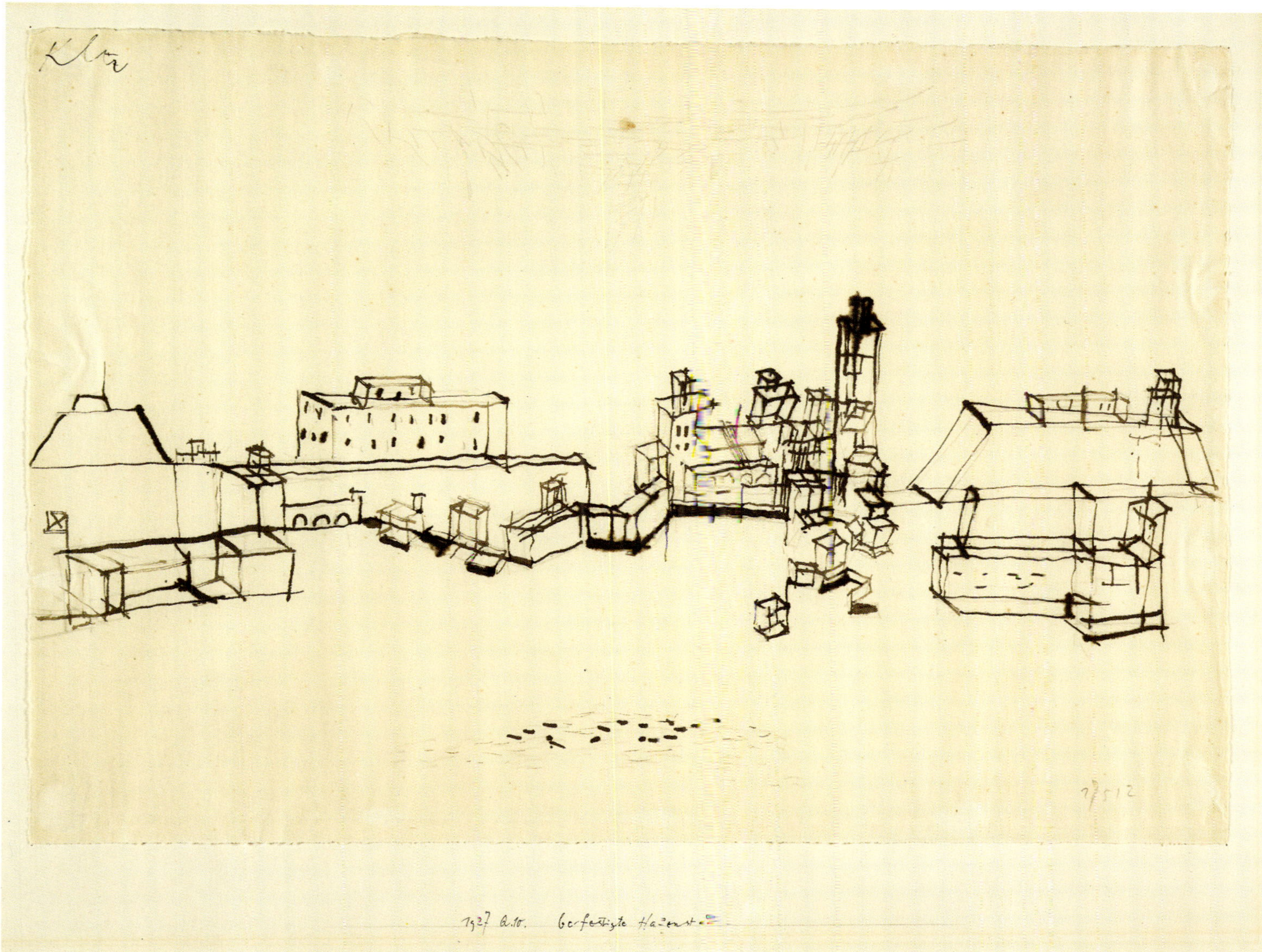

befestigte Hafenstadt 1927.80 (Kat.-Nr. 38)

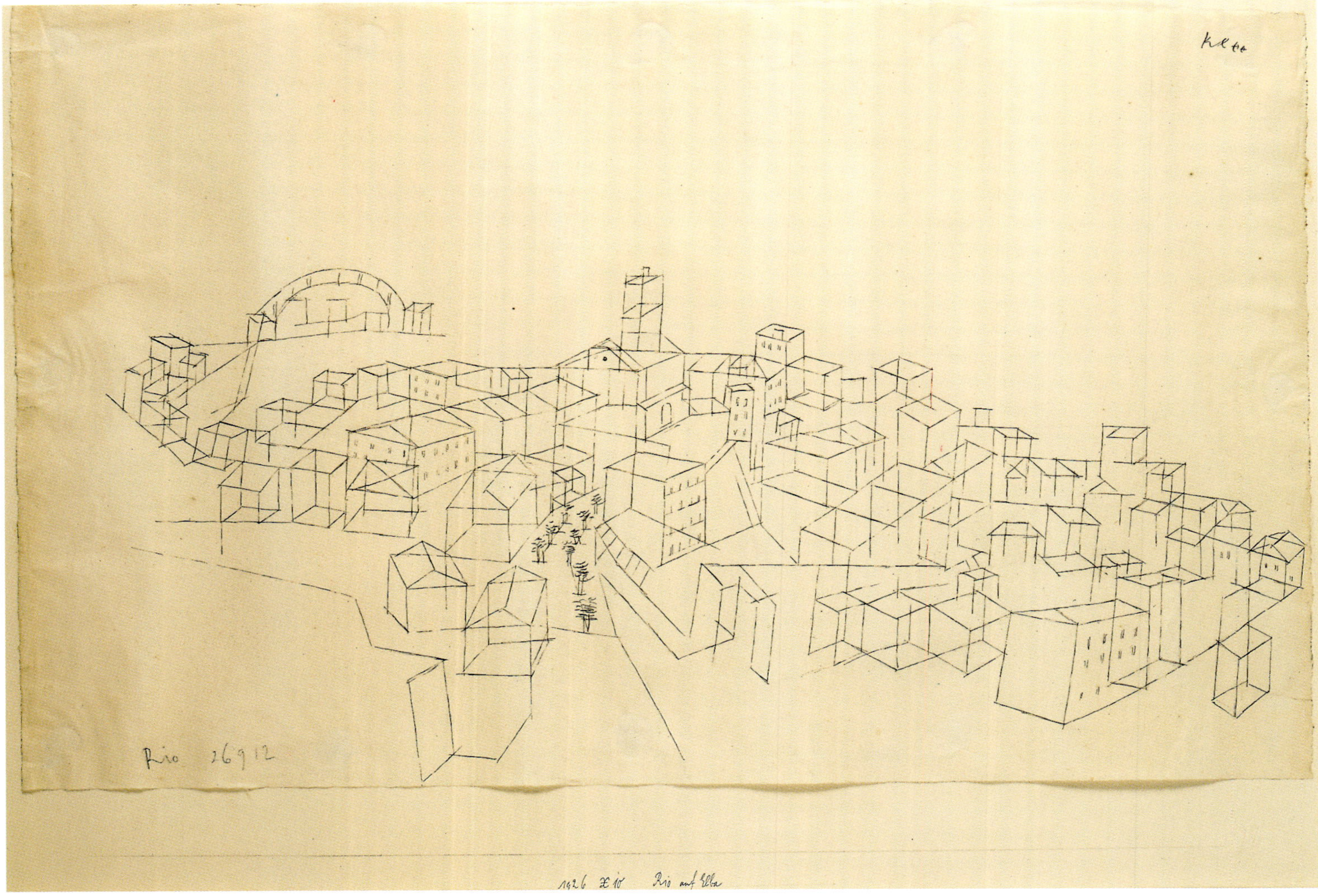

Rio auf Elba 1926.240 (Kat.-Nr. 31)

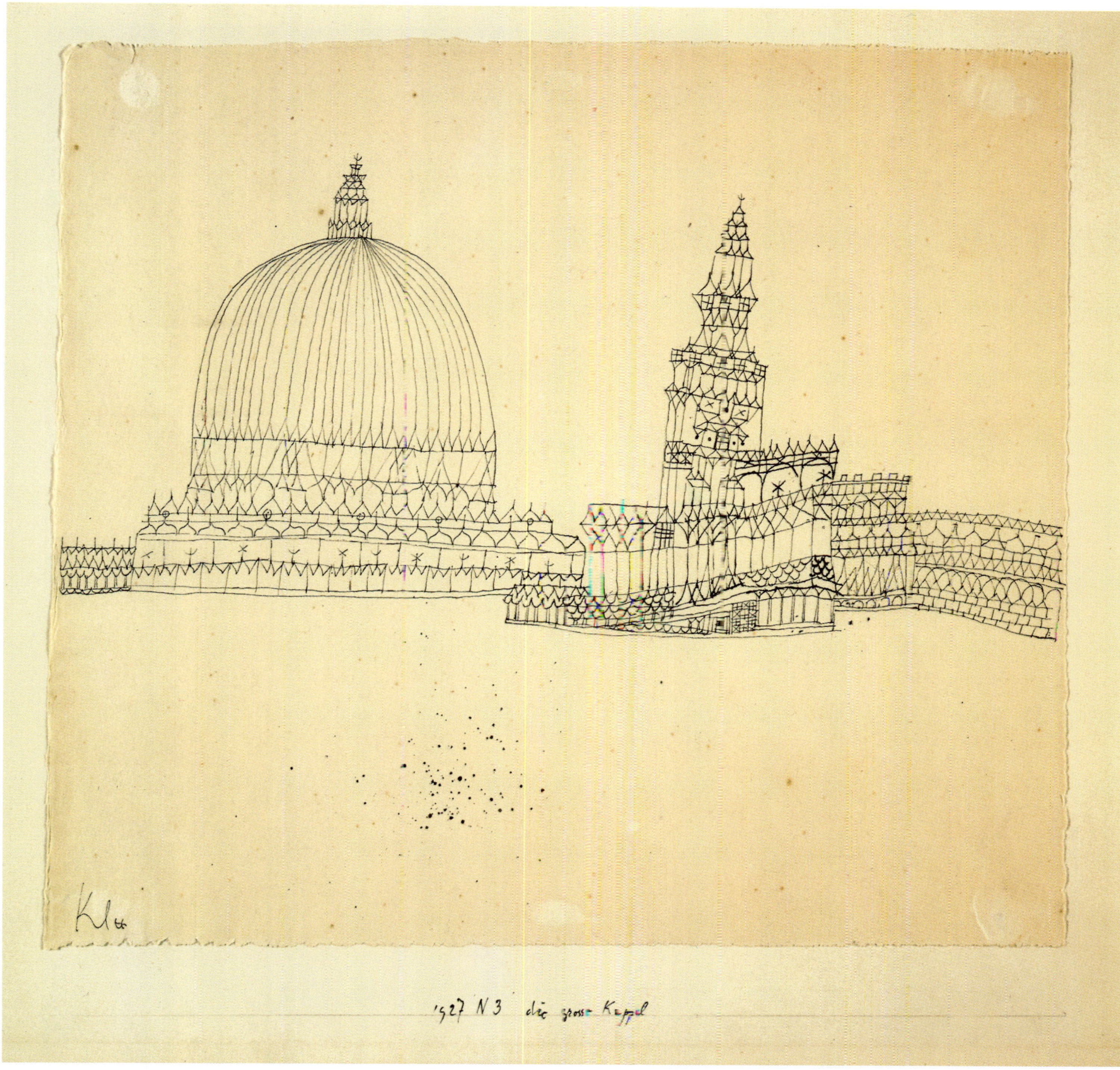

die große Kuppel 1927.43 (Kat.-Nr. 39)

ITALIEN/PORQUEROLLES/KORSIKA 1927

Klees eigentlicher Wunsch für die Sommerferien des Jahres 1927 war eine »Dampfermittelmeerfahrt«. Da sich diese wegen mangelnder Vorbereitung nicht durchführen ließ, entschloß er sich spontan, seinem Sohn Felix nach der südfranzösischen Insel Porquerolles nachzureisen, wo sie gemeinsam vierzehn »herrliche Tage« verlebten. Anschließend schiffte Klee sich nach Korsika ein, um dort noch etwa zwei Wochen alleine zu verbringen, mit der Absicht zu arbeiten. Denn mit dieser Ferienreise ans Mittelmeer scheint Klee bestimmte Erwartungen verbunden zu haben, wie er in seinem Brief an Lily aus Dessau kurz vor Antritt der Reise zum Ausdruck brachte: »Ich haue noch ein paar Aquarelle hin, die von der eingetretenen Intensivierung der Farbe mit ergriffen sind, und eine Hoffnung bedeuten, daß das Mittelmeer sich diesmal direkter auswirken wird als letztes Mal auf Elba.«

Ob diese direkte bildnerische Auswirkung des Mittelmeeres auf sein Werk tatsächlich in der von Klee erhofften Weise stattfand, bleibt fraglich. Landschaftsmotive, die sich auf seine südfranzösische Reise von 1927 zurückführen lassen, sind in Klees Werk bis auf das Gemälde »Klippen am Meer« 1931.154 kaum nachweisbar.

Wie im Vorjahr auf Elba entstanden in diesem Sommer auf Porquerolles und Korsika quer- und vergleichsweise großformatige Zeichnungen mit Ansichten von Landschaften und Ortschaften. Die Blätter mit Landschaftsmotiven aus Porquerolles wie beispielsweise »Hügelland von Porquerolles« 1927.197 (Kat.-Nr. 41) entsprechen den Skizzen des Hügellandes von Elba, die Folge der Ansichten mit der Stadtanlage von Calvi (Kat.-Nr. 43–46), sind denen von Portoferraio eng verwandt. Sind auch die Zeichnungen aus Porquerolles Landschaftsskizzen, die mit sparsamem Strich nahe am Naturvorbild bleiben, geht es in den Federzeichnungen aus Calvi dagegen weniger um die räumliche Schachtelung von Architekturen als vielmehr um einen auf das Wesentliche abstrahierten Gesamteindruck des Gesehenen bei deutlicher Erkennbarkeit des Motivs.

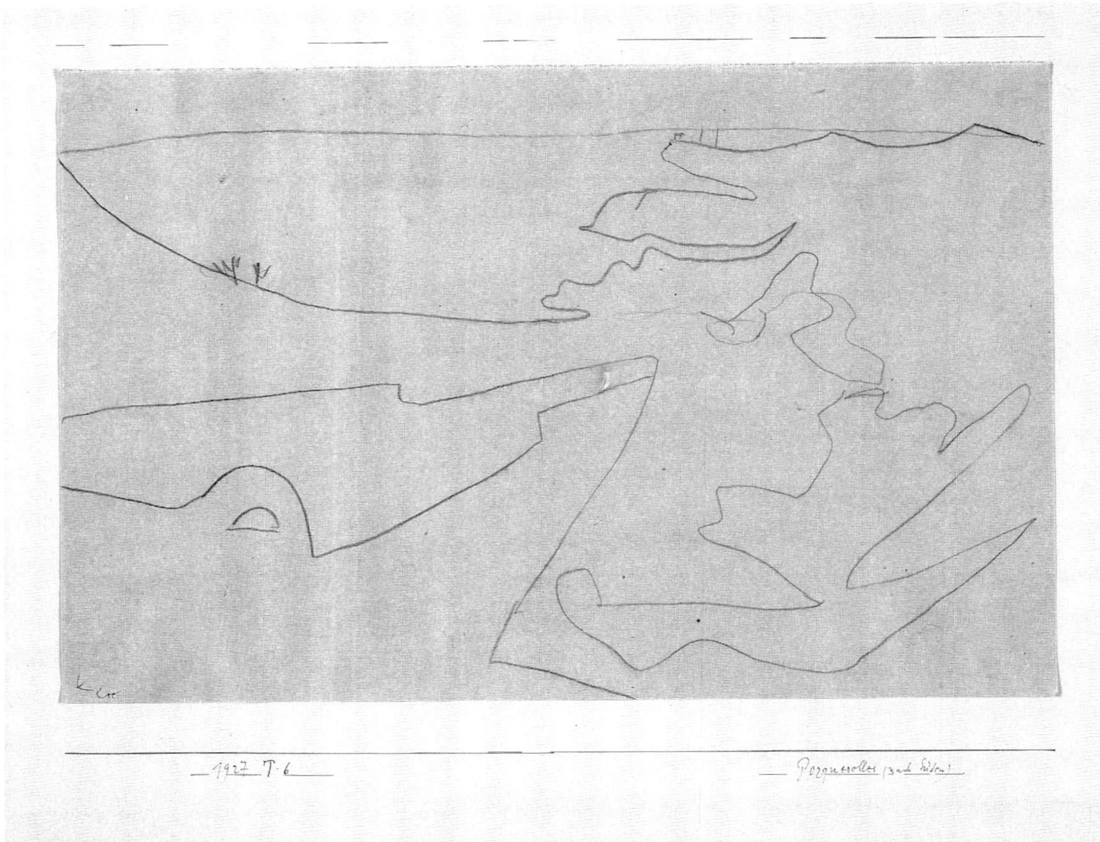

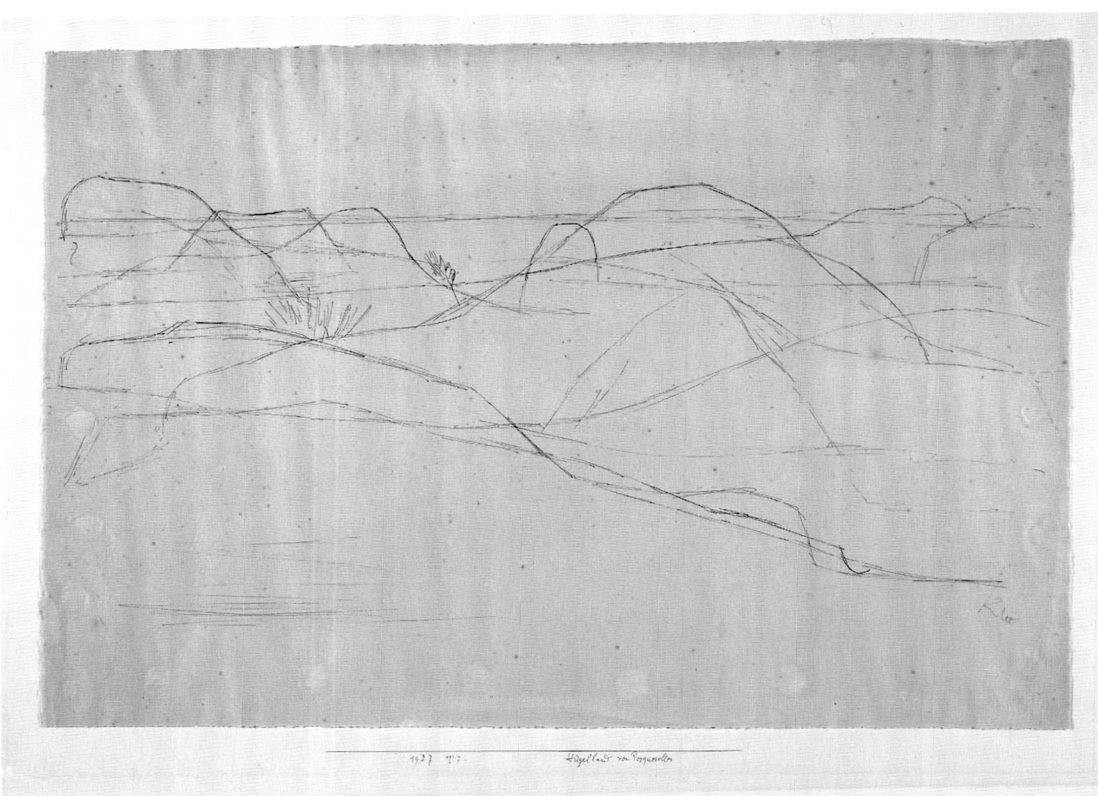

Porquerolles (nach Süden) 1927.196 (Kat.-Nr. 40)

Hügelland von Porquerolles 1927.197 (Kat.-Nr. 41)

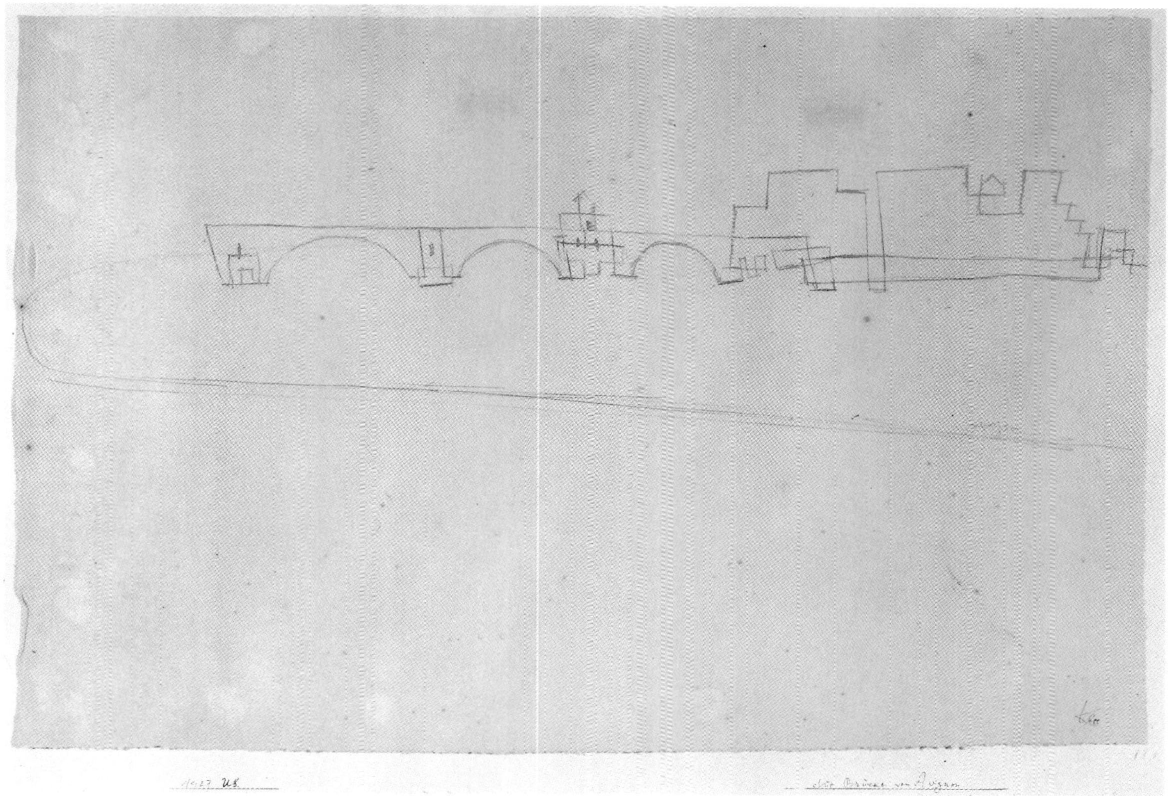

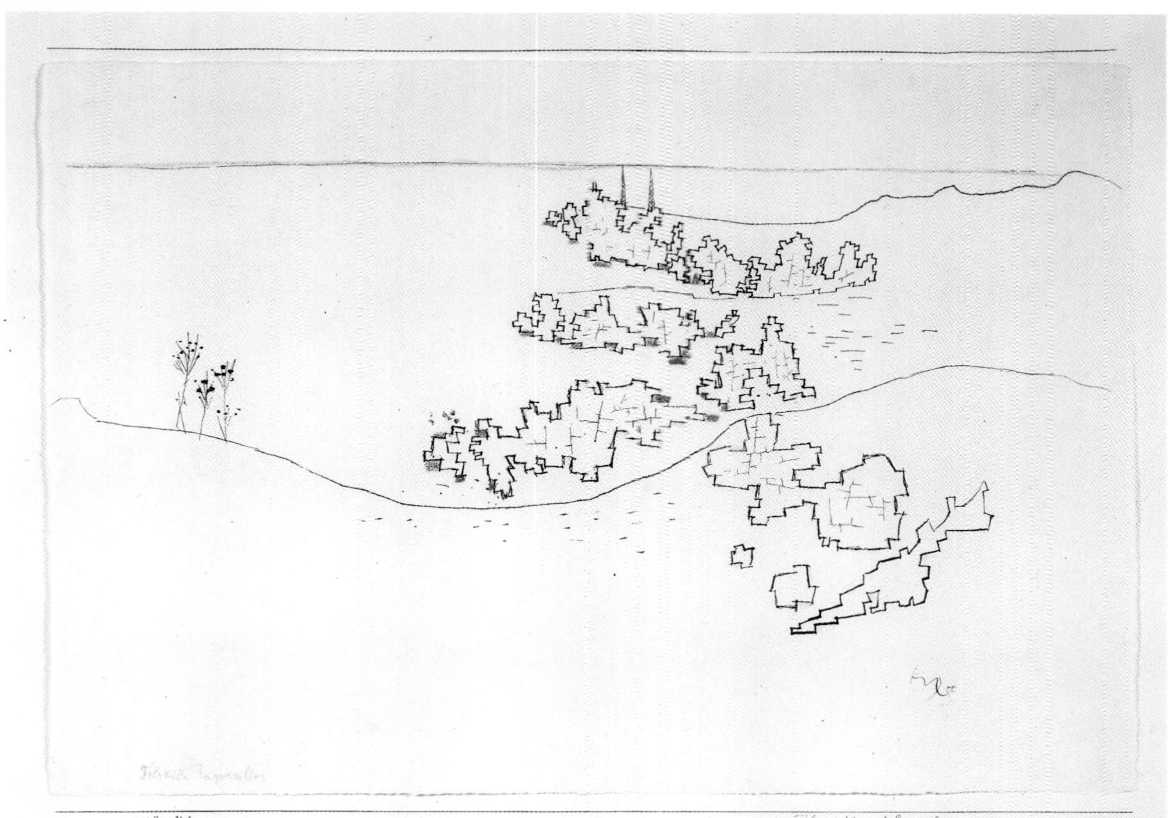

die Brücke von Avignon 1927.208 (Kat.-Nr. 49)

Felsenküste auf Porquerolles 1927.233 (Kat.-Nr. 42)

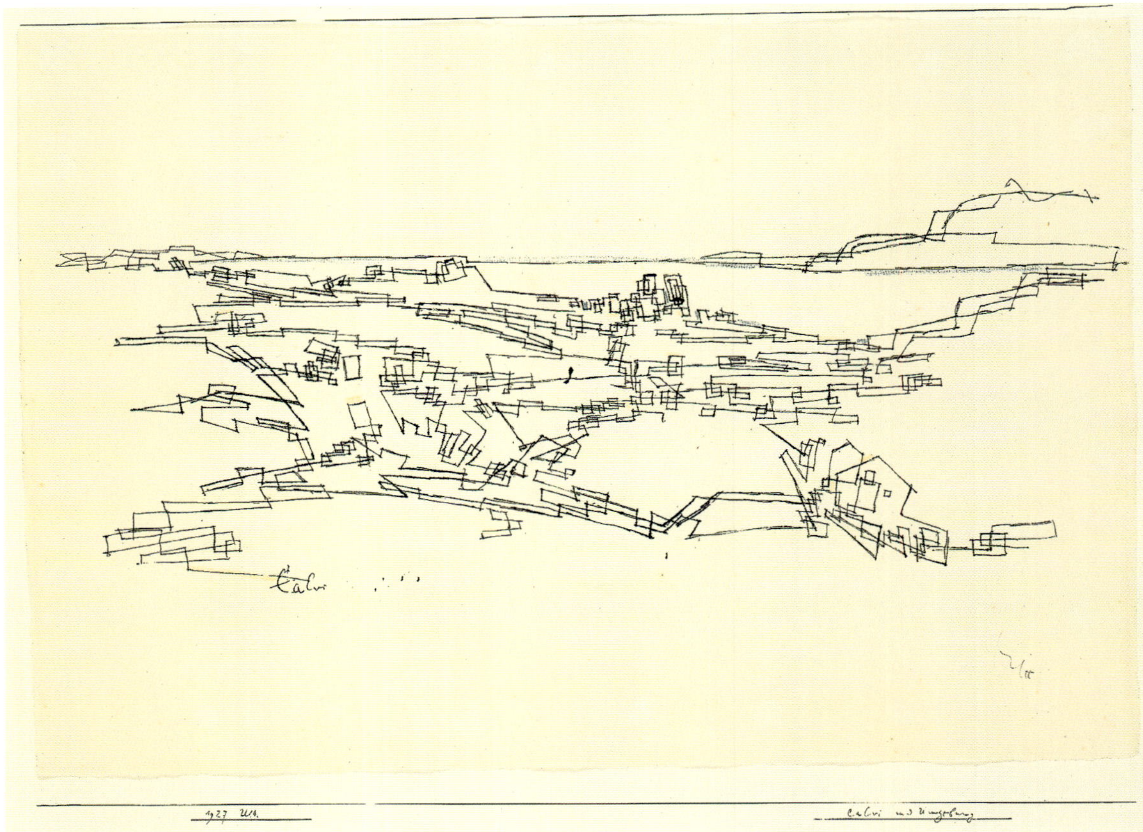

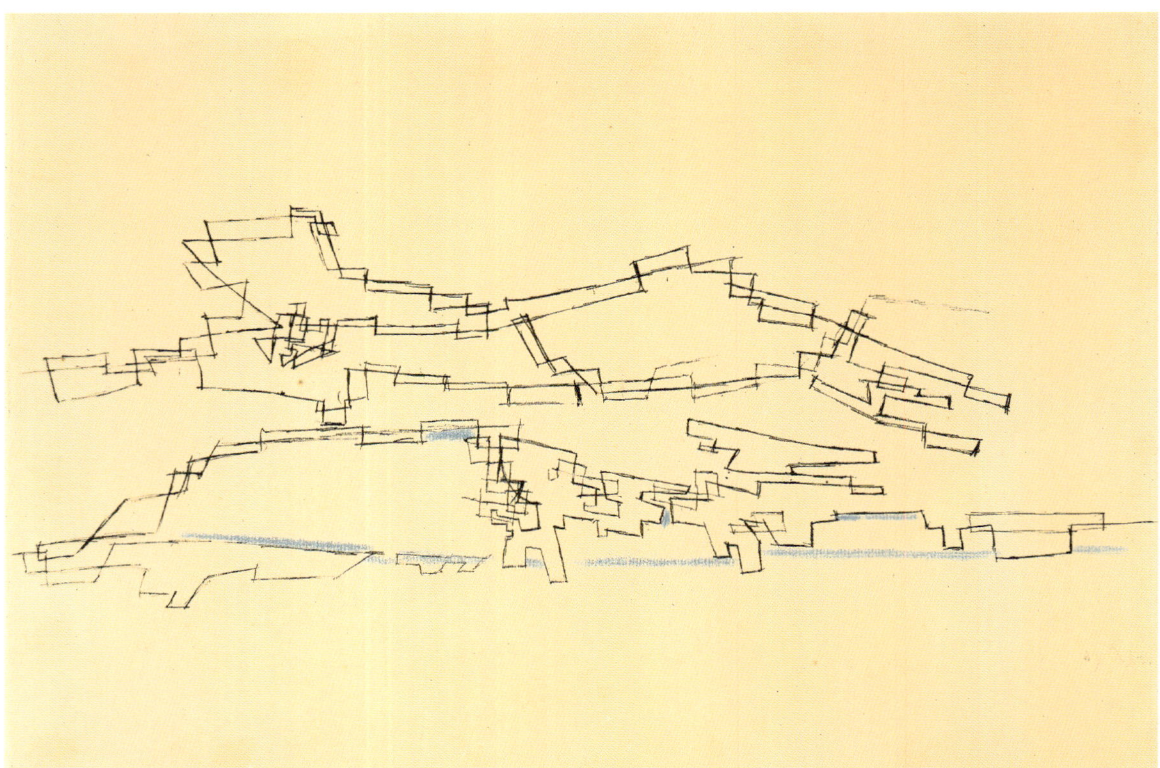

Calvi und Umgebung 1927.204 (Kat.-Nr. 43)

Calvi und der Golf 1927.205 (Kat.-Nr. 44)

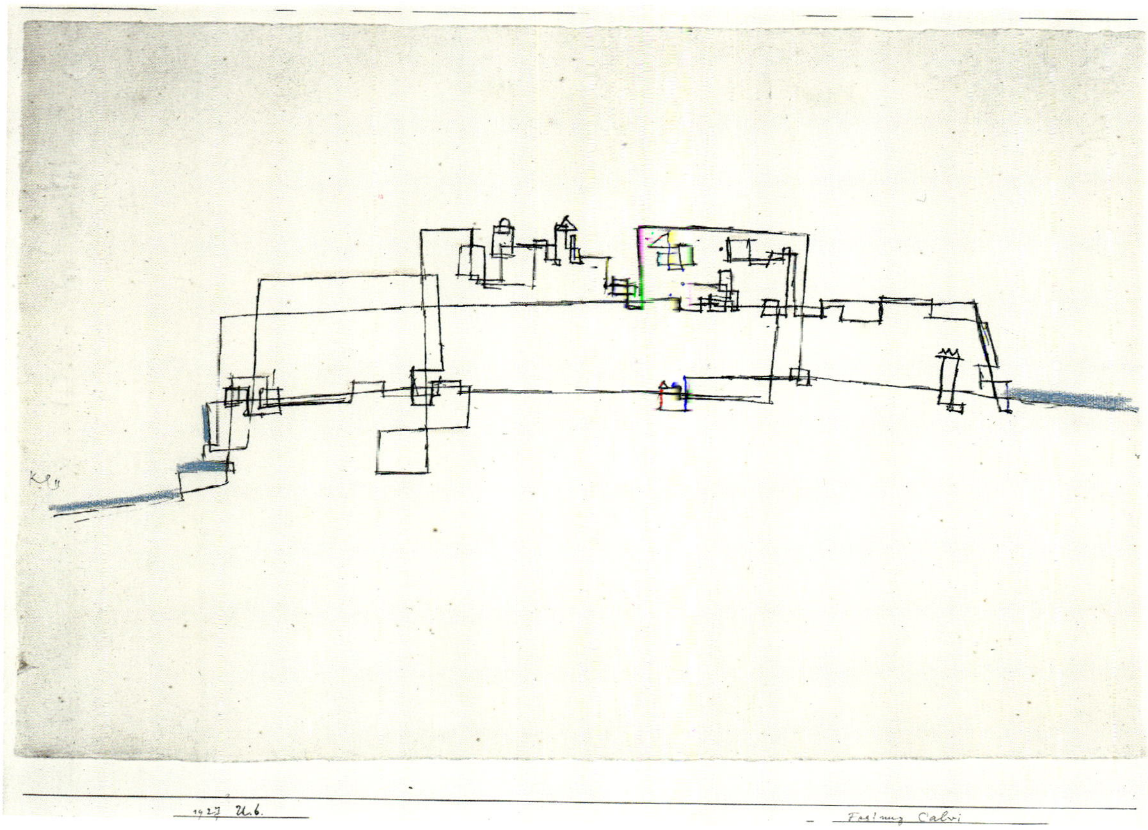

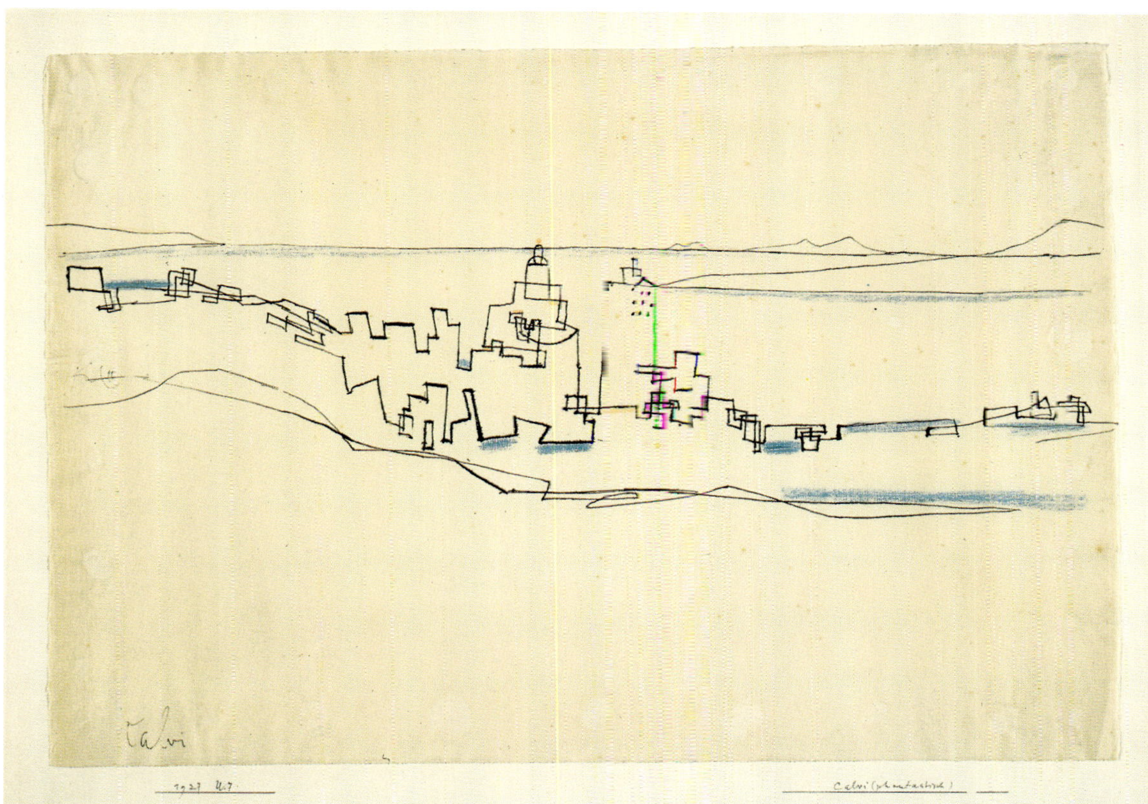

Festung Calvi 1927.206 (Kat.-Nr. 45)

Calvi (phantastisch) 1927.207 (Kat.-Nr. 46)

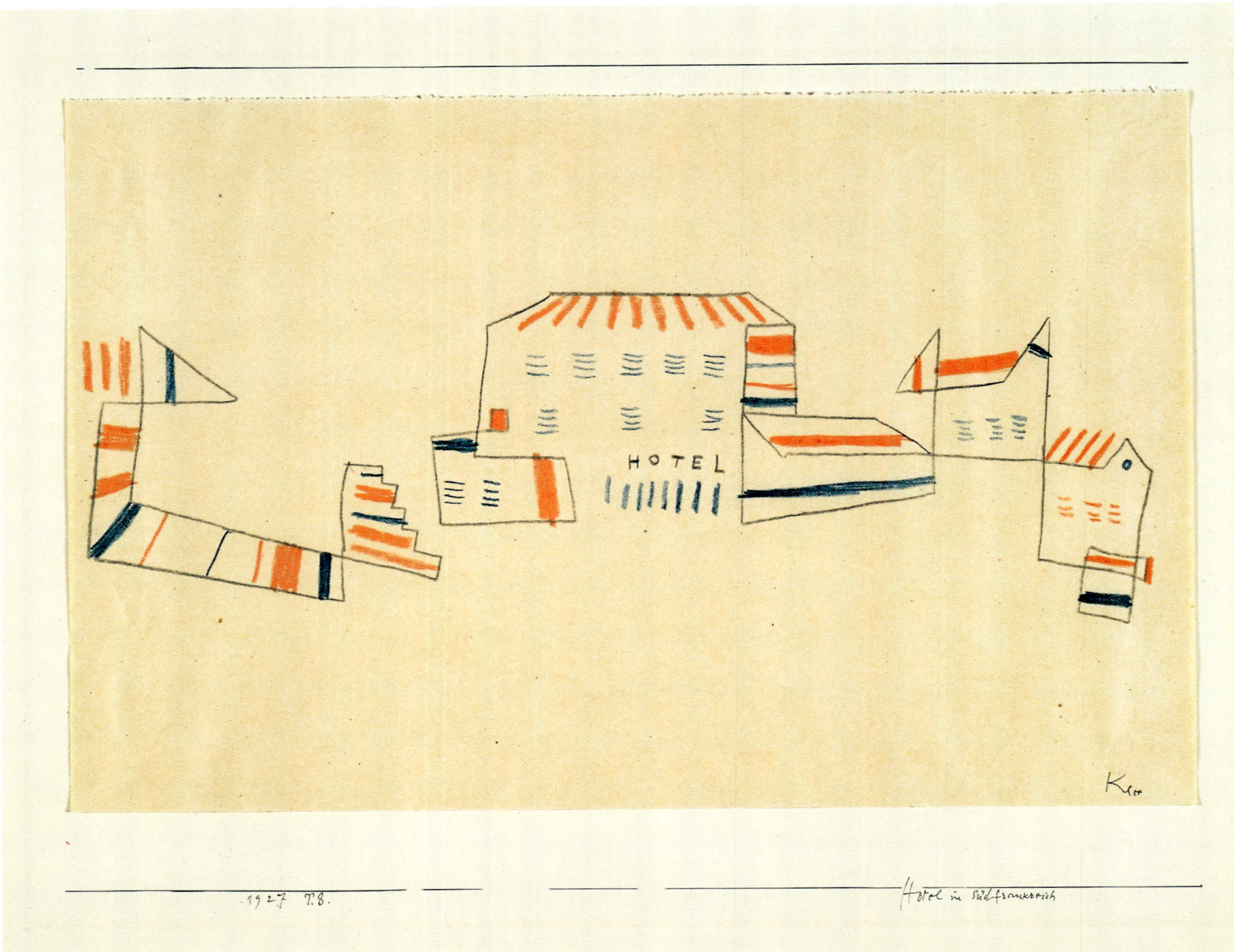

Hotel in Südfrankreich 1927.198 (Kat.-Nr. 47)

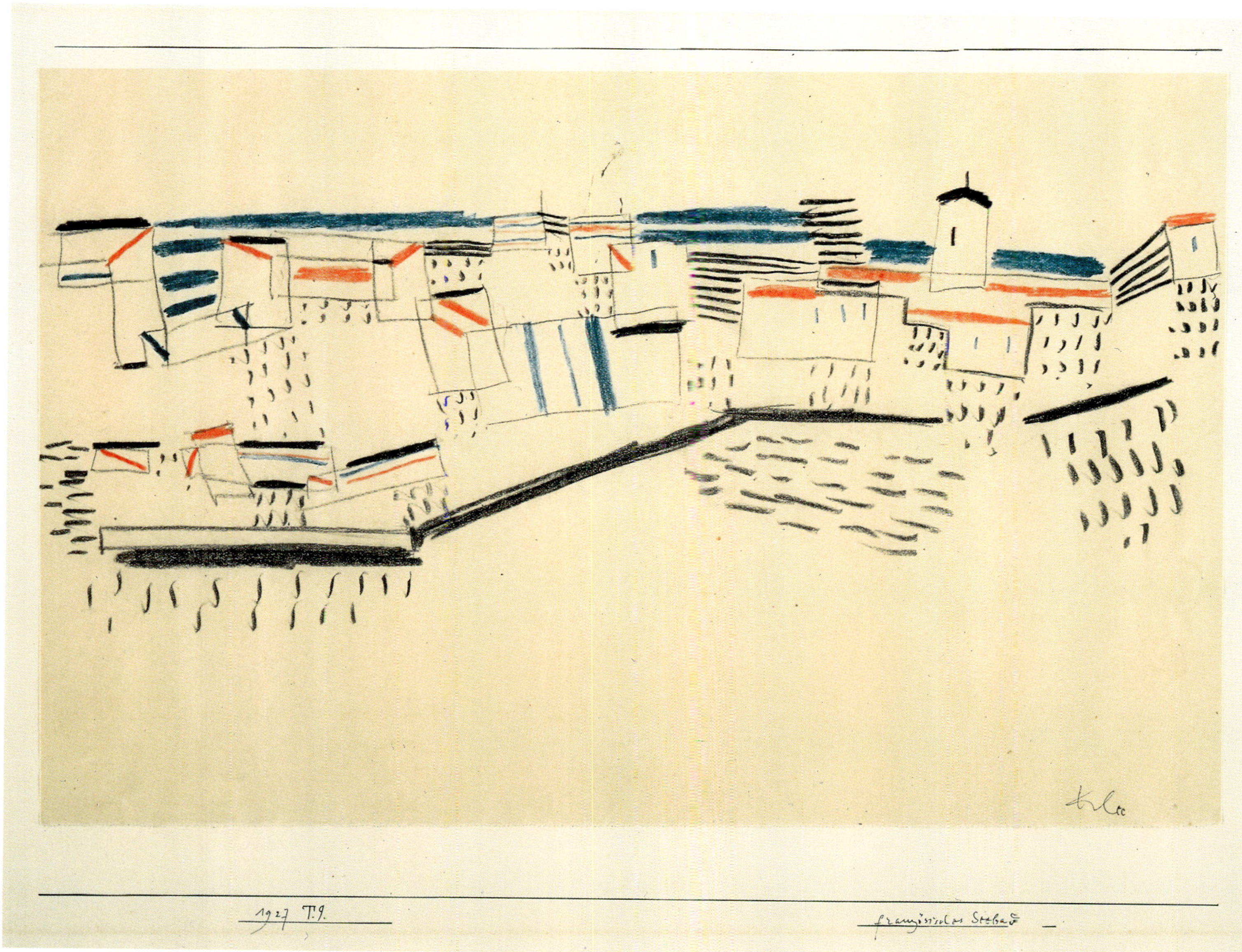

Französisches Seebad 1927.199 (Kat.-Nr. 48)

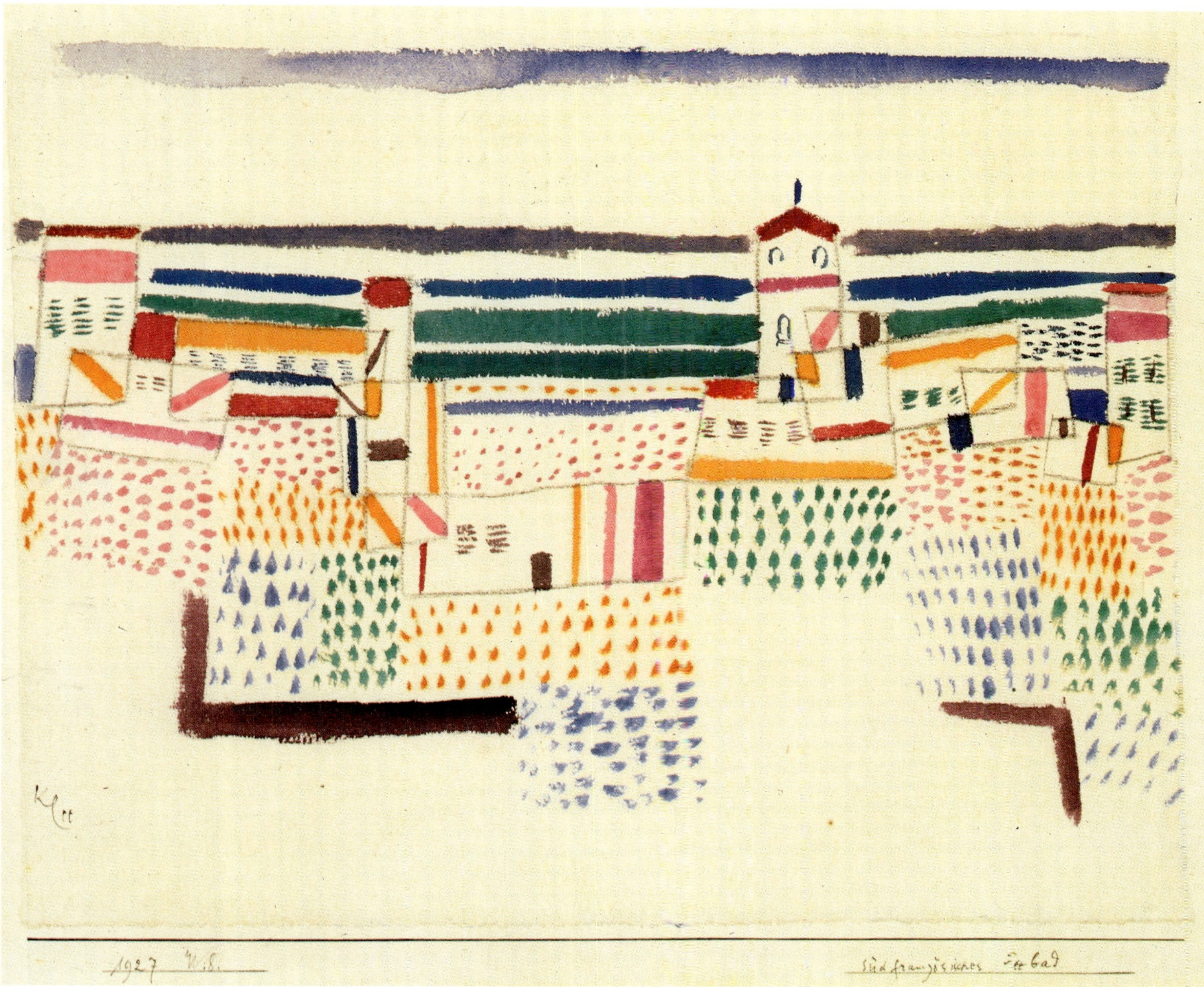

Südfranzösisches Seebad 1927.228 (Kat.-Nr. 50)

ÄGYPTEN 1928/29

Die Ägyptenreise, die Paul Klee zum zweiten Mal nach Afrika führte und die von der Klee-Gesellschaft finanziell ermöglicht wurde, sollte noch einmal eine tiefgreifende Wirkung auf sein Schaffen ausüben.
Die kunsthistorische Bedeutung und der hohe Stellenwert der auf seinem achtzehntägigen Aufenthalt in Ägypten um die Wende des Jahres 1928/29 gewonnenen Eindrücke in ihrer Wirkung auf sein Werk sind immer wieder festgestellt, wenn auch bisher nicht hinreichend untersucht worden.
Im späteren Œuvre Paul Klees erscheinen wiederholt Motive, die auf seine ägyptischen Reiseeindrücke Bezug nehmen. Es sind Motive wie Pyramide oder Schlange, die in seinem Werk zwar schon vor der Reise bekannt sind und von deren intensiver Vorbereitung zeugen, aber von Klee in den dreißiger Jahren bevorzugt gewählt werden. In der Ausstellung können Gemälde wie »Die Schlange« 1929.341 (Kat.-Nr. 79) oder »Schlangen Wege« 1934.217 (Kat.-Nr. 88) und »Pyramide« 1932.331 (Kat.-Nr. 85), eines seiner wenigen Werke monumentaler Bildauffassung, als Beispiele dafür dienen. Das Motiv der Sphinx, jener Mischgestalt mit dem Körper eines Löwen und dem Kopf eines Königs, taucht in Klees Spätwerk in Erinnerung an die Sphinx von Giseh in verschiedenen thematischen Zusammenhängen auf wie in »Siesta der Sphinx« 1932.329 (Kat.-Nr. 84) oder »Katastrophe der Sphinx« 1937.135 (Kat.-Nr. 89).
Das »ägyptische Motiv« wie auch das Kolorit, jener Dreiklang von Gelb, Blaßrosa und hellem Graubraun, der charakteristisch für eine Reihe von Werken ist, die mit Ägypten in direktem Zusammenhang stehen, sind in der gegenständlichen Erkennbarkeit erst einmal als Einfluß äußerlicher Natur zu sehen.
Aber das Phänomen Ägypten umfaßt im eigentlichen Sinne fundamentale Offenbarungen aus Natur und Kunst, jene in der Natur des Orients erlebte Einheit von Kunst-Natur-Ich, wie es Klee über seine Eindrücke in Tunis formuliert hatte. Die erlebte Formstruktur der ägyptischen Landschaft ließ ihn ein neues Kompositionsschema finden, das in den vorhergehenden Jahren vorbereitet, aber – der Situation von 1914 vergleichbar – dieses unmittelbaren Naturerlebnisses bedurfte, um zur erstrebten bildnerischen Vollendung zu gelangen. Der weiteren Erforschung der Gründe für Klees Auseinandersetzung mit Ägypten, seiner Landschaft und Kultur, und die Einflüsse in ihrer Verarbeitung auf das nachfolgende Werk sind Gegenstand einiger Katalogbeiträge im Rahmen dieser Ausstellung.
Welche Arbeiten Klee in Ägypten selbst geschaffen hat, läßt sich auch bei dieser Reise nicht festlegen. Sicherlich werden eine Reihe von Bleistiftzeichnungen, von der die Ausstellung einige zeigt, vor der Natur entstanden sein. »Erinnerung an Kairo I« 1928.208 (Kat.-Nr. 62) oder »Wüstengebirge« 1929.13 (Kat.-Nr. 65) sind Beispiele für solche Reiseskizzen, die einen bestimmten Ort oder eine Situation in deutlicher Nähe zum Motiv einfangen.
Die eigentlich bildnerische Ausbeute des Ägyptenaufenthaltes sind bekanntlich die Reihe der sogenannten Streifenbilder, die aus jenem erinnernden Erlebnis 1929 in Dessau entstanden sind, von denen die Ausstellung mit den Aquarellen »Die Sonne streift die Ebene« 1929.34 (Kat.-Nr. 69), »Monument an der Grenze des Fruchtlandes« 1929.40 (Kat.-Nr. 71) und »Ort am Kanal« 1929.35 (Kat.-Nr. 70) einige ausgesuchte Beispiele zeigt. Die realen Bezüge dieser ungegenständlichen Bildkompositionen sind allgemeiner Natur und nur ahnbar, wie auch die Titel höchstens das Naturmotiv vermuten lassen. In den »ägyptischen Bildern« vollzieht sich einerseits ein Zusammenfließen aller jener Eindrücke zu einer Gesamtheit, andererseits erschließt sich der Gestaltungsprozeß auf mathematischer und geometrischer Grundlage. Das Bild baut sich aus horizontalen,

hellfarbenen Streifen auf, die selten von Bildrand zu Bildrand gehen, schmale oder breite, kurze oder lange Streifenbahnen, die im Zusammenstoß ihrer Kanten das Bild vertikal verspannen. Diese Gestaltungsweise folgt ganz dem neuen, aus der erlebten Formstuktur der ägyptischen Landschaft gefundenen Kompositions-schema, jenem von Klee als »Cardinal-Progression« genannten Prinzip der fortgesetzten Halbierungen beziehungsweise Verdoppelungen. Das Aquarell »Monument an der Grenze des Fruchtlandes« in dem Farbklang heller und dunkler Rosatöne, hellem Graubraun, Gelb und Grünblau ist eines der überzeugendsten Beispiele in der Anwendung dieses neuen Kompositionsschemas. Und die ägyptische Landschaft wird auch hier in eine Darstellung von größter Distanzierung vom Naturvorbild gebannt, streng gesetzmäßig in horizontalen Farbstreifen von lichter Erscheinung angelegt. Der Bildaufbau aus Bändern und »Parallellagerungen«, um 1926 als lineares Gerüst begonnen, führt hier zu einer Einheit von Bildkonstruktion, Rhythmik und Farbe, einem rhythmischen Gefüge, das ganz aus der Farbe lebt, einem »herben, skandierten Bildgesang vergleichbar«.

Doch läßt sich die Einwirkung und Verarbeitung von Erlebnissen und Eindrücken seiner Ägyptenreise im gesamten Werk Paul Klees der dreißiger Jahre nachweisen, was in unterschiedlichen Aspekten in den Aufsätzen »Zur Bedeutung der altägyptischen Schriftkultur im Werk Paul Klees« und »Paul Klees ägyptischen Idyllen« dargelegt wird. Hervorzuheben ist, daß die Bedeutung der Ägyptenreise in Klees Spätwerk noch in einem anderen Kontext zu einem neuen Höhepunkt führt, wofür »Finstere Bootsfahrt« 1940.345 (Kat.-Nr. 97) in der Ausstellung ein eindrucksvolles Beispiel ist.

In Hinblick auf Klees Auseinandersetzung mit Nordafrika ist noch ein weiterer, beinahe gegensätzlicher Aspekt in seinem Werk der dreißiger Jahre bemerkenswert, der sich in dieser Ausstellung mit dem Beispiel des Gemäldes »Garten im Orient« 1937.167 (Kat.-Nr. 90) veranschaulichen läßt. Die freudige, heitere Seite des Orients kommt hier zum Ausdruck, vielleicht als Aufflammen der so lange zurückliegenden glücklichen Erinnerung an ein orientalisches Land, Erinnerungen an seine erste Reise nach Afrika, nach Tunesien 1914.

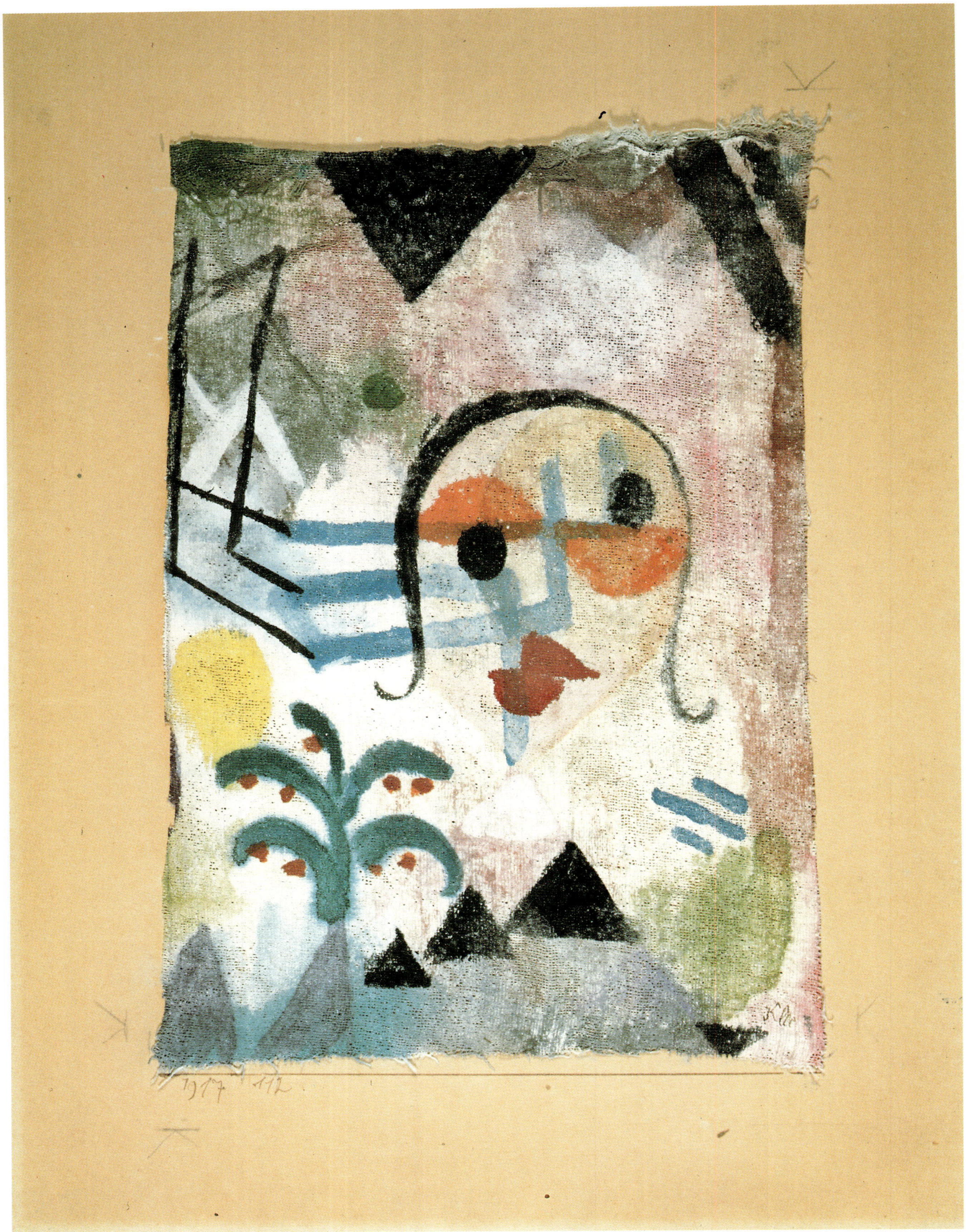

Bildnis einer Rothäutigen 1917.112 (Kat.-Nr. 52)

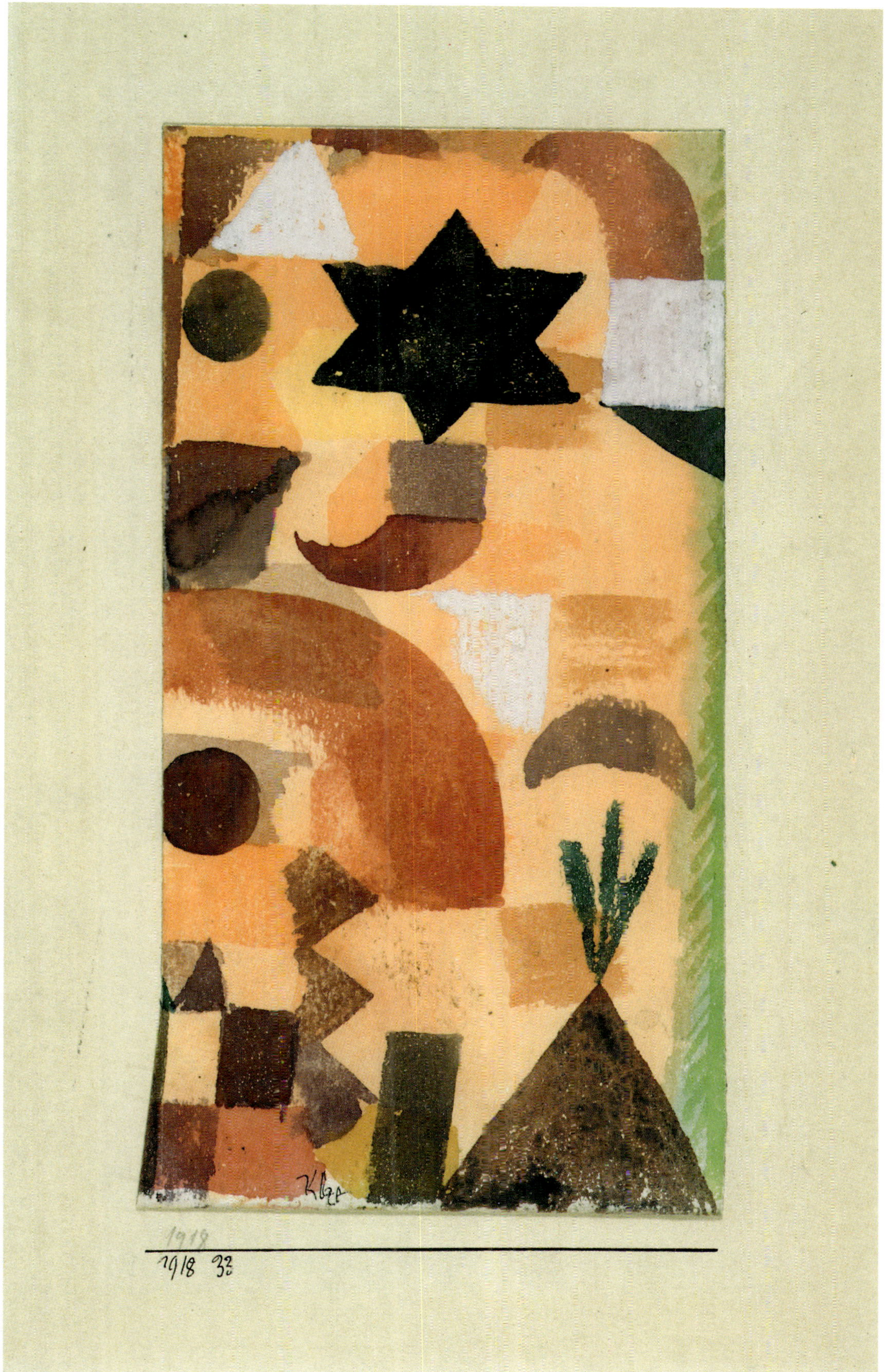

Kl. Vignette an Aegypten 1918.33 (Kat.-Nr. 53)

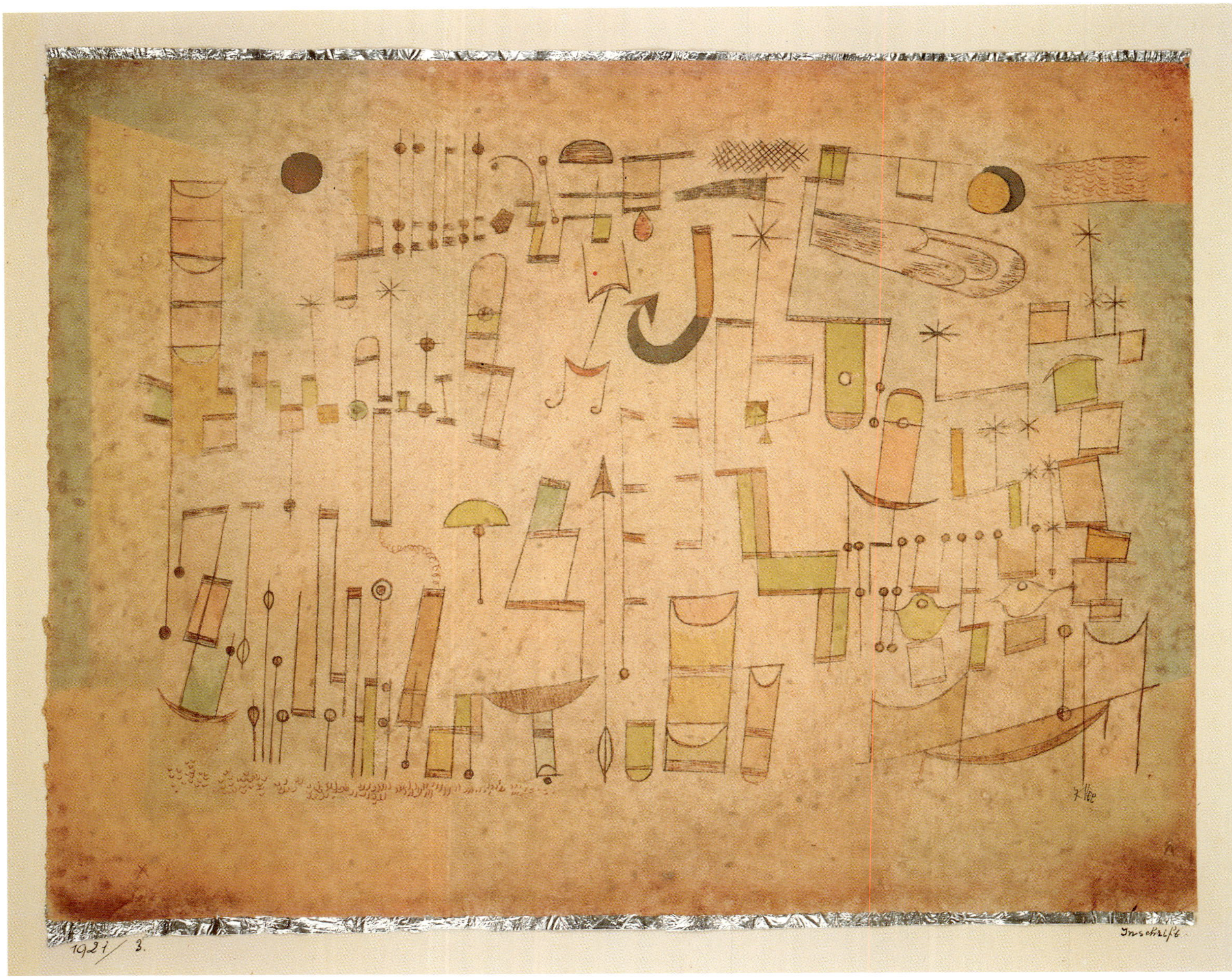

Inschrift 1921.3 (Kat.-Nr. 55)

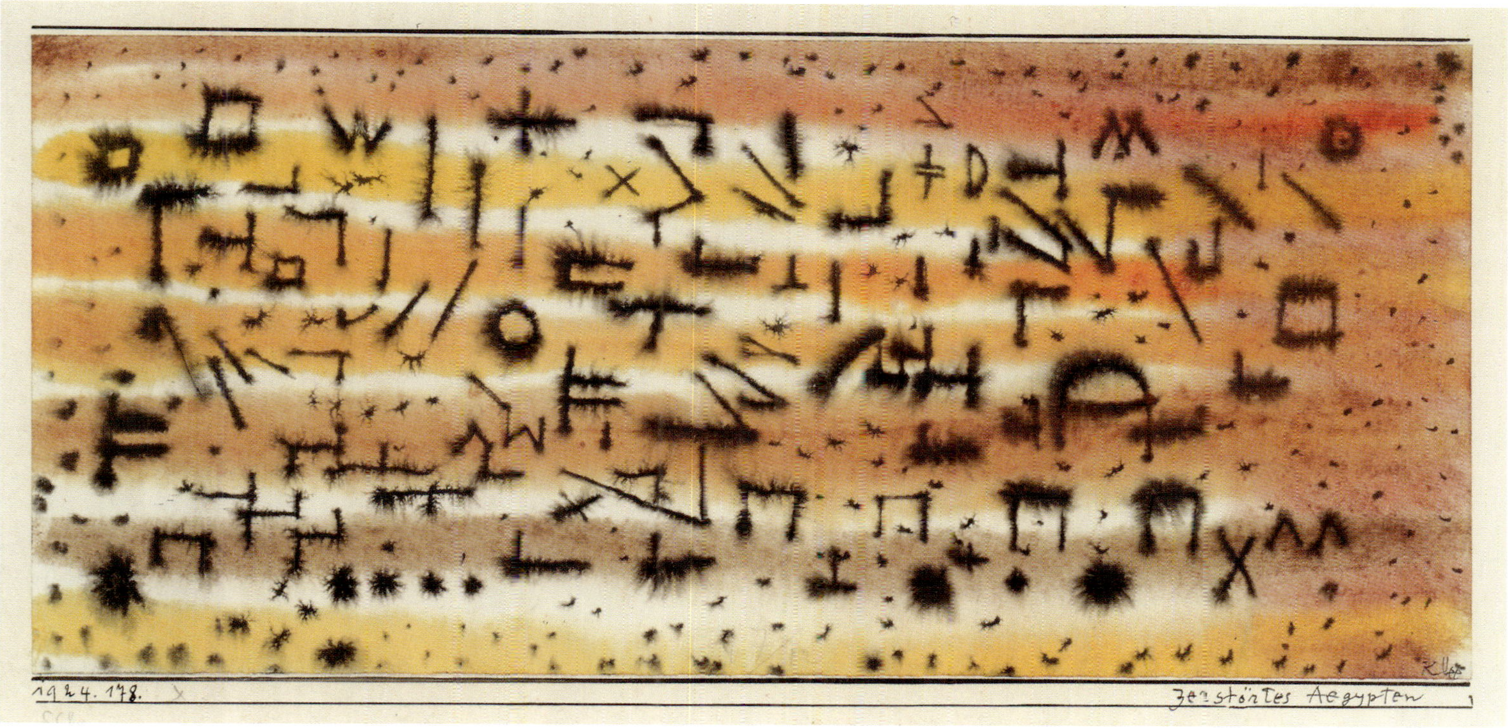

Zerstörtes Aegypten 1924.178 (Kat.-Nr. 57)

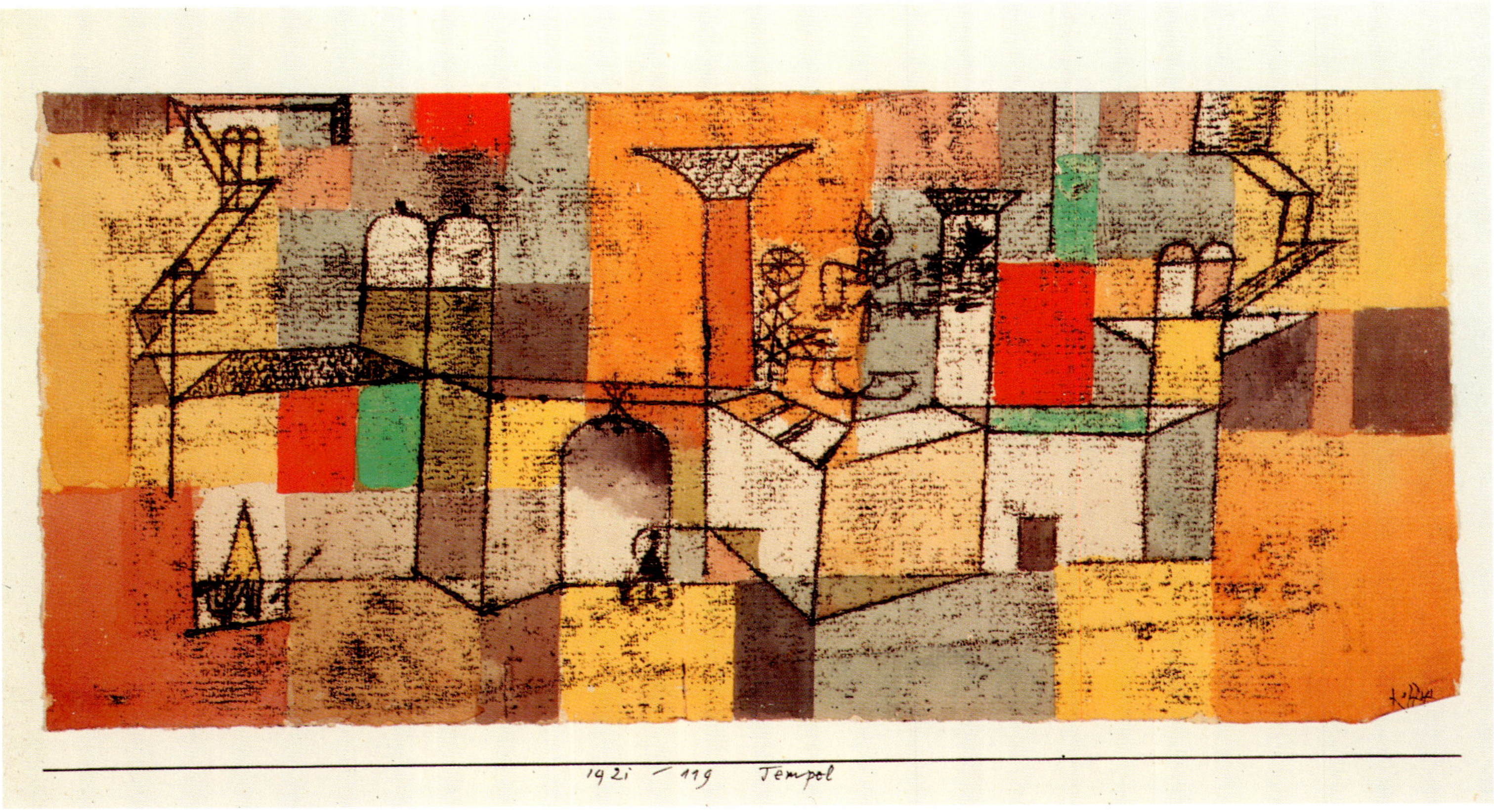

Tempel 1921.119 (Kat.-Nr. 56)

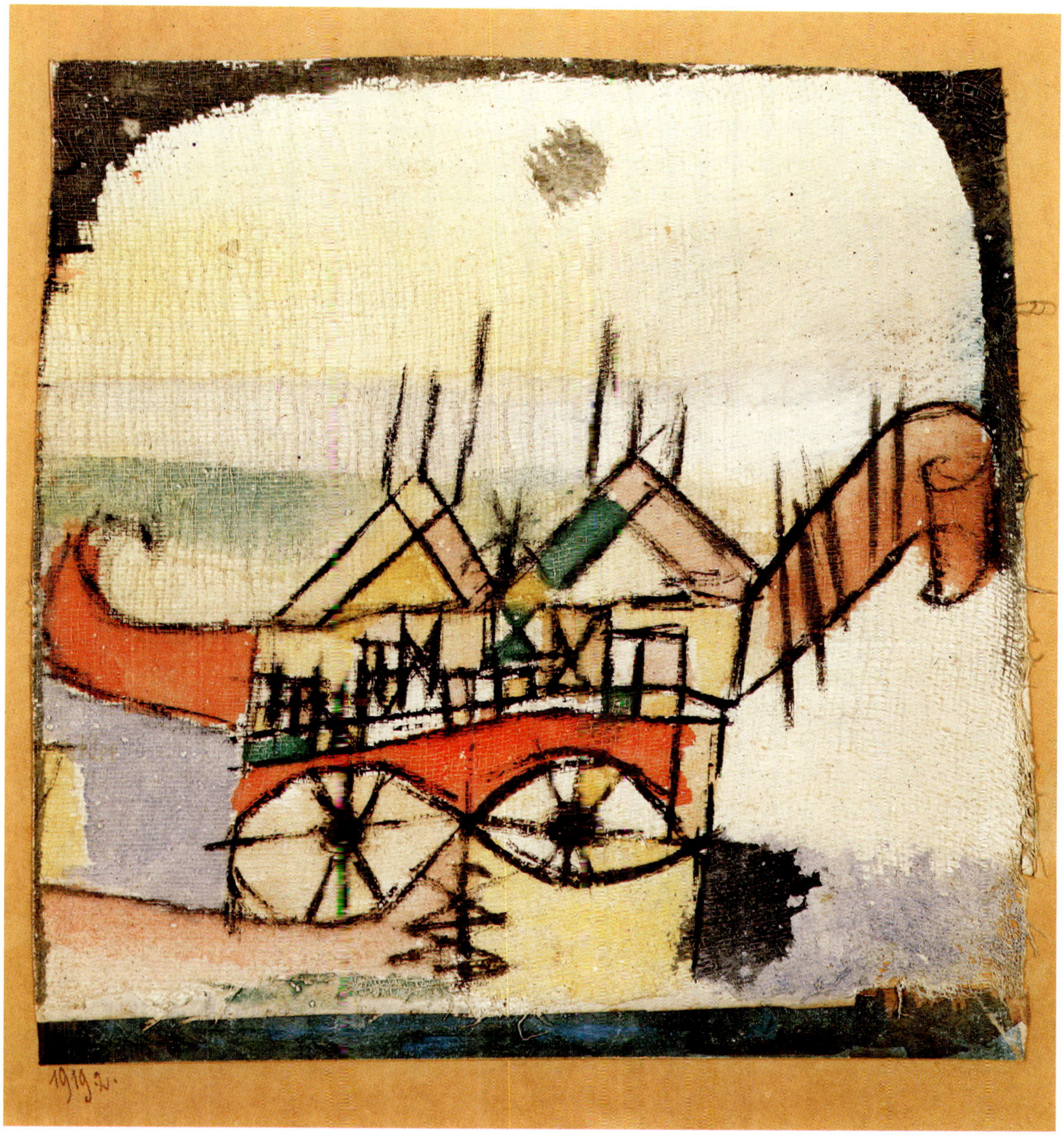

Sphinxartig 1919.2 (Kat.-Nr. 54)

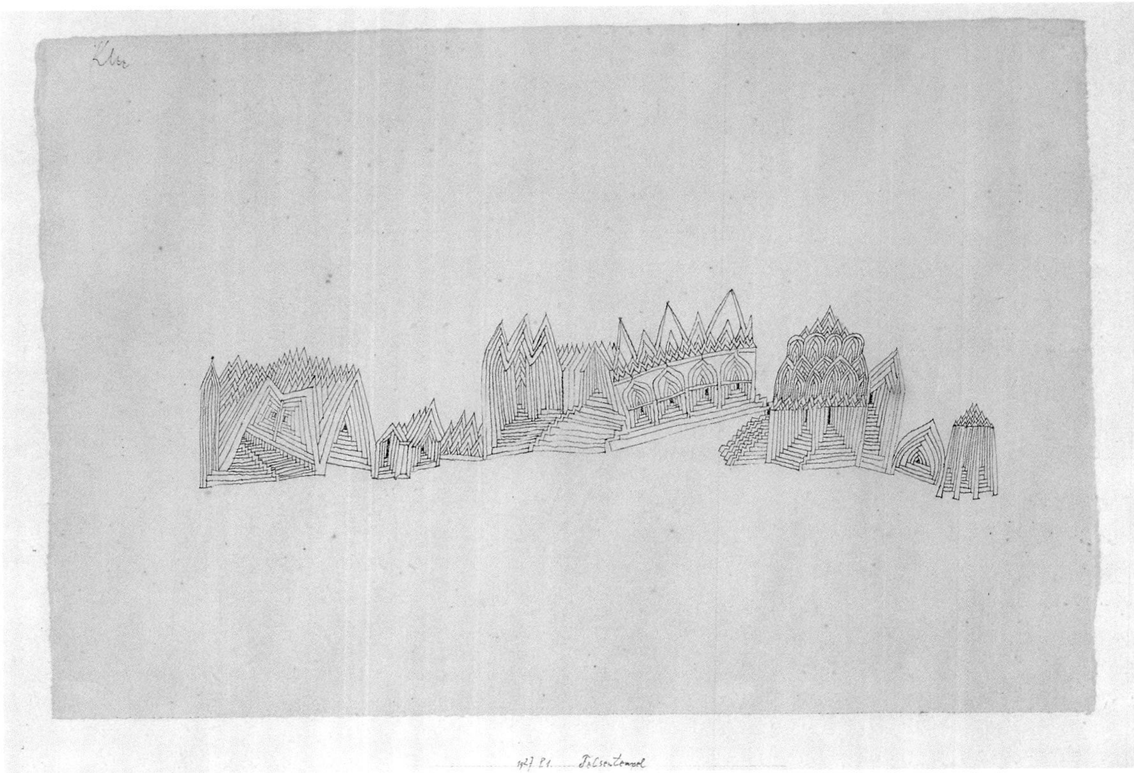

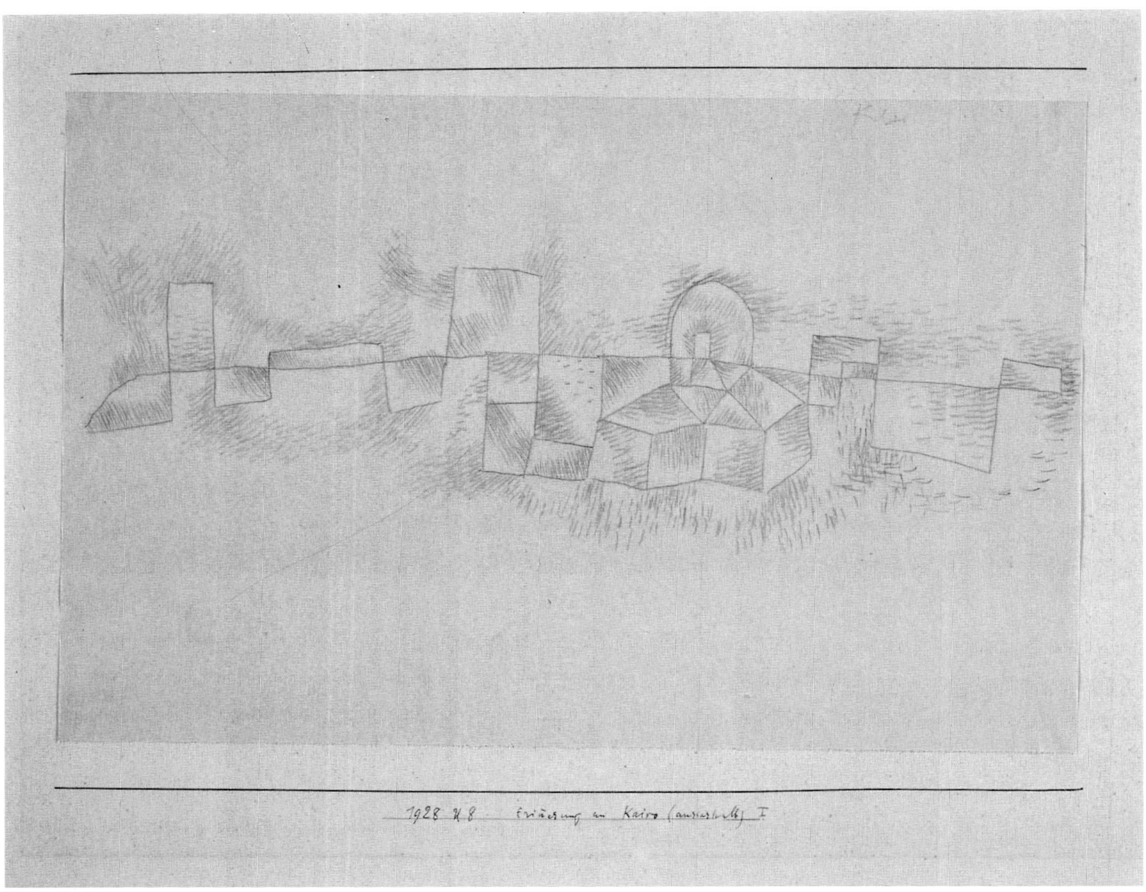

Felsentempel 1927.61 (Kat.-Nr. 58)

Erinnerung an Kairo (ausserhalb) I 1928.208 (Kat.-Nr. 62)

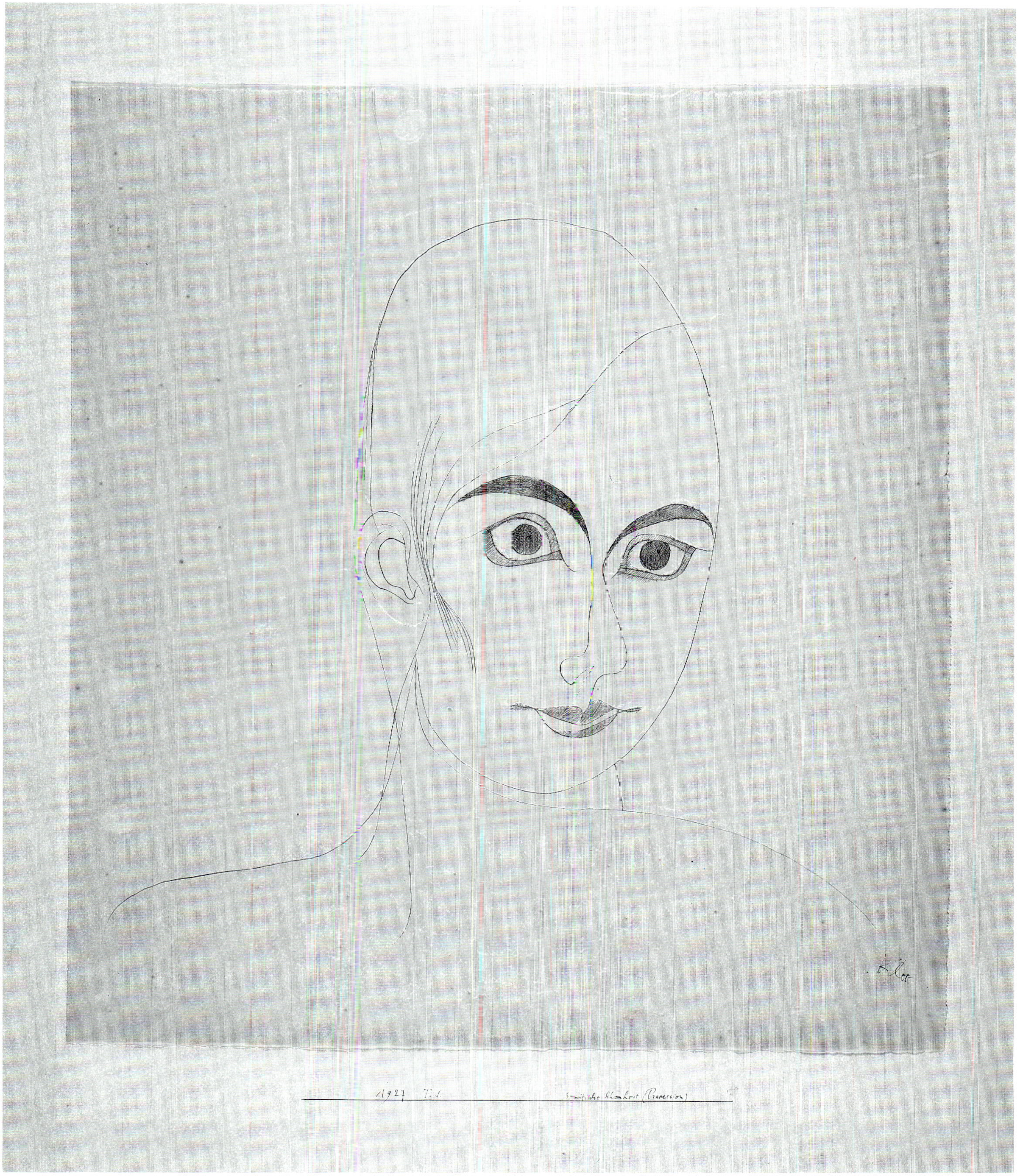

Semitische Schönheit (Praecision) 1927.191 (Kat.-Nr. 59)

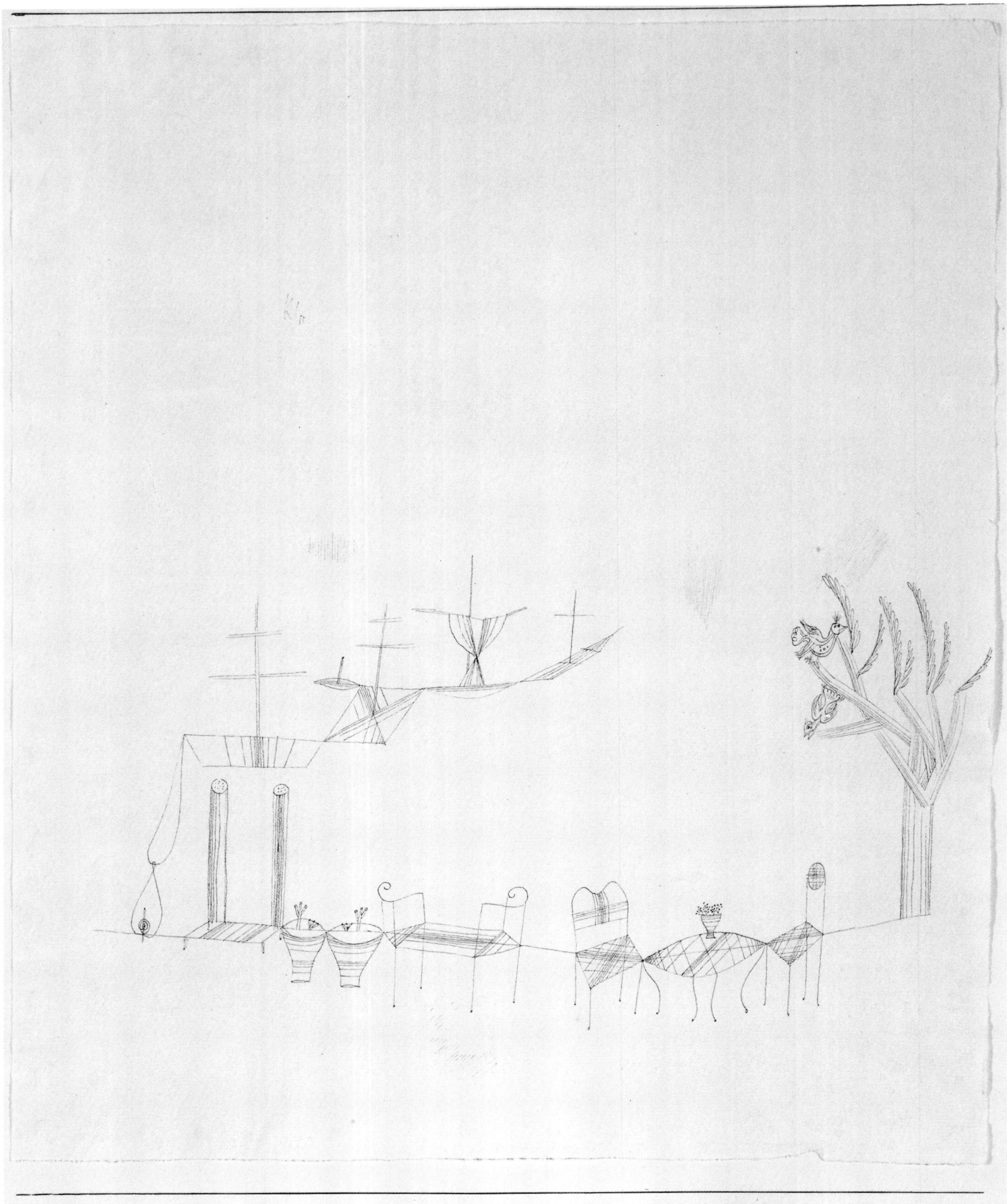

am Nil 1928.34 (Kat.-Nr. 60)

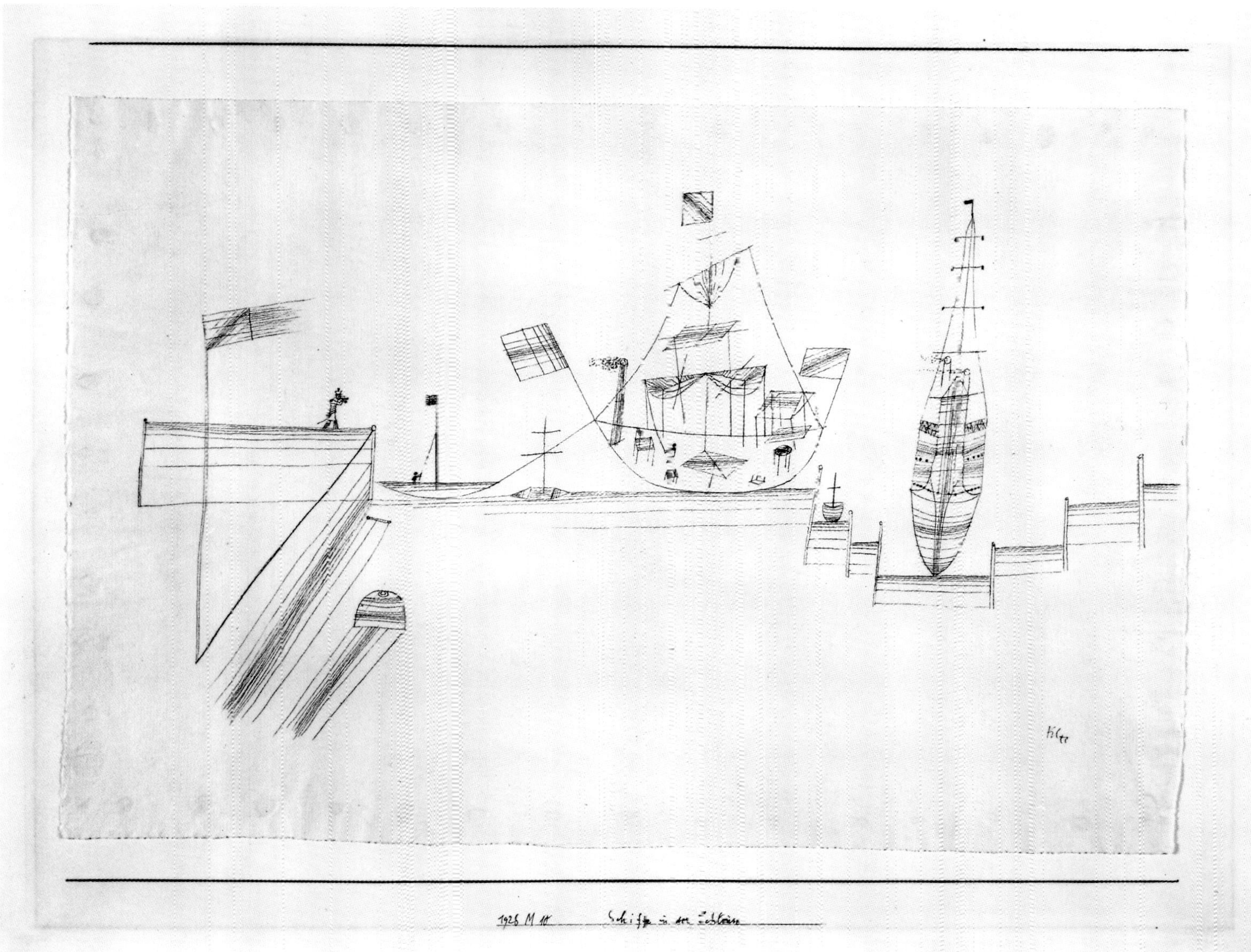

Schiffe in der Schleuse 1928.40 (Kat.-Nr. 61)

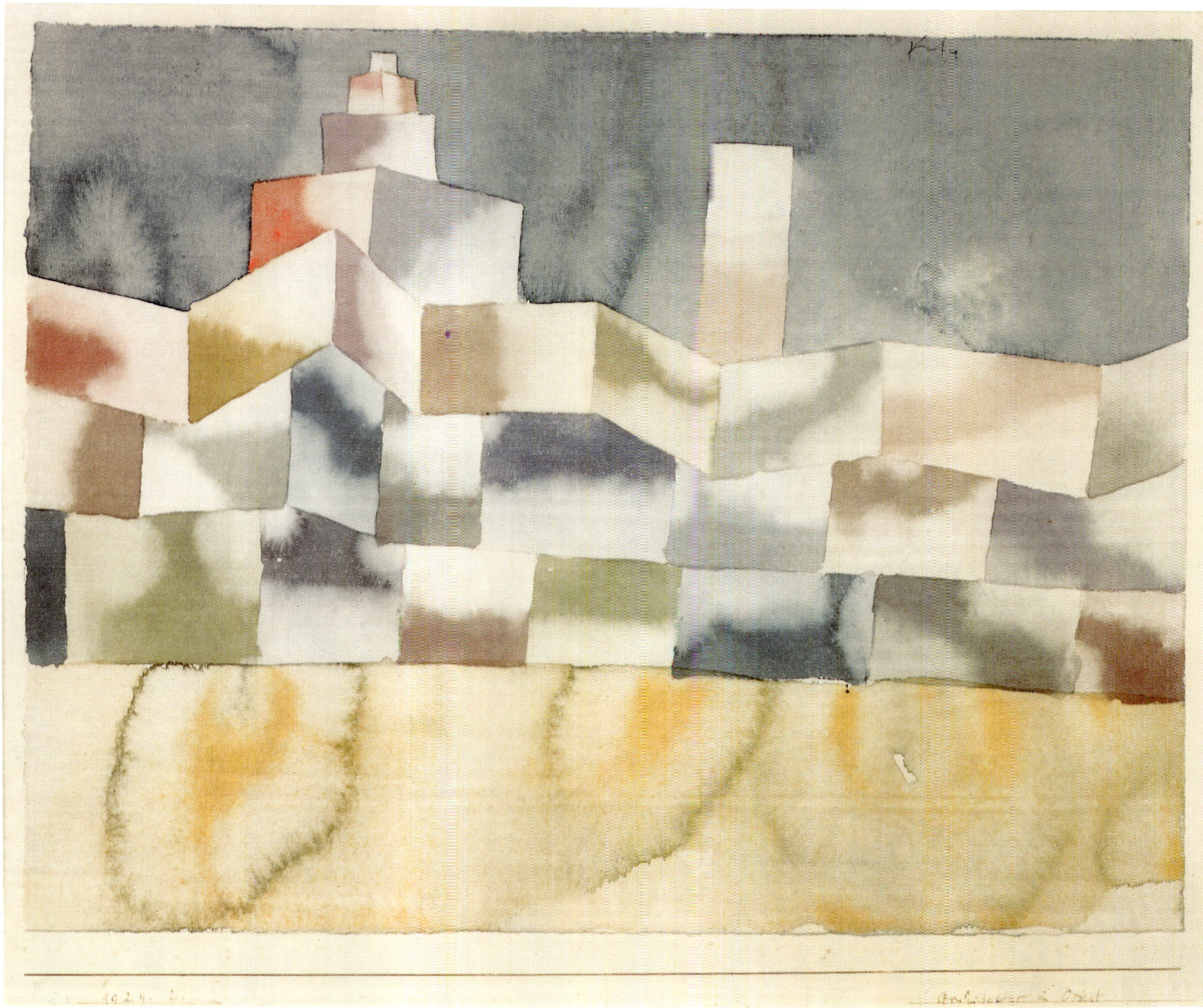

Architektur im Orient 1929.2 (Kat.-Nr. 63)

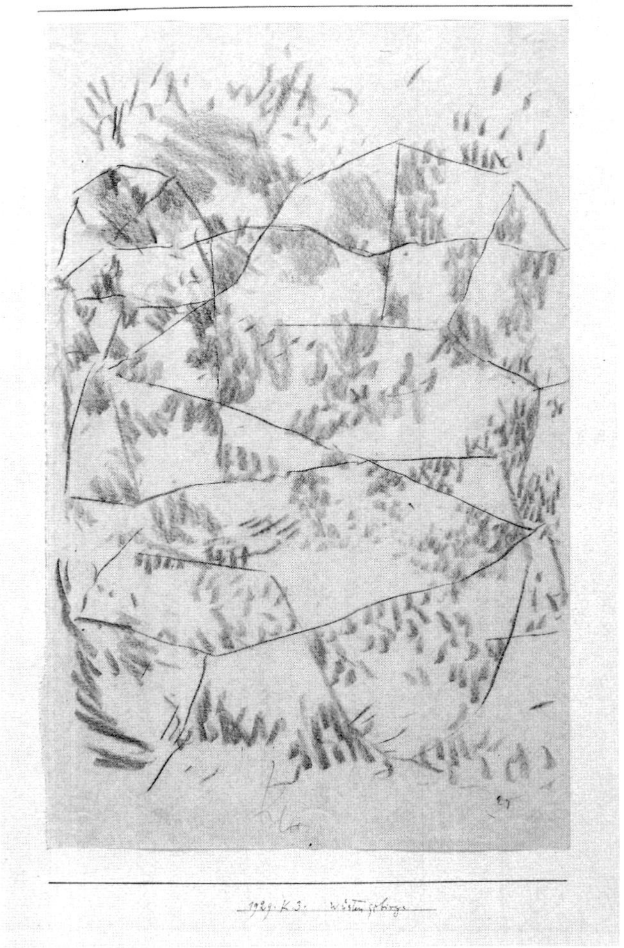

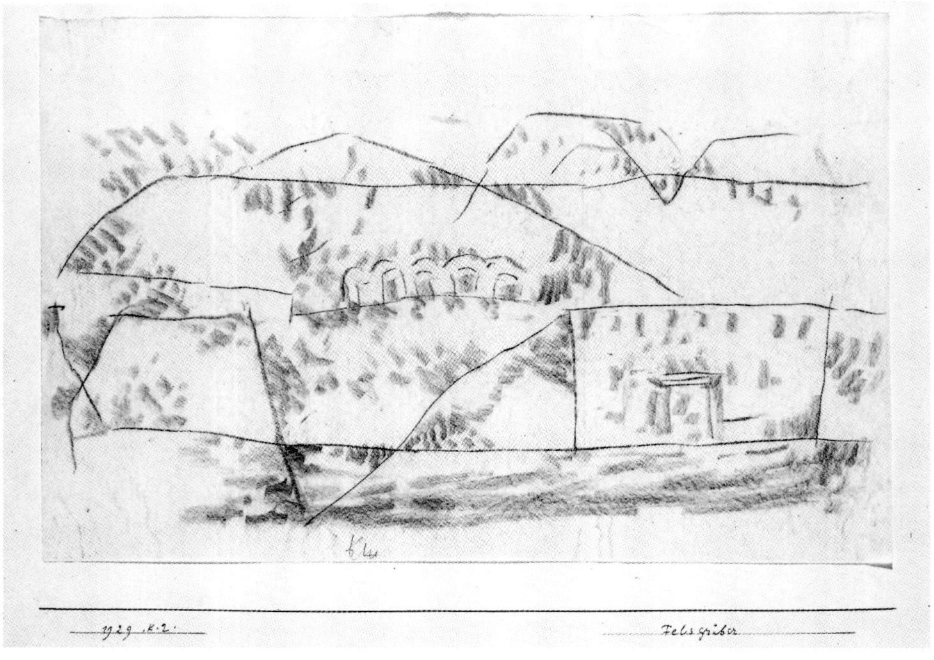

Wüstengebirge 1929.13 (Kat.-Nr. 65)

Felsgräber 1929.12 (Kat.-Nr. 64)

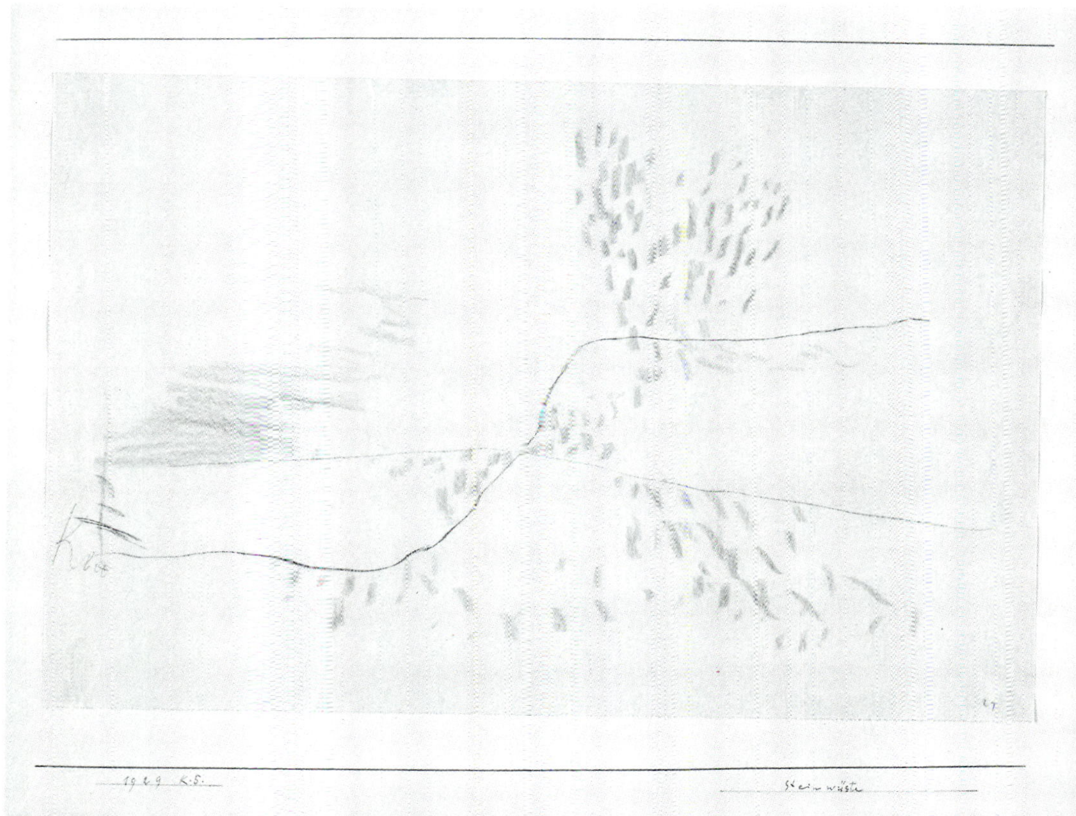

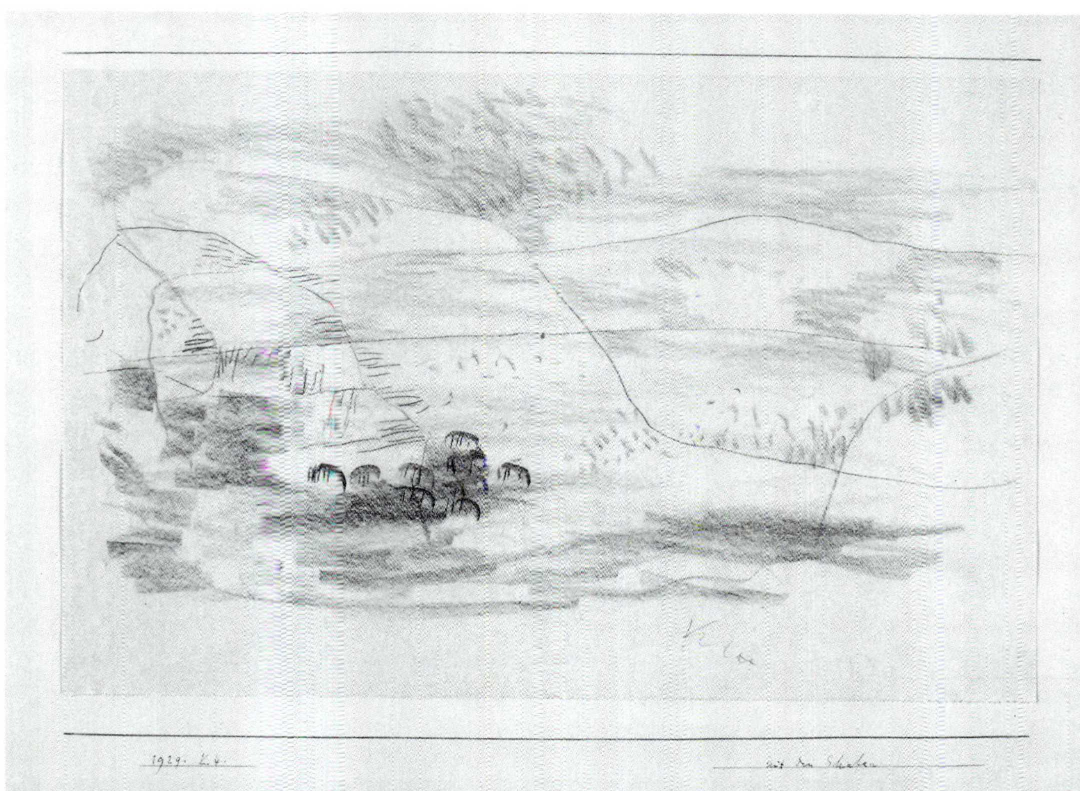

Steinwüste 1929.15 (Kat.-Nr. 57)

mit den Schafen 1929.14 (Kat.-Nr. 56)

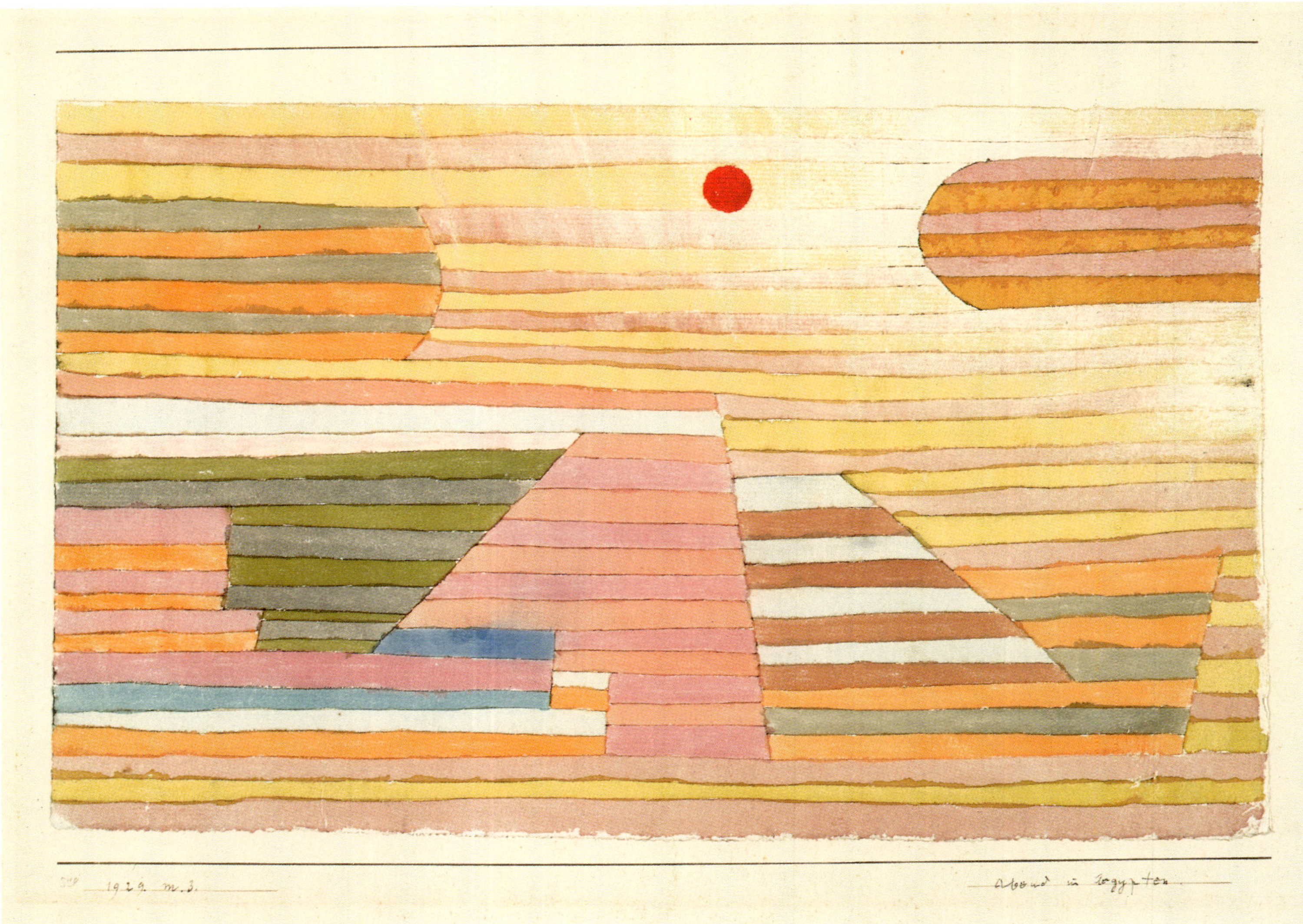

Abend in Aegypten 1929.33 (Kat.-Nr. 68)

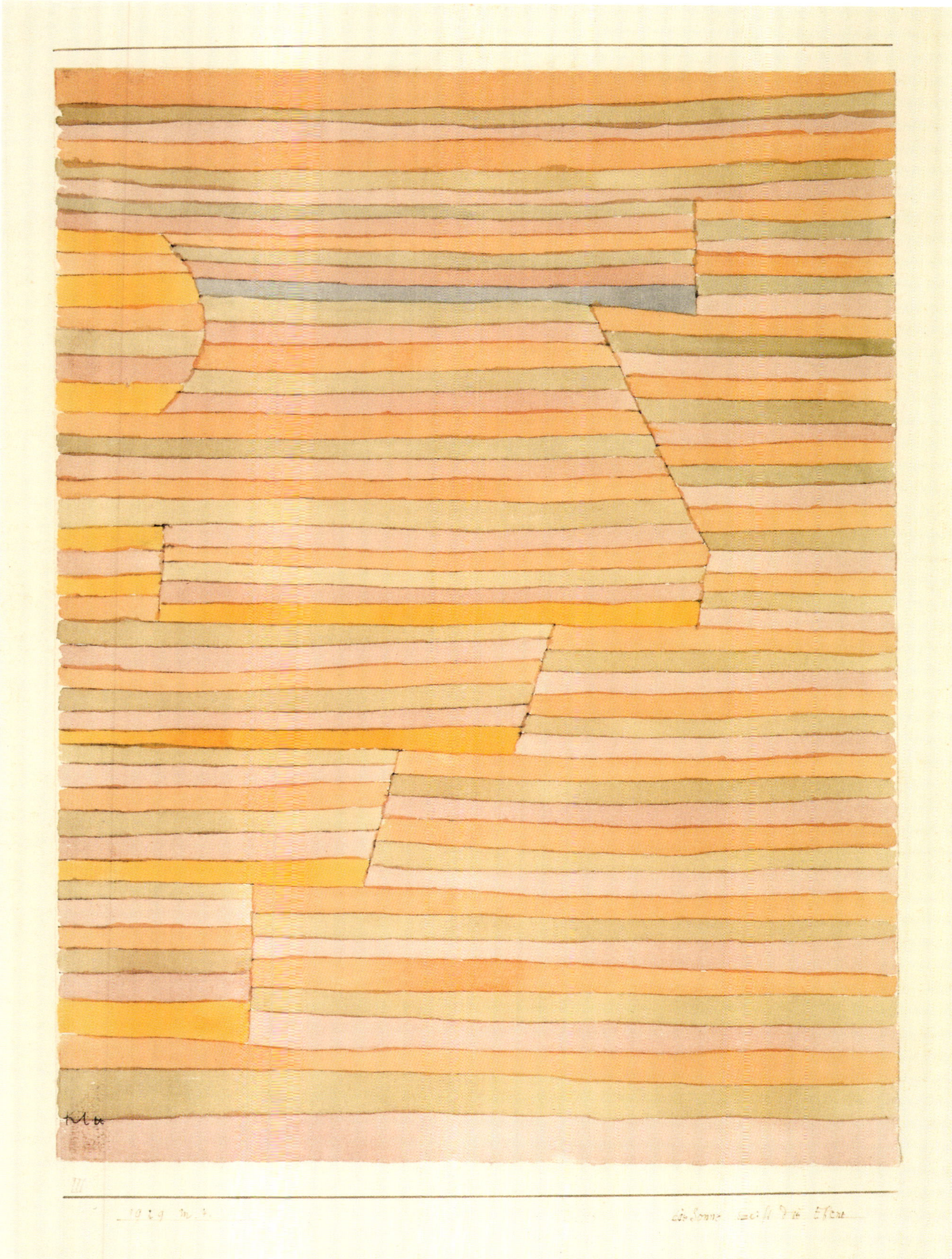

Die Sonne streift die Ebene 1929.34 ([illegible]-Nr. 69)

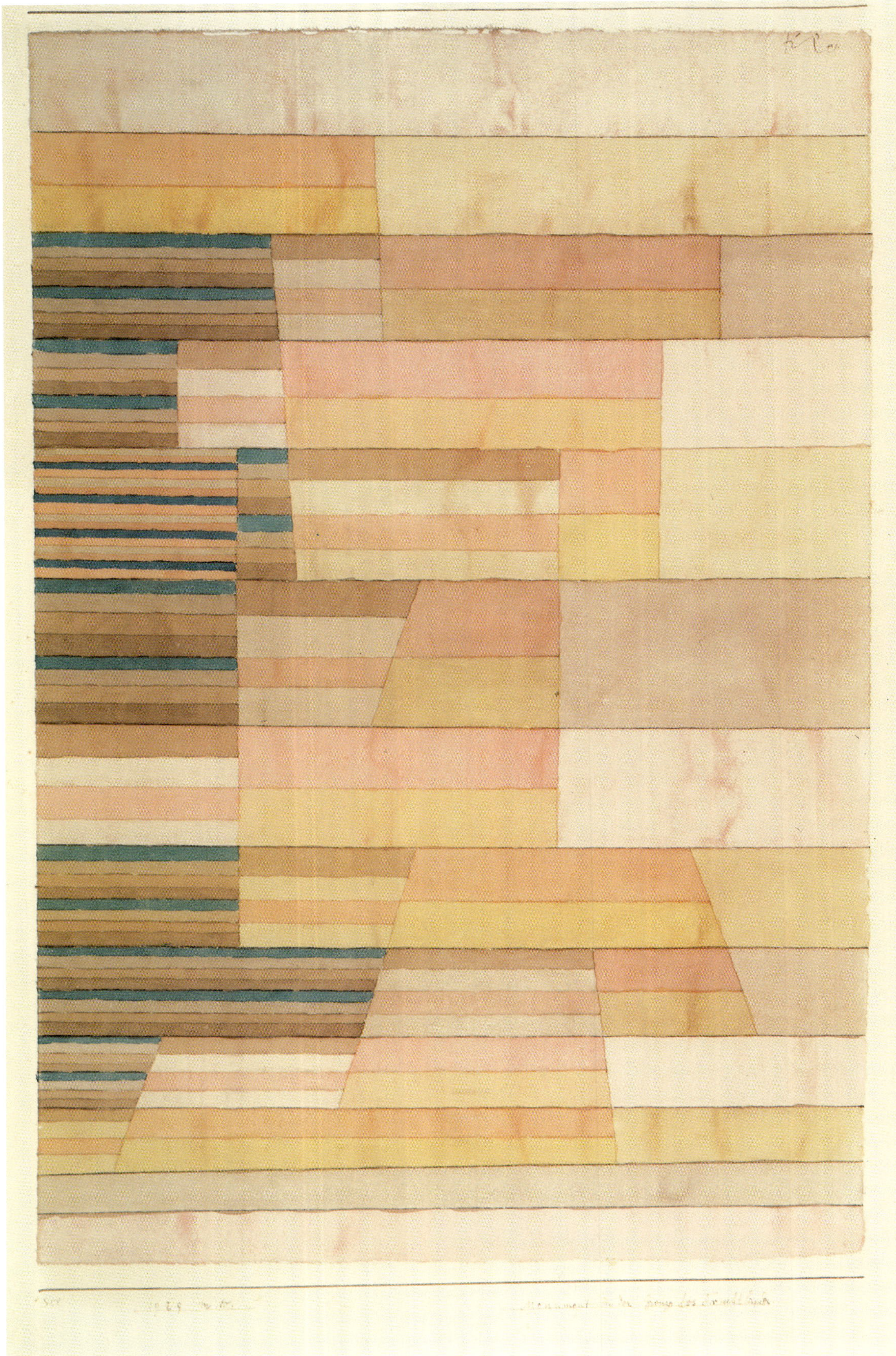

Monument an der Grenze des Fruchtlandes 1929.40 (Kat.-Nr. 71)

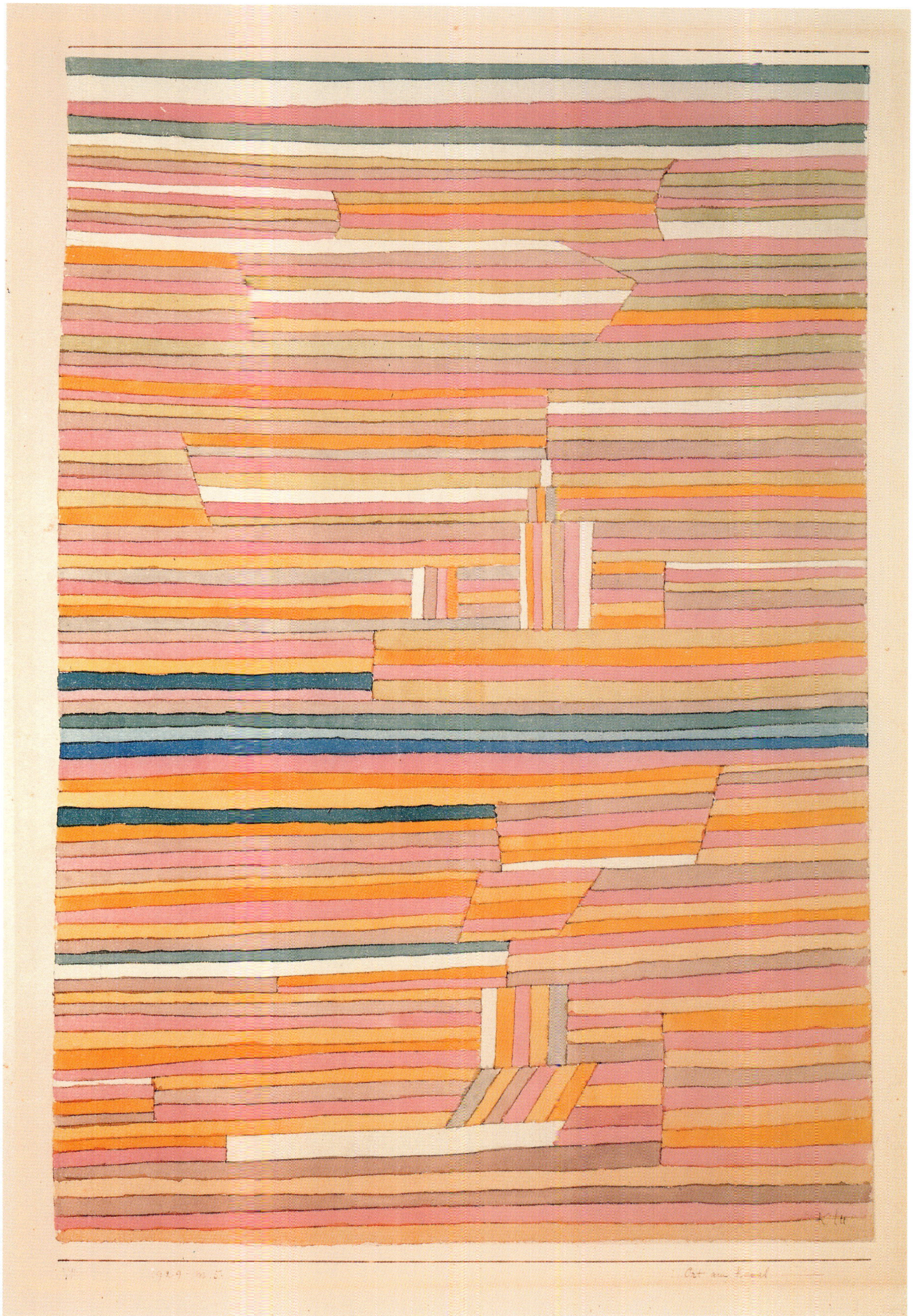

Ort am Kanal 1929.35 (Kat.-Nr. 70)

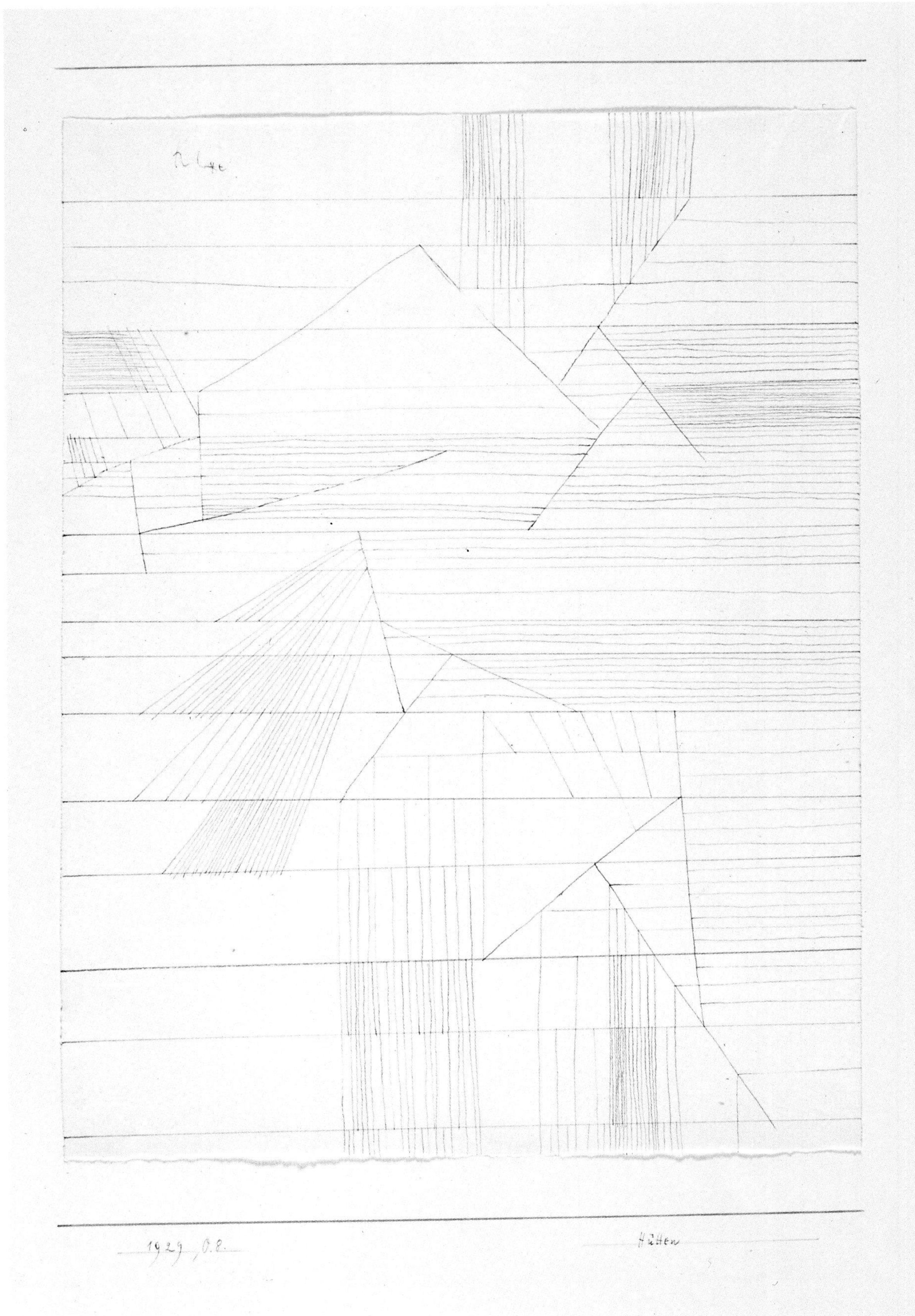

Hütten 1929.58 (Kat.-Nr. 73)

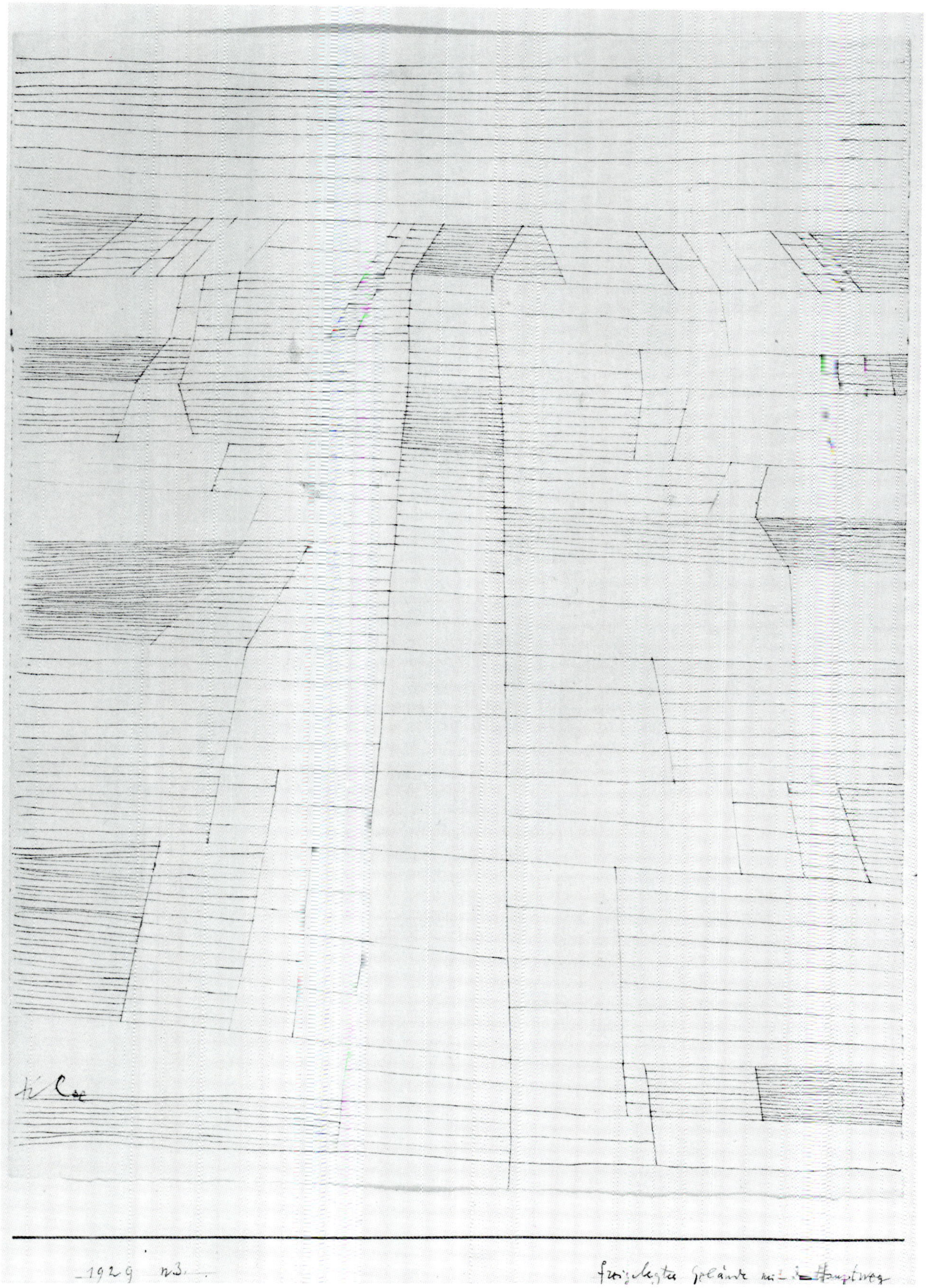

freigelegtes Gelände mit dem Hauptweg 1929-3 (Kat.-Nr. 72)

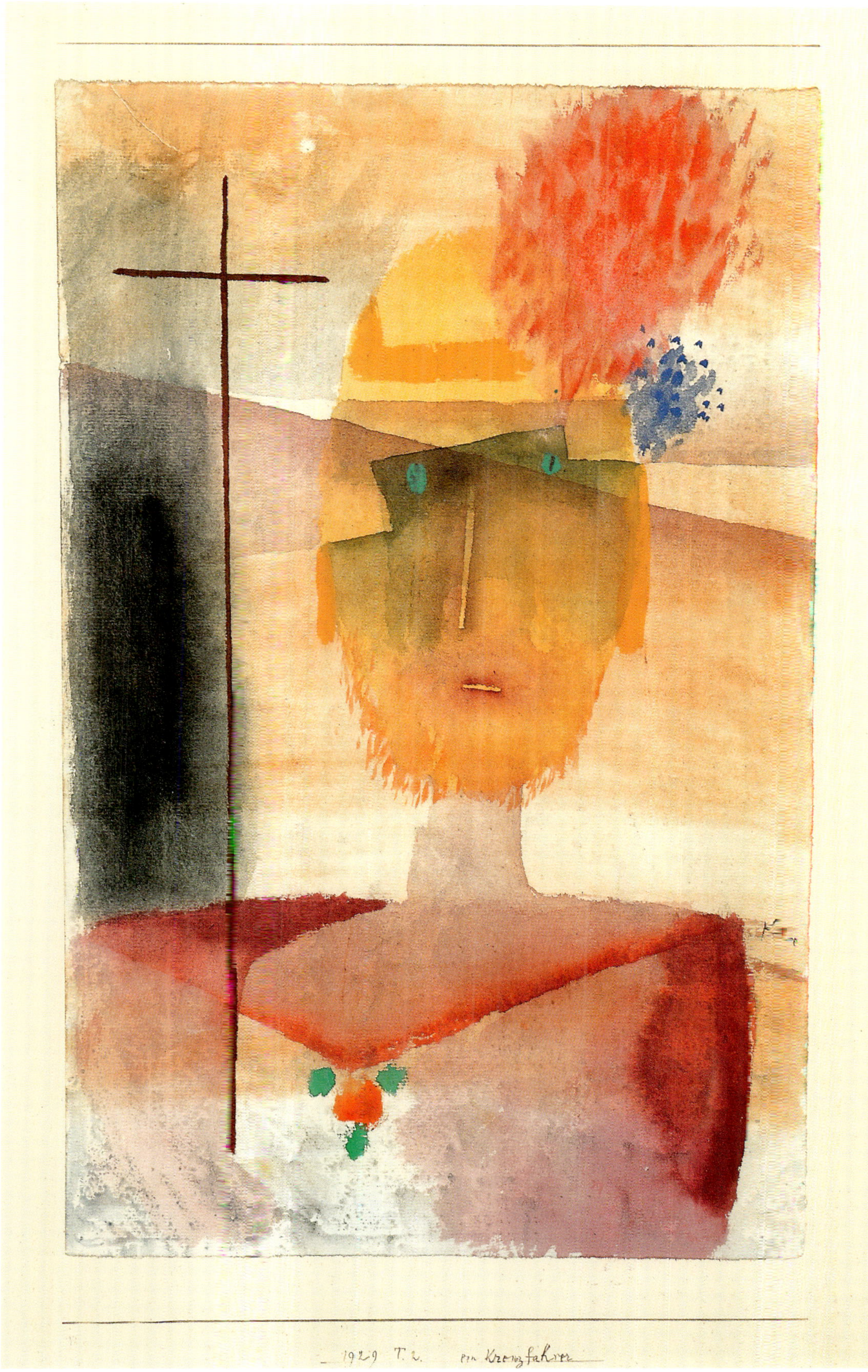

Ein Kreuzfahrer 1929.192 (Kat.-Nr. 75)

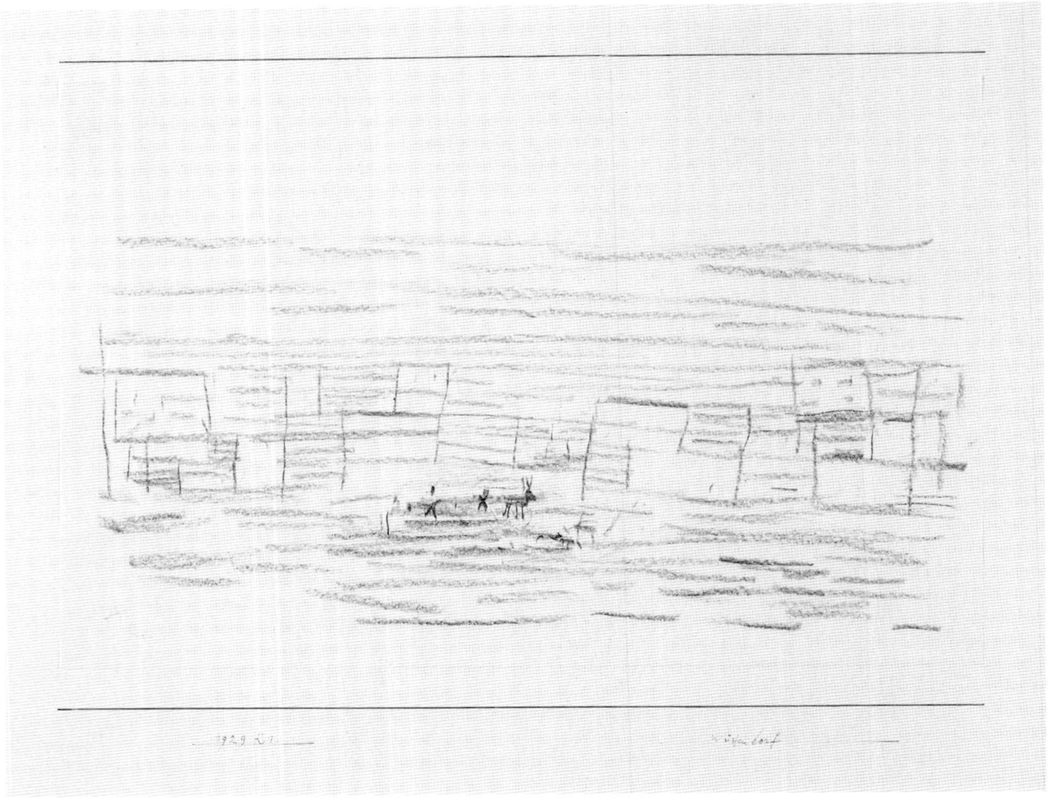

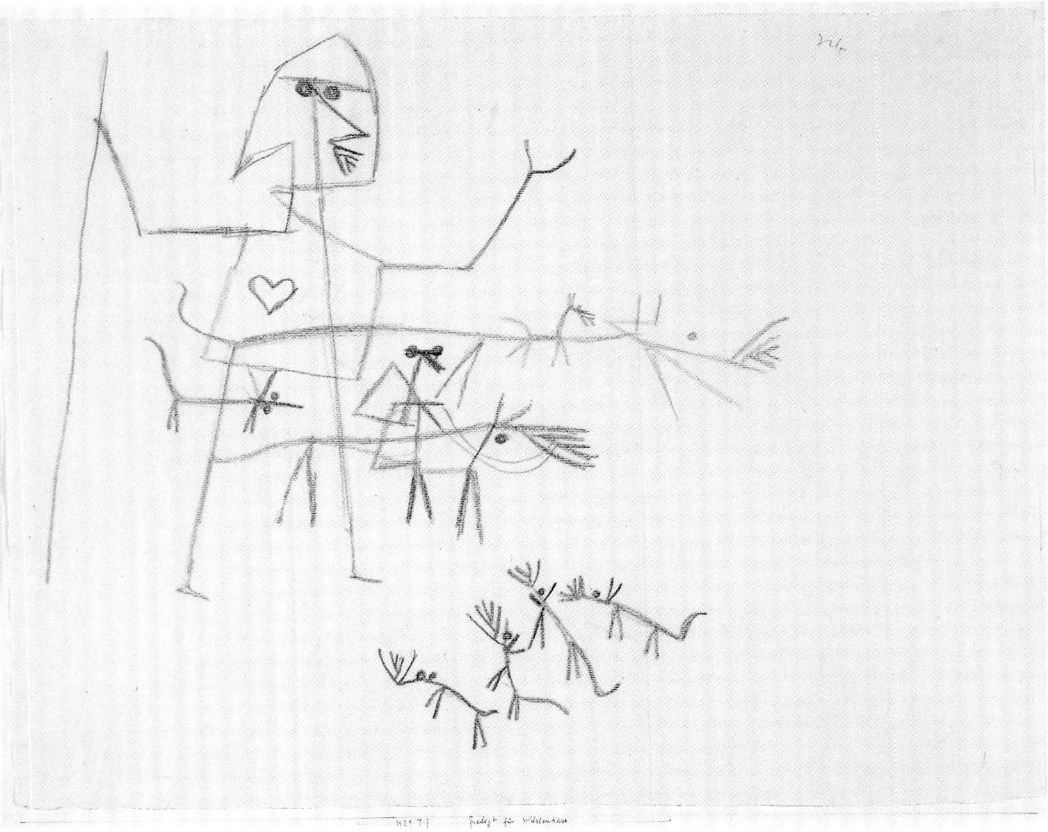

Wüstendorf 1929.81 (Kat.-Nr. 74)

Predigt für Wüstentiere 1929.197 (Kat.-Nr. 76)

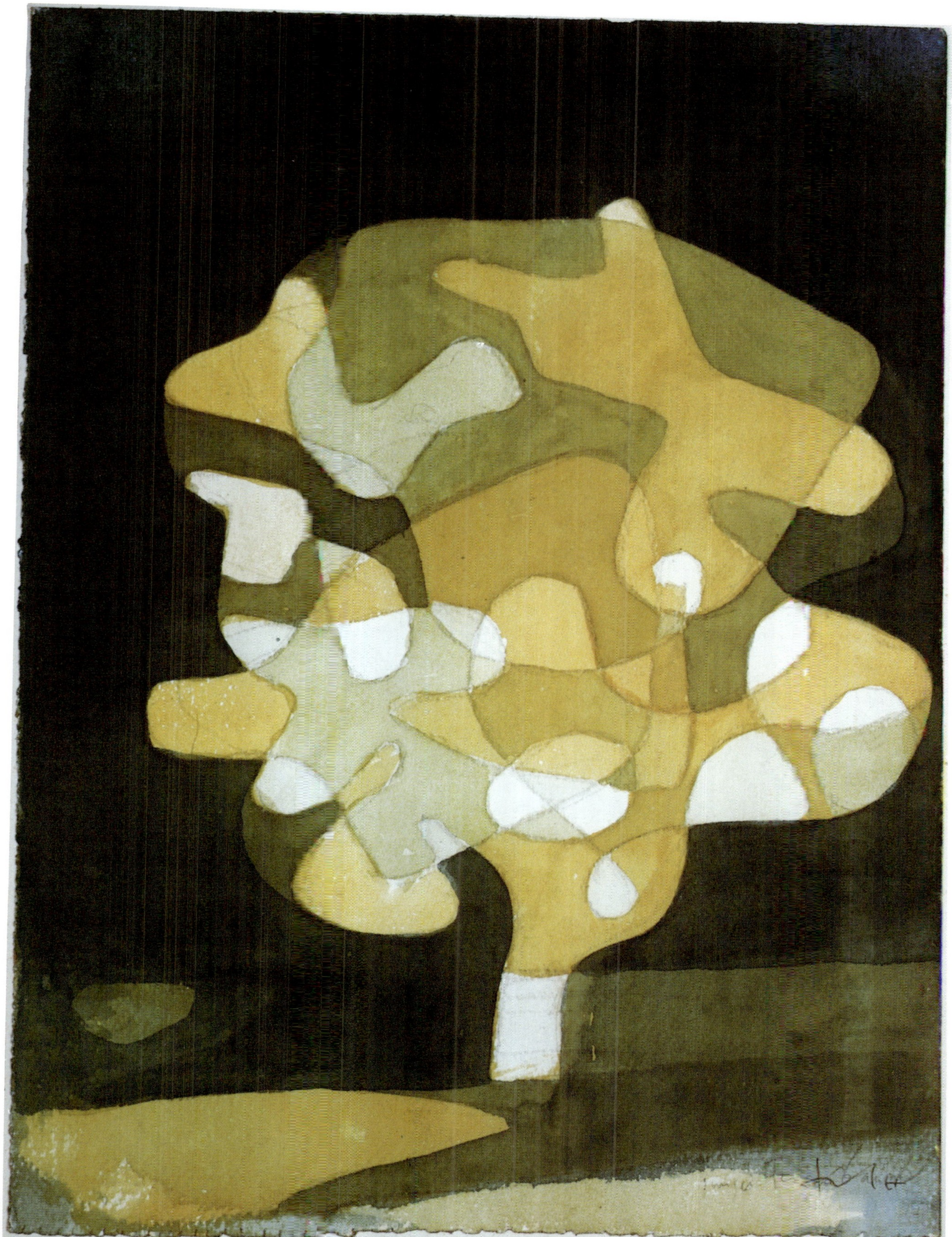

Feigenbaum 1929.240 (Kat.-Nr. 77)

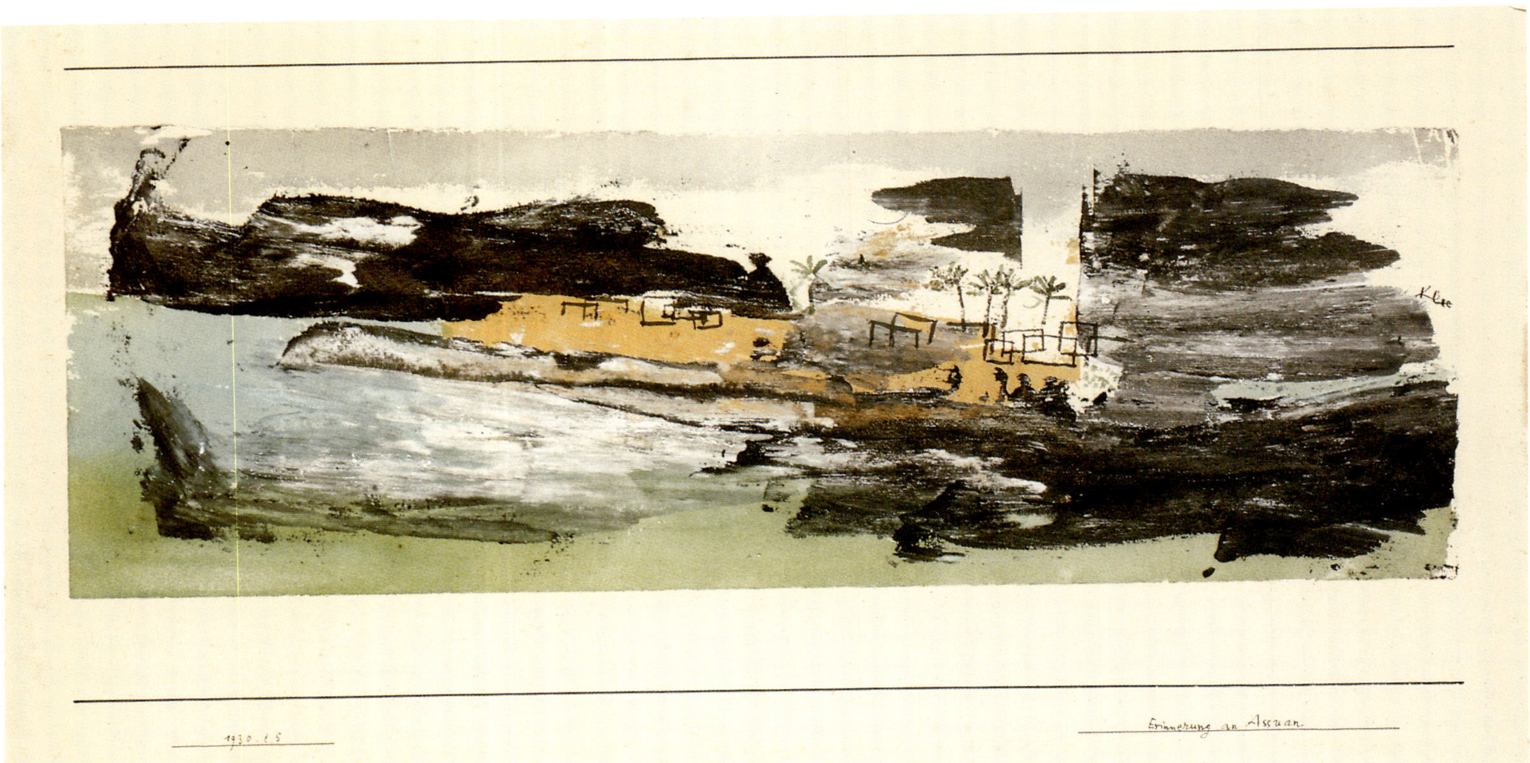

Erinnerung an Assuan 1930.185 (Kat.-Nr. 80)

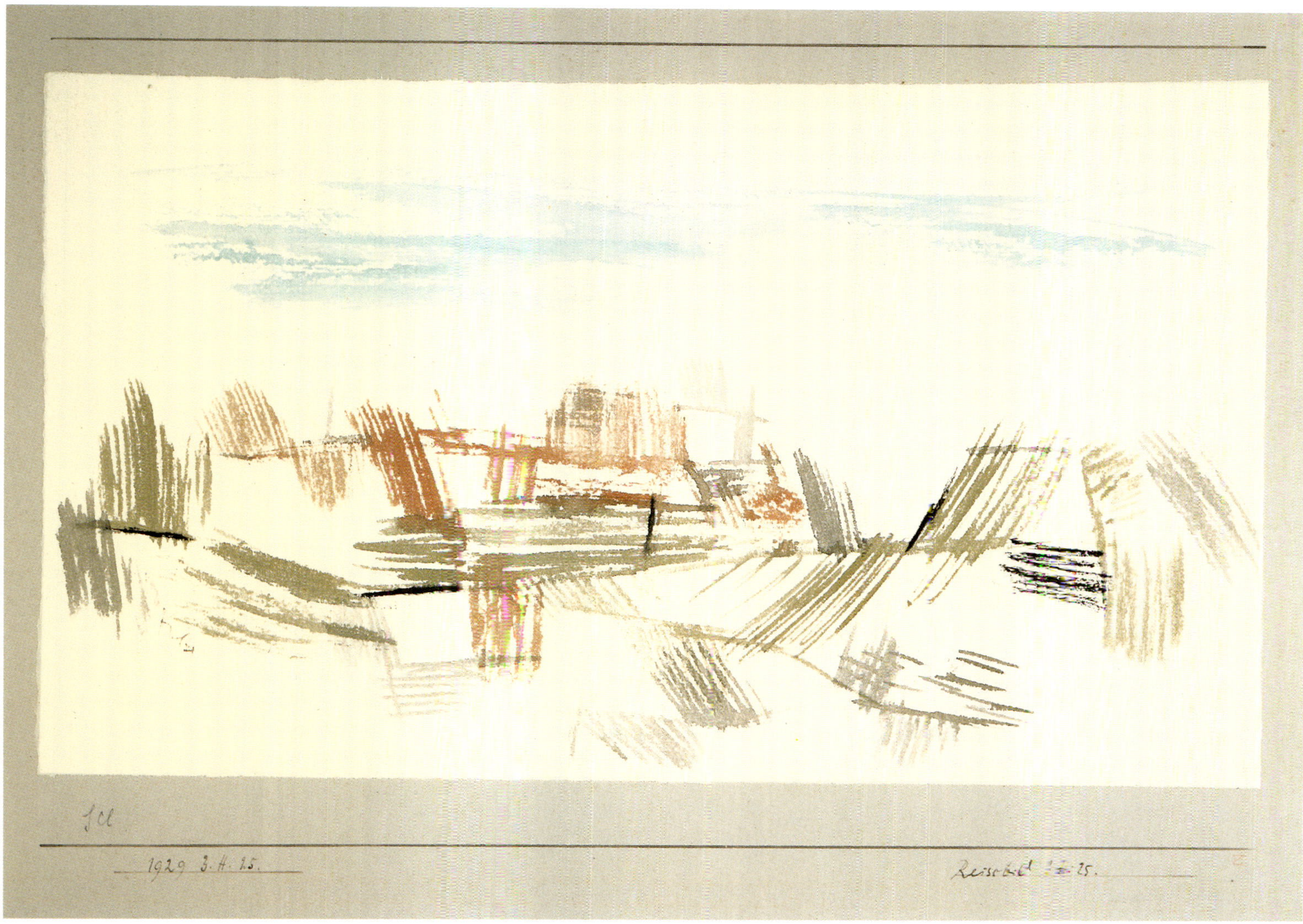

Reisebild 3. H. 25. 1929.325 (Kat.-Nr. 78)

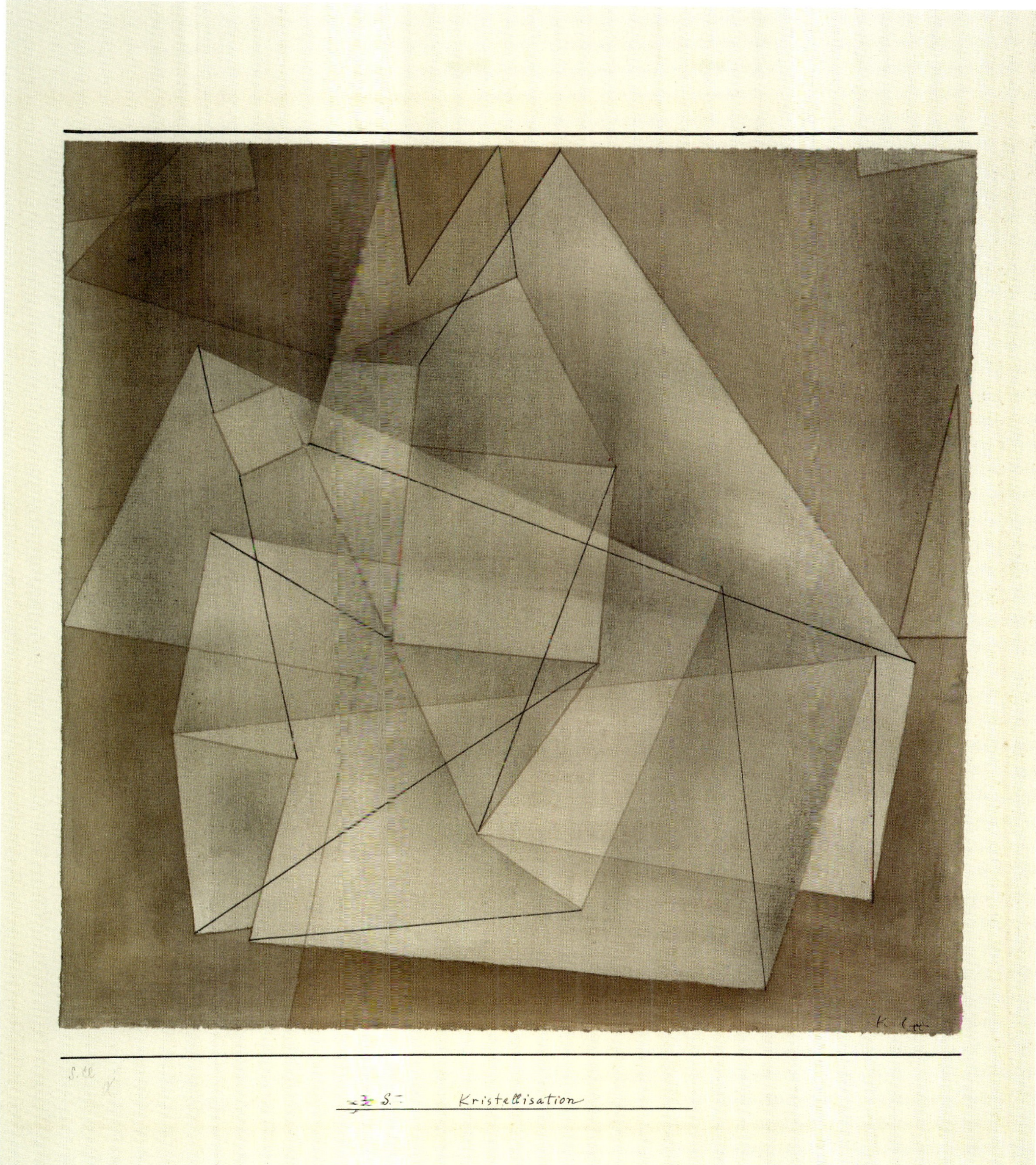

Kristallisation 1930.315 (Kat.-Nr. 81)

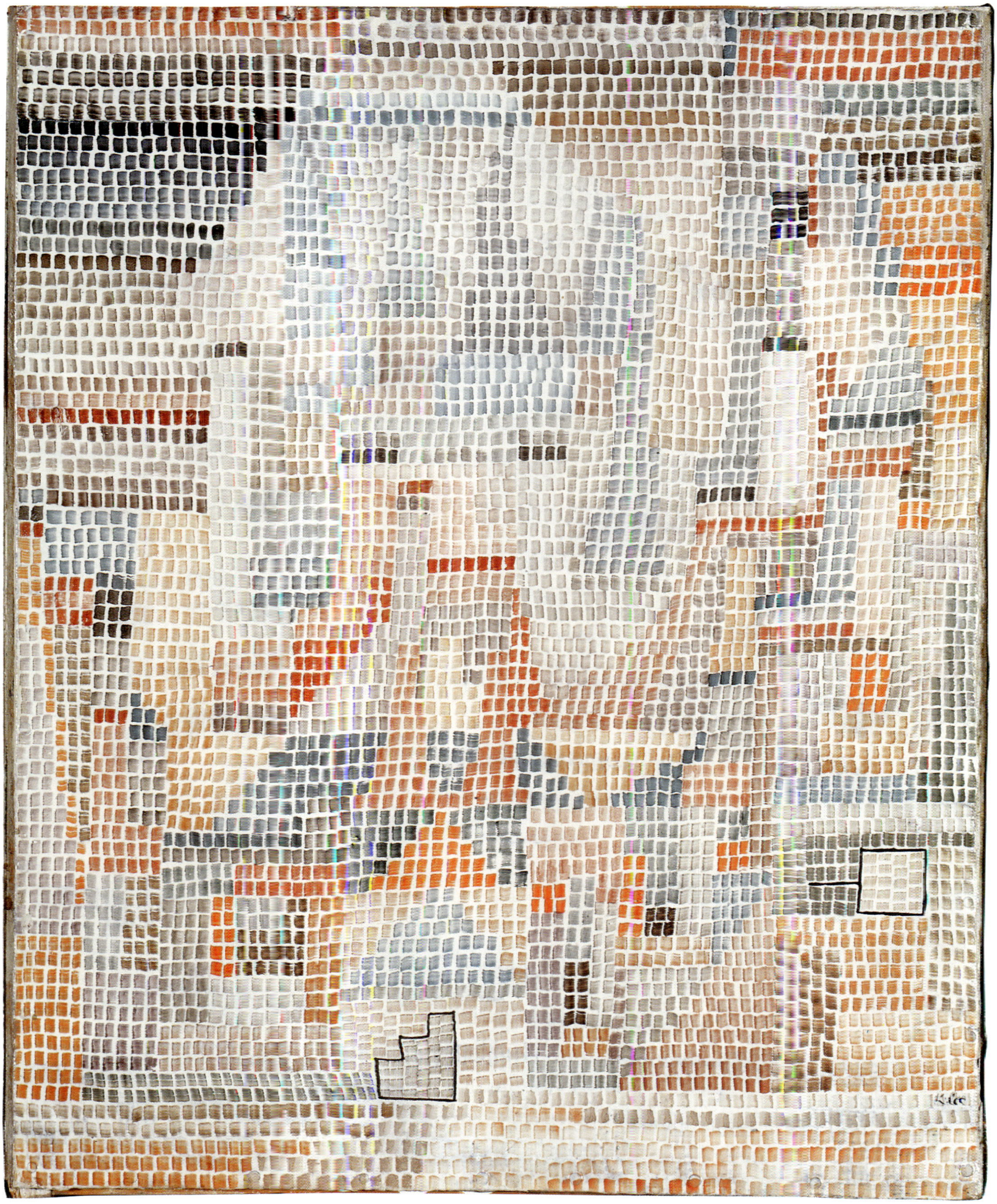

Ruinen von Git 1931.155 (Kat.-Nr. 82)

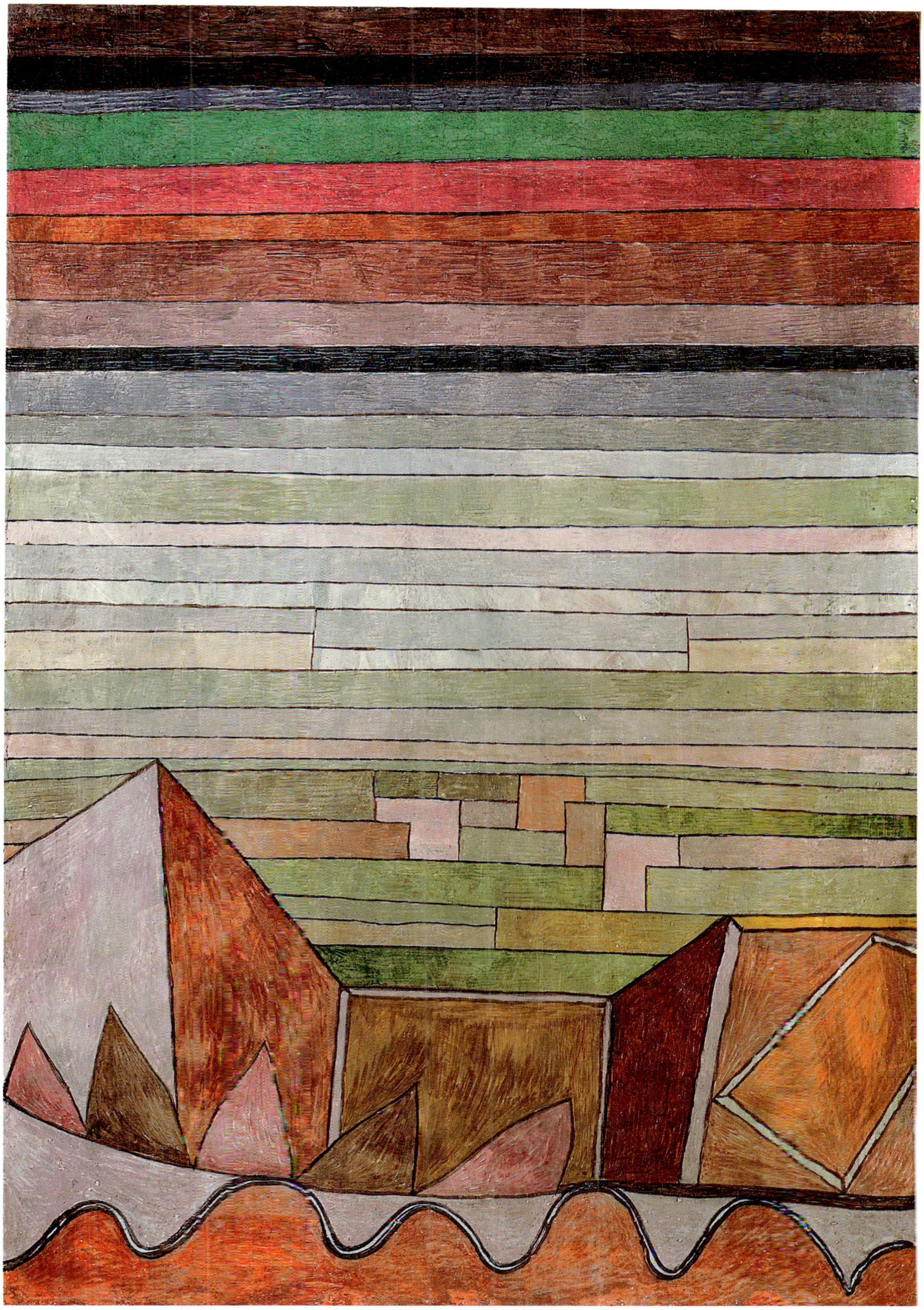

Blick in das Fruchtland 1932.139 (Kat.-Nr. 83)

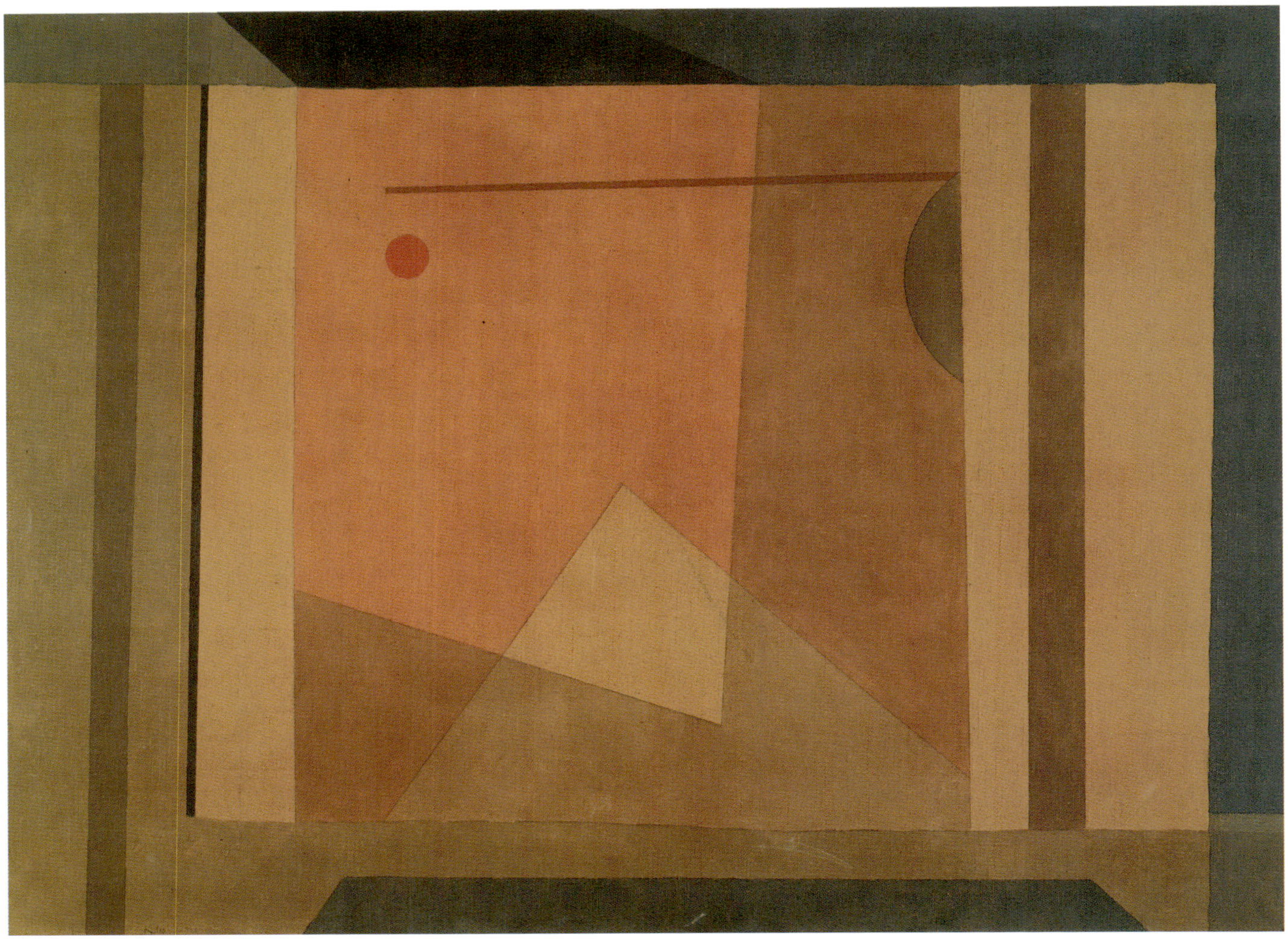

Pyramide 1932.331 (Kat.-Nr. 85)

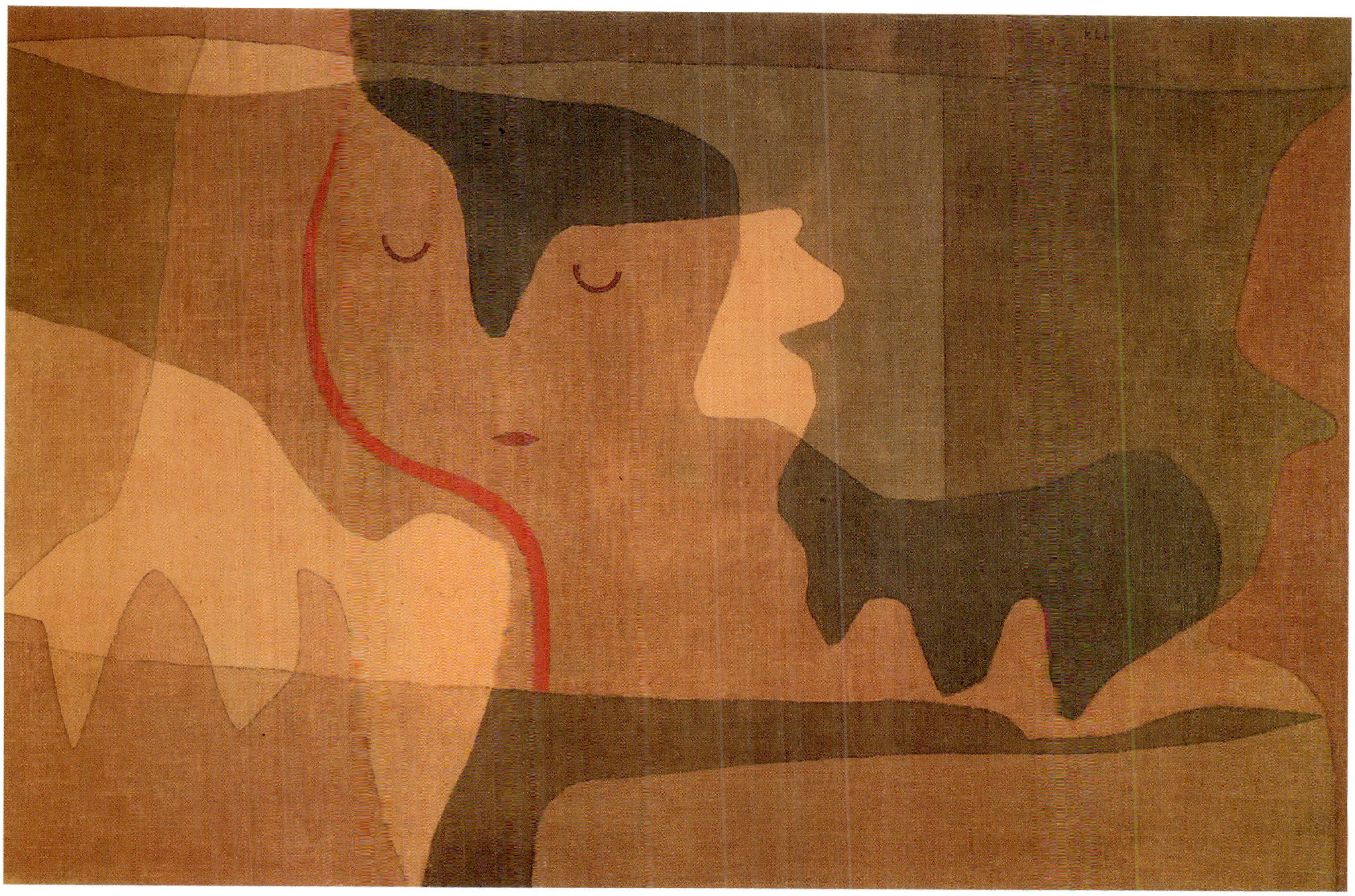

Siesta der Sphinx 1932.329 (Kat.-Nr. 84)

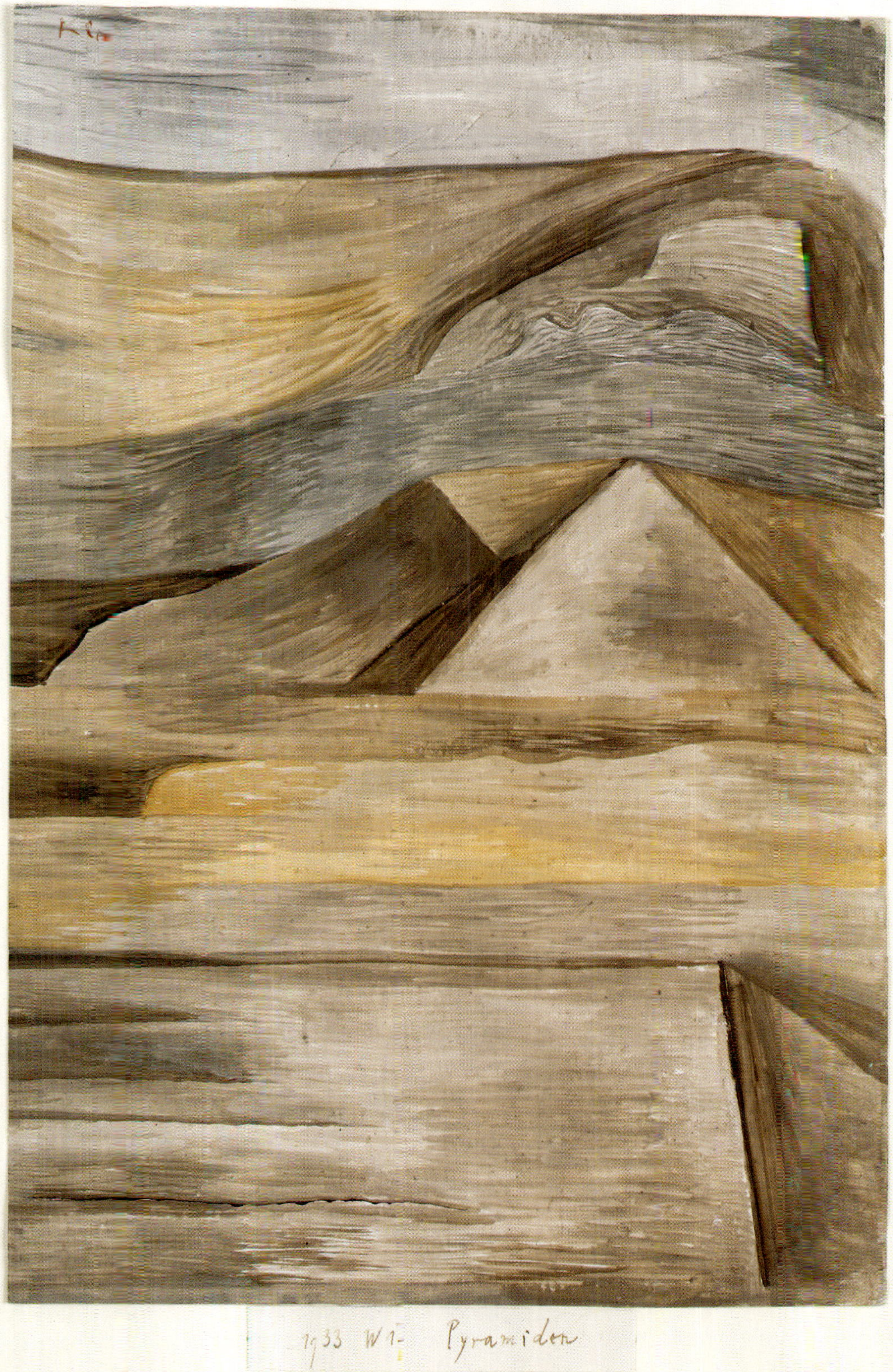

Pyramiden 1933.237 (Kat.-Nr. 86)

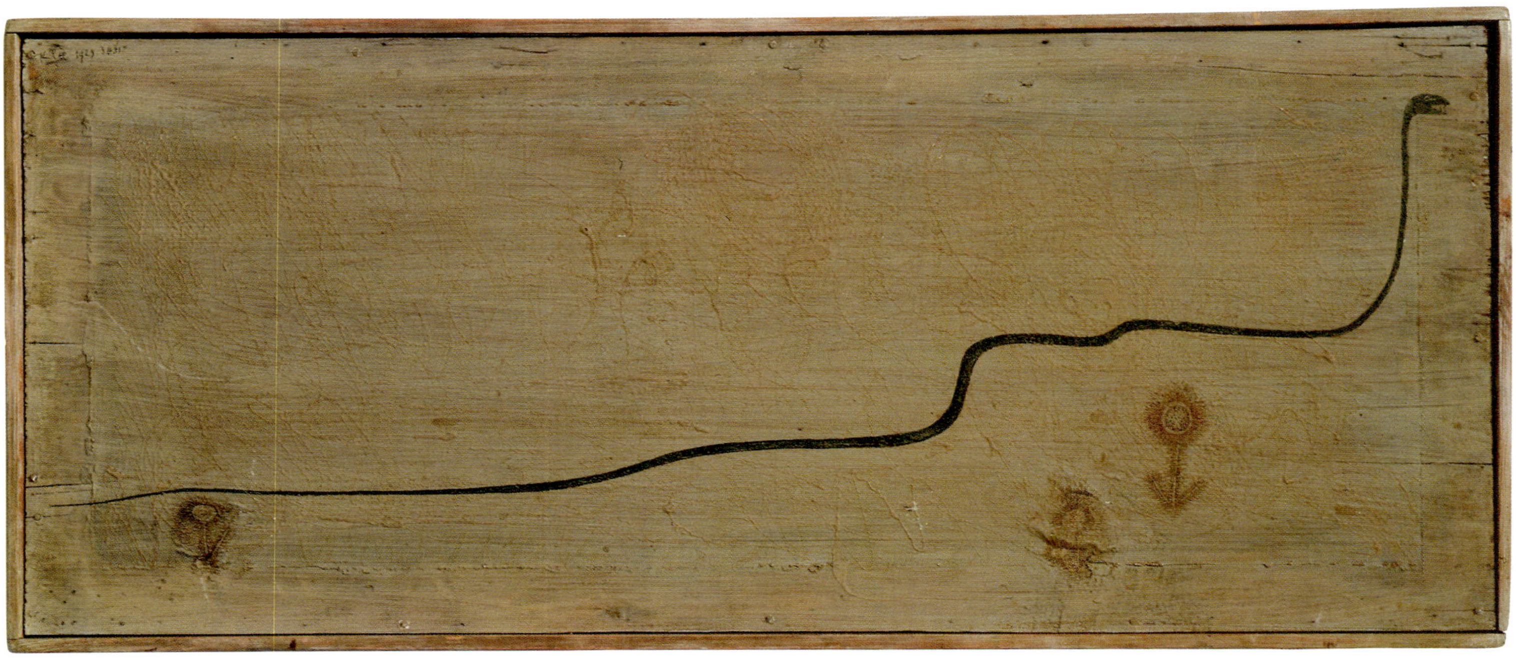

Die Schlange 1929.341 (Kat.-Nr. 79)

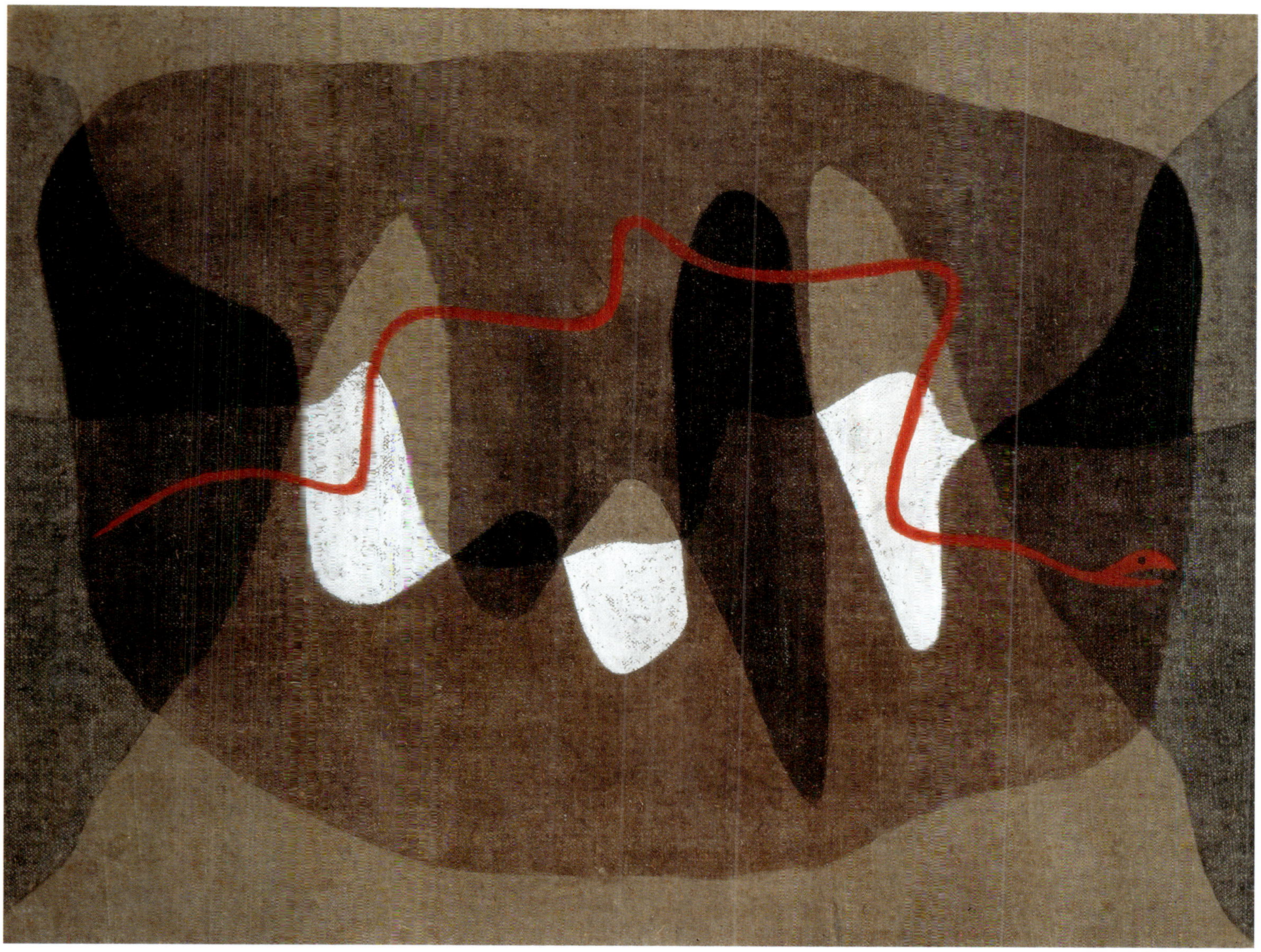

Schlangen Wege 1934.217 (Kat.-Nr 88)

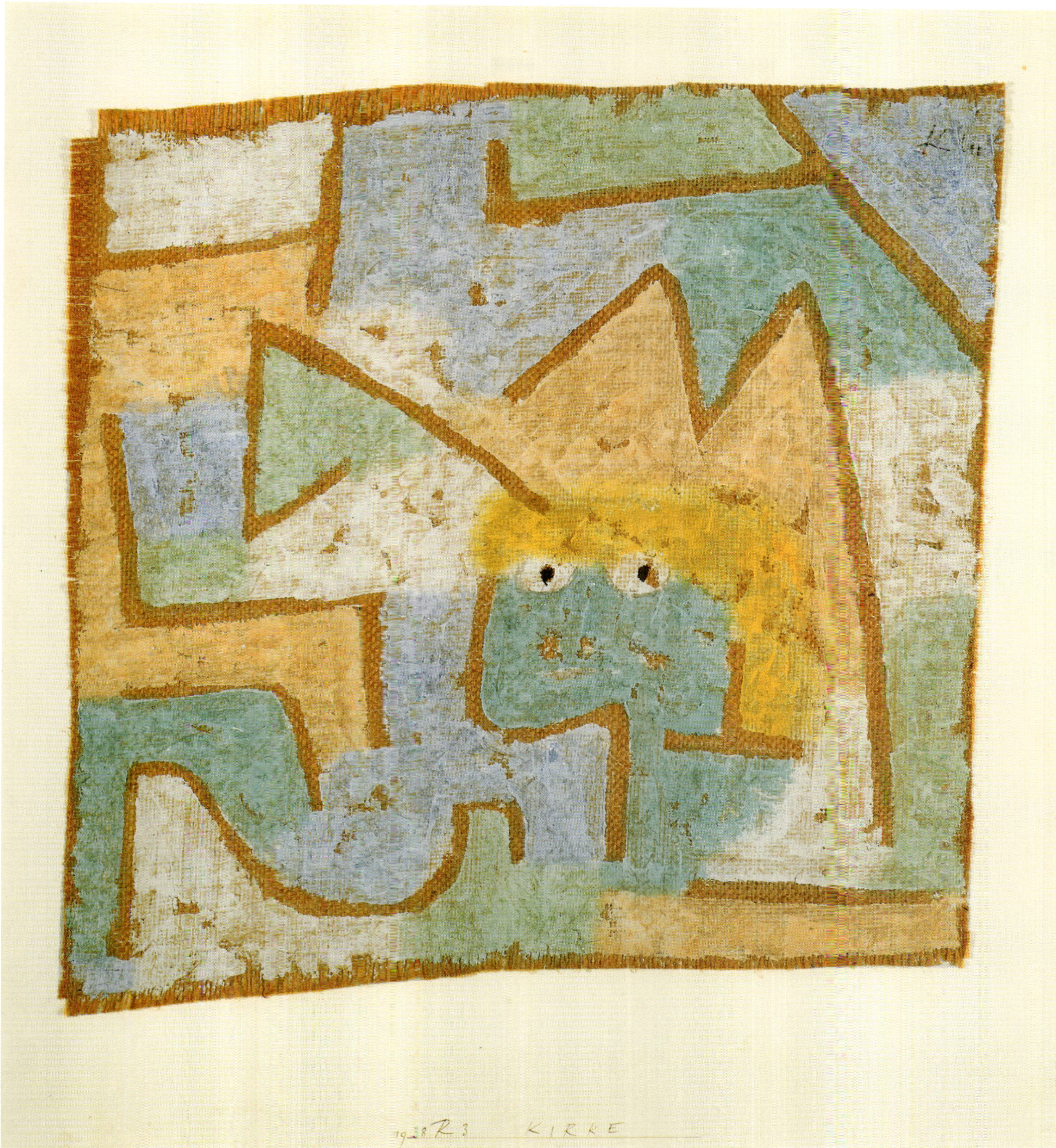

Kirke 1938.263 (Kat.-Nr. 91)

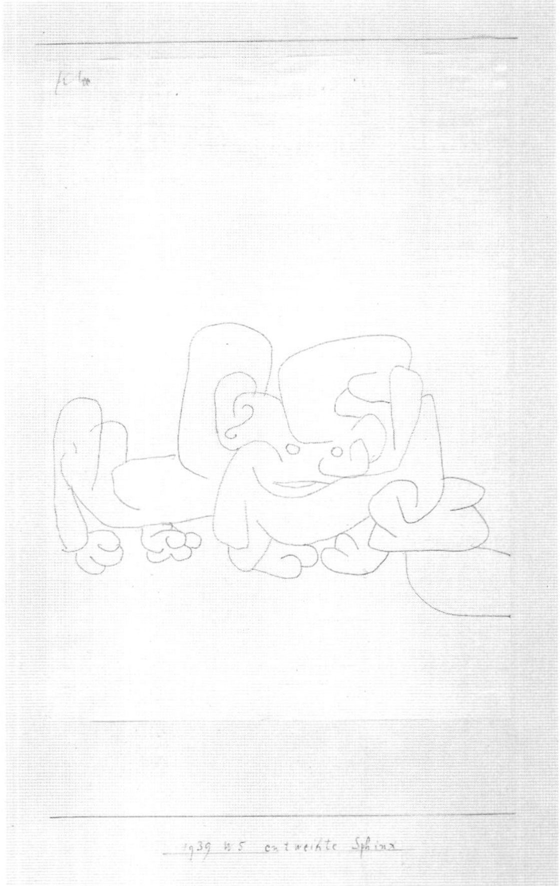

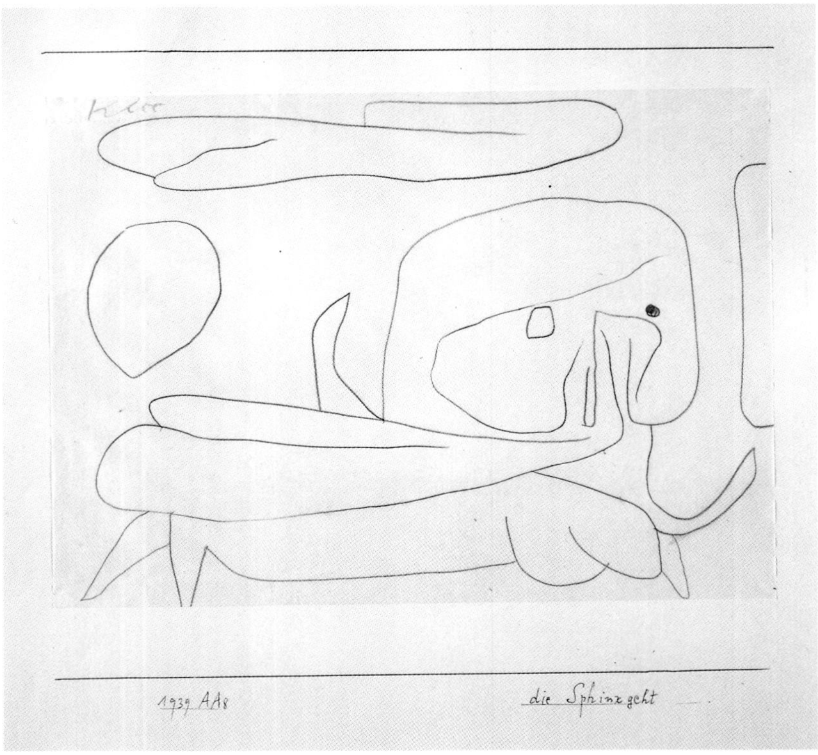

entweihte Sphinx 1939.305 (Kat.-Nr. 92)

die Sphinx geht 1939.508 (Kat.-Nr. 93)

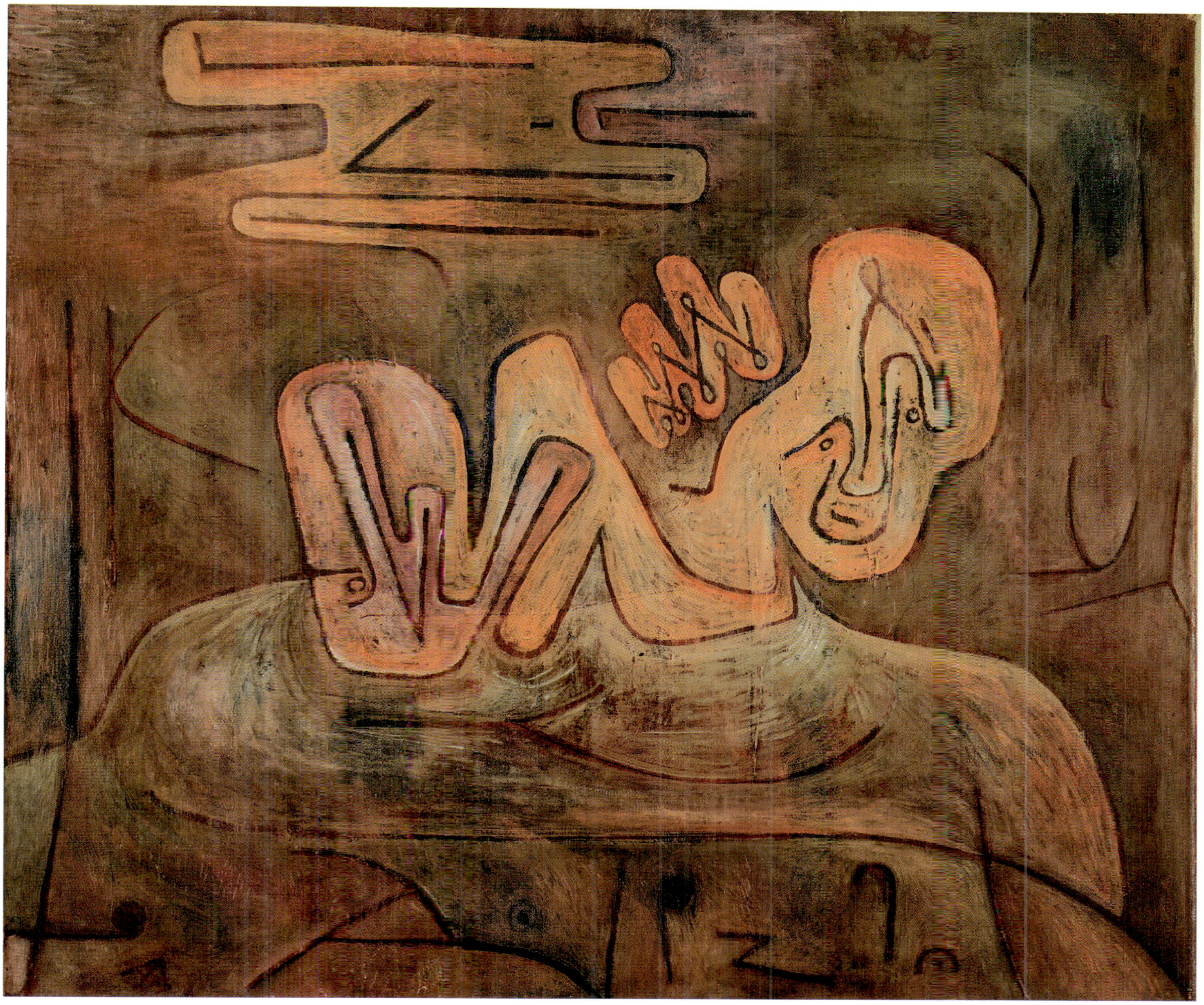

Katastrophe der Sphinx 1937.135 (Kat.-Nr. 39)

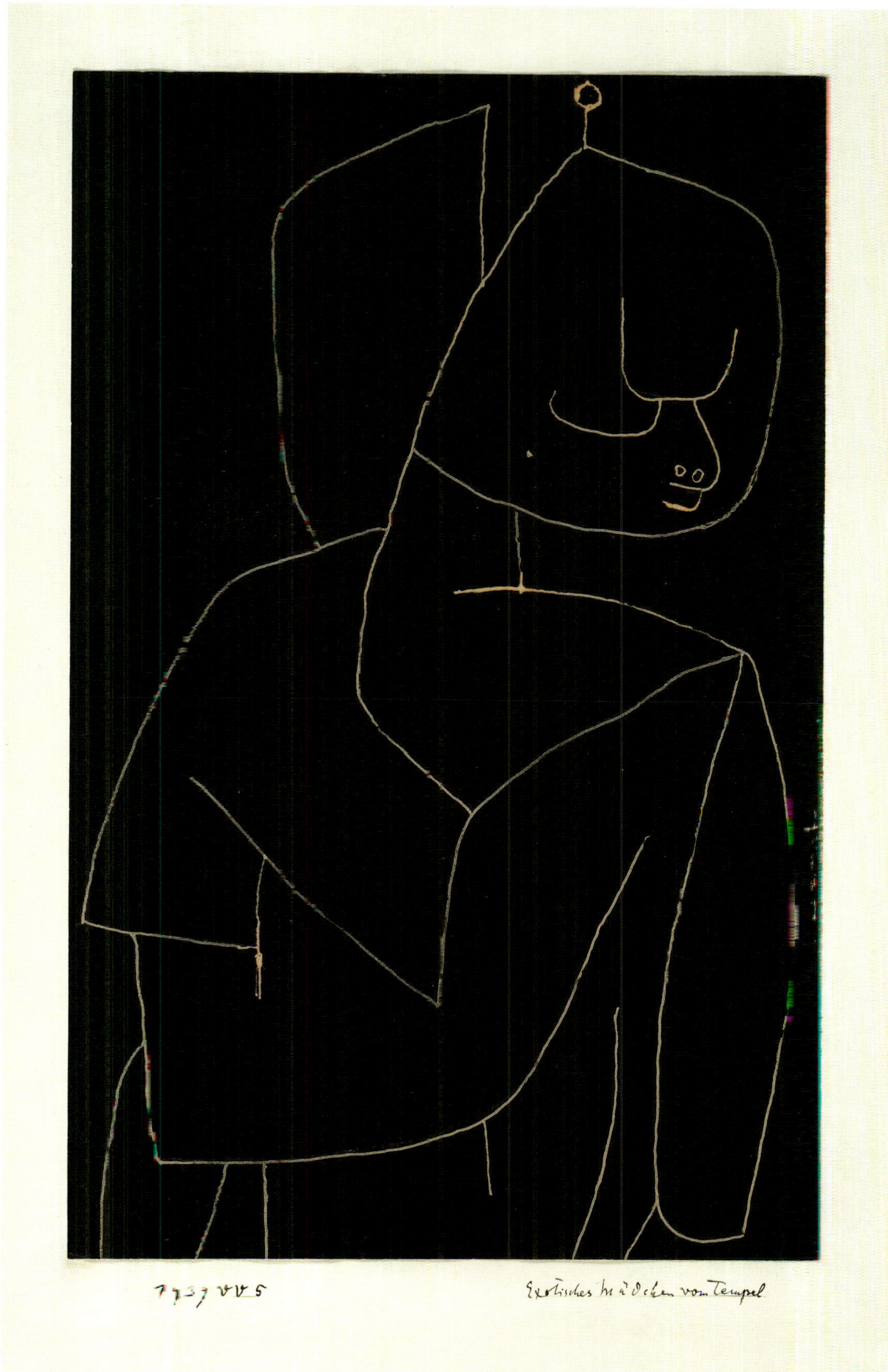

Exotisches Mädchen vom Tempel 1939.365 (Kat.-Nr. 94)

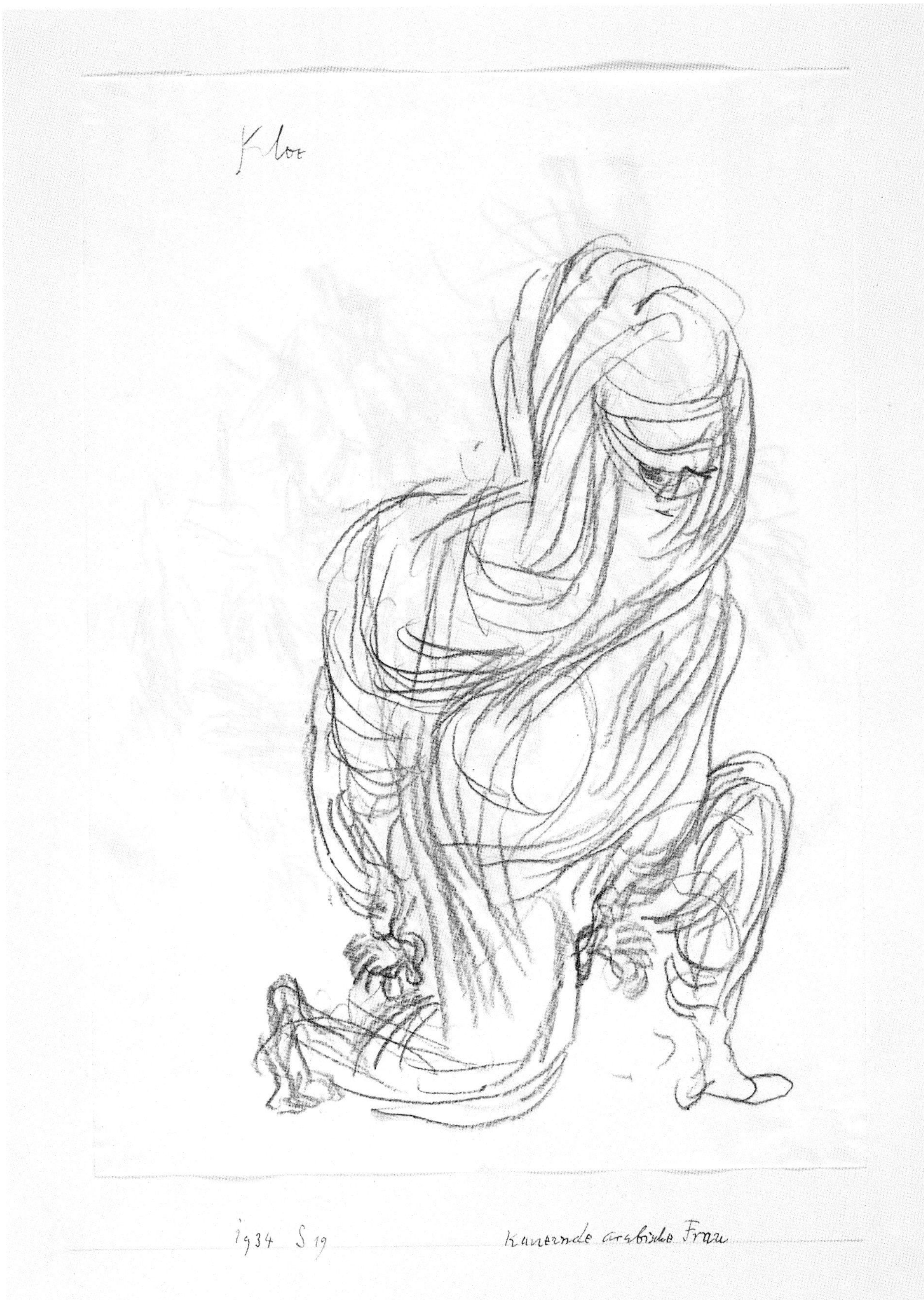

Kauernde arabische Frau 1934.179 (Kat.-Nr. 87)

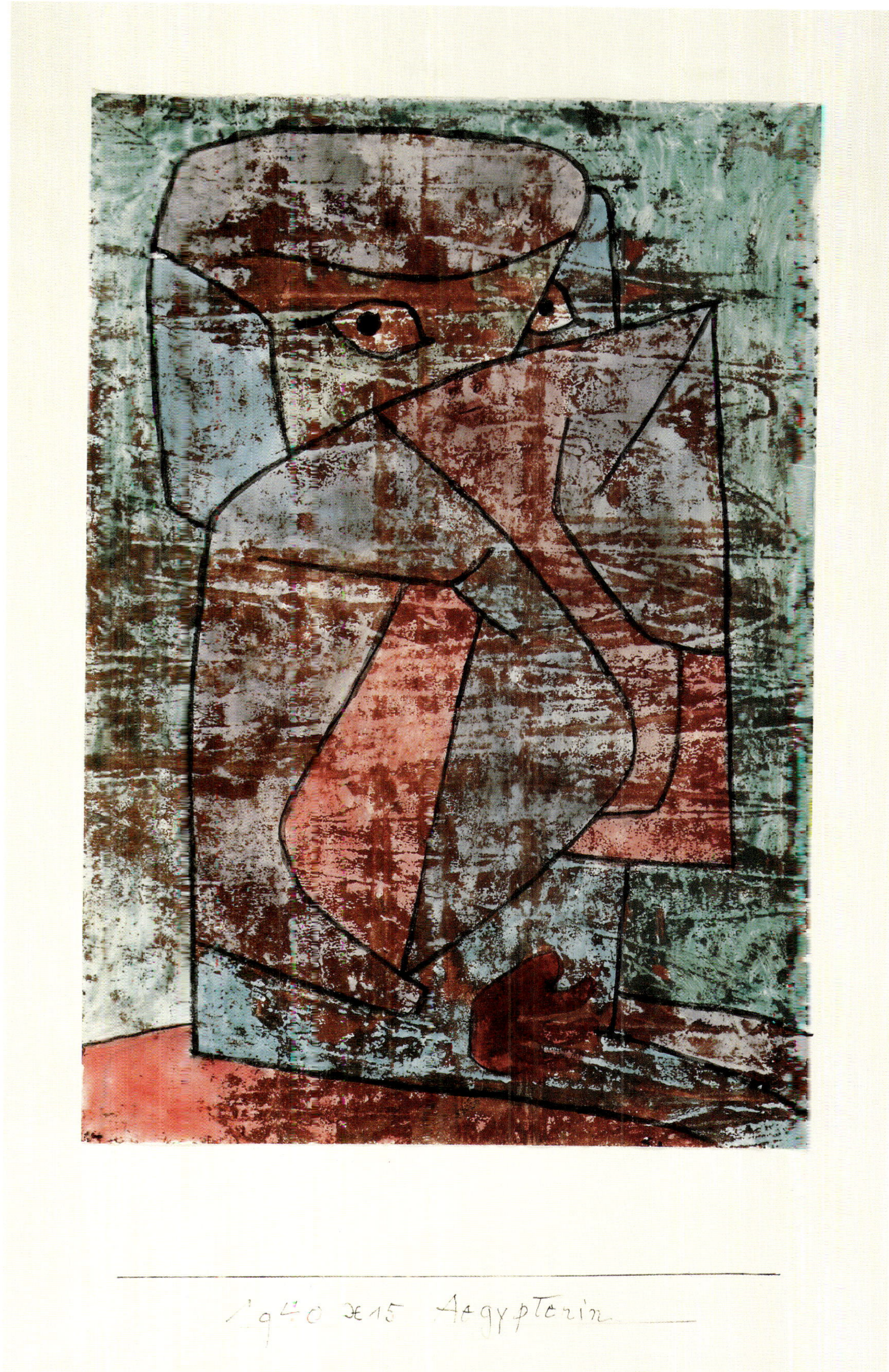

Aegypterin 1940 55 (Kat.-Nr. 95)

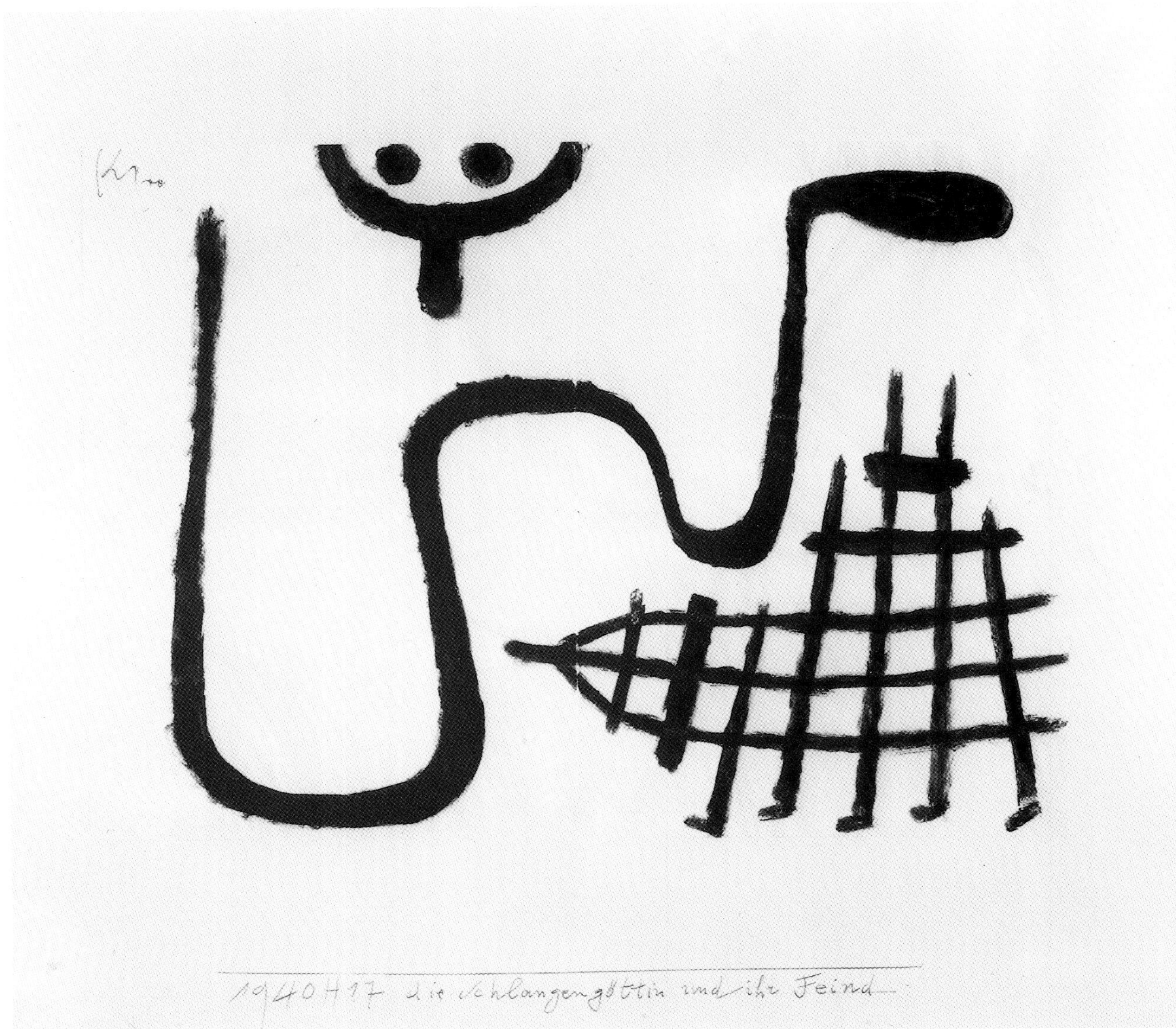

die Schlangengöttin und ihr Feind 1940.317 (Kat.-Nr. 96)

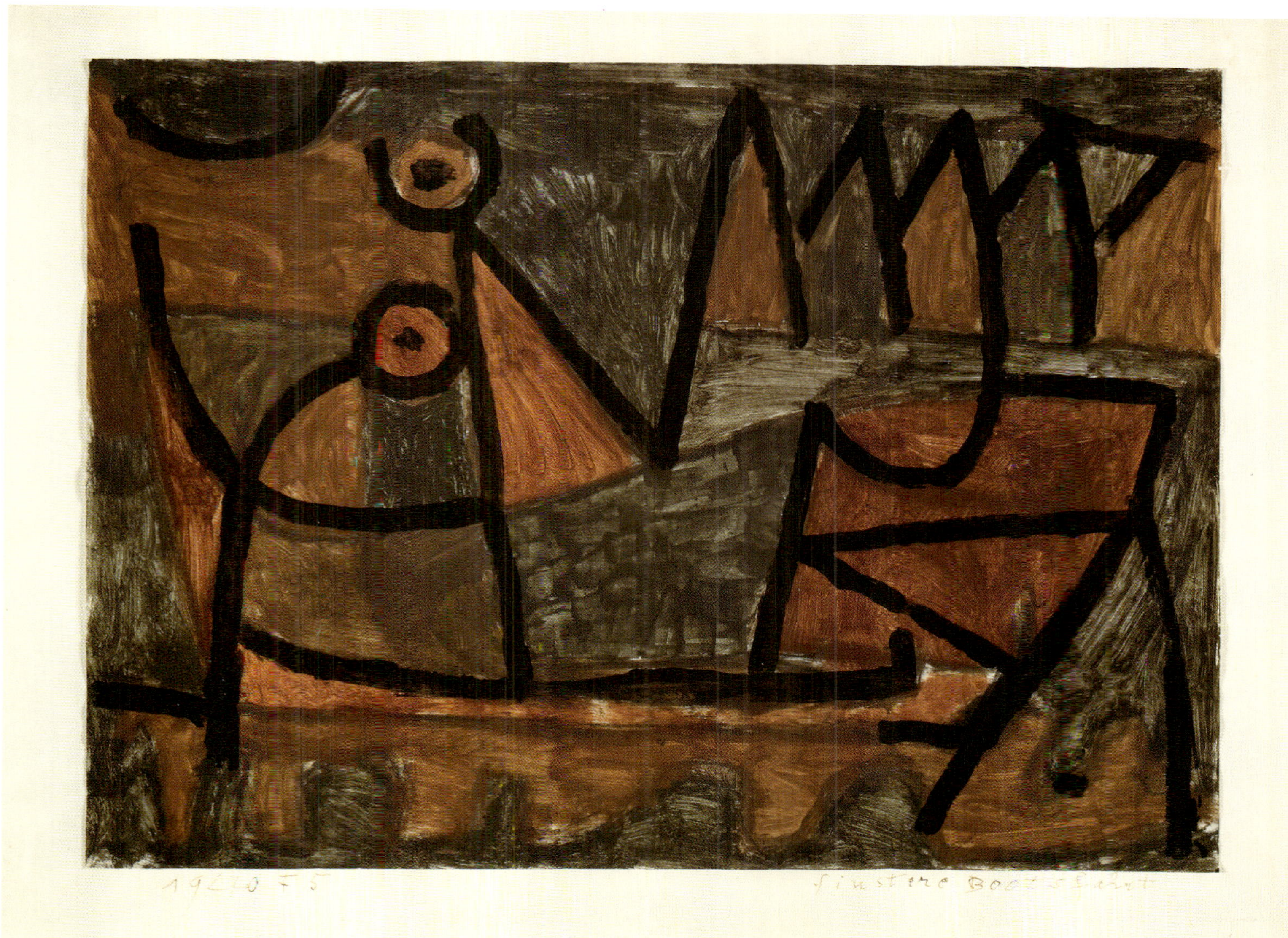

finstere Bootsfahrt 1940.345 (Kat.-Nr. 97)

ITALIEN 1930–1932

Auf seiner Fahrt nach Ägypten um die Jahreswende 1928/29 hatte Paul Klee kurz Station in Syrakus und Neapel, in Genua und Mailand gemacht.

Vom 17. Januar 1929 an, als Klee von seiner Ägyptenreise nach Dessau zurückgekehrt war, hat er wohl in erster Linie wegen der damals schwierigen Situation am Bauhaus in diesem Jahr nicht mehr reisen wollen und bis auf kleinere Unterbrechungen Dessau im Laufe des Jahres 1929 nicht mehr verlassen.

Die Semesterferien der darauffolgenden Jahre verbrachte er jedoch bis zu seiner Emigration in die Schweiz im Dezember 1933 in Gegenden am Mittelmeer. Im Sommer 1930 trat er eine Reise nach Italien an, um am Schluß einen vierzehntägigen Erholungsaufenthalt in Viareggio zu verbringen.

Zusammen mit seiner Frau Lily unternahm er dann im Herbst 1931 eine ausgedehnte Reise, größtenteils per Schiff, über Italien nach Sizilien. Auf seiner kurzen Reise im Oktober 1932, seiner letzten nach Italien, besuchte er zum ersten Mal Venedig. So sehr er sich immer wieder begeistert über Italien äußerte wie beispielsweise im Sommer 1930 – »Was für ein Land. Herrlich« –, so spricht er vergleichsweise verhalten über seine Eindrücke in der Lagunenstadt.

Die erkennbare Auswirkung dieser letzten Italienreisen auf sein Werk ist unerheblich. Vor der Natur wird wenig entstanden sein, und der Einfluß der dort gewonnenen Eindrücke auf sein Werk dürfte nicht mehr groß gewesen sein. Werke, die sich auf Grund ihres Titels sowie identifizierbarer Motive auf diese Ferienreisen beziehen lassen, fügen sich stilistisch in die nachägyptische Schaffensphase ein, ja greifen wie das eindrucksvolle Aquarell »Lagunenstadt« 1932.63 (Kat.-Nr. 100) das Bildkonzept der unter dem unmittelbaren Eindruck der ägyptischen Landschaft entwickelten sogenannten Streifenkomposition auf.

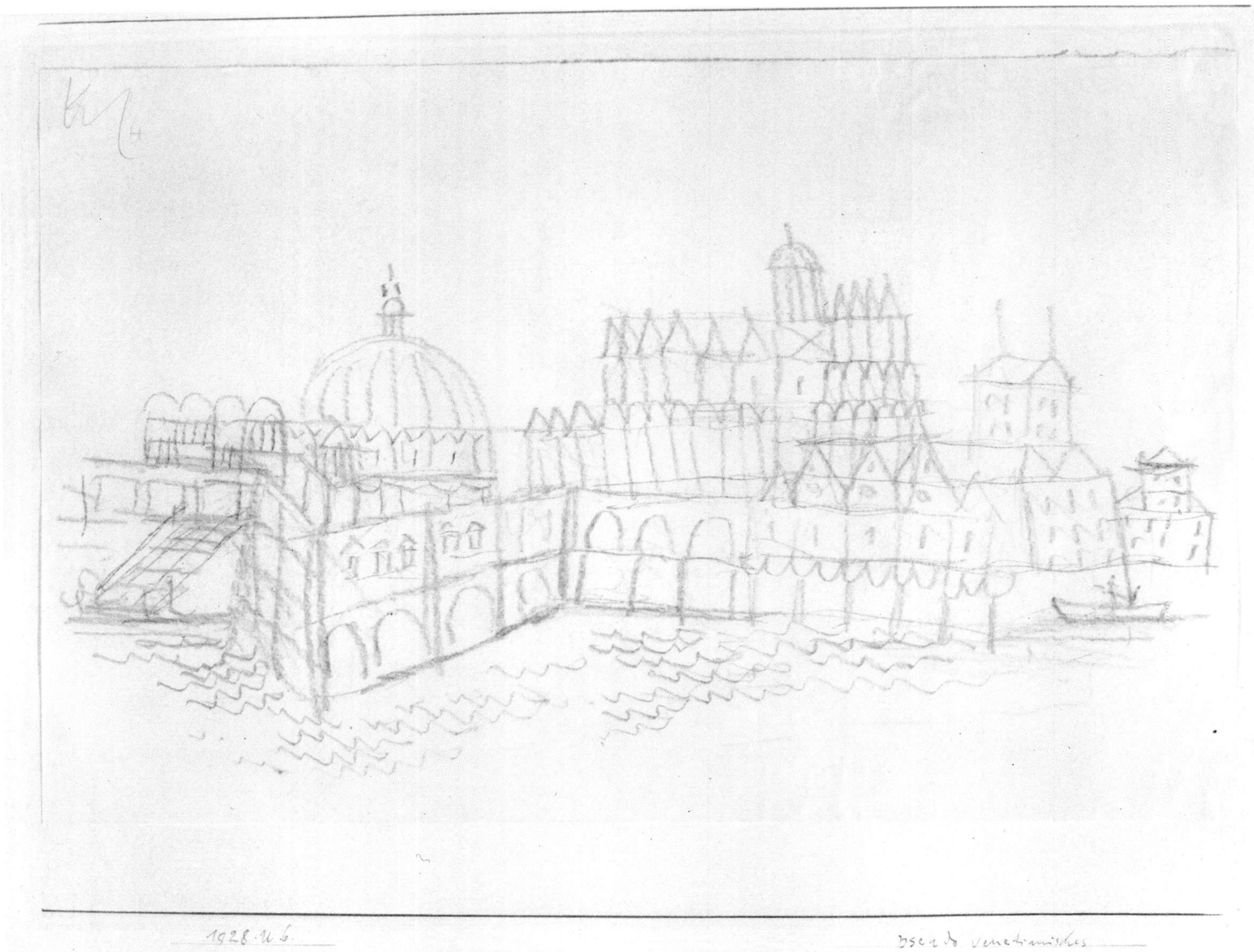

pseudo venetianisches 1928.206 (Kat.-Nr. 99)

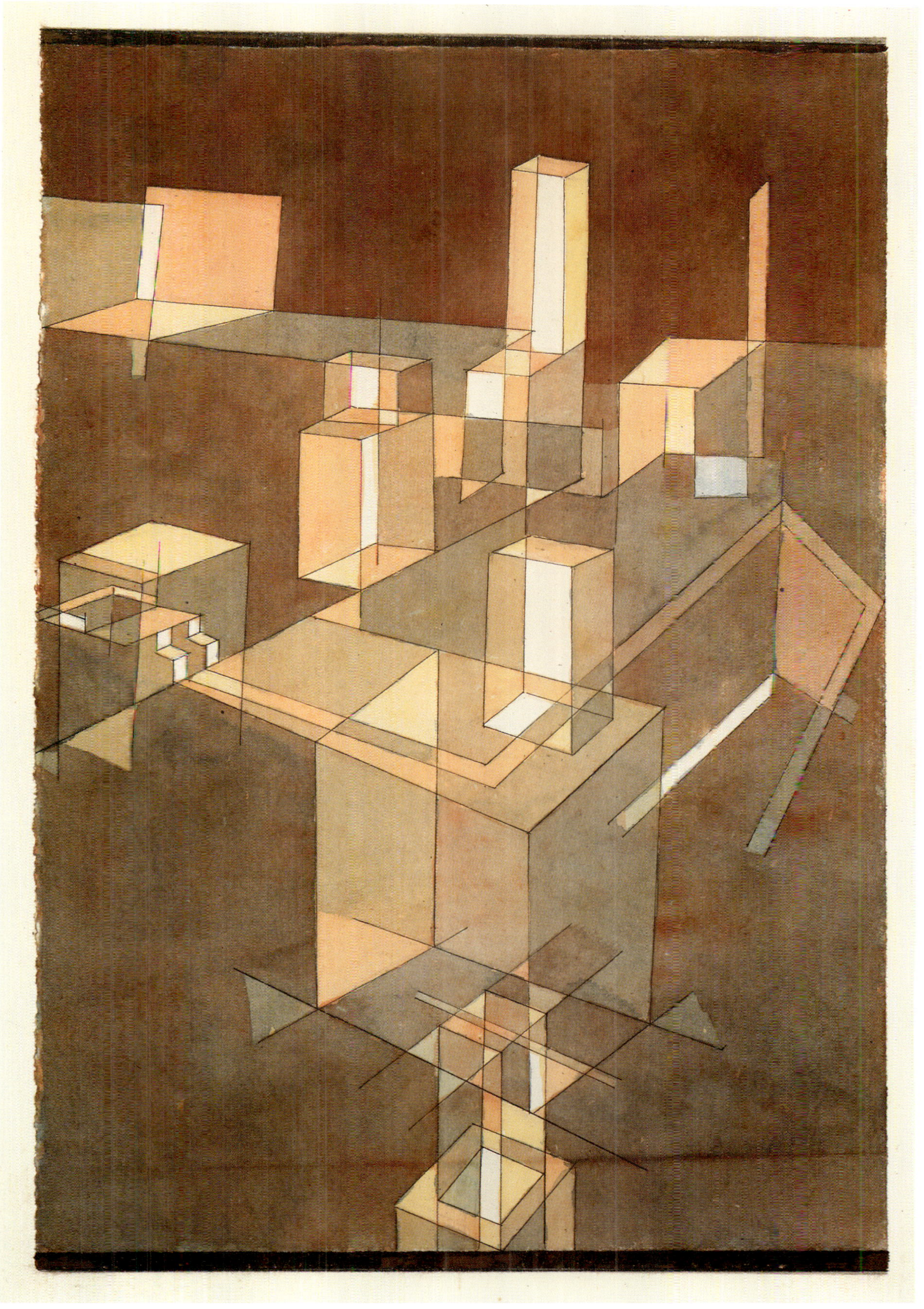

Italienische Stadt 1928.66 (Kat.-Nr. 98)

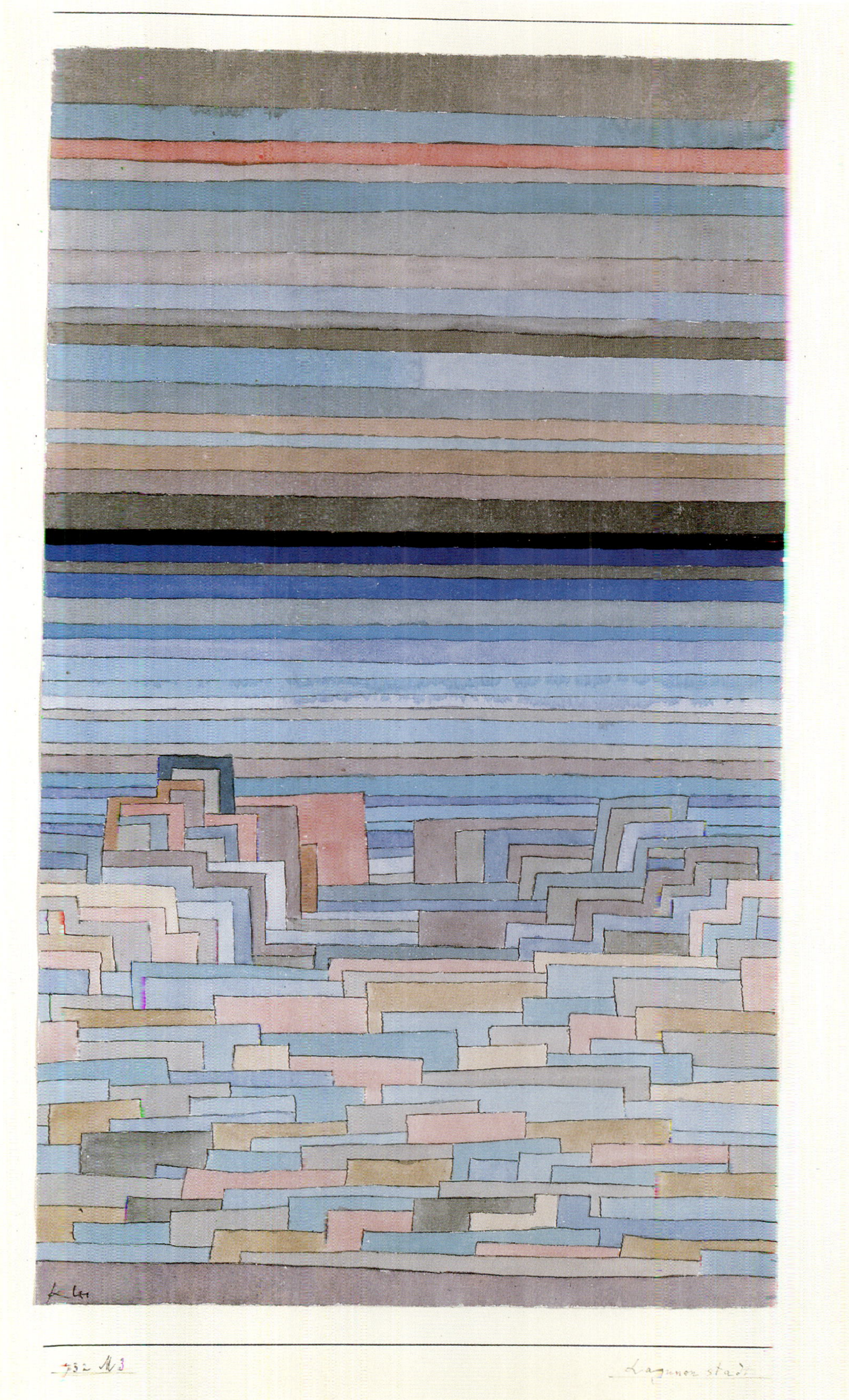

Lagunenstadt 1932.63 (Kat.-Nr. 100)

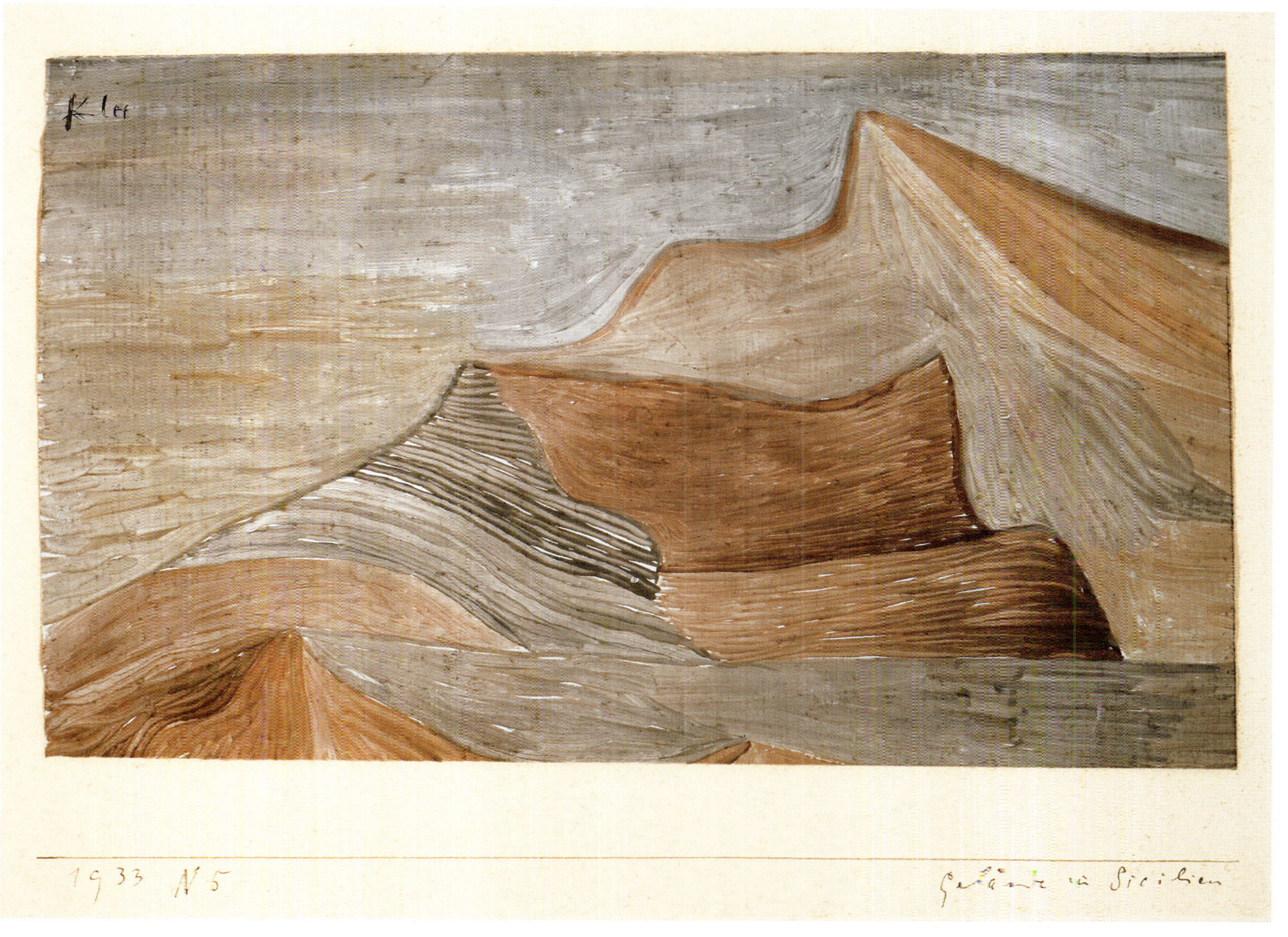

Gelände in Sicilien 1933.65 (Kat.-Nr. 101)

SÜDFRANKREICH / PORT CROS 1933

»[...] ich bin jetzt ins Paradies gekommen [...]. Aber der Zauber der Landschaft läßt sich natürlich nicht beschreiben« schrieb Paul an seine Frau Lily von seinem vier Tage dauernden Besuch auf Port Cros während seiner Ferien in Südfrankreich im Oktober 1933.

Die bildnerische Ausbeute dieses Ferienaufenthaltes sind vierzehn Zeichnungen des »Tagebuchs Port Cros«, eine zusammenhängende Folge von Landschaftsstudien. Der eine Teil dieser naturhaften Skizzen sind nach der Natur geschaffene Bleistiftzeichnungen, von denen einige in der Ausstellung zu sehen sind (Kat.-Nr. 101–105), bei dem anderen Teil handelt es sich um Ölfarbezeichnungen, die nach seiner Rückkehr in Düsseldorf entstanden sein werden.

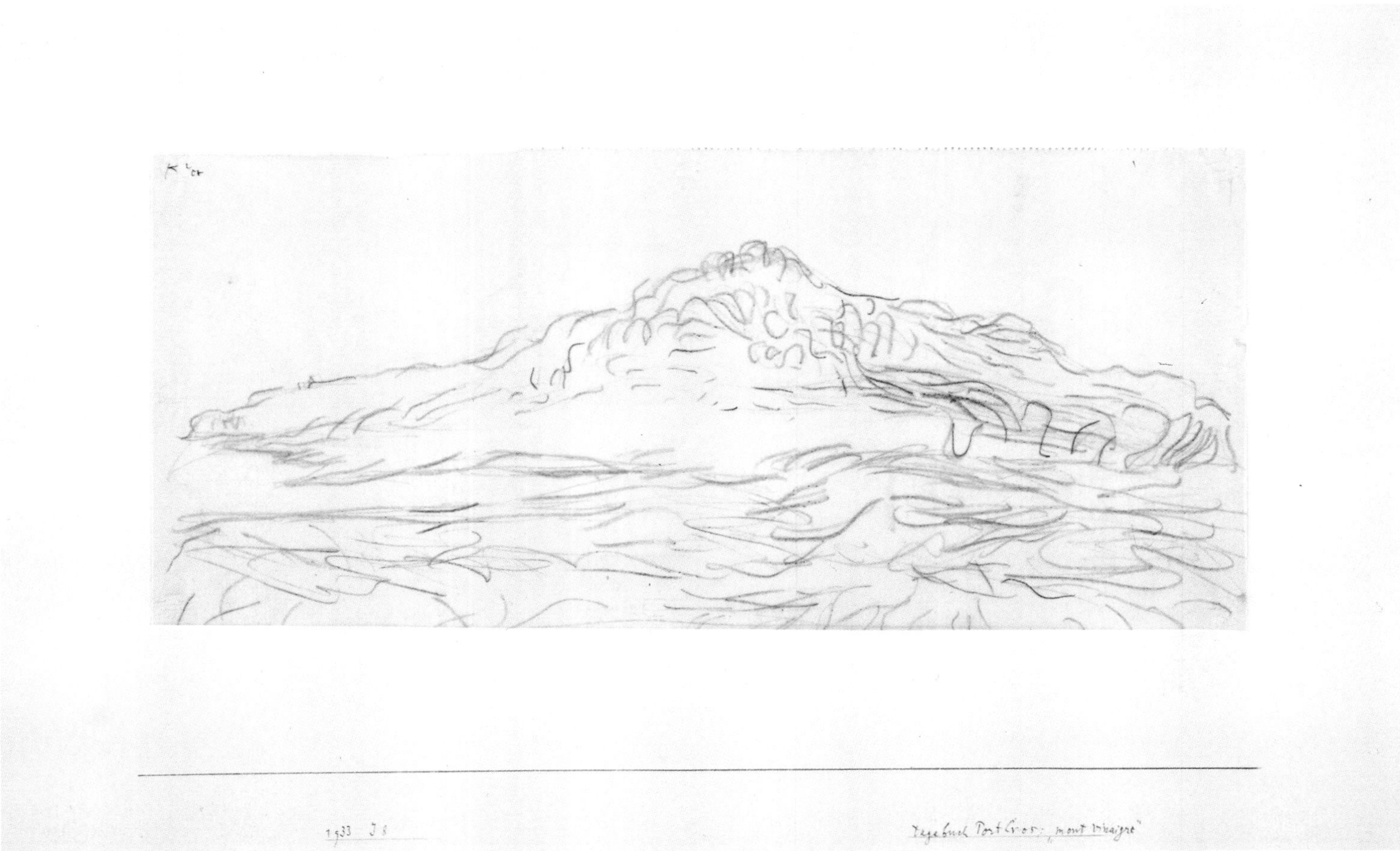

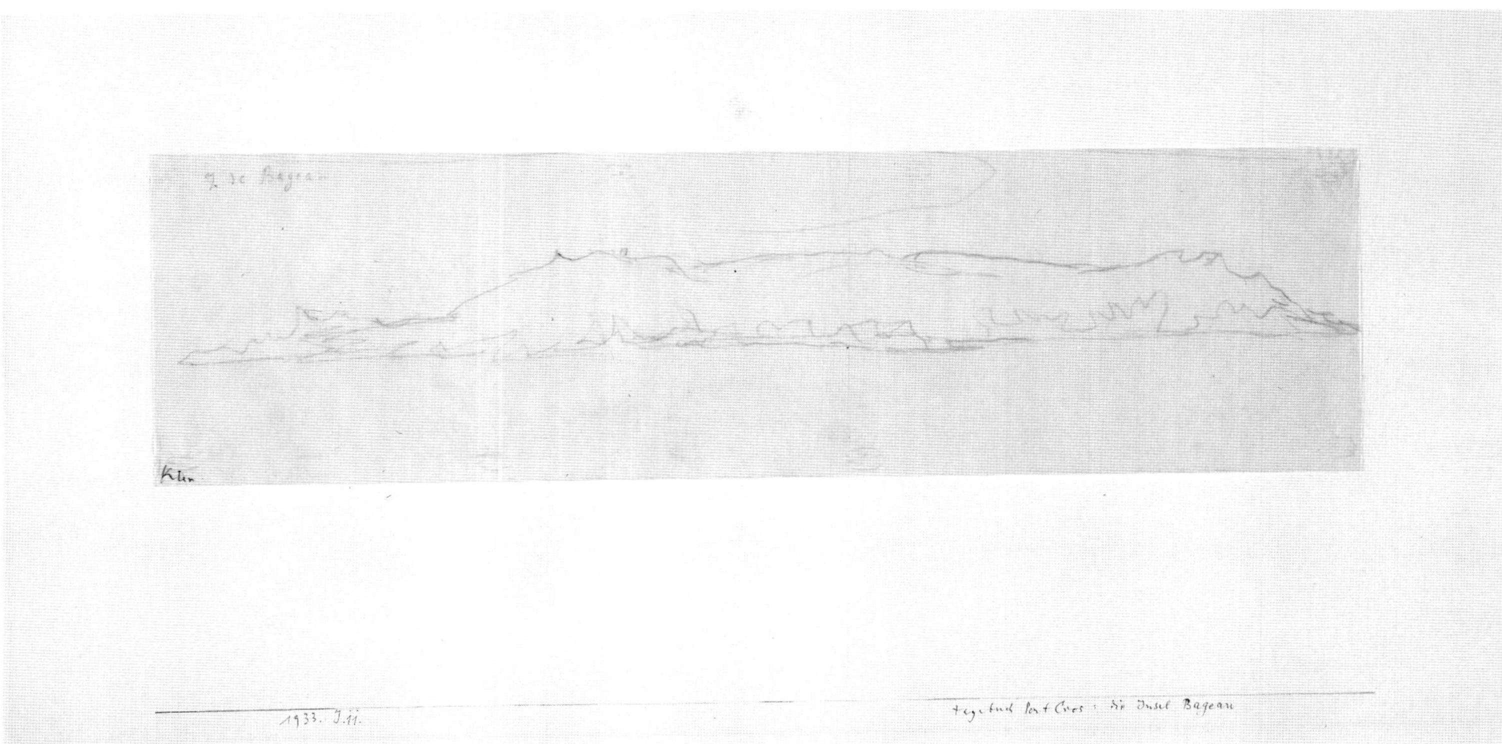

Tagebuch Port Cros: »Mont Vinaigre« 1933.468 (Kat.-Nr. 102)

Tagebuch Port Cros: die Insel Bageau 1933.471 (Kat.-Nr. 103)

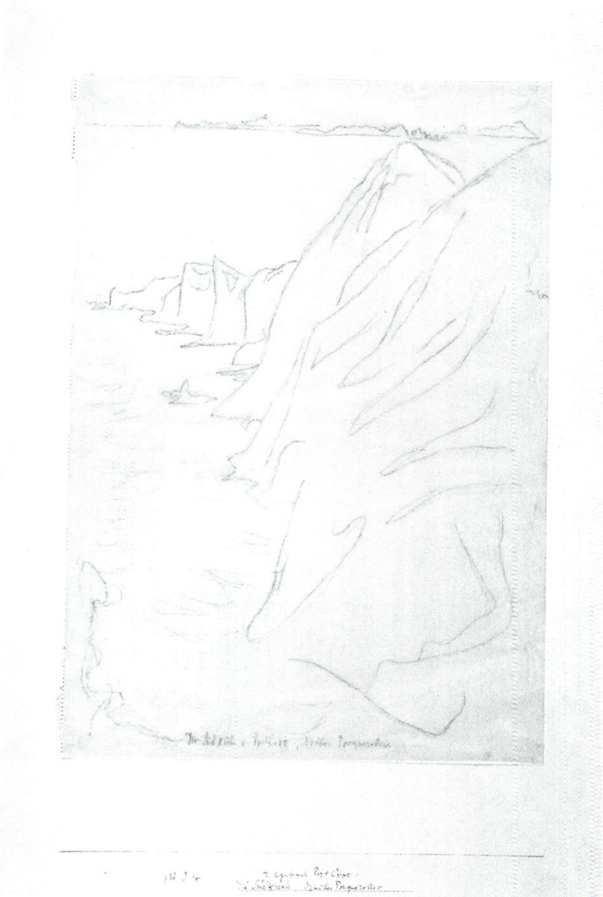

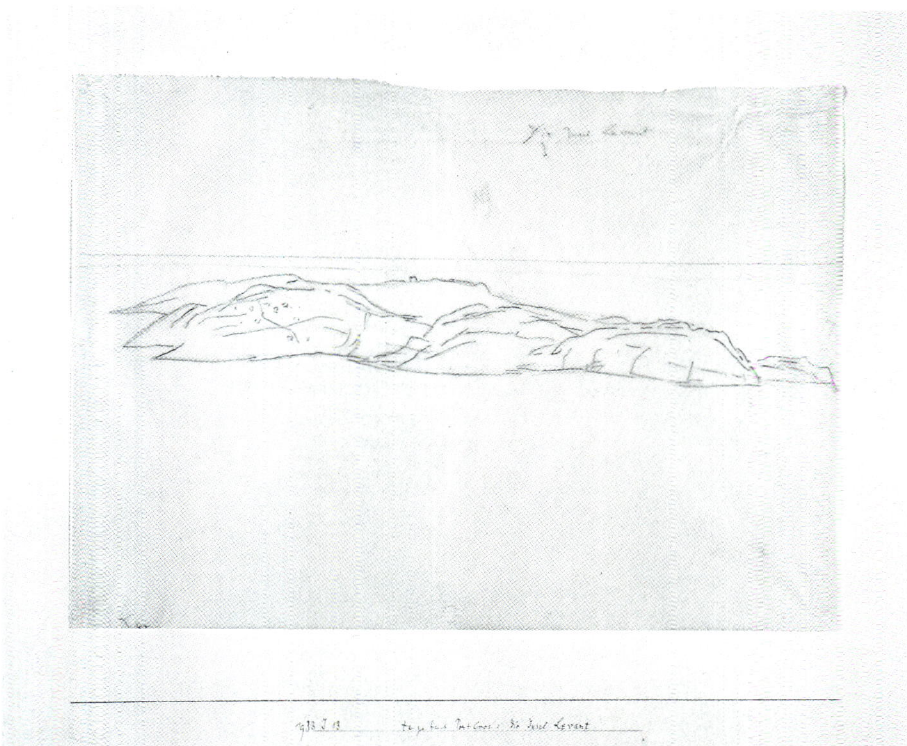

Tagebuch Port Cros: die Südküste, darüber Porquerolles 1933.474 (Kat.-Nr. 105)

Tagebuch Port Cros: die Insel Levant 1933.473 (Kat.-Nr. 104)

VORBEMERKUNG ZUM AUSSTELLUNGSVERZEICHNIS

Die Gliederung der Ausstellung richtet sich zunächst nach den Reisedaten, aus denen sich sieben Gruppen ergeben. Die thematische Zuordnung hat dabei dann aber Vorrang vor der chronologischen Abfolge der Werknummern.
Die Werktitel des Ausstellungsverzeichnisses richten sich nach den Angaben auf den Originalen. Wenn die Titelgebung in Klees Œuvrekatalog davon abweicht, werden die Varianten ebenfalls aufgeführt. Die Schreibweise richtet sich nach der Orthographie Klees.
Am Ende des Titels werden die Werknummern aufgeführt, die aus der Jahreszahl und der Numerierung bestehen. Obwohl Klee seit 1925 auf den Originalen eine verschlüsselte Zahlen-Buchstabenkombination verwendet, wird hier der Einfachheit halber dem Titel nur die Werknummer nach dem uvrekatalog angefügt.
Die technischen Angaben richten sich weitgehend nach dem Œuvrekatalog und beruhen nur in einigen Fällen auf den Auskünften der Besitzer. Die Maße beziehen sich bei den auf Karton montierten Werken auf die Größe des Malgrundes; zum größten Teil wurden sie aus dem Archiv der Paul-Klee-Stiftung übernommen, sonst richten sie sich nach der Angabe der Leihgeber. Die Angaben nennen Höhe vor Breite.
Die Zitate in der Dokumentation wie in den Aufsätzen erfolgen in der Originalschreibweise. Die Titelvarianten der genannten Klee-Titel sind kursiv gedruckt.
Das Ausstellungsverzeichnis führt die bisherigen Ausstellungen der Exponate auf, wobei besonderer Wert auf Vollständigkeit derjenigen Ausstellungen gelegt wurde, die zu Lebzeiten des Künstlers stattfanden; bei denen nach 1940 kann ihrer großen Anzahl wegen kein Anspruch auf Vollzähligkeit erhoben werden. Die Titel der Ausstellungen werden vollständig zitiert, was eine separate bibliographische Auflistung überflüssig macht. Unberücksichtigt bleiben die Auktionskataloge. Die von den Autoren der Katalogbeiträge in ihren Anmerkungen zitierte Literatur über Paul Klee wird dort nur abgekürzt genannt und dann in einem Anhang vollständig aufgeführt.
Alle Exponate werden abgebildet. Die Reihenfolge der Abbildungen erscheint, wenn möglich, chronologisch. Nur in einigen Fällen ist diese Abfolge unterbrochen.

VERZEICHNIS DER AUSGESTELLTEN WERKE

Uta Gerlach-Laxner

TUNESIEN 1914

1
Strasse in Tunis 1914.34
Bleistift auf Kupferdruckpapier, 19x28 cm
Signiert oben rechts »Klee«; bezeichnet unten links »Strasse in Tunis 1914 34«
Andreas Klaeui, Zürich

2
Blick zum Hafen von Hamammet 1914.35
Aquarell auf italienischem Ingres, 21,5x27 cm
Signiert in der oberen linken Ecke »Klee«; bezeichnet rechts unten »Blick zum Hafen von Hamamet«, darunter »1914 35«
Privatsammlung Bern
Ausstellungen: Neue Münchener Secession 1914, Kat.-Nr. 73. – Der Blaue Reiter 1908–1914. Wegbereiter und Zeitgenossen. Basel (Kunsthalle) 1950, Kat.-Nr. 110. – Paul Klee. Das Frühwerk 1883–1922. München (Städtische Galerie im Lenbachhaus) 1979/80, Kat.-Nr. 231, Abb. S. 143. – Die Tunisreise. Klee. Macke. Moilliet. Münster (Westfälisches Landesmuseum für Kunst und Kulturgeschichte) – Bonn (Städtisches Kunstmuseum) 1982/83, Kat.-Nr. 3, Farbabb. S. 181 und Umschlag. – Delaunay und Deutschland. München (Haus der Kunst) 1986, Farbabb. S. 234. – Figures du Moderne. L'Expressionisme en Allemagne. Paris (Musée d'Art Moderne de la Ville de Paris) 1992/93, Kat.-Nr. 280, Farbabb. S. 256.

3
St. Germain b. Tunis 1914.37
Aquarell auf italienischem Ingres, 18,5x24cm
Signiert in der rechten oberen Ecke »Klee«; bezeichnet auf dem Karton unten links »1914. 37 St. Germain b. tunis«
Sammlung A. Rosengart
Ausstellungen: Paul Klee. Das Frühwerk 1883–1922. München (Städtische Galerie im Lenbachhaus) 1979/80, Kat.-Nr. 232, Abb. S. 402. – Die Tunisreise. Klee. Macke. Moilliet. Münster (Westfälisches Landesmuseum für Kunst und Kulturgeschichte) – Bonn (Städtisches Kunstmuseum) 1982/83, Kat.-Nr. 4, Farbabb. S. 177.

4
Ansicht v. St. Germain 1914.41
Aquarell auf deutschem Bütten, 23x28 cm
Signiert oben links »Klee«, unten rechts »1914. 41. Ansicht v. St. Germain«
Columbus Museum of Art, Columbus/Ohio (Inv.-Nr. 91.001.033; Gift of Howard D. and Babette L. Sirak, the Donors to the Campaign for Enduring Excellence and the Derby Fund)
Ausstellungen: Neue Münchener Secession 1914, Kat.-Nr. 77. – Deutsche Expressionisten. Dresden (Emil Richter) 1916, Kat.-Nr. 12 (?) – Neue Münchener Secession. Wiesbaden (Neues Museum) 1917, Kat.-Nr. 184. – Der Blaue Reiter. New York (Valentin Gallery) 1954/55, Kat.-Nr. 28. – Der Blaue Reiter. New York (Leonard Hutton Galleries) 1963, Kat.-Nr. 68. – 1914. An Exhibition of Paintings, Drawings and Sculpture. Baltimore (The Baltimore Museum of Art) 1964, Kat.-Nr. 105. – Paul Klee 1879–1940. Gesamtausstellung. Basel (Kunsthalle) 1967, Kat.-Nr. 18, Abb. 7. – Paul Klee 1879–1940. New York (The Solomon R. Guggenheim Museum) 1967, Kat.-Nr. 15 mit Abb. – The Sirak Collection. Louisville (J. B. Speed Art Museum) 1968, Kat.-Nr. 32 mit Farbabb.

5
in der Einöde 1914.43
Kamel in der Einöde
Aquarell auf Japan-Pergament, 27,6x23,7 cm
Signiert an der Seite links »Klee«, links unten »in der Einöde 1914 43«
Franz Meyer, Zürich
Ausstellungen: Der Sturm. Gesamtschau. Berlin 1917, Kat.-Nr. 38. – Paul Klee – Georg Muche. Berlin (Der Sturm) 1917, Kat.-Nr. 3. – XXIX. Sonder-Ausstellung: Paul Klee – Lyonel Feininger. Hannover (Kestner-Gesellschaft) 1919/20, Kat.-Nr. 54. – Neue Münchener Secession 1921, Kat.-Nr. 95 – Paul Klee. Das Frühwerk 1883–1922. München (Städtische Galerie im Lenbachhaus) 1979/80, Kat.-Nr. 233, Farbabb. S. 146. – Die Tunisreise. Klee. Macke. Moilliet. Münster (Westfälisches Landesmuseum für Kunst und Kulturgeschichte) – Bonn (Städtisches Kunstmuseum) 1982/83, Kat.-Nr. 6, Farbabb. S. 188. – Paul Klee nelle collezioni private. Venedig (Museo d'Arte Moderna Ca'Pesaro) – Mailand (Palazzo Reale) 1986, Kat.-Nr. 19 mit Farbabb. – Figures du Moderne. L'Expressionisme en Allemagne. Paris (Musée d'Art Moderne de la Ville de Paris) 1992/93, Kat.-Nr. 282, Farbabb. S. 262. – Paul Klee. Im Zeichen der Teilung. Düsseldorf (Kunstsammlung Nordrhein-Westfalen) – Stuttgart (Staatsgalerie) 1995, Kat.-Nr. 35 mit Farbabb.

6
Kairuan, vor dem Thor 1914.72
Aquarell auf deutschem Bütten, 13,5x22,2 cm
Signiert in der oberen rechten Ecke »Klee«; bezeichnet unten links »Kairuan, vor dem thor 1914. 72«

Moderna Museet, Stockholm
Inv.-Nr. NMB 1701
Ausstellungen: Paul Klee – Georg Muche. Berlin (Galerie Der Sturm) Februar 1917, Kat.-Nr. 4. – Gesamtschau. Berlin (Galerie Der Sturm) März 1917. Kat.-Nr. 35. – Neue Kunst. Zürich (Kunstsalon Rembrandt) 1919, Kat.-Nr. 36. – 99. Ausstellung. Berlin (Galerie Der Sturm) 1921, Kat.-Nr. 35. – Wiesbaden (Nassauischer Kunstverein) 1924, Kat.-Nr. 45. – Paul Klee. Das Frühwerk 1883–1922. München (Städtische Galerie im Lenbachhaus) 1979/80, Kat.-Nr. 239, Abb. S. 144. – Die Tunisreise. Klee. Macke. Moilliet. Münster (Westfälisches Landesmuseum für Kunst und Kulturgeschichte) – Bonn (Städtisches Kunstmuseum) 1982/83, Kat.-Nr. 13, Farbabb. S. 185. – Paul Klee. Malmö (Konsthall) 1991, o. Kat.-Nr., Abb. S. 79. – Paul Klee. Im Zeichen der Teilung. Düsseldorf (Kunstsammlung Nordrhein-Westfalen) – Stuttgart (Staatsgalerie) 1995, Kat.-Nr. 38 mit Farbabb. – Stockholm (Moderna Museet) – Bonn (Kunst- und Ausstellungshalle der Bundesrepublik Deutschland) 1996/97, o. Kat.-Nr., Farbabb. S. 48.

7
Dünenflora 1914.107
Aquarell auf italienischem Ingres, 10,5x12,4 cm
Signiert in der rechten oberen Ecke »Klee«; bezeichnet auf dem Karton unten links »1914. 107 Dünenflora«
Vermerk im Œuvrekatalog: Teilstück von »Südliche Gärten« 1914.108
Jedlicka Familie, Schweiz

8
In den Häusern v. St. Germain 1914.110
Aquarell auf Kupferdruckpapier, 15,5x16,1 cm
Signiert unten links »Klee«; bezeichnet auf dem Karton unten links »1914 110 In den Häusern v. St. Germain«
Privatbesitz, Schweiz
Ausstellungen: Klee. Werke aus dem Familienbesitz. St. Gallen (Kunstmuseum) 1955, Kat.-Nr. 65. – Paul Klee. Bern (Kunstmuseum) 1956, Kat.-Nr. 381. – Paul Klee. Hamburg (Kunstverein) 1956/57, Kat.-Nr. 46. – Jawlensky – Klee. Wiesbaden (Städtisches Museum) 1962, Kat.-Nr. 8 mit Abb. – Der frühe Klee. Baden-Baden (Staatliche Kunsthalle) 1964, Nr. 199 mit Abb. – Paul Klee. Gesamtausstellung. Basel (Kunsthalle) 1967, Kat.-Nr. 21. – Klee. Wien (Museum des 20. Jahrhunderts) 1968, Kat.-Nr. 7. – Paul Klee 1879–1940. New York (The Solomon R. Guggenheim Museum) 1967, Kat.-Nr. 17 mit Abb. – Paul Klee. Heidelberg (Kunstverein) 1969, Kat.-Nr. 41. – Paul Klee. Paris (Musée National d'Art Moderne) 1969/70, Kat.-Nr. 15. – Paul Klee 1879–1940. München (Haus der Kunst) 1970/71, Kat.-Nr. 17. – Paul Klee und seine Malerfreunde. Duisburg (Wilhelm-Lehmbruck-Museum) 1971, Kat.-Nr. 88 mit Abb. – Paul Klee. Aquarelle, Zeichnungen, Druckgraphik. Augsburg (Holbeinhaus) 1972, Kat.-Nr. 7, Abb. 5. – Paul Klee. Den Haag (Gemeentemuseum) 1974, Kat.-Nr. 28 mit Abb. – Paul Klee. Bilder, Aquarelle, Zeichnungen aus der Sammlung Felix Klee. Braunschweig (Kunstverein) 1975/76, Kat.-Nr. 32 mit Farbabb. – Paul Klee. Saint-Paul-de-Vence (Fondation Maeght) 1977, Kat.-Nr. 9 mit Abb. – Paul Klee. Das Frühwerk 1883–1922. München (Städtische Galerie im Lenbachhaus) 1979/80, Kat.-Nr. 244, Abb. S. 244. – Paul Klee. Innere Wege. Ludwigshafen (Wilhelm-Hack-Museum) 1981/82, Kat.-Nr. 84, Farbabb. S. 250. – Paul Klee. Gemälde, Aquarelle, Zeichnungen aus dem Besitz von Felix Klee. Darmstadt (Hessisches Landesmuseum) 1980, Kat.-Nr. 7 mit Abb. – Die Tunisreise. Klee. Macke. Moilliet. Münster (Westfälisches Landesmuseum für Kunst und Kulturgeschichte) – Bonn (Städtisches Kunstmuseum) 1982/83, Kat.-Nr. 16, Farbabb. S. 176. – Paul Klee. Das Frühwerk. Tokio (Isetan Museum of Art) – Osaka (Navio Museum) – Shimonoseki (City Art Museum) – Okayama (Takashimaya) – Hakone (Open-Air Museum) 1989/90, Kat.-Nr. 74 mit Farbabb.

9
Tunesische Scizze 1914.212
Tunesische Scizze (Strassenkaffee)
Sonderklasse
Aquarell auf deutschem Bütten, 17,9x12,2 cm
Signiert am oberen Rande »Klee«; bezeichnet auf dem Karton unten links »1914/212«, darunter »Scl« (mit Bleistift), unten rechts »Tunesische Scizze«
Privatbesitz, Schweiz
Ausstellungen: Klee. Werke aus dem Familienbesitz. St. Gallen (Kunstmuseum) 1955, Kat.-Nr. 66. – Paul Klee. Aquarelle. Amsterdam (Stedelijk Museum) 1963, Kat.-Nr. 12 mit Abb. – Paul Klee. Malmö (Museum) – Göteborg (Konstmuseum) – Stockholm (Konstsalongen Samlaren) 1965, Kat.-Nr. 34. – Paul Klee. Zeichnungen und Aquarelle. Nürnberg (Albrecht-Dürer-Gesellschaft) 1966, Kat.-Nr. 13. – Paul Klee. Genf (Galerie Motte) 1968, Kat.-Nr. 50. – Paul Klee. Kamakura (Museum der Modernen Kunst) 1969, Farbabb. – Paul Klee. 1879–1940. München (Haus der Kunst) 1970/71, Kat.-Nr. 20. – A Tribute to Paul Klee. Ottawa (National Gallery of Canada) – Toronto (Art Gallery of Ontario) 1979, Kat.-Nr. 12 mit Abb. – Paul Klee. Sammlung Felix Klee. Hannover (Kestner-Gesellschaft) 1980, Kat.-Nr. 55 mit Abb. – Klee. Tokio (The Seibu Museum of Art) 1980, Kat.-Nr. 59 mit Farbabb. – Paul Klee. Innere Wege. Ludwigshafen (Wilhelm-Hack-Museum) 1981/82, Kat.-Nr. 86. – Die Tunisreise. Klee. Macke. Moilliet. Münster (Westfälisches Landesmuseum für Kunst und Kulturgeschichte) – Bonn (Städtisches Kunstmuseum) 1982/83, Kat.-Nr. 22, Farbabb. S. 171. – Klee. Martigny (Fondation Pierre Gianadda) 1985, Kat.-Nr. 17 mit Farbabb. – Paul Klee. Das Frühwerk. Tokio (Isetan Museum of Art) – Osaka (Navio Museum) – Shimonoseki (City Art Museum) – Okayama (Takashimaya) – Hakone (Open-Air Museum) 1989/90, Kat.-Nr. 77 mit Farbabb.

10
St. Germain b. Tunis (landeinwärts) 1914.217
Aquarell auf Cansonpapier, 21,8x31,5 cm
Signiert oben rechts »Klee«; bezeichnet auf dem Karton unten Mitte »1914/217 St. Germain b Tunis (landeinwärts)«
Musée National d'Art Moderne, Centre Georges Pompidou, Paris (Nachlaß Nina Kandinsky, 1981), Inv.-Nr. AM 81-65-876
Ausstellungen: Paul Klee 1879–1940. A Retrospective organized by the Guggenheim Museum New York and the Pasadena Art Museum: San Francisco (Museum of Modern Art) – Columbus (Columbus Gallery of Fine Arts) – Cleveland (Museum of Art) – Kansas City (William Rockhill Nelson Gallery of Art) – Baltimore (Museum of Art) – St. Louis (Washington University Gallery of Art) – Philadelphia (Museum of Art) 1967/68, Kat.-Nr. 14 mit Abb. – Paul Klee. Das Frühwerk 1883–1922. München (Städtische Galerie im Lenbachhaus) 1979/80, Kat.-Nr. 269. – Die Tunisreise. Klee. Macke. Moilliet. Münster (Westfälisches Landesmuseum für Kunst und Kulturgeschichte) -Bonn (Städtisches Kunstmuseum) 1982/83, Kat.-Nr. 25, Farbabb. S. 179. – Paul Klee. New York (The Museum of Modern Art) 1987, o. Kat., Farbabb. S. 138. – Paul Klee. Im Zeichen der Teilung. Düsseldorf (Kunstsammlung Nordrhein-Westfalen) – Stuttgart (Staatsgalerie) 1995, Kat.-Nr. 40 mit Farbabb.

11
Kamel (in rhythmischer Baumlandschaft) 1920.43
Öl über kreidegrundierter Gaze auf Pappe aufgezogen, 48 x 42 cm
Signiert unten rechts »Klee«; bezeichnet auf der Rückseite »unvollendete Farbstudie«
Kunstsammlung Nordrhein-Westfalen, Düsseldorf, Inv.-Nr. 1030
Ausstellungen: Paul Klee. Erste Gesamtausstellung. München (Neue Kunst. Hans Goltz) München 1920, Kat.-Nr. 34. – Große Berliner Kunstausstellung 1921, Kat.-Nr. 921. – Paul Klee. Belgrad–Bukarest–Prag 1968/69, Kat.-Nr. 4 mit Abb. – Paul Klee 1879–1940. Rom (Galeria Nazionale d'Arte Moderna) 1970, Kat.-Nr. 47 mit Abb. – Paul Klee. Utrecht (Centraal Museum) 1971, Kat.-Nr. 4 mit Farbabb. – Paul Klee. Rio de Janeiro (Museu de arte moderna) 1972, Kat.-Nr. 4, Farbabb. S. 9. – Paul Klee. Eine didaktische Ausstellung zum Verständnis seiner Kunst. Düsseldorf (Kunstsammlung Nordrhein-Westfalen) 1975/76, S. 14 mit Abb. – Paul Klee. 60 Bilder aus der Sammlung Nordrhein-Westfalen. Bottrop (Moderne Galerie) 1977, Kat.-Nr. 4 mit Farbabb. – Paul Klee. Saint-Paul-de-Vence (Fondation Maeght) 1977, Kat.-Nr. 29 mit Farbabb. – Paul Klee. Das Werk der Jahre 1919–1933. Köln (Kunsthalle) 1979, Kat.-Nr. 24 mit farb. Umschlagabb. – Panorama de l'œuvre de Paul Klee. Charleroi (Palais des Beaux Arts) 1980, Kat.-Nr. 113 mit Abb. – Paul Klee. Dublin (National Gallery of Ireland) 1980, Kat.-Nr. 4 mit Farbabb. – Klee. Tokio (The Seibu Museum of Art) 1980, Kat.-Nr. 77 mit Farbabb. – Klee. Bogotá (Museo de Arte Moderno de Bogotá) – Caracas (Museo de Arte Contemporáneo de Caracas) 1981, Kat.-Nr. 5 mit Farbabb. – Paul Klee 1879–1940. A collection of 61 paintings and drawings from the Nordrhein-Westfalen-Sammlung Düsseldorf. Auckland (City Art Gallery) – Wellington (National Gallery) 1983, Kat.-Nr. 5 mit Farbabb. – Paul Klee. Schilderen, aquarellen, tekeningen uit de Kunstsammlung Nordrhein-Westfalen, Düsseldorf. Nimwegen (Gemeentemuseum) 1985, Kat.-Nr. 9 mit Farbabb. – Paul Klee. Konstruktion–Intuition, Mannheim (Städtische Kunsthalle) 1990/91, Kat. S. 143 mit Farbabb. – Paul Klee. Im Zeichen der Teilung. Düsseldorf (Kunstsammlung Nordrhein-Westfalen) – Stuttgart (Staatsgalerie) 1995, Kat.-Nr. 114 Farbabb. S. 236.

12
Häuser am Meer 1920.134
Aquarell auf italienischem Ingres, 24 x 32 cm
Signiert unten rechts «Klee«; bezeichnet unten links »1920/134 Häuser am Meer«
Vermerk im Œuvrekatalog: nach einer tunesischen Scizze
Privatbesitz
Ausstellungen: Alice Bailly. Sektion Aargau, Fritz Osswald, Paul Klee, A. Stockmann. Bern (Kunsthalle) 1921, Kat.-Nr. 217. – Sammlung Richard Doetsch-Benziger. Basel (Kunstmuseum) 1956, Kat.-Nr. 152. – Painters of the Bauhaus. London (Marlborough Fine Art Limited-Marlborough New London Gallery) 1962, Kat.-Nr. 100 mit Abb.

13
Scene vor einer arabischen Stadt 1923.53
Aquarell, Tinte und Gouache auf Papier, 22,5 x 30,5 cm
Signiert in der Mitte links »Klee«; bezeichnet auf dem Karton unten Mitte »1923//53 Scene vor einer arabischen Stadt«
The Metropolitan Museum of Art, New York (The Berggruen Collection)
Ausstellungen: Paul Klee années 20. Paris (Galerie Berggruen & Cie) 1971, Kat.-Nr. 29. – Paul Klee. Saint-Paul-de-Vence (Fondation Maeght) 1977, Kat.-Nr. 53, Abb. S. 74. – Paul Klee. Das Werk der Jahre 1919–1933. Köln (Kunsthalle) 1979, Kat.-Nr. 94, Farbabb. S. 201. – Selection II. New York (The Metropolitan Museum of Art) 1985. – 20th Century Masters from the Metropolitan Museum of Art, New York. Canberra (Australian National Gallery) 1986, Abb. S. 45. – Paul Klee. The Berggruen Collection in the Metropolitan Museum of Art. New York (The Metropolitan Museum of Art) 1988, o. Kat.-Nr., S. 170, 281, Farbabb. S. 171. – Paul Klee. Die Sammlung Berggruen im Metropolitan Museum of Art, New York und im Musée National d'Art Moderne, Paris. Tübingen (Kunsthalle) 1988, o. Kat.-Nr., S. 272, 294, Farbabb. S. 172.

14
nach einer tunesischen Notiz von 1914 1923.181
Ölfarbezeichnung auf Seidenpapier, 18 x 23,5 cm
Signiert in der oberen rechten Ecke »Klee«; bezeichnet auf dem Karton in der Mitte unten »1923//181 nach einer tunesischen Notiz von 1914«
The Artemis Group, London
Ausstellungen: Gedächtnisausstellung Paul Klee 1879–1940. Zürich (Eidgenössische Technische Hochschule) 1940, Kat.-Nr. 41. – Paul Klee. Exhibition. London (The Mayor Gallery) 1950, Kat.-Nr. 35. – Paul Klee. Tokio (The Fuji Television Gallery) 1978, Kat.-Nr. 10.

ITALIEN/SIZILIEN 1924

15
‹Sizilien› 1924.217
Sizilien Klang auf gelber Grundlage
Aquarell auf Fabrianopapier, 29 x 22,5 cm
Signiert oben links »Klee«; bezeichnet auf dem Karton in der Mitte unten »1924 217 ‹Sizilien›«
Musée National d'Art Moderne, Centre Georges Pompidou, Paris, Inv.-Nr. AM 1992–151

16
Mazzarò 1924.218
Mazzarò (Albergo Pagni Mazzaró)
Aquarell auf schwarzem Leimgrund auf Papier, 23 x 30,5 cm
Signiert in der rechten unteren Ecke »Klee«; bezeichnet auf dem Karton unten links »1924. 218.«, unten rechts »Mazzarò«
Sammlung Carl Djerassi, San Francisco
Ausstellungen: Paul Klee and the Bauhaus years. Des Moines (Art Center) 1973, Kat.-Nr. 23 mit Farbabb. – Paul Klee – Selections from the Djerassi Collection. San Francisco (Museum of Modern Art) 1985, Kat.-Nr. 5. – Pattern & Process: Nature and Architecture in the Work of Paul Klee. San Francisco (Museum of Modern Art) 1987, Kat.-Nr. 17 mit Farbabb. auf dem Umschlag. – Paul Klee. The Bauhaus Years, 1921–1931. San Francisco (Museum of Modern Art) 1990. – Paul Klee. San Francisco (Museum of Modern Art) 1995.

17
bei Taormina 1924.220
bei Taormina (Scirocco)
Sonderklasse
Feder und Aquarell auf deutschem Ingres, 15,1 x 23,5 cm
Signiert unten rechts »Klee«; bezeichnet auf dem Karton unten links »1924. 220«, unten rechts »bei Taormina«, unten links mit Bleistift »S. Cl «
Paul-Klee-Stiftung, Kunstmuseum Bern, Inv.-Nr. F 49
Ausstellungen: Zürich 1928, Kat.-Nr. 105. – Ausstellung der Paul-Klee-Stiftung. Bern (Kunstmuseum) – Amsterdam (Stedelijk Museum) – Brüssel (Palais des Beaux-Arts) –

Paris (Musée National d'Art Moderne) 1947/48, Kat.-Nr. 87. – Aus der Stiftung Paul Klee. Basel (Kunsthalle) 1948, Kat.-Nr. 82. – Paul Klee. Winterthur (Kunstmuseum) 1952, Kat.-Nr. 42. – Paul Klee. Ausstellung in Verbindung mit der Paul-Klee-Stiftung. Bern (Kunstmuseum) 1956, Kat.-Nr. 60. – Paul Klee 1879–1940. Ausstellung mit Werken aus der Paul-Klee-Stiftung. Chur (Kunsthaus) 1957, Kat.-Nr. 14. – Paul Klee. Grenoble (Musée de peinture et de sculpture) 1960, Kat.-Nr. 13. – Paul Klee. Tokio (The Seibu Department Store) 1961, Kat.-Nr. 36 mit Abb. – Paul Klee. Ulm (Museum) 1962/63, Kat.-Nr. 36. – Paul Klee im Kunstmuseum Bern. Bern (Kunstmuseum) 1970, Kat.-Nr. 101. – Paul Klee. Dresden (Albertinum) 1984/85, Kat.-Nr. 155.

18
Kultivierter Berg 1924.222
Feder und Aquarell über Bleistift auf Kupferdruckpapier, 12x34 cm
Signiert in der rechten oberen Ecke »Klee«; bezeichnet auf dem Karton unten Mitte »1924 222 Kultivierter Berg«
The Artemis Group, London
Ausstellungen: Paul Klee – M. de Vlaminck – Philipp Bauknecht – Arnold Hugler. Bern (Kunsthalle) 1931, Kat.-Nr. 65. – Sammlung Hermann Rupf Bern. Basel (Kunsthalle) 1940, Kat.-Nr. 64. – Paul Klee. Bern (Kunstmuseum) 1956, Kat.-Nr. 518. – Stiftung und Sammlung Hermann und Margrit Rupf. Bern (Kunstmuseum) 1956, Kat.-Nr. 128 mit Abb. – Paul Klee. Biel (Städtische Galerie) 1958, Kat.-Nr. 39, Farbabb. S. 16. – Paul Klee nelle collezioni private. Mailand (Palazzo Reale) 1986, Farbabb. VII.

19
Felsen am Meer 1924.230
Aquarell auf deutschem Ingres, 19,5x18,2 cm
Signiert rechts unten »Klee«; bezeichnet auf dem Karton unten links »1924 230«, unten rechts »Felsen am Meer«
Vermerk im Œuvrekatalog: »aus Sicilien«
Sammlung A. Rosengart
Ausstellungen: Paul Klee. München (Haus der Kunst) 1954, Kat.-Nr. 97 mit Abb. – Paul Klee. Gesamtausstellung. Basel (Kunsthalle) 1967, Kat.-Nr. 79, Farbtafel 10. – Paul Klee 1879–1940. New York (The Solomon R. Guggenheim Museum) 1967, Kat.-Nr. 73 mit Farbabb.

20
Fischerbarken aus Catania 1924.232
Schwarze Aquarellfarbe auf Kupferdruckpapier, 21x35,5 cm
Signiert in der oberen rechten Ecke »Klee«; bezeichnet auf dem Karton unten Mitte »1924 232 Fischerbarken aus Catania«
Sammlung Mr. & Mrs. Chanin, New York
Ausstellungen: Paul Klee. Tokio (Fuji Television Gallery) 1978, Nr. 12 mit Abb. – Exhibition Paul Klee. Tokio (Fuji Television Gallery) 1981, S. 40 mit Abb.

21
Südliche Siedelung 1924.234
Aquarell (Deckfarben) über Bleistift auf weißem Kreidegrund, 13,2x24,8 cm
Signiert in der rechten oberen Ecke »Klee«; bezeichnet auf dem Karton unten Mitte »1924 234 Südliche Siedelung«
Privatbesitz, Schweiz
Ausstellung: Paul Klee. Aquarelle. Gera (Kunstverein) 1925, Kat.-Nr. 14.

22
Strasse bei »Villa Mazzaró« 1924.238
Aquarell und Feder auf deutschem Ingres, 22,9x14,6 cm
Signiert in der oberen rechten Ecke »Klee«; bezeichnet auf dem Karton links unten »1924 238«, unten rechts »Strasse bei Villa Mazzaró«
Privatbesitz

23
Citronenhain 1924.241
Aquarell auf Kupferdruckpapier, 28x46 cm
Signiert unten rechts »Klee«; bezeichnet auf dem Karton unten Mitte »1924 241 Citronenhain«
Privatbesitz
Ausstellungen: Paul Klee. 2. Gesamtausstellung. München (Hans Goltz) 1925, Kat.-Nr. 187. – Works from the Roland Collection. Cambridge (Fitzwilliam Museum) 1968. – Works from the Roland Collection. Bristol (City Art Gallery) 1969. – Germany in Ferment Festival. Durham (Art Gallery) 1970. – Festival 1973, Guildford. – Works from the Roland Collection. Folkestone (Arts Centre) 1975. – Works from the Roland Collection. West Surrey (College of Art and Design) 1975. – Works from the Roland Collection. London (Camden Arts Centre) 1976. – Works from the Roland Collection. Edinburgh (Scottish Arts Council) 1976. – One Man's Choice. Edinburgh (Scottish National Gallery) 1985, Nr. 43.

24
Klang aus Sicilien 1924.291
Aquarell auf italienischem Handpapier, 17,2x22,2 cm
Signiert oben rechts »Klee«; bezeichnet auf dem Karton unten links »1924. 291.«, unten rechts »Klang aus Sicilien«
Vermerk im Œuvrekatalog: morgens bergan
Museum Ludwig, Köln, Graph. Inv.-Nr. 1958/55
Ausstellungen: Ausstellung. Zürich (Kunsthaus) 1926, Kat.-Nr. 70. – Paul Klee. Düsseldorf (Kunstverein für die Rheinlande und Westfalen) 1931, Kat.-Nr. 159. – Paul Klee. Hannover (Kestner-Gesellschaft) 1952, Nachtrag Nr. 86. – Die Sammlung Strecker im Wallraf-Richartz-Museum, Köln (Wallraf-Richartz-Museum) 1959, Kat.-Nr. 24. – Arte alema desde 1945. Rio de Janeiro (Museu de arte moderna) 1960, Kat.-Nr. 31. – Aquarelles, dessins rehaussées d'expressionisme du Musée Wallraf-Richartz de Cologne. Paris (Goethe-Institut) – Menton (Maison de l'Europe) – Marseille (Goethe-Institut) 1965/66, Nr. 17, Farbabb. 98. – German Expressionist watercolors from the collection of the Wallraf-Richartz Museum Cologne. Wanderausstellung Washington DC – Syracuse/NY – Montreal – Kansas City – Des Moines/Iowa 1969/70, Kat.-Nr. 27 mit Farbabb.

25
Ansicht des Gebirges bei Taormina 1924.292
Ölfarbezeichnung, Beschriftung mit etwas Aquarell auf französischem Ingres, 28,3/28,5x59,8 cm
Signiert in der Zeichnung Mitte rechts »Klee«; bezeichnet von links nach rechts »ETNA/Isola bella/TAORMINA/teatro greco/siracusa/ferro via/illesina/via per Giardini/AKROPOLIS/MOLA/St. Andrea/MONTE VENERE/Mazzaró«, auf dem Karton unten links »IV.«, unten Mitte »1924. 292 Ansicht des Gebirges bei Taormina«
Paul-Klee-Stiftung, Kunstmuseum Bern Inv.-Nr. Z 565
Ausstellungen: Paul Klee im Kunstmuseum Bern. Bern (Kunstmuseum) 1970, Kat.-Nr. 315. – Paul Klee 1879–1940. München (Haus der Kunst) 1970/71, Kat.-Nr. 341. – Paul Klee als Zeichner 1921–1933. Berlin (Bauhaus Archiv) – Paul Klee. Dresden (Albertinum) 1984/85, Kat.-Nr. 157. – Paul Klee als Zeichner 1921 bis 1933. München (Städtische Galerie im Lenbachhaus) – Bremen (Kunsthalle) 1985/86, Kat.-Nr. 36. – Paul Klee débuixant 1921/1933. Barcelona (Museo Picasso) 1986, Kat.-Nr. 29 mit Abb.

26
Südliche Küste 1925.39
Aquarell (farbige Zeichnung mit breitem Pinsel) auf Japanpapier, 27x37 cm
Signiert in der unteren linken Ecke »Klee«
bezeichnet auf dem Karton unten Mitte »1925 m 9 Südliche Küste«
Privatsammlung Tokio

27
Orangengarten 1925.95
Federzeichnung aquarelliert auf Briefpapier, 11x22,5 cm
Signiert in der oberen linken Ecke »Klee«; bezeichnet auf dem Karton unten Mitte »1925 S. 5 Orangengarten«
Galerie Renée Ziegler, Zürich
Ausstellungen: Ausstellung Bern (Kunsthalle) 1925, Kat.-Nr. 93. – Paul Klee. Dresden (Neue Kunst Fides) 1926, Nr. 61. – Paul Klee. 40 Aquarelle. Brüssel (La Galerie »L'époque«) 1928, Kat.-Nr. 14. – Paul Klee. Aquarelle aus den Jahren 1920–1929. Dresden (Galerie Neue Kunst Fides) 1930, Kat.-Nr. 33. – Paul Klee. Aquarelle aus 25 Jahren. Saarbrücken (Staatliches Museum) 1930, Kat.-Nr. 138. – Paul Klee. Hannover (Kestner-Gesellschaft) 1931. o. Kat.-Nr. – Paul Klee. Zürich (Galerie Renée Ziegler) 1963, Kat.-Nr 16, Abb. S. 11.

28
Gelände auf Sicilien 1925.97
Südliches Gelände (Sizilien)
Federzeichnung und Aquarell auf deutschem Ingres, 23,5x31 cm
Signiert in der Mitte unten »Klee«; bezeichnet daneben »1925 S. 7. Gelände auf Sicilien«
Privatsammlung Köln

29
exotischer Vogel-Park 1925.241
Federzeichnung auf deutschem Ingres, 28,6x43,5 cm
Signiert unten rechts »Klee«; bezeichnet auf dem Karton unten links »1925 Y eins«, unten rechts »exotischer Vogel-Park«
Ausstellungen: Gedächtnisausstellung Paul Klee. Zürich (Zürcher Kunstgesellschaft) 1940, Kat.-Nr. 65. – Paul Klee. Ausstellung aus Schweizer Privatsammlungen. Basel (Kunstmuseum) 1950, Kat.-Nr. 50. – Paul Klee. Zürich (Galerie Renée Ziegler) 1963, Kat.-Nr. 15, Abb. 10. – Paul Klee. Wachstum regt sich. Saarbrücken (Saarland-Museum) – Karlsruhe (Prinz-Max-Palais) 1990, Kat.-Nr. 36, Abb. S. 106.

ITALIEN/ELBA 1926/27

30
Reiseskizze 1926.187
Bleistiftzeichnung auf französischem Ingres, 11,6/12,4x24,1/24,3 cm
Signiert oben rechts »Klee«; bezeichnet auf dem Karton unten links »Reiseskizze 1926 J. 7.«
Paul-Klee-Stiftung, Kunstmuseum Bern, Inv.-Nr. Z 603

31
Rio auf Elba 1926.240
Federzeichnung auf deutschem Ingres, 28,2x46,7 cm
Signiert in der rechten oberen Ecke »Klee«; bezeichnet in der Darstellung links unten mit Bleistift »Rio 26«, auf dem Karton unten Mitte »1926 X 10 Rio auf Elba«
Kunstsammlung Nordrhein-Westfalen, Düsseldorf, Inv.-Nr. 74
Ausstellungen: Gedächtnisausstellung Paul Klee. Basel (Kunsthalle) 1941, Kat.-Nr. 49. – Paul Klee. 1879–1940. Düsseldorf (Staatliche Kunstsammlung Nordrhein-Westfalen) 1960, Kat.-Nr. 74, Abb. S. 115. – Paul Klee. Jerusalem (The Israel Museum) 1966, Kat.-Nr. 109 mit Abb. – Paul Klee. Aquarelle und Handzeichnunge. Bremen (Kunsthalle) 1967, Kat.-Nr. 127. – Paul Klee. Gesamtausstellung. Basel (Kunsthalle) 1967, Kat.-Nr. 90. – Paul Klee 1879–1940. New York (The Solomon R. Guggenheim Museum) 1967, Kat.-Nr. 82 mit Abb. – Klee. Wanderausstellung Belgrad–Bukarest–Prag 1969, Kat.-Nr. 52 mit Abb. – Paul Klee. Mailand (Galleria Il Milione) 1969, Kat.-Nr. 24 mit Abb. – Paul Klee 1879–1940. Rom (Galleria Nazionale d'arte Moderna) 1970, Kat.-Nr. 87 mit Abb. – Paul Klee. Utrecht (Centraal Museum) 1971, Kat.-Nr. 52. – Paul Klee. Rio de Janeiro (Museu de arte moderna) 1972, Kat.-Nr. 52. – Paul Klee. Eine didaktische Ausstellung zum Verständnis seiner Kunst. Düsseldorf (Kunstsammlung Nordrhein-Westfalen) 1975/76, S. 24 mit Abb. – Paul Klee. 60 Bilder aus der Kunstsammlung Nordrhein-Westfalen. Bottrop (Moderne Galerie) 1977, Kat.-Nr. 50 mit Abb. – Paul Klee. Dublin (National Gallery of Ireland) 1980, Kat.-Nr. 50 mit Abb. – Klee. Tokio (The Seibu Museum of Art) 1980, Kat.-Nr. 112 mit Abb. – Paul Klee 1879–1940. A collection of 61 paintings and drawings from the Kunstsammlung Nordrhein-Westfalen Düsseldorf. Auckland (City Art Gallery) – Wellington (National Art Gallery) 1983, Kat.-Nr. 51 mit Abb. – Paul Klee. Schilderen, aquarellen, tekeningen uit de Kunstsammlung Nordrhein-Westfalen Düsseldorf. Nimwegen (Gemeentemuseum) 1985, Kat.-Nr. 77 mit Abb.

32
Elba (Querschnitt) 1926.243
Federzeichnung über Bleistift auf deutschem Ingres, 24,7/25,1x46,5 cm
Signiert oben links »Klee«; bezeichnet oben links mit Bleistift »1926«, in der Zeichnung von links nach rechts »Stella/Lacona/Capanne/Pto Ferr.«, auf dem Karton unten links »1926 Y3«, unten rechts »Elba (Querschnitt)«
Paul-Klee-Stiftung, Kunstmuseum Bern Inv.-Nr. Z 613

33
Elba (Passhöhe zwischen Pto Longone und Magazzini) II 1926.244
Federzeichnung auf deutschem Ingres, 18x46,5 cm
Signiert unten rechts »Klee«; bezeichnet in der Zeichnung von links nach rechts »Pto Longone/. Mte Calamità/. Capoliveri/Mte Christo«, rechts unten mit Bleistift »1926«, auf dem Karton unten Mitte »1926. 244 Y 4. Elba (Passhöhe zwischen Porto Longone und Magazzini) II«
Privatbesitz, Schweiz
Ausstellungen: Paul Klee. Genf (Galerie Motte) 1963, Kat.-Nr. 105. – Paul Klee. Köln (Kunsthalle) 1979, Kat.-Nr. 199. – Paul Klee. Sammlung Felix Klee. Hannover (Kestner-Gesellschaft) 1980, Kat.-Nr. 141. – Paul Klee. Gemälde, Aquarelle, Zeichnungen aus dem Besitz von Felix Klee. Darmstadt (Hessisches Landesmuseum) 1980, Kat.-Nr. 28 mit Abb.

34
Elba (hoch über Pto. Longone) 1926.245
Federzeichnung auf deutschem Ingres, 18x46,5 cm
Signiert unten links »Klee«; bezeichnet in der Zeichnung »Pto Longone«, in der linken unteren Ecke »1926«, auf dem Karton unten Mitte »Elba (hoch über Pto Longone) 1926, Y5«
Privatbesitz, Schweiz
Ausstellungen: Homage to Paul Klee. New York (E & A Silberman Galleries) 1962, Kat.-Nr. 8. – Paul Klee. Öl, Aquarell, Zeichnungen. Ascona (Galleria Castelnuova) 1964, Kat.-Nr. 38. – Paul Klee. Malmö (Museum) – Göteborg (Konstmuseum) – Stockholm (Konstsalongen Samlaren) 1965, Kat.-Nr. 149. – Paul Klee. Aquarelle und

Zeichnungen. Essen (Museum Folkwang) 1969, Kat.-Nr. 79, Abb. S. 80.

35
Elba (Passhöhe zw. Pto Longone und Magazzini) II 1926.246
Federzeichnung auf deutschem Ingres, 29,5/30,2x46,5 cm
Signiert oben links »Klee«; bezeichnet oben links mit Bleistift »1926«, in der Zeichnung von links nach rechts »Pto Longone/Mte Calamità/Capoliveri/Mte Christo//Stella/«, auf dem Karton unten Mitte »1926/246 Y 6 Elba (Passhöhe zw. Pto Longone und Magazzini II)«
Paul-Klee-Stiftung, Kunstmuseum Bern
Inv.-Nr. Z 614
Ausstellung: Klee. Tokio (The Seibu Museum of Art) 1980, Kat.-Nr. 113 mit Abb.

36
Altiforni von P. f. 1927.78
Rohrfederzeichnung auf deutschem Ingres, 27,5/27,9x46,5 cm
Signiert unten links »Klee«; bezeichnet auf dem Karton unten Mitte »1927 Q 8 Altiforni von P. f.«
Paul-Klee-Stiftung, Kunstmuseum Bern
Inv.-Nr. Z 631
Ausstellung: Klee. Edinburgh (Scottish National Gallery of Modern Art) 1962, Kat.-Nr. 41.

37
Porto ferraio 1927.79
Rohrfederzeichnung auf deutschem Ingres, 31,7x46,2 cm
Signiert in der rechten oberen Ecke »Klee«; bezeichnet am unteren Rand mit Bleistift »Porto f«, auf dem Karton unten Mitte »1927 Q 9. Porto ferraio«
Galerie Rupert Schröder, Köln
Ausstellung: Paul Klee. New York (Buchholz Gallery) 1950, Kat.-Nr. 46 mit Abb.

38
befestigte Hafenstadt 1927.80
Rohrfederzeichnung auf deutschem Ingres, 31x46,5 cm
Signiert in der oberen linken Ecke »Klee«; bezeichnet auf dem Karton unten Mitte »1927 Q 10 befestigte Hafenstadt«
Privatbesitz, Schweiz
Ausstellungen: Paul Klee. München (Haus der Kunst) 1954, Kat.-Nr. 108. – Klee. Werke aus dem Familienbesitz. St. Gallen (Kunstmuseum) 1955, Kat.-Nr. 115. – Paul Klee. Wiebaden (Städtisches Museum) 1967, Kat.-Nr. 30 mit Abb. – Paul Klee. Mailand (Galleria Il Milione) 1969, Kat.-Nr. 27 mit Abb.

39
die große Kuppel 1927.43
Federzeichnung auf deutschem Ingres, 26,9x30,3/30,6 cm
Signiert unten links »Klee; bezeichnet auf dem Karton unten Mitte »1927 N 3 die große Kuppel«
Paul-Klee-Stiftung, Kunstmuseum Bern
Inv.-Nr. Z 617
Ausstellungen: Paul Klee. Frankfurt (Städelsches Kunstinstitut) 1963/64, Kat.-Nr. 88. – Paul Klee. Handzeichnungen 1883–1940. Luzern (Kunstmuseum) 1964, Kat.-Nr. 47 mit Abb. – Paul Klee im Kunstmuseum Bern. Bern (Kunstmuseum) 1970, Kat.-Nr. 324. – Paul Klee. Handzeichnungen. St. Gallen (Kunstverein) 1971, Kat.-Nr. 45 mit Abb. – Paul Klee. Bern (Kunstmuseum) 1987, Kat.-Nr. 174.

SÜDFRANKREICH/PORQUEROLLES/KORSIKA 1927

40
Porquerolles (nach Süden) 1927.196
Kreidezeichnung auf Konzeptpapier, 21x33 cm
Signiert in der linken unteren Ecke »Klee«; bezeichnet auf dem Karton unten links »1927 T 6 Porquerolles (nach Süden)«
Privatbesitz, Schweiz
Ausstellung: Paul Klee. München (Haus der Kunst) 1954, Kat.-Nr. 117.

41
Hügelland von Porquerolles 1927.197
Federzeichnung auf deutschem Ingres, 30/30,6x46,2 cm
Signiert unten rechts »Klee«; bezeichnet auf dem Karton unten Mitte »1927 T. 7. Hügelland von Porquerolles«
Paul-Klee-Stiftung, Kunstmuseum Bern
Inv.-Nr. Z 652
Ausstellung: Paul Klee. Handzeichnungen. St. Gallen (Kunstverein) 1971. Kat.-Nr. 51.

42
Felsenküste auf Porquerolles 1927.203
Rohrfederzeichnung auf deutschem Ingres, 31x46,5 cm
Signiert rechts unter der Darstellung »Klee«; bezeichnet unten links mit Bleistift »Felsenküste Porquerolles«, auf dem Karton unten links »1927 U 3.«, unten rechts »Felsenküste auf Porquerolles«
Privatbesitz, Bern
Ausstellung: Paul Klee. Zürich (Galerie Renée Ziegler) 1963, Kat.-Nr. 19, Abb. S. 13.

43
Calvi und Umgebung 1927.204
Federzeichnung und farbige Kreide auf deutschem Ingres, 31,2x46,2 cm
Signiert rechts unten »Klee«; bezeichnet in der Darstellung unten links »Calvi«, auf dem Karton unten links »1927 W 4«, unten rechts »Calvi und Umgebung«
Privatbesitz
Ausstellungen: Meister der Zeichnung. Hamburg (Kunstverein) 1967, Kat.-Nr. 116 mit Abb. – Paul Klee. Ingelheim (Schweizer Tage) 1979, Kat.-Nr. 25 mit Abb. – Paul Klee nelle collezioni private. Venedig (Museo d'Arte Moderna Ca'Pesaro) – Mailand (Palazzo Reale) 1986, Kat.-Nr. 88, Abb. S. 143.

44
Calvi und der Golf 1927.205
Calvi und der Golf
Federzeichnung und farbige Kreide auf deutschem Ingres, 30x45 cm
Signiert oben links »Klee«; unbezeichnet
Privatbesitz, Zürich
Ausstellung: Paul Klee. Öl, Aquarelle, Zeichnungen. Ascona (Galleria Castelnuova) 1964, Kat.-Nr. 10 mit Abb.

45
Festung Calvi 1927.206
Federzeichnung und farbige Kreide auf deutschem Ingres, 29,9x46,4 cm
Signiert am linken Rand »Klee«; bezeichnet auf dem Karton unten links »1927 U. 6«, unten rechts »Festung Calvi«
Privatbesitz, Tokio
Ausstellung: Paul Klee. Tokio (Fuji Television Gallery) 1978, Kat.-Nr. 20 mit Abb.

46
Calvi (phantastisch) 1927.207
Federzeichnung und farbige Kreide auf deutschem Ingres, 30/30,6x46,5 cm
Signiert links Mitte »Klee«; bezeichnet unten links mit Bleistift »Calvi«, auf dem Karton unten links »1927 U. 7«, unten rechts »Calvi (phantastisch)«
Paul-Klee-Stiftung, Kunstmuseum Bern
Inv.-Nr. Z 653
Ausstellungen: Aus dem Traumbuch der Maler. Frankfurt (Kunstverein) 1968, Kat.-Nr. 48 mit Abb. – Paul Klee im Kunstmuseum Bern. Bern (Kunstmuseum) 1970, Kat.-Nr. 330.

47
Hotel in Südfrankreich 1927.198
Schwarz- und Farbkreidezeichnung auf Konzeptpapier, 21x33 cm
Signiert unten rechts »Klee«; bezeichnet auf dem Karton unten links »1927 T. 8«, unten rechts »Hotel in Südfrankreich«
Privatbesitz, Schweiz
Ausstellungen: Klee. Werke aus dem Familienbesitz. St. Gallen (Kunstmuseum) 1955, Kat.-Nr. 102. – Paul Klee. Malmö (Museum) – Göteborg (Konstmuseum) – Stockholm (Konstsalongen Samlaren) 1965, Kat.-Nr. 53. – Paul Klee. Opere 1900–1940 dalla collezione Felix Klee. Florenz (Orsanmichele) 1981. Kat.-Nr. 77 mit Farbabb.

48
Französisches Seebad 1927.199
Schwarz- und Farbkreidezeichnung auf Konzeptpapier auf Karton, 21x33 cm
Signiert rechts unten »Klee«; bezeichnet auf dem Karton unten links »1927 T. 9«, rechts »Französisches Seebad«
Privatbesitz, Schweiz

49
die Brücke von Avignon 1927.208
Federzeichnung auf deutschem Ingres, 29,9x46,5 cm
Signiert unten rechts »Klee«; bezeichnet auf dem Karton unten links »1927 U 8«, unten rechts »die Brücke von Avignon«
Sammlung A. Rosengart
Ausstellung: Paul Klee. Handzeichnungen St. Gallen (Kunstverein) 1971, Kat.-Nr. 52.

50
Südfranzösisches Seebad 1927.228
Aquarell auf deutschem Ingres, 32,7x43,8 cm
Signiert am linken Rand »Klee«; bezeichnet auf dem Karton unten links »1927 H. 8«, unten rechts »Südfranzösiches Seebad«
Tate Gallery, London (Inv.-Nr. TO 6795)
Ausstellung: Paul Klee. Bern (Kunsthalle) 1935, Kat.-Nr. 125.

51
Reisefieber praecisiert 1927.304
Federzeichnung auf deutschem Ingres, 35,6x31,7 cm
Signiert in der Mitte oben »Klee«; bezeichnet auf dem Karton unten Mitte »1927 304 Reisefieber praecisiert«
Walter Klein, New York

ÄGYPTEN 1928/29

52
Bildnis einer Rothäutigen 1917.112
Aquarell über mit Gips grundierter Gaze, 17,3x12,1/12,9 cm
Signiert in der rechten unteren Ecke »Klee«; bezeichnet auf dem Karton unten links »1917 112«
Vermerk im Œuvrekatalog: »Maryellchen«
Privatsammlung, Bern
Ausstellung: Paul Klee. Düsseldorf (Kunstverein für die Rheinlande und Westfalen) 1931, Kat.-Nr. 109.

53
Kl. Vignette an Aegypten 1918.33
Aquarell auf Cansonpapier, 16,7x8,9 cm
Signiert am unteren Rande »Klee«; bezeichnet auf dem Karton unten links mit Bleistift »1918«, darunter »1918 33«
Privatbesitz, Schweiz
Ausstellungen: Klee. Werke aus dem Familienbesitz. St. Gallen (Kunstmuseum) 1955, Kat, Nr. 72. – Paul Klee. Bern (Kunstmuseum) 1956, Kat.-Nr. 412. – Paul Klee. Drawings and watercolours from the Felix Klee collection, Bern. Bristol – Leeds – York – Liverpool – Sheffield – Glasgow – London – Cardiff (organisiert vom Arts Council) 1963, Kat.-Nr. 209. – Paul Klee. 60 watercolours from the collection of Felix Klee. London (Roland, Browse and Delbanco) 1971, Kat.-Nr. 14 mit Abb. – Paul Klee. Den Haag (Gemeentemuseum) 1974, Kat.-Nr. 40 mit Abb. – Paul Klee. München (Galerie Günther Franke) 1975, Kat.-Nr. 15. – Klee. Martigny (Fondation Pierre Gianadda) 1985, Kat.-Nr. 25 mit Farbabb. – Paul Klee. Das Frühwerk. Tokio (Isetan Museum) – Osaka (Navio Museum) – Shimonoseki (City Art Museum) – Okayama (Takashimaya) – Hakone (Open-Air Museum) 1989/90, Kat.-Nr. 92 mit Farbabb. – Paul Klee. Konstruktion – Intuition. Mannheim (Städtische Kunsthalle) 1990/91, Kat. S. 51 mit Farbabb.

54
Sphinxartig 1919.2
Aquarell auf Schirting-Gaze, kreidegrundiert, auf Papier aufgezogen, 20x19,5 cm
Unsigniert; unbezeichnet
Richard und Uli Seewald-Stiftung, Ascona
Vermerk im Œuvrekatalog: Teilstück von Kopf 1919.5

55
Inschrift 1921.3
Ölfarbezeichnung und Aquarell auf französischem Ingres mit Staniolstreifen oben und unten unterlegt, 23,8/24,5x31,5 cm
Signiert in der unteren rechten Ecke »Klee«; bezeichnet auf dem Karton unten links »1921/3.«, unten rechts »Inschrift«
Privatsammlung, Bern
Ausstellungen: Paul Klee. Ausstellung in Verbindung mit der Paul-Klee-Stiftung. Bern (Kunstmuseum) 1956, Kat.-Nr. 443. – Paul Klee. Das Frühwerk 1883–1922. München (Städtische Galerie im Lenbachhaus) 1979, Kat.-Nr. 440 mit Abb.

56
Tempel 1921.119
Tempel (mit Rot und grünen Vierecken)
Aquarell auf französischem Ingres, 14x31,5 cm
Signiert in der rechten unteren Ecke »Klee«; bezeichnet auf dem Karton unten Mitte »1921/119 Tempel«
Sammlung A. Rosengart
Ausstellungen: Moderne Malerei aus Mainzer Familienbesitz. Mainz (Stadthalle) 1927, Kat.-Nr. 155. – Paul Klee. Gemälde, Aquarelle, Zeichnungen. 17. Kunstausstellung Villingen-Schwenningen (Beethovenhaus) 1973, Kat.-Nr. 7, Farbabb. S. 23 und Katalogumschlag. – Paul Klee. Das Frühwerk 1883–1922. München (Städtische Galerie im Lenbachhaus) 1979, Kat.-Nr. 453 mit Farbabb. – Die Tunisreise. Klee. Macke. Moilliet. Münster (Westfälisches Landesmuseum für Kunst und Kulturgeschichte) – Bonn (Städtisches Kunstmuseum) 1982/83, Kat.-Nr. 28, Farbabb. S. 200.

57
Zerstörtes Aegypten 1924.178
Sonderklasse
Federzeichnung und Aquarell, naß in naß, auf Briefpapier auf Karton, 12x28,4 cm
Signiert rechts unten »Klee«; bezeichnet auf dem Karton unten links »1924 178.«, darunter in Bleistift »S. Cl«, rechts unten »Zerstörtes Aegypten«
Sammlung A. Rosengart
Ausstellungen: Ausstellung. Zürich (Kunsthaus) 1926, Nr. 79. – Paul Klee. Hannover (Kestner-Gesellschaft) 1931, o. Kat.-Nr. – Paul Klee. Luzern (Galerie Rosengart) 1945, Kat.-Nr. 16. – Paul Klee. München (Haus der Kunst) 1954, Kat.-Nr. 95 mit Abb. – Paul Klee. Hamburg (Kunstverein) 1956/57, Kat.-Nr. 180. – Paul Klee. Bern (Kunstmuseum) 1956, Kat.-Nr. 517. – Paul Klee. Amsterdam (Stedelijk Museum) –

Brüssel (Palais des Beaux Arts) 1957, Kat.-Nr. 49. – Paul Klee. New York (The Museum of Modern Art) – Cleveland (The Cleveland Museum of Art) 1987, o. Kat.-Nr., Abb. S. 208 – Paul Klee. Leben und Werk. Bern (Kunstmuseum) 1987/88, Kat.-Nr. 150.

58
Felsentempel 1927.61
Federzeichnung auf deutschem Ingres, 39,4x46,4 cm
Signiert links oben »Klee«; bezeichnet auf dem Karton unten Mitte »1927 P. 1. Felsentempel«
Sammlung A. Rosengart
Ausstellungen: Gedächtnisausstellung Paul Klee. Zürich (Kunstgesellschaft) 1940, Kat.-Nr. 60. – Gedächtnisausstellung Paul Klee. Basel (Kunsthalle) 1941, Kat.-Nr. 47. – Paul Klee. Handzeichnungen. St. Gallen (Historisches Museum) 1971, Kat.-Nr. 48. – Paul Klee. Saint-Paul-de-Vence (Fondation Maeght) 1977, Kat.-Nr. 219.

59
Semitische Schönheit (Praecision) 1927.191
Tuschfederzeichnung über Bleistift auf deutschem Ingres, 43,7/44,2x40,4 cm
Signiert unten rechts »Klee«; bezeichnet auf dem Karton unten Mitte »1927 T. 1. Semitische Schönheit (Praecision) «
Paul-Klee-Stiftung, Kunstmuseum Bern
Inv.-Nr. Z 650
Ausstellungen: Paul Klee. Aquarelle und Zeichnungen. Essen (Museum Folkwang) 1969, Kat.-Nr. 84. – Paul Klee. Handzeichnungen. St. Gallen (Kunstverein) 1971, Kat.-Nr. 50. – Klee. Tokio (The Seibu Museum of Art) 1980, Kat.-Nr. 119 mit Abb. – Paul Klee. Dresden (Albertinum) 1984/85, Kat.-Nr. 167. – Paul Klee débuixant 1921/1933. Barcelona (Museo Picasso) 1986, Kat.-Nr. 61 mit Abb. – Paul Klee. Saint-Etienne (Musée d'Art Moderne) 1988, Kat.-Nr. 67, Abb. S. 80.

60
am Nil 1928.34
Federzeichnung auf deutschem Ingres, 45,5x39,4 cm
Signiert in der linken oberen Ecke »Klee«; bezeichnet auf dem Karton unten Mitte »1928 M 4 am Nil«
Sammlung A. Rosengart
Ausstellungen: Paul Klee. München (Haus der Kunst) 1970/71, Kat.-Nr. 355 mit Abb. – Paul Klee. Saint-Paul-de-Vence (Fondation Maeght) 1977, Kat.-Nr. 224.

61
Schiffe in der Schleuse 1928.40
Federzeichnung auf deutschem Ingres, 29,6/30,3x45,1/45,5 cm
Signiert unten rechts »Klee«; bezeichnet auf dem Karton unten Mitte »1928 M 10 Schiffe in der Schleuse«
Paul-Klee-Stiftung, Kunstmuseum Bern
Inv.-Nr. Z 665
Ausstellungen: Gedächtnisausstellung Paul Klee. Bern (Kunsthalle) 1940, Kat.-Nr. 229. – Paul Klee. Ausstellung der Paul-Klee-Stiftung. Bern (Kunstmuseum) – Amsterdam (Stedelijk Museum) – Brüssel (Palais des Beaux-Arts) – Paris (Musée National d'Art Moderne) 1947/48, Kat.-Nr. 270. – Aus der Stiftung Paul Klee. Basel (Kunsthalle) 1948, Kat.-Nr. 98. – Paul-Klee-Stiftung. Zürich (Kunsthaus) 1948, Kat.-Nr. 143. – Paintings, drawings and prints by Paul Klee from the Klee Foundation. New York (Museum of Modern Art) – San Francisco (Museum of Art) – Portland (Art Museum) – Detroit (Institute of Arts) – St. Louis (City Art Museum) – Washington (Phillips Art Gallery) – Cincinnati (Art Museum) 1949/50, Kat.-Nr. 170. – Paul Klee. Ausstellung in Verbindung mit der Paul-Klee-Stiftung. Bern (Kunstmuseum) 1956, Kat Nr. 305. – Paul Klee. Hamburg (Kunsthalle) 1956/57, Kat.-Nr. 230. – Paul Klee. Stockholm (Moderna Museet) – Helsinki (Ateneum) 1961, Kat.-Nr. 191. – Paul Klee. Frankfurt (Städelsches Kunstinstitut) 1963/64, Kat.-Nr. 89. – Paul Klee. Handzeichnungen 1883–1940. Luzern (Kunstmuseum), Kat.-Nr. 50 mit Abb. – Paul Klee. München (Haus der Kunst) 1970/71, Kat.-Nr. 356 mit Abb. – Paul Klee. Den Haag (Haags Gemeentemuseum) 1974, Kat.-Nr. 79. – Paul Klee. Das Werk von 1919–1933. Köln (Kunsthalle) 1979, Kat.-Nr. 229. – Paul Klee. Tokio (Seibu Museum) 1980, Kat.-Nr. 122 mit Abb. – Klee. Oleos, acuarelas, dibujos y grabados. Madrid (Fundación Juan March) 1981, Kat.-Nr. 138 mit Abb. – Paul Klee als Zeichner. Berlin (Bauhaus Archiv) – München (Städtische Galerie im Lenbachhaus) – Bremen (Kunsthalle) 1985, Kat.-Nr. 78. – Paul Klee dibuixant. 1921/1933. Barcelona (Museo Picasso) 1986, Kat.-Nr. 71. – Paul Klee. New York (The Museum of Modern Art) – Cleveland (The Cleveland Museum of Art) – Bern (Kunstmuseum) 1987/88, o. Kat.-Nr., Abb. S. 226 unten. – Paul Klee. Konstruktion – Intuition. Mannheim (Städtische Kunsthalle) 1990/91, o. Kat.-Nr., Abb. S. 87.

62
Erinnerung an Kairo (ausserhalb) I 1928.208
Bleistiftzeichnung auf Konzeptpapier, 21x33 cm
Signiert am oberen Rande »Klee«; bezeichnet auf dem Karton unten Mitte »1928 U 8 Erinnerung an Kairo (ausserhalb) I«
Privatbesitz, Schweiz
Ausstellungen: Klee. Werke aus dem Familienbesitz. St. Gallen (Kunstmuseum) 1955, Kat.-Nr. 189. – Paul Klee. Malmö (Museum) – Göteborg (Konstmuseum) – Stockholm (Konstsalongen Samlaren) 1965, Kat.-Nr. 154. – Paul Klee. Handzeichnungen. Wiesbaden (Städtisches Museum) 1967, Kat.-Nr. 34 mit Abb. – Paul Klee. Aquarelle und Zeichnungen. Essen (Museum Folkwang) 1969, Kat.-Nr. 88, Abb. S. 83. – Paul Klee. Aquarelle, Zeichnungen, Druckgraphik. Augsburg (Holbeinhaus) 1972, Kat.-Nr. 31.

63
Architektur im Orient 1929.2
Aquarell auf Cansonpapier, 24,5x31,5 cm
Signiert am oberen Rand »Klee«; bezeichnet auf dem Karton unten links »1929. 2.«, unten rechts »Architektur im Orient«
Privatbesitz
Ausstellungen: Paul Klee. Hannover (Kestner-Gesellschaft) 1931, o. Kat.-Nr. – Die Tunisreise. Klee. Macke. Moilliet. Münster (Westfälisches Landesmuseum für Kunst und Kulturgeschichte) – Bonn (Kunstmuseum) 1982/83, Kat.-Nr. 34, Abb. S. 205.

64
Felsgräber 1929.12
Bleistiftzeichnung auf Konzeptpapier, 21x33 cm
Signiert am unteren Rand in der Mitte mit Bleistift »Klee«; bezeichnet auf dem Karton unten links »1929. K. 2«, unten rechts »Felsgräber«
Käthe-Kollwitz-Museum, Berlin
Ausstellung: Paul Klee. New York (Buchholz Gallery) 1950, Kat.-Nr. 52.

65
Wüstengebirge 1929.13
Bleistiftzeichnung auf Konzeptpapier, 32,9x20,9/21,3 cm
Signiert unten Mitte mit Bleistift »Klee«; bezeichnet unten rechts mit Bleistift »29« und auf dem Karton unten Mitte. »1929. K. 3. Wüstengebirge«
Paul-Klee-Stiftung, Kunstmuseum Bern
Inv.-Nr. Z 684

Ausstellungen: Klee. Edinburgh (Scottish National Museum of Modern Art) 1962, Kat.-Nr. 49. – Paul Klee. Dresden (Albertinum) 1984/85, Kat.-Nr. 172.

66
mit den Schafen 1929.14
Bleistiftzeichnung auf Konzeptpapier, 20,9x32,9 cm
Signiert unten Mitte rechts mit Bleistift »Klee«; bezeichnet auf dem Karton unten links »1929. K. 4.«, unten rechts »mit den Schafen«
Paul-Klee-Stiftung, Kunstmuseum Bern
Inv.-Nr. Z 685
Ausstellungen: Paul Klee. Stockholm (Moderna Museet) 1961, Kat.-Nr. 195. – Paul Klee dibuixant. Barcelona (Museo Picasso) 1986, Kat.-Nr. 82 mit Abb.

67
Steinwüste 1929.15
Bleistiftzeichnung auf Konzeptpapier, 21x33 cm
Signiert unten Mitte rechts mit Bleistift »Klee«; bezeichnet unten rechts mit Bleistift »29«, auf dem Karton unten links »1929 K. 5.«, unten rechts »Steinwüste«
Paul-Klee-Stiftung, Kunstmuseum Bern
(Inv.-Nr. Z 686)

68
Abend in Aegypten 1929.33
Aquarell auf deutschem Ingres, 23,7x34,5 cm
Signiert am rechten Rand »Klee«; bezeichnet auf dem Karton unten links »1929 M 3«
unten rechts »Abend in Aegypten«
Privatsammlung, Schweiz (über Vermittlung Galerie Kornfeld, Bern)
Ausstellungen: Paul Klee zum 50. Geburtstag. Aquarelle aus den Jahren 1920–1929. Dresden (Neue Kunst Fides) 1930, Kat.-Nr. 72. – Paul Klee. Hartford Connecticut (Wadsworth Atheneum) 1936. Kat.-Nr. 18. – Gedächtnisausstellung Paul Klee. Basel (Kunsthalle) 1941, Kat.-Nr. 175. – Paul Klee 1879–1940 Ausstellung zum 10. Todestag. Ausstellung aus Schweizer Privatsammlungen. Basel (Kunstmuseum) 1950, Kat.-Nr. 37.

69
die Sonne streift die Ebene 1929.34
Das Licht streift durch die Ebene
Aquarell auf Cansonpapier, 31,8x24,7 cm
Signiert unten links »Klee«; bezeichnet auf dem Karton unten links »1929 m. 4«, unten rechts »die Sonne streift die Ebene«
Paul-Klee-Stiftung, Kunstmuseum Bern
Inv.-Nr. F 62
Ausstellungen: Paul Klee. Berlin (Galerie Flechtheim) 1929, Kat.-Nr. 127. – Paul Klee. Hamburg (Kunstverein) 1956/57, Kat.-Nr. 243. – Paul Klee. Stockholm (Moderna Museet) 1961, Kat.-Nr. 66. – Paul Klee. Frankfurt (Städelsches Kunstinstitut) 1963/64, Kat.-Nr. 31. – Paul Klee. Aquarelle und Handzeichnungen. Bremen (Kunsthalle) 1967, Kat.-Nr. 138. – Paul Klee im Kunstmuseum Bern. Bern (Kunstmuseum) 1970, Kat.-Nr. 120. – Paul Klee. München (Haus der Kunst) 1970/71, Kat.-Nr. 98. – Paul Klee. Das Werk der Jahre 1919–1933. Köln (Kunsthalle) 1979, Kat.-Nr. 250 mit Abb. – Paul Klee. Dresden (Albertinum) 1984/85, Kat.-Nr. 173.

70
Ort am Kanal 1929.35
Aquarell auf deutschem Ingres, 44,5x31 cm
Signiert in der rechten unteren Ecke »Klee«; bezeichnet links unten auf dem Karton »1929 M. 5.«, rechts unten »Ort am Kanal«
Privatbesitz
Ausstellungen: Paul Klee. Berlin (Galerie Flechtheim) 1929, Kat.-Nr. 133. – Aus unserer Zeit. Deutsche Künstler. Wiesbaden (Nassauischer Kunstverein) 1930, Kat.-Nr. 65. – Paul Klee. Düsseldorf (Galerie Flechtheim) 1930, Nr. 140. – Paul Klee. Düsseldorf (Kunstverein für die Rheinlande und Westfalen) 1931, Nr. 208. – Paul Klee. Paris (Galerie Berggruen) 1961, o. Nr., Farbabb. – Exposition Internationale du Surréalisme. Amsterdam (Galerie Robert) 1938, Kat.-Nr. 68. – Paul Klee nelle collezioni private. Venedig (Museo d'Arte Moderna Ca'Pesaro) – Mailand (Palazzo Reale) 1986, Kat.-Nr. 101, Farbabb. S. 154. – Von Matisse bis Picasso. Hommage an Siegfried Rosengart. Luzern (Kunstmuseum) 1988, Kat.-Nr. 24, Farbabb. S. 130.

71
Monument an der Grenze des Fruchtlandes 1929.40
Sonderklasse
Aquarell auf deutschem Ingres, 45,8x30,7 cm
Signiert in der oberen rechten Ecke »Klee«; bezeichnet auf dem Karton unten links »Scl« (mit Bleistift), daneben »1929 m. 10.«, unten rechts »Monument an der Grenze des Fruchtlandes«
Sammlung A. Rosengart
Ausstellungen: Paul Klee. Bern (Kunsthalle) 1935, Kat.-Nr. 148. – Paul Klee. Aquarelle aus den Jahren 1920–1929. Dresden (Galerie Neue Kunst Fides) 1930, Kat.-Nr. 81. – Paul Klee. Gesamtausstellung. Basel (Kunsthalle) 1967, Kat.-Nr. 105 mit Abb. 40. – Paul Klee. München (Haus der Kunst) 1970/71, Kat.-Nr. 99 mit Abb. – Paul Klee 1879–1940. New York (The Solomon R. Guggenheim Museum) 1967, Kat.-Nr. 99 mit Abb. – Paul Klee 1879–1940. München (Haus der Kunst) 1970/71. Kat.-Nr. 99 mit Abb. – 2. Biennale: Was die Schönheit sei, das weiß ich nicht (Künstler, Theorie, Werk). Nürnberg (Kunsthalle) 1971, o. Kat.-Nr. 15. – Europäische Kunstausstellung. Berlin 1977 – Tendenzen der zwanziger Jahre. Berlin (Nationalgalerie) 1977, Kat.-Nr. 1/494, Abb. S. 1/250, Nr. 175. – Paul Klee. Das Werk der Jahre 1919–1933 Köln (Kunsthalle) 1979, Nr. 252 mit Abb. – Konstruktive Kunst 1915–1945. Winterthur (Kunstmuseum) 1981, Kat.-Nr. 156 Abb. Taf. 7. – Paul Klee og musikken. Hovikkoden (Henie-Onstadt Kunstsenter) 1985, Kat.-Nr. 147 mit Farbabb. – Klee et la musique. Paris (Centre Georges Pompidou) 1985/86, Kat.-Nr. 80 mit Abb. – Paul Klee und die Musik. Frankfurt (Schirn Kunsthalle) 1986, Kat.-Nr. 69 mit Abb. – Komponisten des 20. Jahrhunderts in der Paul-Sacher-Stiftung. Basel (Kunstmuseum) 1986, Farbabb. S. 354. – Alfred Flechtheim. Sammler, Kunsthändler, Verleger. Düsseldorf (Kunstmuseum) 1987, Kat.-Nr. 54, Farbabb. S. 268. – Paul Klee. Konstruktion – Intuition. Mannheim (Kunsthalle) 1990/91, Kat.-Nr. S. 200, Abb. S. 156. – Paul Klee. Nagoya (Aichi Prefectural Museum of Art) – Yamaguchi (Prefectural Museum of Art) – Tokio (Bunkamura Museum of Art) 1993, Kat.-Nr. 162, Abb. S. 198. – Das Bauhaus. Ahlen (Kunstmuseum) 1993/94, Kat.-Nr. 37, Farbabb. S. 50. – Paul Klee. Im Zeichen der Teilung. Düsseldorf (Kunstsammlung Nordrhein-Westfalen) – Stuttgart (Staatsgalerie) 1995, Kat.-Nr. S. 156, Farbabb. S. 275.

72
freigelegtes Gelände mit dem Hauptweg 1929.43
Federzeichnung auf Canson Ingres, 32x24,5 cm
Signiert unten links »Klee«; bezeichnet auf dem Karton unten links »1929 n. 3.«, unten rechts »freigelegtes Gelände mit dem Hauptweg«
Museum Ludwig, Köln, Inv.-Nr. Z 1983/259
Ausstellungen: Paul Klee. Leben und Werk. New York (The Museum of Modern Art) – Cleveland (The Cleveland Museum of Art) – Bern (Kunstmuseum) 1987/88, Kat.-Nr. 183, Abb. S. 240.

73
Hütten 1929.58
Federzeichnung auf Cansonpapier, 31,5x24 cm
Signiert oben links »Klee«; bezeichnet auf dem Karton unten links « 1929 O 8«, unten rechts »Hütten«
Privatbesitz, Schweiz
Ausstellungen: Paul Klee. Zeichnungen und Aquarelle. Nürnberg (Dürer-Gesellschaft) 1966, Kat.-Nr. 39 mit Abb. – Paul Klee. Handzeichnungen. Wiesbaden (Städtisches Museum) 1967, Kat.-Nr. 35. – Paul Klee. Aquarelle und Zeichnungen. Essen (Museum Folkwang) 1969, Kat.-Nr. 93, Abb. S. 88. – Paul Klee. Saint-Paul-de-Vence (Fondation Maeght) 1977, Kat.-Nr. 229. – Paul Klee. Das Werk der Jahre 1919–1933. Köln (Kunsthalle) 1979, Kat.-Nr. 259 mit Abb. – Paul Klee. Sammlung Felix Klee. Hannover (Kestner-Gesellschaft) 1980, Kat.-Nr. 144 mit Abb. – Paul Klee. Innere Wege. Ludwigshafen (Wilhelm-Hack-Museum) 1981/82, Kat.-Nr. 237. – Paul Klee. Gemälde, Aquarelle, Zeichnungen, Druckgraphik. Hoechst (Jahrhunderthalle) 1983, Kat.-Nr. 87 mit Abb. – Paul Klee. Gemälde, Aquarelle, Zeichnungen, Druckgraphik. München (Villa Stuck) 1983, Kat.-Nr. 87.

74
Wüstendorf 1929.81
Fettstiftzeichnung auf Konzeptpapier, 21x33 cm
Signiert unten links»Klee«; bezeichnet auf dem Karton unten links »1929 R 1«, unten rechts »Wüstendorf«
Privatbesitz, Schweiz
Ausstellungen: Paul Klee. New York (Museum of Modern Art) 1930, Kat.-Nr. 62. – Klee. Werke aus dem Familienbesitz. St. Gallen (Kunstmuseum) 1955, Kat.-Nr. 191.

75
Ein Kreuzfahrer 1929.192
Aquarell auf deutschem Ingres, 46x28,5 cm
Signiert am rechten Rand »Klee«; bezeichnet auf dem Karton unten Mitte »1929. T 2 Ein Kreuzfahrer«
The Lefèvre Gallery, London
Ausstellungen: Paul Klee zum 50. Geburtstag. Dresden 1930, Kat.-Nr. 79. – Paul Klee. Hannover (Kestner-Gesellschaft) 1931, o. Kat.-Nr. – Paul Klee. New York (Saidenberg Gallery) 1969, Kat.-Nr. 32 mit Abb. – Paul Klee and the Bauhaus Years. Des Moines (Art Center) 1973, Kat.-Nr. 46 mit Farbabb.

76
Predigt für Wüstentiere 1929.197
Fettkreidezeichnung auf deutschem Ingres, 45,5x60 cm
Signiert am oberen Rand »Klee«; bezeichnet auf dem Karton unten Mitte »1929 T. 7 Predigt für Wüstentiere«
Sammlung A. Rosengart
Ausstellungen: Tiere in der Kunst von Paul Klee. Luzern (Galerie Rosengart) 1964, Kat.-Nr. 44. – Paul Klee. München (Haus der Kunst) 1970/71, Kat.-Nr. 363. – Paul Klee. Saint-Paul-de-Vence (Fondation Maeght) 1977, Kat.-Nr. 228.

77
Feigenbaum 1929.240
Aquarell auf Cansonaquarellpapier, 28x20,8 cm
Signiert in der rechten unteren Ecke »Klee«; bezeichnet in der Darstellung unten rechts »Junger Feigenbaum« (mt Bleistift)
Privatbesitz Mailand
Ausstellungen: Paul Klee. Bern (Kunsthalle) 1935, Kat.-Nr. 152. – Paul Klee. Luzern 1945, Kat.-Nr. 20. – Paul Klee. New York 1957, Kat.-Nr. 30. – Paul Klee nelle collezioni private. Venedig (Museo d'Arte Moderna Ca'Pesaro) – Mailand (Palazzo Reale) 1986, Kat.-Nr. 103, Farbabb. S. 155.

78
Reisebild 3. H. 25. 1929.325
Sonderklasse
Aquarell auf deutschem Ingres, 18x30,5 cm
Signiert unten links »Klee«; bezeichnet auf dem Karton unten links »S Cl.«, darunter »1929 3. H. 25.«, rechts unten »Reisebild 3H. 25.«
Privatbesitz, Schweiz
Ausstellungen: Klee. Werke aus dem Familienbesitz. St. Gallen (Kunstmuseum) 1955, Kat.-Nr. 169. – Paul Klee. Stockholm (Moderna Museet) 1961, Kat.-Nr. 69. – Paul Klee. Aquarelle und Zeichnungen. Essen (Museum Folkwang) 1969, Kat.-Nr. 95, Abb. S. 90. – Klee. Martigny (Fondation Pierre Gianadda) 1985, Kat.-Nr. 83 mit Farbabb. – Die Zeit der Reife. Werke aus der Sammlung Felix Klee. Kanazawa (Ishikawa Prefectural Museum of Art) – Tokio (Daimaru Museum) – Kochi (The Museum of Art) – Kyoto (Daimara Museum) – Kasama (Nichido Museum of Art) – Hamamatsu (Municipal Museum of Art) – Osaka (Daimaru Museum) 1995/96, Kat.-Nr. 28 mit Farbabb. – Paul Klee. Die Zeit der Reife. Werke aus der Sammlung Felix Klee. Mannheim (Kunsthalle) 1996, Farbabb. S. 55 oben.

79
Die Schlange 1929.341
Öl und Wasserfarben auf Holzbrett, 30x73 cm
Signiert oben links »Klee«, auf der Rückseite »1929 3. H. 41 Die Schlange Klee cl 14«
Privatsammlung Schweiz
Ausstellungen: Paul Klee. Basel (Kunsthalle) 1935, Kat.-Nr. 35. – Paul Klee. Bern (Kunsthalle) 1935, Kat.-Nr. 44. – Paul Klee. Fritz Huf. Luzern (Kunstmuseum) 1936, Kat.-Nr. 57. – Paul Klee. Ausstellung aus Schweizer Privatsammlungen. Basel (Kunsthalle) 1950, Kat.-Nr. 79.

80
Erinnerung an Assuan 1930.185
Kleister- und Aquarellfarben auf deutschem Ingres, 17,2x52 cm
Signiert am Rande Mitte rechts »Klee«; bezeichnet auf dem Karton unten links »1930 C 5«, unten rechts »Erinnerung an Assuan«
Privatbesitz
Ausstellungen: Paul Klee. Bern (Kunsthalle) 1935, Kat.-Nr. 154. – Paul Klee. München (Haus der Kunst) 1954, Kat.-Nr. 131. – Paul Klee. A Retrospective organized by the Guggenheim Museum New York and the. Pasadena Art Museum: San Francisco (Museum of Modern Art) – Columbus (Gallery of Fine Arts) – Cleveland (Museum of Art) – Kansas City (William Rockhill Nelson Gallery of Art) – Baltimore (Museum of Art) – St. Louis (Washington University Gallery of Art) – Philadelphia (Museum of Art) 1967/68, Kat.-Nr. 110 mit Abb.

81
Kristallisation 1930.315
Sonderklasse
Aquarell auf französischem Ingres, 31,1x32,1 cm
Signiert unten rechts »Klee«; bezeichnet auf dem Karton unten links mit Bleistift »S. Cl./IX«, unten Mitte »1930 S. 5. Kristallisation«
Paul-Klee-Stiftung, Kunstmuseum Bern
Inv.-Nr. F 79
Ausstellungen: Luzern 1936, Kat.-Nr. 80. – Paul Klee. Ausstellung der Paul-Klee-Stiftung, Kunstmuseum Bern (Kunstmuseum) – Amsterdam (Stedelijk Museum) – Brüssel (Palais des Beaux-Arts) – Paris (Musée National d'Art Moderne) 1947/48, Kat.-Nr. 122 mit Abb. – Aus der Stiftung Paul Klee. Basel (Kunsthalle) 1948, Kat.-Nr. 71. – Paul Klee-Stiftung. Zürich (Kunsthaus) 1948, Kat.-Nr. 175. – Paintings, drawings and prints by Paul Klee

from the Klee Foundation. San Francisco (Museum of Art) – Portland (Art Museum) – Detroit (The Detroit Institute of Arts) – St. Louis (The City Art Museum) – Washington (The Phillips Gallery) – Cincinnati (The Cincinnati Art Museum) 1949/50, Kat.-Nr. 53. – Paul Klee. Winterthur (Kunstmuseum) 1952, Kat.-Nr. 66. – Paul Klee. Ausstellung in Verbindung mit der Paul-Klee-Stiftung. Bern (Kunstmuseum) 1956 Kat.-Nr. 94. – Paul Klee. Stockholm (Moderna Museet) – Helsinki (Ateneum) 1961, Kat.-Nr. 73. – Paul Klee. Aquarelle. Handzeichnungen. Bremen (Kunsthalle) 1967, Kat.-Nr. 147. – Paul Klee im Kunstmuseum Bern. Bern (Kunstmuseum) 1970, Kat.-Nr. Kat.-Nr. 142. – Paul Klee. 1879–1940. München (Haus der Kunst) 1970/71, Kat.-Nr. 121. – Paul Klee. Das Werk der Jahre 1919–1933. Köln (Kunsthalle) 1979, Kat.-Nr. 312 mit Abb. – Paul Klee und die Musik. Frankfurt (Schirn) 1986, Kat.-Nr. 88 mit Abb.

82
Ruinen von Git 1931.155
Öl auf Pappe auf Keilrahmen genagelt, 29x23, 6 cm
Signiert unten rechts »Klee«; bezeichnet auf der Rückseite auf dem Keilrahmen oben »1931 R 15 »Ruinen von Git Klee«
Sammlung A. Rosengart
Ausstellung: Gedächtnisausstellung Paul Klee – Paul Kunz, Bern, Plastik. Bern (Kunsthalle) 1940, Kat.-Nr. 27.

83
Blick in das Fruchtland 1932.189
Ölfarben auf Pappe auf Keilrahmen, 49x35 cm
Signiert unten rechts »Klee«; unbezeichnet
Städtische Galerie im Städelschen Kunstinstitut, Frankfurt am Main, Inv.-Nr. FG 1221
Ausstellungen: Los Angeles 1933, Kat.-Nr. 138. – San Francisco 1937, o. Kat.-Nr. – New York 1938, Kat.-Nr. 10. – Basel (Galerie Beyeler) 1963, Kat.-Nr. 43. – Paul Klee. Im Zeichen der Teilung. Düsseldorf (Kunstsammlung Nordrhein-Westfalen) – Stuttgart (Staatsgalerie) 1995, Kat.-Nr. 178, Farbabb. S. 293.

84
Siesta der Sphinx 1932.329
Gewachste Aquarellfarben auf ungrundierter Leinwand über Keilrahmen, 93x61 cm
Signiert am oberen Rand rechts »Klee«; bezeichnet auf der Rückseite »1932, Siesta der Sphinx«
Privatsammlung, Schweiz
Ausstellungen: Paul Klee. Exhibition. London (The Mayor Gallery) 1934, Kat.-Nr. 16. – The International Surrealist Exhibition. London (New Burlington Galleries) 1936, Kat.-Nr. 147. – Paul Klee. Basel (Kunsthalle) 1935, Kat.-Nr. 50. – Paul Klee. Bern (Kunsthalle) 1935, Kat.-Nr. 60. – Paul Klee. Memorial Exhibition. Chicago (The Arts Club of Chicago) 1941, Kat.-Nr. 77. – German Expressionism in art, painting, sculpture, prints. Minnesota (University Gallery) 1950, Kat.-Nr. 58. – Paul Klee. Chicago (The Arts Club of Chicago) 1962, Kat.-Nr. 65. – Surréalisme et Peinture. Basel (Galerie Beyeler) 1974, Kat.-Nr. 10 mit Farbabb. – Klee. Martigny (Fondation Pierre Gianadda) 1985, Kat.-Nr. 34, Farbabb. S. 53. – Paul Klee. 50 Werke aus 50 Jahren. Hamburg (Hamburger Kunsthalle) 1990, Abb. 47.

85
Pyramide 1932.331
Aquarellfarben, gewachst, auf ungrundierter Leinwand auf Keilrahmen, 91x125 cm
Signiert links unten »Klee«; unbezeichnet
Privatbesitz, Schweiz
Ausstellungen: Paul Klee. Basel (Kunsthalle) 1935, Kat.-Nr. 51. – Paul Klee. Bern (Kunsthalle) 1935, Kat.-Nr. 61. – Paul Klee. Fritz Huf. Luzern (Kunstmuseum) 1936, Kat.-Nr. 79. – Klee. Werke aus dem Familienbesitz. St. Gallen (Kunstmuseum) 1955, Kat.-Nr. 119. – Paul Klee. Bern (Kunsthalle) 1956, Kat.-Nr. 636. – Paul Klee. Hamburg (Kunstverein) 1956/57, Kat.-Nr. 296. – Paul Klee. Stockholm (Moderna Museet) 1961, Kat.-Nr. 78. – Paul Klee. Gesamtausstellung. Basel (Kunsthalle) 1967, Kat.-Nr. 140, Abb. 55. – Klee. Wien (Museum des 20. Jahrhunderts) 1968, Kat.-Nr. 44. – Paul Klee. Genf (Galerie Motte) 1968, Kat.-Nr. 23. – Paul Klee. Gemälde, Aquarelle, Zeichnungen und Handpuppen aus der Sammlung Felix Klee. Heidelberg (Kunstverein) 1969, Kat.-Nr. 13. – Paul Klee 1879–1940. München (Haus der Kunst) 1970/71, Kat.-Nr. 150 mit Abb. – Paul Klee. Kamakura (Museum der Modernen Kunst) 1969, Farbabb. S. 167. – Paul Klee. The last years. Edinburgh – London – Bristol (The Arts Council of Great Britain) 1974/75, Kat.-Nr. 10 mit Abb. – Paul Klee. Das Werk von 1919–1933. Köln (Kunsthalle) 1979, Kat.-Nr. 364 mit Abb. – Paul Klee. Leben und Werk. New York (The Museum of Modern Art) – Cleveland (The Cleveland Museum of Art) – Bern (Kunstmuseum) 1987, Kat.-Nr. 218, Abb. S. 266. – Paul Klee. Saint-Etienne (Musée d'Art Moderne) 1988, Kat.-Nr. 95. Abb. S. 96. – Paul Klee. Ultimo decennio 1930–1940. Mendrisio (Museo d'arte) 1990, o. Kat.-Nr., Farbabb.

86
Pyramiden 1933.237
Öl auf grauem Japanpapier, 33,5x23 cm
Signiert am oberen Rand links »Klee«; bezeichnet auf dem Karton unten Mitte »1933 W 17 Pyramiden«
Museum Ludwig, Köln, Stiftung Peill
Inv.-Nr. Z 1983/189
Ausstellungen: Paul Klee. Im Zeichen der Teilung. Düsseldorf (Kunstsammlung Nordrhein-Westfalen) – Stuttgart (Staatsgalerie) 1995, Kat.-Nr. 177 mit Farbabb.

87
Kauernde arabische Frau 1934.179
Fettkreide (Zaubstift) auf Briefpapier, 29,6/29,8x21 cm
Signiert oben links »Klee«, bezeichnet auf dem Karton unten Mitte »1934 S 19 Kauernde arabische Frau«
Paul-Klee-Stiftung, Kunstmuseum Bern
Inv.-Nr. Z 1153
Ausstellungen: Die Tunisreise. Klee. Macke. Moilliet. Münster (Westfälisches Landesmuseum für Kunst und Kulturgeschichte) – Bonn (Städtisches Kunstmuseum) 1982/83, Kat.-Nr. 48, Abb. S. 209 links.

88
Schlangen Wege 1934.217
Aquarellfarben, gewachst, auf Keilrahmen aufgezogen, 47,5x63,6 cm
Signiert oben Mitte links »Klee«; bezeichnet auf dem Keilrahmen oben links »1934 U 17 Schlangen Wege«, oben rechts »Klee«
Privatsammlung, Bern
Ausstellungen: Paul Klee. Bern (Kunsthalle) 1935, Kat.-Nr. 105. – Paul Klee – Fritz Huf. Luzern (Kunstmuseum) 1936, Kat.-Nr. 128. – Paul Klee 1879–1940. London (National Gallery, organisiert durch die Tate Gallery) 1945, Kat.-Nr. 115. – Paul Klee 1879–1940. Ausstellung aus Schweizer Privatsammlungen. Basel (Kunstmuseum) 1950, Kat.-Nr. 80 mit Abb. – Paul Klee. Ausstellung in Verbindung mit der Paul-Klee-Stiftung. Bern (Kunstmuseum) 1956, Kat.-Nr. 659. – Paul Klee 1879–1940. München (Haus der Kunst) 1970, Kat.-Nr. 181. – Paul Klee. Oils, watercolours and drawings. Andros (Basil & Elise Goulandris Foundation) 1993, Kat.-Nr. 81 mit Farbabb. – Elan Vital oder Das Auge des Eros. München (Haus der Kunst) 1994, Kat.-Nr. 376 mit Farbabb.

89
Katastrophe der Sphinx 1937.135
Baumwolle mit Ölgrund auf Keilrahmen, 50x60 cm
Signiert in der Mitte oben rechts in Öl »Klee«; bezeichnet verso auf dem Keilrahmen oben mit Bleistift »1937 qu 15 Kat (h) astrophe der SPHINX«
Privatbesitz, Schweiz
Ausstellungen: Paul Klee. Œuvres récentes. Paris (Galerie Simon) 1938, Kat.-Nr. 10. – Paul Klee. New York (The Buchholz Gallery) 1938, Kat.-Nr. 66. – Paul Klee. München (Haus der Kunst) 1954, Kat.-Nr. 162 mit Abb. – Klee. Werke aus dem Familienbesitz. St. Gallen (Kunstmuseum) 1955, Kat.-Nr. 314, Abb. IV. – Paul Klee 1879–1940. Wuppertal (Kunst- und Museumsverein) 1956, Kat.-Nr. 68. – Paul Klee. Stockholm (Moderna Museet) 1961, Kat.-Nr. 116. – Paul Klee. Genf (Galerie Motte) 1968, Kat.-Nr. 30 mit Abb. – Paul Klee 1879–1940. München (Haus der Kunst) 1970/71, Kat.-Nr. 201. – Paul Klee und seine Malerfreunde. Duisburg (Wilhelm-Lehmbruck-Museum) 1971, Kat.-Nr. 42. – Paul Klee. Späte Arbeiten 1934–1940. Bielefeld (Kunsthalle) 1978/79, Kat.-Nr. 2 mit Farbabb. – Paul Klee. Opere 1900–1940 dalla collezione Felix Klee. Florenz (Orsanmichele) 1981, Kat.-Nr. 146 mit Abb. – Paul Klee. Bilder, Aquarelle, Zeichnungen aus der Sammlung Felix Klee. Innsbruck (Galerie im Taxispalais) 1987, Kat.-Nr. 2 mit Farbabb. – Paul Klee. Saint-Etienne (Musée d'Art Moderne) 1988, Kat.-Nr. 116, Farbabb. S. 125. – Paul Klee. Ultimo decennio 1930–1940. Mendrisio (Museo d'arte) 1990, o. Kat.-Nr., Abb.

90
Garten im Orient 1937.167
Pastellfarben auf Baumwolle, 36,1x28,2 cm
Signiert unten rechts »Klee«; bezeichnet auf dem Karton unten links »1937 S. 7.«, unten rechts »Garten im Orient«
Alsdorf Collection, Chicago
Ausstellungen: Paul Klee. New York (The Buchholz Gallery) 1950, Kat.-Nr. 32 mit Abb. – Paintings by Paul Klee. Palm Beach/Florida (Society of the Four Arts) 1950, Kat.-Nr. 60. – Paul Klee. Collection of F. C. Schang. Connecticut 1950, Kat.-Nr. 38. – Paul Klee. New York (The Museum of Modern Art) – Cleveland (The Cleveland Museum of Art) 1987, o. Kat.-Nr., Farbabb. S. 272.

91
Kirke 1938.263
Aquarellfarben auf gestaltetem Kreide- und Kleistergrund, 38,5x40,5 cm
Signiert in der oberen rechten Ecke »Klee«; bezeichnet auf dem Karton unten Mitte »1938 R 3 Kirke«
Alsdorf Collection, Chicago
Ausstellungen: Paul Klee. Neue Werke. Zürich (Kunsthaus) 1940, Kat.-Nr. 36. – Gedächtnisausstellung Paul Klee. Bern (Kunsthalle) 1940, Kat.-Nr. 149. – Collectie Philippe Dotremont. Amsterdam (Stedelijk Museum) – Eindhoven (Stedelijk van-Abbe-Museum) 1954, Kat.-Nr. 42. – Blast. Villeneuve d'Ascq (Musée d'Art Moderne) 1989/1990, Kat.-Nr. 2 mit Farbabb. – Traum vom Absoluten. Basel (Galerie Beyeler) 1994, Kat.-Nr. 34, Farbabb. S. 30.

92
entweihte Sphinx 1939.305
Bleistift auf Briefpapier, 29,7x20,9 cm
Signiert oben links »Klee«; bezeichnet auf dem Karton unten Mitte »1939 W 5 entweihte Sphinx«
Paul-Klee-Stiftung, Kunstmuseum Bern
Inv.-Nr. Z 1561
Ausstellungen: Paul Klee. Späte Zeichnungen von 1939. Essen (Museum Folkwang) – Kassel (Museum Fridericianum) 1989, o. Kat.-Nr. Abb. S. 31.

93
die Sphinx geht 1939.508
Bleistift auf Bambon-Japanpapier, 20,9x29,7 cm
Signiert oben links »Klee«; bezeichnet auf dem Karton unten links »1939 AA 8«, unten rechts »die Sphinx geht«
Paul-Klee-Stiftung, Kunstmuseum Bern
Inv.-Nr. Z 1666

94
Exotisches Mädchen vom Tempel 1939.865
Reißfeder mit Tempera auf schwarzgrundiertem Papier, 32,8x20,9 cm
Bezeichnet auf dem Karton unten links «1939 V V 5«, unten rechts »Exotisches Mädchen vom Tempel«
Paul-Klee-Stiftung, Kunstmuseum Bern (Inv.-Nr. Z 1889)
Ausstellungen: Paul Klee. Aquarelle und Zeichnungen, Essen (Museum Folkwang) 1969, Kat.-Nr. 154, Abb. S. 127. – Paul Klee im Kunstmuseum Bern. Bern (Kunstmuseum) 1970, Kat.-Nr. 368. – Klee. Tokio (The Seibu Museum of Art) 1980, Kat.-Nr. 212 mit Abb. – Paul Klee. Spätwerk. Arbeiten auf Papier. Stuttgart (Württembergischer Kunstverein) 1990/91, Kat.-Nr. 303, Abb. S. 424.

95
Aegypterin 1940.55
Fettkreide (Zulustift) mit Aquarellfarben auf Konzeptpapier, 29,7x20,7 cm
Signiert oben rechts mit roter Tusche »Klee«; bezeichnet auf dem Karton unten Mitte mit Tinte »1940 X 15 Aegyterin«, unten links mit Bleistift »Aegypterin X 15«
Privatbesitz, Schweiz
Ausstellungen: Späte Werke von Paul Klee. Düsseldorf (Kunstsammlungen) – Freiburg (Landesamt für Museen) 1948/49, Kat.-Nr. 29. – Klee. Werke aus dem Familienbesitz. St. Gallen (Kunstmuseum) 1955, Kat.-Nr. 273. – Paul Klee 1879–1940. Wuppertal (Kunst- und Museumsverein) 1956, Kat.-Nr. 84. – Paul Klee. Grenoble (Musée de peinture et de sculpture) 1960, Kat.-Nr. 69. – Klee. Wiesbaden (Städtisches Museum) – Baden-Baden (Staatliche Kunsthalle) 1962, Kat.-Nr. 58 mit Abb. – Paul Klee. Ulm (Museum) 1962/63, Kat.-Nr. 82. – Paul Klee. Aquarelle. Amsterdam (Stedelijk Museum) 1963, Kat.-Nr. 112 mit Farbabb. – Paul Klee. Malmö (Museum) – Göteborg (Konstmuseum) – Stockholm (Konstsalongen Samlaren) 1965, Kat.-Nr. 129. – Paul Klee. Zeichnungen und Aquarelle. Nürnberg (Albrecht-Dürer-Gesellschaft) 1966, Kat.-Nr. 77 mit Abb. – Paul Klee. Aquarelle und Handzeichnungen. Bremen (Kunsthalle) 1967, Kat.-Nr. 204 mit Abb. – Paul Klee. Jerusalem (The Israel Museum) 1966, Kat.-Nr. 90 mit Abb. – Paul Klee. Aquarelle und Zeichnungen. Essen (Museum Folkwang) 1969, Kat.-Nr. 159, Abb. S. 128. – Montevideo 1970, Kat.-Nr. 104. – Paul Klee und seine Malerfreunde. Duisburg (Wilhelm-Lehmbruck-Museum) 1971, Kat.-Nr. 194. – Humblebæk (Louisiana Museum of Modern Art) 1971/72, Kat.-Nr. 168. – Paul Klee. The last years. Edinburgh – London – Bristol (Wanderausstellung des Arts Council of Great Britain) 1974/75, Kat.-Nr. 97 mit Abb. – Neuchâtel 1978, Kat.-Nr. 87. – Milano/Bologna 1982, o. Kat.-Nr., Farbabb. – Paul Klee. Das Schaffen im Todesjahr. Bern (Kunstmuseum) 1990, Kat. Nr, 52, Abb. S. 160. – Klee aus der Sammlung der Familie; Zeit der Reife. Kanazawa (Ishikawa Prefectural Museum of Art) – Tokio (Daimaru Museum) – Kochi (The Museum of Art) – Kyoto (Daimaru Museum) – Kasama (Nichido Museum of Art) – Hamamatsu (Municipal Museum of Art) –

Osaka (Daimaru Museum) 1995/96, Kat.-Nr. 108, Farbabb. S. 187. – Paul Klee. Die Zeit der Reife. Werke aus der Sammlung Felix Klee. Mannheim (Kunsthalle) 1996, o. Kat.-Nr. Farbabb. S. 148

96
die Schlangengöttin und ihr Feind 1940.317
Schwarze Kleisterfarbe auf Konzeptpapier, 29,6x42 cm
Signiert oben links »Klee«; bezeichnet auf dem Karton unten Mitte »1940 H 17 die Schlangen-göttin und ihr Feind«
Privatbesitz, Schweiz
Ausstellungen: Paul Klee. Amsterdam (Stedelijk Museum) 1948, o. Kat.-Nr., Umschlagabb. – Arte Sin Fronteras. Barcelona (La Galeria Arquitac) 1950, Umschlagabb. – Paul Klee. Gemälde, Aquarelle, Zeichnungen, Graphik. Frankfurt/Main (Galerie Buchheim-Militon) 1950, Umschlagabb. – Paul Klee. Ausstellung in Verbindung mit der Paul-Klee-Stiftung. Bern (Kunstmuseum) 1956, Kat.-Nr. 741. – Paul Klee 1879–1940. Gesamtausstellung. Basel (Kunsthalle) 1967, Kat.-Nr. 206, Abb. 89. – Paul Klee. New York (The Museum of Modern Art) – Cleveland (The Cleveland Museum of Art) 1987, o. Kat.-Nr., Abb. S. 304 unten links. – Paul Klee. Leben und Werk. Bern (Kunstmuseum) 1987/88, Kat.-Nr. 289, Abb. S. 320 unten. – Paul Klee. Das Schaffen im Todesjahr. Bern (Kunstmuseum) 1990, Kat.-Nr. 292, Abb. S. 257.

97
finstere Bootsfahrt 1940.345
Pastose Kleisterfarben auf Konzeptpapier, 29,5x41,5 cm
Signiert oben links »Klee«; bezeichnet auf dem Karton unten links »1940 F 5« unten rechts »finstere Bootsfahrt«
Privatbesitz, Schweiz
Ausstellungen: Späte Werke von Paul Klee. Düsseldorf (Kunstsammlungen) – Freiburg (Landesamt für Museen) 1948/49, Kat.-Nr. 30. – Paul Klee. München (Haus der Kunst) 1954, Kat.-Nr. 214. – Klee. Werke aus dem Familienbesitz. St. Gallen 1955, Kat.-Nr. 396. – Paul Klee. Grenoble (Musée de peinture et de sculpture) 1960, Kat.-Nr. 64. – Paul Klee. Stockholm (Moderna Museet) – Helsinki (Ateneum) 1961, Kat.-Nr. 164. – Jawlensky – Klee. Wiesbaden (Städtisches Museum) – Baden-Baden (Staatliche Kunsthalle) 1962, Kat.-Nr. 53 mit Abb. – Paul Klee. Spätwerke. Basel (Galerie Beyeler) 1965, Kat.-Nr. 35 mit Farbabb. – Paul Klee. Aquarelle und Handzeichnungen. Bremen (Kunsthalle) 1967, Kat.-Nr. 209. – Paul Klee. Aquarelle und Zeichnungen. Essen (Museum Folkwang) 1969, Kat.-Nr. 161, Abb. S. 130. – Paul Klee. Paris (Musée National d'Art Moderne) 1969/70, Kat.-Nr. 141. – Paul Klee. München (Haus der Kunst) 1970/71, Kat.-Nr. 295 mit Abb. – 60 watercolours from the Collection of Felix Klee. London (Roland Browse and Delbanco) 1971, Kat.-Nr. 60. – Paul Klee. Bilder, Aquarelle, Zeichnungen aus der Sammlung Felix Klee. Braunschweig (Kunstverein) 1975/76, Kat.-Nr. 79. – A Tribute to Paul Klee. Ottawa (National Gallery of Canada) – Toronto (Art Gallery of Ontario) 1979, Kat.-Nr. 76 mit Abb. – Paul Klee e il privato. Rom (Palazzo Braschi) 1979, Kat.-Nr. 102 mit Abb. – Paul Klee. Sammlung Felix Klee. Hannover (Kestner-Gesellschaft) 1980, Kat.-Nr. 116 mit Abb. – Klee. Tokio (The Seibu Museum of Art) 1980, Kat.-Nr. 234 mit Farbabb. – Klee: Oleos, acuarelas, dibujos y grabados. Madrid (Fundación Juan March) 1981, Kat.-Nr. 93. – Paul Klee. Innere Wege. Ludwigshafen (Wilhelm-Hack-Museum) 1981/82, Kat.-Nr. 196. – Paul Klee. Hoechst (Jahrhunderthalle) 1983, Kat.-Nr. 73 mit Abb. – Paul Klee. Gemälde, Aquarelle, Zeichnungen, Druckgraphik. München (Villa Stuck) 1983, Kat.-Nr. 73 mit Abb. – Paul Klee. Nîmes 1984, Kat.-Nr. 85, Abb. S. 134. – Paul Klee. Dresden (Staatliche Kunstsammlungen, Kupferstichkabinett) 1984/85, Kat.-Nr. 315 mit Farbabb. – Klee et la musique. Paris (Musée National d'Art Moderne) 1985, Kat.-Nr. 46 mit Farbabb. – Paul Klee in Exile 1933–1940. Himeji (City Museum of Art) und Wanderausstellung durch Japan. 1985/86, Kat.-Nr. 39, Farbabb. S. 101. – Kopenhagen 1986, o. Kat.-Nr., Farbabb. S. 89. – Kiel 1987, Kat.-Nr. 39. – Paul Klee. Das Schaffen im Todesjahr. Bern (Kunstmuseum) 1990, Kat.-Nr. 314, Abb. S. 274 unten. – Paul Klee. Mendrisio (Municipio do Mendriso) 1990, o. Kat.-Nr. Abb.

ITALIEN/SIZILIEN 1930–1932

98
Italienische Stadt 1928.66
Aquarell auf deutschem Ingres, 34x23,5 cm
Unsigniert; unbezeichnet
Privatbesitz, Schweiz
Ausstellungen: Paul Klee. Saarbrücken (Staatliches Museum) 1930, Kat.-Nr. 45. – Klee. Werke aus dem Familienbesitz. St. Gallen (Kunstmuseum) 1955, Kat.-Nr. 113. – Paul Klee. 1879–1940. Wuppertal (Kunst- und Museumsverein) 1956, Kat.-Nr. 49. – Paul Klee. Hamburg (Kunstverein) 1956/57, Kat.-Nr. 233. – Paul Klee. Malmö (Museum) – Göteborg (Konstmuseum) – Stockholm (Konstsalongen Samlaren) 1965, Kat.-Nr. 56. – 50 Jahre Bauhaus. Stuttgart (Württembergischer Kunstverein) 1968, Kat.-Nr. 151 mit Abb. – Paul Klee 1879–1940. Rom (Galleria Nazionale d'arte Moderna) 1970, Kat.-Nr. 94 mit Abb. – 50 años bauhaus. Buenos Aires (Museo de bellas artes) 1970, Kat.-Nr. 134 mit Abb. – Paul Klee. München (Haus der Kunst) 1970/71, Kat.-Nr. 93 mit Abb. – Paul Klee. The last years. Edinburgh – London – Bristol (The Arts Council of Great Britain) 1974/75, Kat.-Nr. 29 mit Abb. – Paul Klee. Saint-Paul-de-Vence (Fondation Maeght) 1977, Kat.-Nr. 82 mit Abb. – Paul Klee. Köln (Kunsthalle) 1979, Kat.-Nr. 233. – Panorama de l'œuvre de Paul Klee. Charleroi (Palais des Beaux Arts) 1980, Kat.-Nr. 24. – Paul Klee. Opere 1900–1940 dalla collezione Felix Klee. Florenz (Orsanmichele) 1981, Kat.-Nr. 81 mit Abb. – Paul Klee. Innere Wege. Ludwigshafen (Wilhelm-Hack-Museum) 1981/82, Kat.-Nr. 115, Farbabb. S. 253. – Paul Klee. Gemälde, Aquarelle, Zeichnungen, Druckgraphik. Hoechst (Jahrhunderthalle) 1983, Kat.-Nr. 47 mit Abb. – Paul Klee. München (Villa Stuck) 1983, Kat.-Nr. 47 mit Abb. – Bauhaus-Utopien. Budapest – Madrid – Köln 1988, o. Kat.-Nr., Farbabb. S. 47. – Paul Klee. Saint-Etienne (Musée d'Art Moderne) 1988, Kat.-Nr. 69, Abb. S. 84. – Paul Klee. 50 Werke aus 50 Jahren. Hamburg (Hamburger Kunsthalle) 1990, o. Kat.-Nr. Farbabb. 38. – Paul Klee. Konstruktion – Intuition. Mannheim (Städtische Kunsthalle) 1990/91, S. 133 mit Farbabb. – Die Zeit der Reife. Werke aus der Sammlung Felix Klee. Kanazawa (Ishikawa Prefectural Museum of Art) – Tokio (Daimaru Museum) – Kochi (The Museum of Art) – Kyoto (Daimaru Museum) – Kasama (Nichido Museum of Art) – Hamamatsu (Municipal Museum of Art) – Osaka (Daimaru Museum) 1995/96, Kat.-Nr. 25 mit Farbabb. – Die Zeit der Reife. Werke aus der Sammlung Felix Klee. Mannheim (Kunsthalle) 1996, o. Kat.-Nr. Farbabb. S. 51.

99
pseudo venetianisches 1928.206
Bleistiftzeichnung auf Konzeptpapier, 20,9x33 cm
Signiert in der linken oberen Ecke »Klee«; bezeichnet auf dem Karton unten links

»1926 U6«, unten rechts »pseudo venetianisches«
Privatbesitz, New York

100
Lagunenstadt 1932.63
Aquarell auf italienischem Ingrespapier, 48,5x29 cm
Signiert in der unteren linken Ecke »Klee«; bezeichnet auf dem Karton unten links »1929 M 3«, unten rechts »Lagunenstadt«
Sammlung A. Rosengart
Ausstellungen: Deutscher Künstlerbund. Königsberg (Städtische Kunsthalle) – Danzig (Museum) 1932, o. Kat.-Nr. – Kl. Sonderausstellung von Professor Paul Klee. Das Graphische Kabinett. Winterthur (Kunstverein) 1935, Kat.-Nr. 152. – Paul Klee. Basel (Kunsthalle) 1935, Kat.-Nr. 125. – Paul Klee. Bern (Kunsthalle) 1935, Kat.-Nr. 202. – Paul Klee – Fritz Huf. Luzern (Kunstmuseum) 1936, Kat.-Nr. 76. – Paul Klee. Ausstellung aus Schweizerischen Privatsammlungen. Basel (Kunstmuseum) 1950, Kat.-Nr. 38. – Paul Klee. Bern (Kunstmuseum) 1956, Nr. 624, Abb. Taf. 40. – Paul Klee. Hamburg (Kunsthalle) 1956/57, Kat.-Nr. 286 mit Abb. – Paul Klee. Aquarelle und Zeichnungen. Essen (Museum Folkwang) 1969, Kat.-Nr. 115. – Paul Klee. Nagoya (Aichi Prefectural Museum of Art) – Yamaguchi (Prefectoral Museum of Art) – Tokio (Bunkamura Museum of Art) 1993, Kat.-Nr. 182, Farbabb. S. 224.

101
Gelände in Sicilien 1933.65
Ölfarben auf Japanpapier, 15,5x22,5 cm
Signiert in der oberen linken Ecke »Klee«; bezeichnet unten links »1933 N 5«, unten rechts »Gelände in Sicilien«
Privatbesitz, Schweiz
Ausstellungen: Klee. Werke aus dem Familienbesitz. St. Gallen (Kunstmuseum) 1955, Kat.-Nr. 170. – Paul Klee. Aquarelle und Zeichnungen. Essen (Museum Folkwang) 1969, Kat.-Nr. 119, Abb. S. 104. – Paul Klee. Mailand (Galleria Il Milione) 1969, Kat.-Nr. 36 mit Abb. – Paul Klee 1970–1940. Rom (Galleria Nazionale d'arte Moderna) 1970, Kat.-Nr. 133 mit Abb. – Paul Klee. 60 watercolours from the collection of Felix Klee. London (Roland, Browse and Delbanco) 1971. Kat.-Nr. 37. – Paul Klee. München (Galerie Günther Franke) 1975, Kat.-Nr. 36. – Paul Klee. Sammlung Felix Klee. Hannover (Kestner-Gesellschaft) 1980, Kat.-Nr. 89 mit Farbabb. – Paul Klee. Opere 1900–1940 della collezione Felix Klee. Florenz (Orsanmichele) 1981, Kat.-Nr. 112 mit Abb.

SÜDFRANKREICH / PORT CROS 1933

102
Tagebuch Port Cros: »Mont Vinaigre« 1933.468
Bleistift auf Detailpapier, 18/18,3x42 cm
Signiert in der oberen linken Ecke »Klee«; bezeichnet auf dem Karton unten links »1933 J 8«, unten rechts »Tagebuch Port Cros: ›Mont Vinaigre‹«
Privatbesitz, Schweiz
Ausstellung: Klee. London (Brook Gallery) 1966, Kat.-Nr. 18.

103
Tagebuch Port Cros: die Insel Bageau 1933.471
Bleistift auf Detailpapier, 11,2/11,5x42 cm
Signiert in der unteren linken Ecke »Klee«; bezeichnet in der Darstellung oben links »I. de Bageau«, auf dem Karton unten links »1933 J 11«, unten rechts »Tagebuch Port Cros: die Insel Bageau«
Privatbesitz, Schweiz

104
Tagebuch Port Cros: die Insel Levant 1933.473
Bleistift auf Detailpapier, 29,1/29,7x41,9 cm
Signiert unten links »Klee«; bezeichnet oberhalb der Darstellung »Die Insel Levant«, auf dem Karton unten links »1933 J 13«, unten rechts »Tagebuch Port Cros: die Insel Levant«
Privatbesitz, Schweiz
Ausstellung: Jawlensky – Klee. Wiesbaden (Städtisches Museum) 1952, Kat.-Nr. 24 mit Abb.

105
Tagebuch Port Cros: die Südküste, darüber Porquerolles 1933.474
Bleistift auf Detailpapier, 42x79 cm
Signiert am rechten Rand »Klee«; bezeichnet in der Darstellung »Die Südküste v. Port Cros, darüber Porquerolles«, auf dem Karton unten links »1933 J 14 Tagebuch Port Cros: die Südküste, darüber Porquerolles«
Privatbesitz, Schweiz
Ausstellungen: Paul Klee. Malmö (Museum) – Göteborg (Konstmuseum) – Stockholm (Konstsalongen Samlaren) 1965, Kat.-Nr. 171. – Paul Klee. Saint-Paul-de-Vence (Fondation Maeght) 1977, Kat.-Nr. 240.

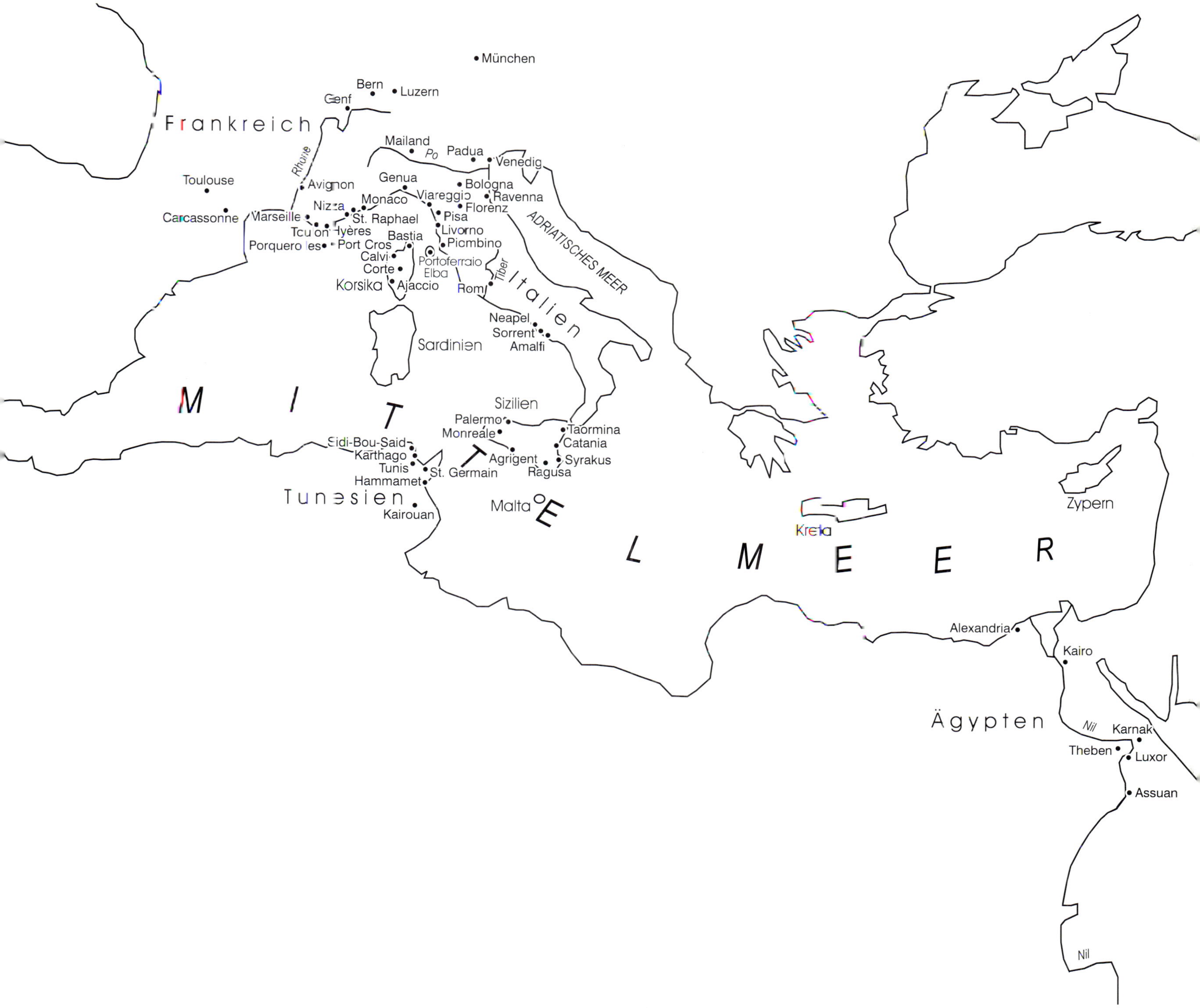

Paul Klee – Reisen in das Mittelmeergebiet

Herstellung: Stadt Hamm, Vermessungs- und Katasteramt unter Verwendung einer Karte aus Sadao Wada, Paul Klee and his travels, 1980

DOKUMENTATION ÜBER PAUL KLEES REISEN ANS MITTELMEER

»Einen schönen Gruß aus dem Süden,
wo es heiß ist und schön,
und wo es ein Meer gibt.«
Viareggio, 23. 9. 1930

»Viel gearbeitet und über Erwarten
starke Eindrücke.«
Kairuan, April 1914

Stefan Frey

TUNESIEN 1914

»Nach Tunis allein zu fahren ist's nicht was ich eigentlich wollte! Es sollte eine richtige Studienfahrt werden, wo einer den andern anregt.« (PK-LM, München, 19. 5. 1913, Geelhaar 1974, S. 7)

Teilnehmer

Paul Klee, Louis Moilliet und – ab Marseille – August Macke. Die drei wohnten in Tunis bei der Familie des aus Bern stammenden Arztes Dr. Ernst Jäggi. Klee trat am 19. 4. die Rückreise von Tunis alleine an.

Reiseroute und -daten

München (3. 4. 1914) – *Bahn* – **Bern** (3.–5. 4. 1914) – *Bahn* – Genf – **Lyon** – *Bahn* – Avignon – Arles – **Marseille** (5.–6. 4. 1914) – *Schiff: »Carthage«* – **Tunis** (7.–10. 4. 1914) – *Auto von Dr. Jäggi* – **St. Germain** (10.–13. 4. 1914) – *Auto von Dr. Jäggi* – **Tunis** (13.–14. 4. 1914) – *Bahn* – **Hamammet** (14.–15. 4. 1914) – *zu Fuß* – Birbou-Regba [Eisenbahnstation] – *Bahn* – **Kalaa Sghira** – *Bahn* – **Kairouan** (15.–17. 4. 1914) – *Bahn* – **Kalaa Sghira** – *Bahn* – **Tunis** (17.–19. 4. 1914) – *Schiff* – **Palermo** (20. 4. 1914) – *Schiff: »Città di Catania«* – Neapel (21. 4. 1914) – *Bahn* – **Rom** (21. 4. 1914) – *Bahn* – Florenz – **Mailand** (22. 4. 1914) – *Bahn* – Domodossola – **Bern** (22.–25. 4. 1914) – *Bahn* – München (25. 4. 1914)

Ausflüge/Besichtigungen

Marseille:
Hafen

Tunis:
Große Moschee (Ölbaummoschee genannt)

Umgebung von Tunis:
Sidi-Bou-Said (13. 4.); Karthago (13. 4.); St. Germain (18. 4.)

Kairouan:
Barbiermoschee (Zaouia Sidi Sahab)

Palermo:
Dom; Hafen; Piazza Marina

Rom:
Fontana di Trevi; Piazza Colonna; Via d'Archetto

Reisebericht von Paul Klee

»Montag 6. April. Vormittags in Marseille herumgegangen, bis weit vor die Tore hinaus. Man hatte das Gefühl dass man es hier schon ganz gut lange Zeit aushalten konnte. Die Gegend ist grossen Stils und koloristisch neu.« (Klee Tagebücher 1957/1988, Nr. 926d, 1914)

»– Dienstag den 7. April. Angesichts der Küste von Sardinien aufgewacht. Die Farben von Wasser und Luft sind heute noch viel intensiver als gestern. *Die Farben brennen stärker und sind eher dunkler.* [...] Nachmittags erscheint afrikanische Küste. [...] Unser stolzer Dampfer verlässt die offene See. Der Hafen und die Stadt Tunis liegen rückwärts etwas versteckt. [...] Die Sonne von einer finsteren Kraft. Die farbige Klarheit am Lande verheissungsvoll. Macke spürt das auch. Wir wissen beide, dass wir hier gut arbeiten werden.
Die Landung in dem einfach-ernsten Hafen sehr eindrucksvoll. [...]
Zum Schluss [...] noch ein Spaziergang durch die nächtliche Araberstadt. Materie und Traum zu gleicher Zeit, und als drittes ganz hinein verfügt mein Ich. Das *muss* ja gut werden.« (Klee Tagebücher 1957/1988, Nr. 926e, 1914)

»Mittwoch, den 8. April. Tunis. Den Kopf voll von den nächtlichen Eindrücken des gestrigen Abends. Kunst | Natur | Ich. Sofort ans Werk gegangen und im Araberviertel Aquarell gemalt. Die Synthese Städtebauarchitektur | -Bildarchitektur in Angriff genommen. Noch nicht rein, aber ganz reizvoll, etwas viel Reisestimmung und Reisebegeisterung dabei, eben das Ich. Das wird später schon noch sachlicher werden, wenn der schöne Rausch etwas verrauchen wird. [...]
Dann eine Autofahrt in die Umgebung der Stadt gemacht. Jäggi als Chauffeur ohne Patent. Heftiger Scirocco, Bewölkung, zarteste Bestimmtheit der Farben. Nichts wehtuend Helles wie zu Hause. [...] Wir gehen ein wenig zu Fuss. Zunächst in eine Parkanlage mit sehr eigenartiger Pflanzung. Grün | gelb | terracotta. Der Klang geht tief und wird bleiben, auch ohne malen an Ort und Stelle.« (Klee Tagebücher 1957/1988, Nr. 926f, 1914)

»– Donnerstag den 9. April, Tunis. Wetter wieder ganz klar. Aber windig. Im Hafen gemalt. Der Kohlenstaub in den Augen, und in den Aquarellfarben. Trotzdem!« (Klee Tagebücher 1957/1988, Nr. 926g, 1914)

»Samstag den 11. April, St. Germain bei Tunis. Aquarelle am Strand und vom Balcon aus. Das Strandaquarell noch etwas europäisch. Könnte auch bei Marseille gemalt sein. Im zweiten traf ich zum ersten Mal Afrika [siehe 1914.41, Kat.-Nr. 4]. Die Hitze über mir tat wohl das ihrige hinzu. [...] Abends Ostereier bemalt für die Kinder [von Dr. Jäggi]. August [Macke] schafft entzückende Gebilde. Dann eine Kalkwand des Esszimmers [im Landhaus von Dr. Jäggi] bemalt. August gleich ins Format, eine ganze Scene, Esel und Treiber usw. Ich begnügte mich mit 2 kleinen Gebilden in den Ecken, die ich abschloss.« (Klee Tagebücher 1957/1988, Nr. 926i, 1914

»Ostersonntag 12. April, St. Germain. August früh im Bett mit leichter Melancholie behaftet. [...] Ich muss an die Arbeit. [...] St. Germain mit der Tricolore [siehe 1914.39]. St. Germain mit der jungen Palme [siehe 1914.40]. [...]
Der Abend ist unbeschreiblich. Zum Überfluss geht auch noch der Vollmond auf. Louis [Moilliet] reizt mich: ich sollte es malen. Ich sage: Es wird höchstens eine Übung. Natürlich versage ich dieser Natur gegenüber. Aber ich weiss doch etwas mehr, als vorher. Ich weiss die Strecke von meinem Versagen bis zur Natur. Das ist eine innere Angelegenheit für die nächsten Jahre.
Ich bin gar nicht deprimiert deshalb. Es darf nicht eilen müssen, wenn man so viel will. Der Abend ist tief in mir drin für immer. Mancher blonde Mondaufgang des Nordens wird als gedämpftes Spiegelbild mich leise mahnen, und immer wieder mahnen. Er wird meine Braut sein, mein andres Ich. Mich zu finden ein Anreiz. Ich selber aber bin der Mondaufgang des Südens.« (Klee Tagebücher 1957/1988, Nr. 926k, 1914)

»– Ostermontag den 13. April. St. Germain | Tunis. Vormittags gemalt und gebadet. Ein Pillen Mist dreh Käfer Heiliger tut vor mir seine Arbeit. So werd ich auch arbeiten, immer wieder probieren ob es rollt, abnehmen herummessen. Einmal wird es auch gehn. Ob ich aber auch rückwärts marschiere mit meiner Kugel ich meine rückwärts ins Ziel?
[...] Nach Tisch Ostermontagsfahrt im Auto nach Sidi-Bou-Said [...] Die Stadt liegt so schön da oben, und blickt weit ins Meer, das hoch aufatmend mit uns hinaufsteigt.

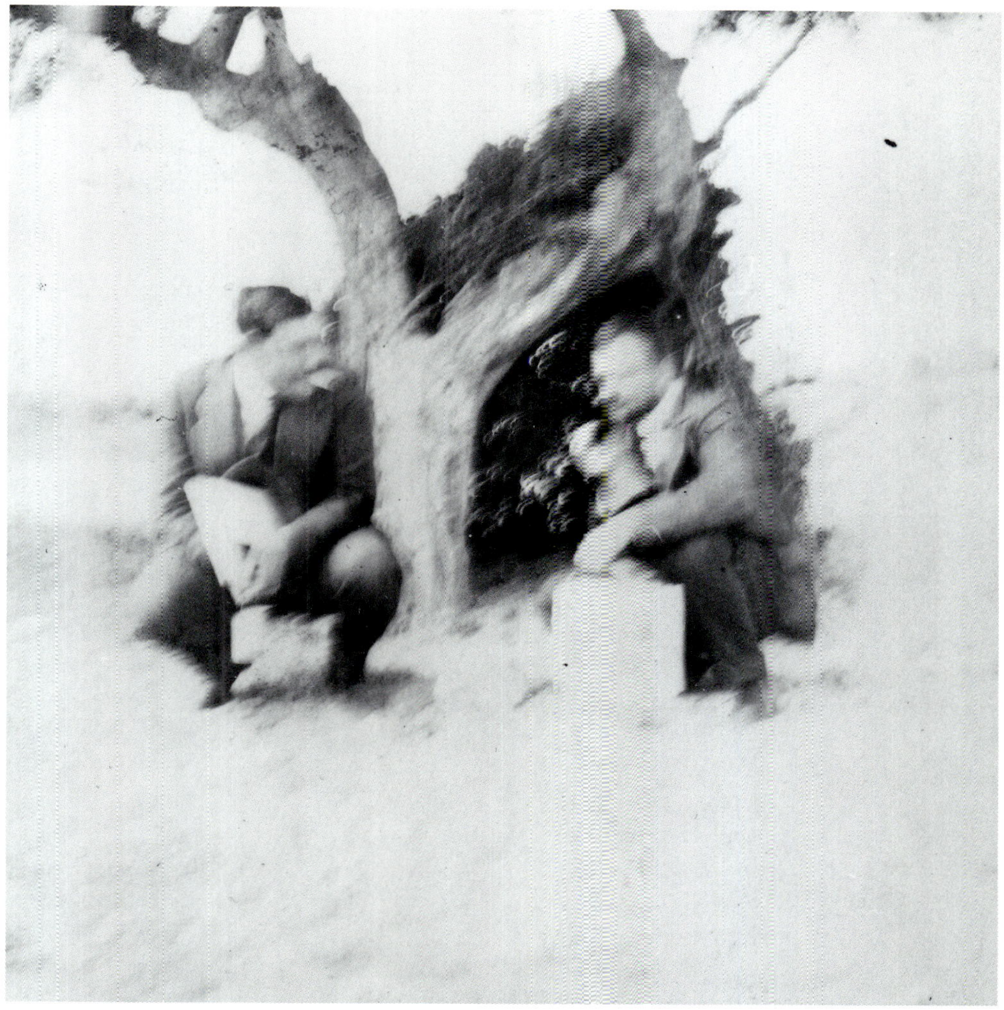

1 August Macke (links) und Paul Klee, April 1914
Foto: Louis Moilliet/aus dem Fotoalbum August Mackes
S: Westfälisches Landesmuseum für Kunst und Kulturgeschichte, Münster

An einem Gartentor Halt gemacht und eine Aquarellscizze angelegt.« (Klee Tagebücher 1957/1988, Nr. 926l, 1914)

»Dienstag d. 14. April [...] Hamammet. [...] Die Stadt ist fabelhaft, am Meer gelegen, winklig und rechtwinklig und wieder winklig. Dann und wann von der Ringmauer ein Blick!! In den Strassen sieht man mehr Weiblichkeit als in Tunis. Kleine Mädchen ganz unverschleiert, wie bei uns. Auch darf man hier die Friedhöfe betreten. Einer liegt köstlich am Meer. Auf ihm weiden ein paar Tiere. Das ist gut. Ich versuche zu malen. Das Ried- und Buschwerk ist ein schöner Fleckrhythmus.
In der Umgebung köstliche Gärten. Riesige Kakteen bilden Mauern. Ein Weg ganze Hohle-Gasse in Kakteen.
Viel gemalt und geschlendert. [...] Übernachtet bei einer bösen französischen Alten. [...] Die Küche bei Jäggi war besser gewesen!
Aber die kleine Terrasse beim ›Hotel‹-Aufgang war gut. Ich aquarellierte hier mit starker Umsetzung und mit völlig gewahrter Naturtreue [siehe 1914.35; Kat.-Nr. 2].« (Klee Tagebücher 1957/1988, Nr. 926m, 1914)

»Mittwoch, 15. April. [...] Um 2 Uhr Kairuan. [...] Zunächst ein grosser Taumel, der nachts beim Mariage arabe kulminiert. Nichts Einzelnes, nur das Ganze. Und was für ein Ganzes!! Tausend und eine Nacht als Extract mit 99 % Wirklichkeitsgehalt. Welch ein Aroma, wie durchdringend, wie berauschend, wie klärend zugleich. Speise, reellste Speise *und* reizendes Getränk. Aufbau *und* Rausch. Wohlriechendes Holz verbrennt. ?Heimat?« (Klee Tagebücher 1957/1988, Nr. 926n, 1914)

»Donnerstag den 16. April: Früh vor der Stadt gemalt, leicht zerstreutes Licht, mild und klar zugleich. Kein Nebel. Dann drin gezeichnet. [...]
Zuletzt in einem Strassenkaffee gelandet. Ein Abend von ebenso zarter als bestimmter Farbigkeit. Mühlespieler-Virtuosen. Glückliche Stunde. Louis sieht coloristische Leckerbissen und

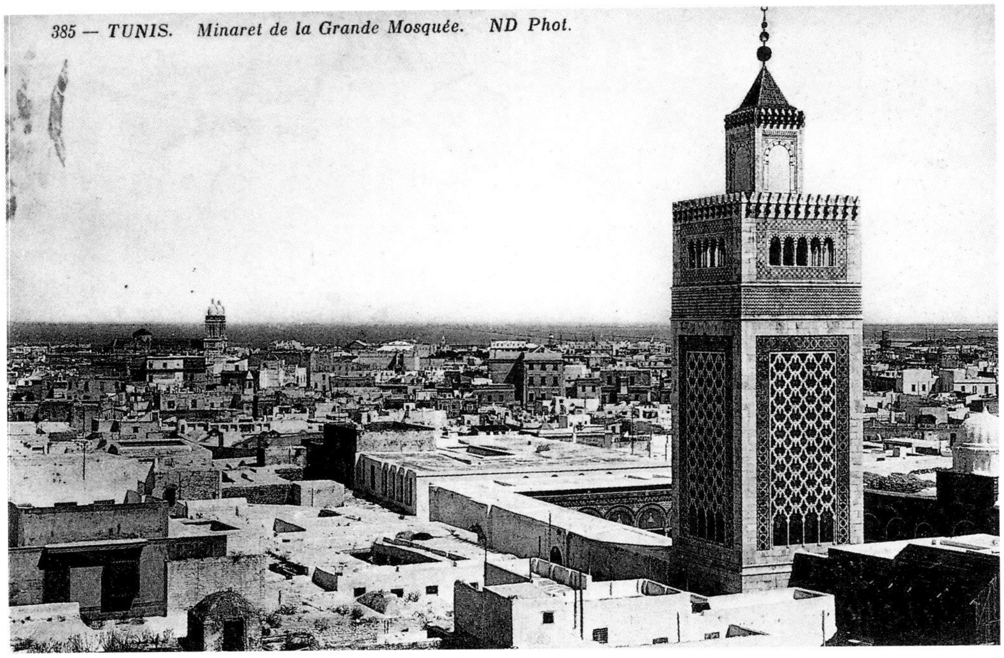

2 Tunis – Minaret der Großen Moschee
(auch Ölbaummoschee genannt)
Postkarte von Paul Klee, Tunis, an Louise Frick, Bern,
12. 4. 1914
S: NFKB

ich soll sie festhalten, weil ich das so genau könne.
Ich lasse jetzt die Arbeit. Es dringt so tief und mild in mich hinein, ich fühle das und werde so sicher, ohne Fleiss. Die Farbe hat mich. Ich brauche nicht nach ihr zu haschen. Sie hat mich für immer, ich weiss das. Das ist der glücklichen Stunde Sinn: ich und die Farbe sind eins. Ich bin Maler.« (Klee Tagebücher 1957/1988, Nr. 926o, 1914)

»Freitag den 17. April. Vormittags wieder vor der Stadt gemalt, dicht an der Mauer, auf einem kl. Hügel aus Sand. Dann *allein* gegangen, weil ich so übervoll war, durch ein Tor hinaus, wo ein paar Bäume standen. [...]
Zurück durch die Staubgärten vor der Stadt, stehend ein letztes Aquarell gemalt. [...] Ich packe meine paar Sachen, um 11 Uhr mittags geht mein Zug. [...] Heute musste ich allein sein, es war zu stark was ich erlebte. Und fort musste ich auch, mich zu besinnen.« (Klee Tagebücher 1957/1988, Nr. 926p, 1914)

»– Sonntag den 19. April. Abreise aus Tunis. Zunächst Vorbereitungen für die Abreise. Viele Aquarelle und sonst allerlei. Das meiste in mir drin, tief drin, aber so voll, dass es jederzeit offenbar wird. [...]
Ma und Mo bleiben noch ein paar Tage. Ich habe eine gewisse Unruhe mein Karren ist zu voll geladen, ich muss an die Arbeit. Die grosse Jagd ist zu Ende. Ich muss zerwirken.« (Klee Tagebücher 1957/1988, Nr. 926r, 1914)

»Dienstag 21. April. [...] Napoli taucht auf, von dem ich vor einem Dutzend von Jahren schon einmal so entzückt war. Es taucht auf aus einer leicht verschleierten Atmosphäre. Am deutlichsten der Posilipp und dann das ganze Häuseramphitheater. Was für eine Stadt! Viel zu schnell rückt sie näher, und dann muss ich weiter. Denn ich bin auf keiner Italienfahrt begriffen, nicht zu vergessen! Ich war im Morgenlande, und ich muss dort jetzt bleiben.
Jene Musik darf nicht vermischt werden. Hier ist die Influenz zu gefährlich! Also weiter, weiter.« (Klee Tagebücher 1957/1988, Nr. 926t, 1914)

»Von meinem Orientausflug habe ich recht viel mitgebracht. Hoffentlich zeugt es sich noch weiter. eine angeborene Sparsamkeit liess mich gleich eine Menge vor der Natur arbeiten, wass z. Teil in der hiesigen Neuen Secession hängt (8 Aquarelle)« (PK-ESo, München, 30. 6. 1914, S: Privatbesitz, Bern)

»Im Orient Frühling 1914 entwickelte ich – reichlich spät – meine Farbe. Es kam zu einem erstmaligen sich zu Haus fühlen.« (Autobiographische Notiz von PK für WH, um 1918, S: Alain Nicolas, Librairie Les Neufs Muses, Paris [1988])

Zeugnis von Leopold Zahn

»Als Klee 1914, von August Macke begleitet, eine Reise nach dem orientalischen Süden antrat, war er sich zumindest in der Theorie klar darüber, worauf es in der neuen Malerei ankam. Aber die direkte Beziehung zum Resultat bei einem anderen Temperament ergab wohl eine Erkenntnis, aber keine eigenen Taten. Nun galt es in der Natur Studienobjekte zu finden, um durch vernünftig lebendige Anregung die im Innern schlummernden Werte zu fördern (Eigene Worte des Künstlers).
Diese Absicht verwirklichte er in Tunesien. Hier entstand eine Reihe farbiger Studien, die den Grundstock zur eigenen Koloristik ergaben.« (Zahn 1920, S. 13)

Werke

1914.27
Dampfer im Hafen (Tunis)
Aquarell auf Ingrespapier
Maße unbekannt
Standort unbekannt

1914.28
Kairuan
Vier Zeichnungen aus Kairuan:
(2 Frauen 1 Kind mit Huhn 2 Männer)
Bleistift auf Papier
12,7 x 20,3 cm
Privatbesitz, Italien

1914.29
Kairuan
Vier Zeichnungen aus Kairuan:
(Frau mit Mädchen und kl. Menschengruppe)
Bleistift auf Papier
20,5 x 12,5 cm
Privatbesitz, Deutschland

1914.30
Kairuan
Vier Zeichnungen aus Kairuan:
(4 Menschen 3 Esel)
Bleistift auf Papier
7,5 x 20,5 cm
Standort unbekannt

1914.31
Kamel u. Esel
Vier Zeichnungen aus Kairuan: Kamel und Esel
Bleistift auf Papier
8,8 x 18,4 cm
Nachlaß Felix Klee, Bern

1914.32
St. Germain (Abends etwas Provencestimmung)
Aquarell auf Büttenpapier
Maße unbekannt
Standort unbekannt

1914.33
Hammamet
Hammamet (Blick in d. Gärten)
Aquarell über Bleistift auf Büttenpapier
22 x 24 cm
Privatbesitz, Deutschland

1914.34
Strasse in Tunis
siehe Kat.-Nr. 1

1914.35
Blick zum Hafen von Hammamet
siehe Kat.-Nr. 2

1914.36
Skizze aus Tunis (Negerin u. Orientale auf er. Bank)
Aquarell auf Kupferdruckpapier
Maße unbekannt
Standort unbekannt

1914.37
St. Germain b. Tunis
siehe Kat.-Nr. 3

1914.38
Kairuan
Aquarell auf Ingrespapier
Maße unbekannt
Standort unbekannt

1914.39
St. Germain mit der Tricolore
Aquarell auf Aquarellpapier
Maße unbekannt
Standort unbekannt

1914.40
St Germain (mit d. jung. Palme)
Aquarell auf Aquarellpapier
21,1 x 27 cm
Standort unbekannt

1914.41
Ansicht v. St. Germain
siehe Kat.-Nr. 4

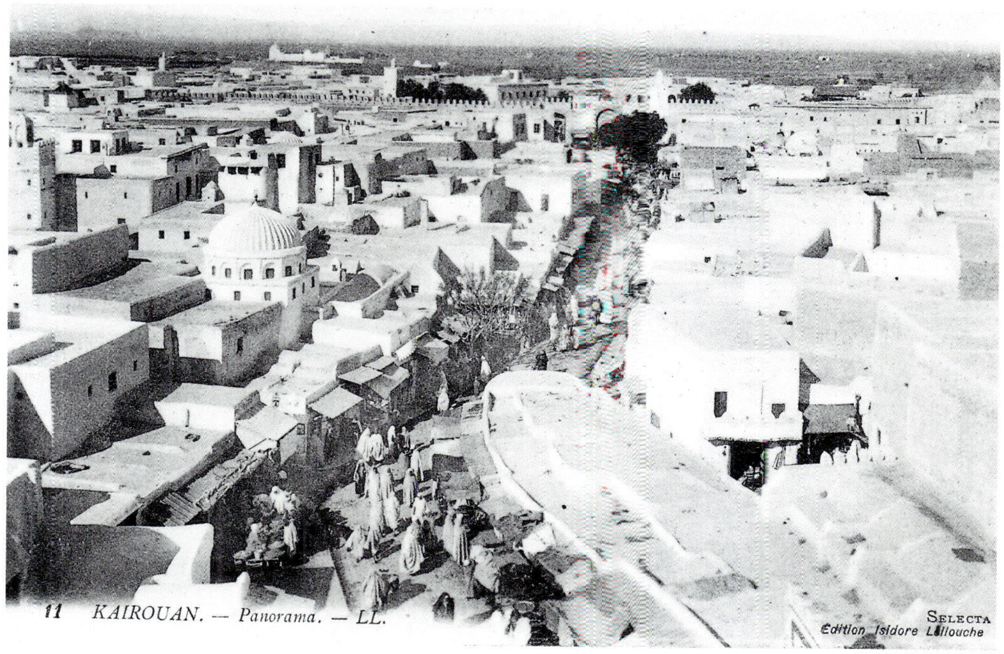

3 Kairouan – Gesamtansicht
Postkarte von Paul Klee, Kairouan, an Hans Klee, Bern, 15. 4. 1914
S: NFKB

1914.42
Kairuan
Kairuan (Abschied)
Aquarell auf Papier
22,8 x 23,3 cm
Ulmer Museum, Museum der Stadt Ulm

1914.43
in der Einöde
siehe Kat.-Nr. 5
(Vorlage: 1914.216; Teilstück: 1914.45)

1914.45
Rote u. weisse Kuppeln
Aquarell und Gouache über Bleistift auf Japanpapier
14,6 x 13,7 cm
Kunstsammlung Nordrhein-Westfalen, Düsseldorf
(Vorlage: 1914.216; Teilstück: 1914.43)

1914.46
Scizze aus Kairuan
Feder mit Tusche auf Ingrespapier
15,8 x 10,5 cm
Kunstmuseum Bern/Paul-Klee-Stiftung

1914.47
Scene aus Kairuan
Scene aus Kairuan (nach 1914. 46.)
Feder mit Tusche und Aquarell auf Papier
19,8 x 16,9 cm
E.W.K., Bern

1914.48
Motiv aus Hammamet
Aquarell über Bleistift auf Ingrespapier
20 x 15,5 cm
Öffentliche Kunstsammlung Basel, Kupferstichkabinett

1914.49
Abstraction eines Motivs aus Hammamet
Aquarell über Bleistift auf Ingrespapier
12,5 x 9,6 cm
Privatbesitz, Schweiz

1914.53
Strassenkaffee in Tunis
Aquarell über Bleistift auf Büttenpapier
9,5 x 21,5 cm
Privatbesitz, Deutschland

1914.56
zwei orientalische Aquarelle
zwei kl. orientalische Aquarelle
Aquarell über Bleistift auf Büttenpapier
oben: 7,8 x 7,2 cm; unten: 7,5 x 8,7 cm
Sammlung A. Rosengart

1914.57
über ein Motiv aus Hammamet
Öl auf Pappe
27 x 22 cm
Öffentliche Kunstsammlung Basel

1914.59
Fenster u. Palmen
Aquarell über Bleistift auf kreidegrundiertem Papier
7,9x8,6 cm
Kunsthaus Zürich, Graphische Sammlung

1914.70
rote und gelbe Häuser in Tunis
Aquarell über Bleistift auf Kupferdruckpapier
21,1x28,1 cm
Kunstmuseum Bern/Paul-Klee-Stiftung

1914.71
Hammamet
Aquarell auf Kupferdruckpapier
Maße und Standort unbekannt

1914.72
Kairuan, vor dem Thor
siehe Kat.-Nr. 6

1914.73
Ansicht v. Kairuan
Aquarell über Bleistift auf Büttenpapier
8/8,3x20,5/21 cm
Von der Heydt-Museum, Wuppertal (Leihgabe)

1914.107
Dünenflora
siehe Kat.-Nr. 7

1914.108
Südlicher Garten
Aquarell auf Ingrespapier
11,3x13,4 cm
Öffentliche Kunstsammlung Basel, Kupferstichkabinett
(Teilstücke: 1914.107 und 1914.109)

1914.109
Auf der Düne von St. Germain
(mit dem Gartenpfosten)
Aquarell auf Ingrespapier
Maße unbekannt
Standort unbekannt

1914.110
In den Häusern v. St. Germain
siehe Kat.-Nr. 8

1914.199
Hammamet mit der Moschee
Aquarell über Bleistift auf Aquarellpapier
20,6x19,4 cm
The Metropolitan Museum of Art, New York
(The Berggruen Klee Collection)

1914.202
Park in Kairouan
Aquarell auf Ingrespapier
Maße unbekannt
Standort unbekannt

1914.204
vor einer Moschee in Tunis
Aquarell über Bleistift auf Kupferdruckpapier
24,5x18 cm
E.W.K., Bern

1914.205
zu 204 urspr. gehörig
Aquarell über Bleistift auf Kupferdruckpapier
22x12 cm
Privatbesitz, USA

1914.208
Studie nach einem greisen Dromedar
greises Kamel (Skizze aus Hammamet)
Feder mit Tusche und Aquarell auf Ingrespapier
21,2/21,8x27,5/28,2 cm
Nachlaß Felix Klee, Bern

1914.209
Strassenskizze aus Kairuan
Feder mit Tusche, naß in naß,
und Aquarell auf Ingrespapier
11,5x15,7 cm
Gallery Gion Sanjyo, Kyoto (1988)

1914.210
(im Stil v Kairouan, ins gemässigte übertragen)
Aquarell über Bleistift auf Ingrespapier
16,7x25 cm
Harriet Griffin Fine Arts, Inc., New York (1990)

1914.211
(im Stil v Kairouan, ins gemässigte übertragen)
Aquarell über Bleistift auf Ingrespapier
12,3x19,5 cm
Kunstmuseum Bern/Paul-Klee-Stiftung

1914.212
Tunesische Scizze
siehe Kat.-Nr. 9

1914.213
Garten in der tunesischen Europäerkolonie St. Germain
Garten in St-Germain bei Tunis
Aquarell auf Büttenpapier
21,2/21,6x26,8/27,3 cm
The Metropolitan Museum of Art, New York
(The Berggruen Klee Collection)

1914.214
Landhäuser am Strand
Aquarell auf Kupferdruckpapier
21,9x28,6 cm
Kunstmuseum Bern/Paul-Klee-Stiftung

1914.215
Badestrand St. Germain bei Tunis
Aquarell auf Ingrespapier
21,7x27 cm
Ulmer Museum, Museum der Stadt Ulm

1914.216
Vor den Toren v. Kairuan
vor den Toren v Kairuan
(ursprüngliche Fassung v. d. Natur)
Aquarell auf Aquarellpapier
20,7x31,5 cm
Kunstmuseum Bern/Paul-Klee-Stiftung

1914.217
St. Germain b Tunis (landeinwärts)
siehe Kat.-Nr. 10

1915.100
orientalisches Aquarell
Aquarell auf Ingrespapier
23x29,8 cm
Privatbesitz, Schweiz
(Variante: 1915.101)

1915.101
‹auf eine Scizze aus Sidibusaid zurückgreifend›
Aquarell auf Ingrespapier
21,5x30,3 cm
Standort unbekannt

1915.242
Mondaufgang (St Germain)
Aquarell über Bleistift auf Fabrianopapier
18,5x17/17,5 cm
Museum Folkwang, Essen

1916.21
Kairuan
Kairuan mit den Kamelen und dem Esel nach einer Scizze damals
Feder mit Tusche und Aquarell auf Aquarellpapier
15x24,2 cm
Standort unbekannt

1918.18
Blick von St. Germain (Tunis) landeinwärts
(Hochformat)
Aquarell über Bleistift auf Aquarellpapier

24,8x10,8 cm
Leoma Ohnishi Museum, Ayauta-gun

1918.19
Blick von St. Germain (Tunis) landeinwärts II
(Breitformat)
Aquarell auf Aquarellpapier
Maße unbekannt
Standort unbekannt

1918.54
Salon Tunesien (Verkehr auf dem Boulevard Tunis)
Feder mit Tusche und Aquarell auf
Aquarellpapier
22,5x28,5 cm
Privatbesitz, Großbritannien

1919.31
mit der Bergkette (nach einer Scizze von 1914
aus St Germain)
Aquarell auf Ingrespapier
24,1x32,5 cm
Norton Simon Museum, Pasadena, CA

1919.32
mit zwei Dromedaren und 1 Esel (nach Scizze
von 1914 aus Kairuan)
Aquarell auf Ingrespapier
25,2x21,5 cm
Privatbesitz, USA

1919.80
Südliche Gärten
Tunesische Gärten
Aquarell über Feder mit Tusche auf
Ingrespapier
24,1/24,4x18,7/18,9 cm
The Metropolitan Museum of Art, New York
(The Berggruen Klee Collection)

1919.81
Tunesische Gärten ‹höheres Format›
Aquarell über Feder mit Tusche auf
Ingrespapier
24,1x32,5 cm
Privatbesitz, USA

1920.35
Scene aus Kairuan
Scene aus Kairuan (nach der Bleistzchn 1914)
Ölfarbezeichnung und Aquarell auf
Japanpapier
17,5x27,6 cm
The Metropolitan Museum of Art, New York
(The Berggruen Klee Collection)

1920.36
Scene aus Kairuan (nach der Bleistzchn 1914)
Ölfarbezeichnung und Aquarell auf
Japanpapier
Maße unbekannt
Standort unbekannt

1920.134
Häuser am Meer
siehe Kat.-Nr. 12

1920.135
Südlicher Villengarten
Südlicher Villengarten
(nach einer tunesischen Skizze)
Aquarell auf Ingrespapier
23,5x31,1 cm
Privatbesitz, London

1921.4
Kairuan, vor den Thoren
(nach einer Scizze von 1914)
Ölfarbezeichnung und Aquarell auf
Ingrespapier
21,4x42,5 cm
Privatbesitz, Schweiz

1921.118
Kairuan (nach 1914/216)
Aquarell auf Ingrespapier
Maße unbekannt
Standort unbekannt

1923.53
Scene vor einer arabischen Stadt
siehe Kat.-Nr. 13
(Vorstufen: 1914.29 und 1920.35)

1923.175
Südliche Frühlingslandschaft
(auf Grund von 1914.217)
Aquarell auf Ingrespapier
25,4x30 cm
Privatbesitz, USA

1923.181
nach einer tunesischen Notiz von 1914
siehe Kat.-Nr. 14

1931.27 (K 7)
Scene A aus Kairuan (nach Zchng 1914)
Feder mit Tuschen auf Ingrespapier
29,8x48,2 cm
Satani Gallery, Tokyo (1990)

1931.28 (K 8)
Scene B aus Kairuan (nach Zeichng. v. 1914)
Reißfeder mit Tinten auf Ingrespapier
30,2x56,5 cm
The Metropolitan Museum of Art, New York
(The Berggruen Klee Collection)

ITALIEN/SIZILIEN 1924

»Ich erlebe nichts, will auch gar nichts erleben, ich trage die Berge Siciliens in mir und jene Sonne. Alles andere ist fad.« (PK-LK, Weimar, 11.11.1924, Klee Briefe 1979, Band II, S. 997)

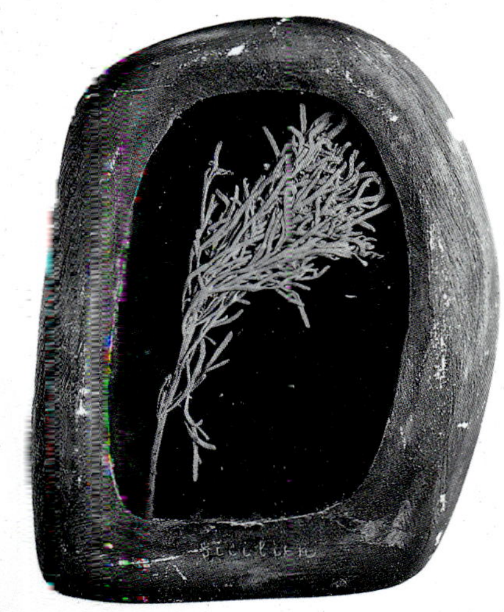

4 Pflanze aus Sizilien, gepresst und unter Glas in Gips gefasst, 1924
S: NFKB

»Auf das Herbarium freue ich mich und wundere mich, daß diese Schätze an Form nicht längst bei mir sind.« (PK-LK, Weimar, 1.11.1924, Klee Briefe 1979, Band II, S. 995)

Teilnehmer

Paul und Lily Klee

Reiseroute und -daten

Weimar (1.9.1924) – *Bahn* – Basel – **Bern** (1.–7.9.1924) – *Bahn* – Domodossola – Mailand – **Genua** (7.–10.9.1924; Hôtel Royal Aquila) – *Schiff: »Sicilia«* – **Neapel** (12.9.1924)

– *Schiff: »Sicilia«* – **Catania** (13.–14. 9. 1924) – *Bahn* – Acireale – Giardini-Naxos [Eisenbahnstation von Taormina] – *Bus(?)* – **Mazzaró** (14.–30. 9. 1924; Albergo Pagni [?]) – *Bus(?)* – Giardini-Naxos [Eisenbahnstation von Taormina] – *Bahn* – Messina – *Bahn auf Fährschiff* – Villa San Giovanni – *Bahn* – Salerno – Neapel – **Rom** (31. 9.–9. 10. 1924; Pension Hallier [?]) – *Bahn* – Florenz – **Mailand** (9.–11. 10. 1924) – *Bahn* – Domodossola – **Bern** (11. 10.–1. 11. 1924; Hotel Savoy) – *Bahn* – Weimar (1. 11. 1924)

Ausflüge/Besichtigungen

Genua:
Hafen; Palazzo Doria

Neapel:
Nationalmuseum; Schloß (Palazzo Reale); Theater San Carlo; Via Roma (Toledo genannt)

Catania:
Denkmal des Komponisten Bellini; Dom

Taormina:
griechisches Theater

Umgebung von Mazzaró:
Kap Sant'Andrea; Mola: Kastell von Taormina

Rom:
Monte Pincio; Villa Medici; Spanische Treppe; Fontana di Trevi; Villa Borghese; Piazza Navona; Thermenmuseum; Kirche Santa Maria Maggiore; Basilika San Pietro in Vincoli; Forum Romanum (Atrium Vestae); Palatin (Haus der Livia, Severus-Palast); Trajansforum, Trajans-Säule; Kolosseum; Abbadia delle Tre Fontane (bei der Kirche San Paolo fuori le mura); Caracallathermen; vatikanischer Stadtteil Borgo (Engelsburg, Peterskirche, vatikanische Sammlung, Stanzen Raffaels, Sixtinische Kapelle); Via d'Archetto

Umgebung von Rom:
Via Appia: Grabmal der Caecilia Metella
Tivoli: Villa d'Este

Reisebericht von Lily Klee

»Was wir Alles an landschaftl. Schönheiten sahen u. genoßen, das läßt sich in so kurzen Worten gar nicht schildern. Es waren Höhepunkte, wie die Einfahrt in d. Golf v. Neapel bei Sonnenaufgang u. die Einfahrt in die Meerenge v. Messina. Die Küste v. Sizilien mutete schon ganz afrikanisch an. Auch die fahrt durch das tiefblau ultramarinfarbene südliche Meer (Delphine umspielten d. Schiff) war wie ein Märchen aus 1001 Nacht. Sie können sich denken wie glückselig der Meister Klee bei all diesen Schönheiten ist. Und nun sind wir hier unterhalb Taormina in ein. paradies. Seebad gelandet, wo wir uns aussonnen u. 3 Mal im Tag baden im jonischen Meer. [...] Manchmal steigen wir auch n. Taormina hinauf, diesen schönsten Punkt in Sicilien u. uralt klassischen boden. Klee ist d. ganzen Tag unterwegs u. zeichnet u. malt.« (LK-ES, Mazzaró, 22. 9. 1924, S: NSMP)

»Ein paarmal stiegen wir auch hinauf nach Taormina. Herrlich gelegener alter Ort mit antiken Resten. normannischen, sarazenischen Häusern. Das herrliche griechische Theater. Wie oft saßen wir dort u. blickten herunter auf das im Abendglanz mit eigenartigem rosig bläulichen Schimmer erstralende Meer, hinüber nach der nahen Küste Afrikas. Pauls ewige Sehnsucht.« (Lily Klee: Lebenserinnerungen. Manuskript [ab 1942], S. 114 f., S: NFKB)

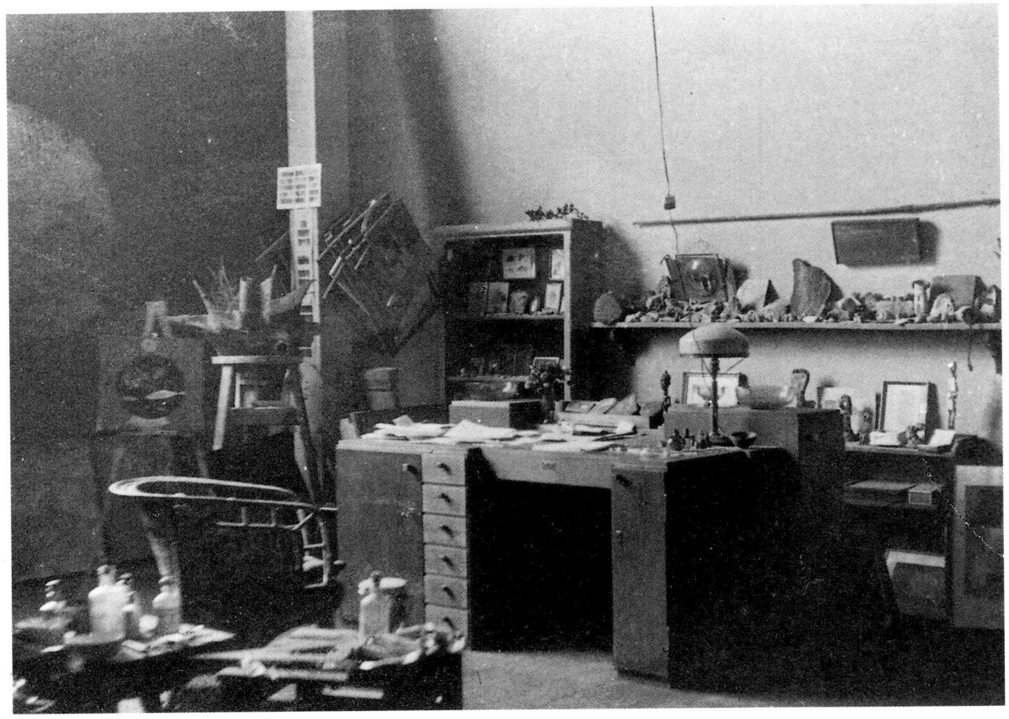

5 Paul Klees Atelier im Staatlichen Bauhaus, Weimar, erste Hälfte 1926
(links der Tischlampe stehen schräggestellt die gepreßten und in Gips gefaßten Pflanzen aus Sizilien)
Foto: Felix Klee
S: NFKB

»[...] für Klee war Sizilien ein großes künstlerisches Erlebnis. [...] Wir haben den Plan gefaßt so bald als möglich einen Winter ganz im Süden zu verleben u. zwar mögl. in Süditalien.« (LK-ES, Bern, 14. 10. 1924, S: NSMP)

»Klee hat herrliche Studien in dem herrlichen sonnenreichen Sizilien gemalt u. jetzt gute Arbeitszeit.« (LK-ES, Weimar, 9. 12. 1924, S: NSMP)

Zur Nachwirkung der Reise:
Zeugnisse von Paul Klee

»Man ist in fieberhafter Tätigkeit, auf die große Krisis [Auflösung des Bauhauses] hin; in etwa acht Tagen. Ich bin noch so voll von Sicilien, daß es mich innerlich wenig berührt.« (PK-LK, Weimar, 1. 11. 1924, Klee Briefe 1979, Band II, S. 995)

»Innerlich bin ich noch ganz eingeheizt von den sicilischen Eindrücken, ich denke nur daran, rein landschaftlich – abstract, und es beginnt jetzt einiges davon zum Vorschein zu kommen, das heißt, ich male seit zwei Tagen wieder. Was soll man sonst?« (PK-LK, Weimar, 6. 11. 1924, Klee Briefe 1979, Band II, S. 995)

Werke

1924.217
‹Sizilien›
siehe Kat.-Nr. 15

1924.218
Mazzaró
siehe Kat.-Nr. 16

1924.219
Sizilien ‹bei S. Andrea›
Aquarell und Gouache auf kreidegrundiertem Papier
22,6 x 28,4 cm
Von der Heydt-Museum, Wuppertal (Leihgabe)

1924.220
bei Taormina
siehe Kat.-Nr. 17

1924.221
b. Taormina
bei Taormina (heiter)
Feder mit Tusche und Aquarell auf Aquarellpapier
12 x 22 cm
Standort unbekannt

1924.226
Mola
Mola (Erinnerung an Castell Mola)
Deckfarben auf leimgrundiertem Papier
13,7 x 35,2 cm
Standort unbekannt

1924.230
Felsen am Meer
siehe Kat.-Nr. 19

1924.231
verlassene Kulturen
verlassene Kulturen [Ergänzung in der Rubrik Technik des Œuvrekatalogs:] aus Sicilien
Feder mit Tusche (?) und Aquarell auf Ingrespapier
Maße unbekannt
Standort unbekannt

1924.232
Fischerbarken aus Catania
siehe Kat.-Nr. 20

1924.233
Villa Mazzaró
Aquarell und Deckfarben auf kreidegrundiertem Papier
22,2 x 28,9 cm
Standort unbekannt

1924.236
Sicilische Landschaft
Aquarell und Deckfarben auf kreidegrundiertem Papier
Maße unbekannt
Barnes Foundation Museum, Merion, Pa.

1924.238
Strasse bei »Villa Mazzaró«
siehe Kat.-Nr. 22

1924.239
Altes Gemäuer (Sicilien)
Altes Gemäuer
Aquarell auf gouachegrundiertem Papier
22,5 x 28,2 cm
Museum Folkwang, Essen

1924.240
Sicilische Flora im September
Aquarell und Deckfarben auf Papier
24 x 31,7 cm
The Arts Club of Chicago

1924.246
Die Bucht von Mazzaró
Aquarell und Gouache auf grundiertem Zeitungspapier
29,2 x 43,7 cm
Standort unbekannt

1924.278
unterhalb Taormina
Aquarell über Bleistift auf Ingrespapier
28,6 x 30,5 cm
Standort unbekannt

1924.291
Klang aus Sicilien
siehe Kat.-Nr. 24

1924.292
Ansicht des Gebirges bei Taormina
siehe Kat.-Nr. 25

1925.97 (S 7)
Gelände auf Sicilien
siehe Kat.-Nr. 28

1925.110 (B null)
Bucht M. auf Sizilien
Aquarell auf kreidegrundiertem Briefpapier
23,3 x 28,8 cm
Von der Heydt-Museum, Wuppertal (Leihgabe)

ITALIEN/ELBA 1926

»Ich beginne mich in meinen Alltag hineinzufinden. Die Reise liegt in einem fernen sonnigen Schimmer schon recht weit zurück, und das ist gut, sonst müßte man hier am Ort unter einem freudloser Kontrast freudlos dahindenken. Das nützt einmal nichts, man arbeitet, eine ideelle Wirklichkeit gewinnt allmählich glaubwürdige Umrisse.« (PK-LK, Dessau, 14. 11. 1926, Klee Briefe 1979, Band II, S. 1016)

Teilnehmer

Paul, Lily und Felix Klee

Reiseroute und -daten

Dessau (24. 8. 1926) – *Bahn* – Basel – **Bern** (25. 8.–6. 9. 1926) – *Bahn* – Domodossola – Mailand – **Genua** (6.–8. 9. 1926; Hôtel Royal Aquila) – *Bahn* – Pisa – **Livorno** (8.–9. 9. 1926) – *Schiff* – Portoferraio/Insel Elba – *Schiff* – **Magazzini/Insel Elba** (9.–30. 9. 1926; Pensione Ottone) – *Schiff* – Piombino – *Bahn* – **Pisa** (30. 9.–2. 10. 1926; Albergo-Ristorante Milano & Commercio) – *Bahn* – **Florenz** (2.–12. 10. 1926; Pensione Casa Nardini) – *Bahn* – **Bologna** – *Bahn* – **Ravenna** (12.–16. 10. 1926; Hotel Byron) – *Bahn* – Bologna – **Mailand** (16. bis 18. 10. 1926) – *Bahn* – Domodossola – **Bern** (18.–28. 10. 1926) – *Bahn* – **Frankfurt a. M.** (29. 10. 1926) – *Bahn* – Dessau (29. 10. 1926)

Ausflüge/Besichtigungen

Genua
Friedhof Staglieno; Hafen

Elba:
Golfo della Lacona; Golfo Stella; Porto Longone (heute: Porto Azzurro)

Pisa:
Baptisterium, Dom; Campo Santo mit Fresken; der Schiefe Turm

Florenz:
Stadthaus Palazzo Vecchio; Uffizien; Dom; Kirche San Lorenzo; Kloster San Marco; Akademie; Nationalmuseum für italienische Kultur- und Kunstgeschichte Bargello; Kirche Santa Croce; Ka Lungarno; Kirche Santa Maria Novella; Ponte Vecchio; Palazzo Pitti; Boboli-Gar-

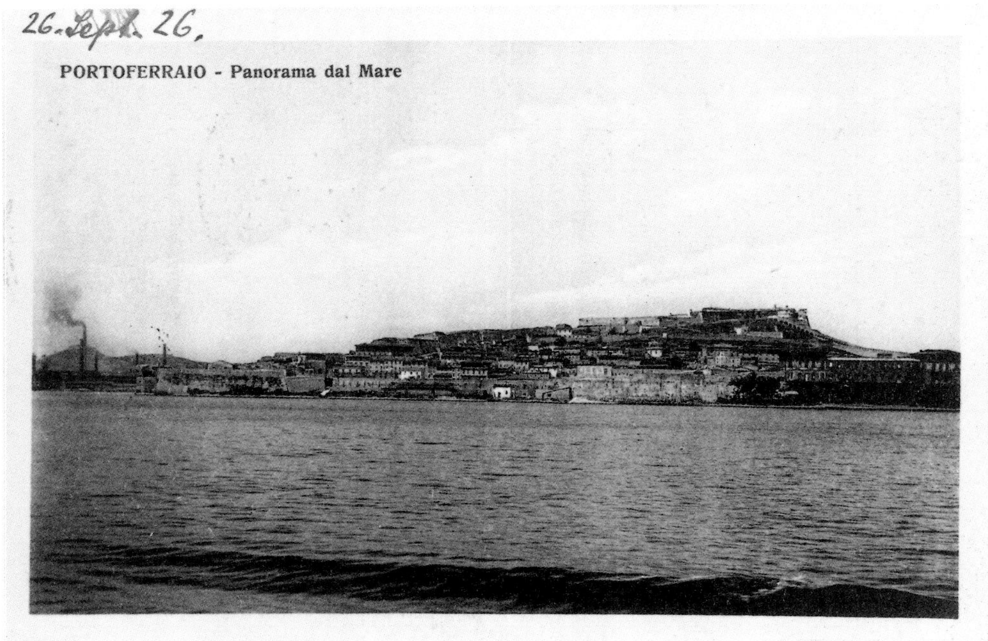

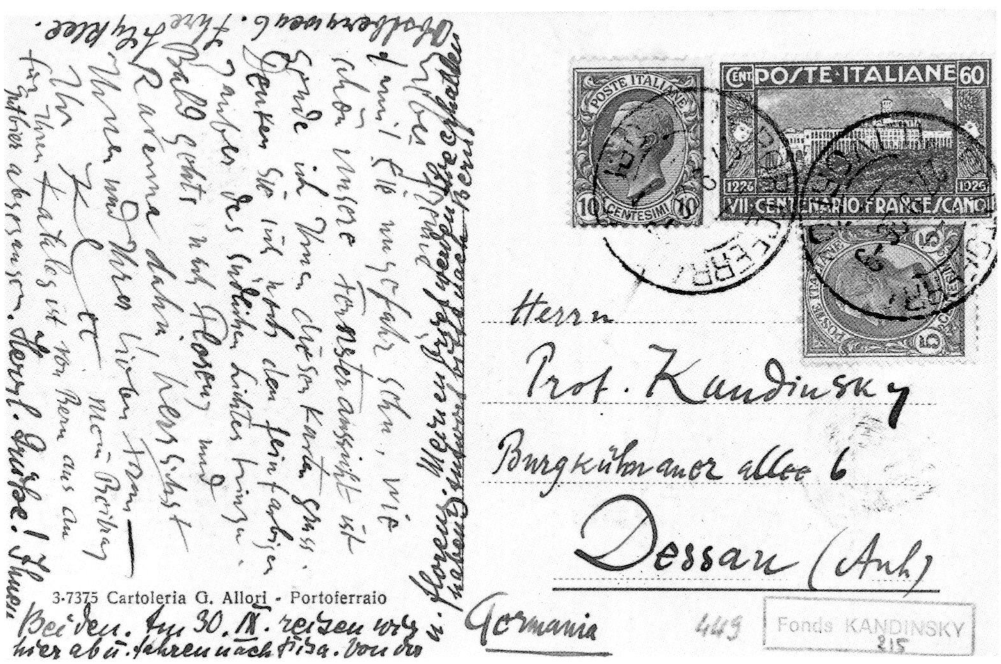

6 Portoferraio – Gesamtansicht vom Meer aus
Postkarte von Paul und Lily Klee, Portoferraio, an Wassily und Nina Kandinsky, Dessau, 26. 9. 1926
S: CGPP/FKa

»[…] damit Sie ungefähr sehn, wie schön unsere Fensteraussicht ist sende ich Ihnen diesen Kartengruss. Denken Sie sich noch den feinfarbigen Zauber des südlichen Lichtes hinzu.« (P [+L]K-WK, Portoferraio, 26. 9. 1926
S: CGPP/FKa)

ten; Klosterkirche San Miniato al Monte; Kloster Certosa del Calluzzo

Umgebung von Florenz:
zwischen San Domenico und Fiesole: Villa Bellagio (Arnold Böcklins letzte Arbeitsstätte)
Fiesole: antikes römisches Theater; Thermen

Bologna:
Kathedrale San Pietro

Ravenna:
Kirche San Vitale; Grabmal Theoderichs

Umgebung von Ravenna:
Classe fuori: Basilika Sant'Apollinare

Mailand:
Brera; Dom; Schloß (Palazzo Reale)

Werke

1926.223 (W 3)
»florentinisches« Villen Viertel
Öl auf Pappe; originaler Rahmen
49,5 x 36,5 cm
Musée National d'Art Moderne,
Centre Georges Pompidou, Paris

1926.240 (X 10)
Rio auf Elba
siehe Kat.-Nr. 31

1926.243 (Y 3)
Elba (Querschnitt)
siehe Kat.-Nr. 32

1926.244 (Y 4)
Elba (Passhöhe zwischen Porto Longone und Magazzini) I
siehe Kat.-Nr. 33

1926.245 (Y 5)
Elba (hoch über Pto. Longone)
siehe Kat.-Nr. 34

1926.246 (Y 6)
Elba (Passhöhe zwischen Pto Longone und Magazzini) II
siehe Kat.-Nr. 35

1927.78 (Q 8)
Altiforni von P. f.
siehe Kat.-Nr. 36

1927.79 (Qu 9)
Portoferraio
siehe Kat.-Nr. 37

1927.80 (Qu 10)
befestigte Hafenstadt
siehe Kat.-Nr. 38
(Vorzeichnung zu: 1927.179)

1927.179 (H 9)
Hafeneinfahrt von P. F.
Öl auf Leinwand; originaler Rahmen
Maße unbekannt
Standort unbekannt

SÜDFRANKREICH/PORQUEROLLES/ KORSIKA 1927

»Und dann gehe ich ja nie ein zweites Mal an denselben Ort, dazu ist das Leben zu kurz.« (PK-LK, Dessau, 10.7.1927, Klee Briefe 1979, Band II, S. 1050)

Teilnehmer

Paul Klee reiste allein nach Südfrankreich, während Lily in Oberstdorf zur Kur weilte. Er war die erste Woche (28. 7.–6. 8. 1927) auf der Insel Porquerolles mit seinem Sohn Felix und dessen Bekannte Karla Grosch zusammen. Den Urlaub in der Schweiz verbrachte er gemeinsam mit seiner Frau.

Reiseroute und -daten

Dessau (21. 7. 1927) – *Bahn* – **Bern** (22.–25. 7. 1927) – *Bahn* – Genf – **Marseille** (26. 7. 1927) – *Bahn* – **Toulon** (bis 28. 7. 1927; Grand Hôtel du Louvre [?]) – *Schiff* – **Porquerolles/Insel Porquerolles** (28. 7.–12. 8. 1927; Hôtel Sainte Anne et des Pins) – *Schiff* – **Toulon** (12. 8. 1927) – *Schiff* – **Calvi/Korsika** (13. bis mindestens 15. 8. 1927; Hôtel Emanuelli) – *Bahn* – **Bastia** – *Bahn* – **Corte** (mindestens seit 21. bis 22. 8. 1927; Hôtel Paoli) – *Bus* – Scala di Regina – Gorges de Spelunca – **Piana** (22.–23. 8. 1927) – *Bus* – **Ajaccio** (23.–27. 8. 1927; Hôtel de France) – *Bahn(?)* – Calvi(?) – *Schiff* – **Marseille** (28. 8. 1927) – *Bahn* – **Avignon** (28.–29. 8. 1927) – *Bahn* – **Lyon** (30. 8. 1927) – *Bahn* – **Genfersee** (ab 1. 9. 1927) – *Bahn* – **Zermatt** – *Bahn* – **Lugano** (16. bis mindestens 22. 9. 1927; Hotel Schweizerkreuz) – *Bahn* – **Bern** (bis 28. 9. 1927) – *Bahn* – Dessau

Ausflüge/Besichtigungen

Marseille:
Hafen

Umgebung von Bastia:
Cap Corse

Zermatt:
Gornergrat

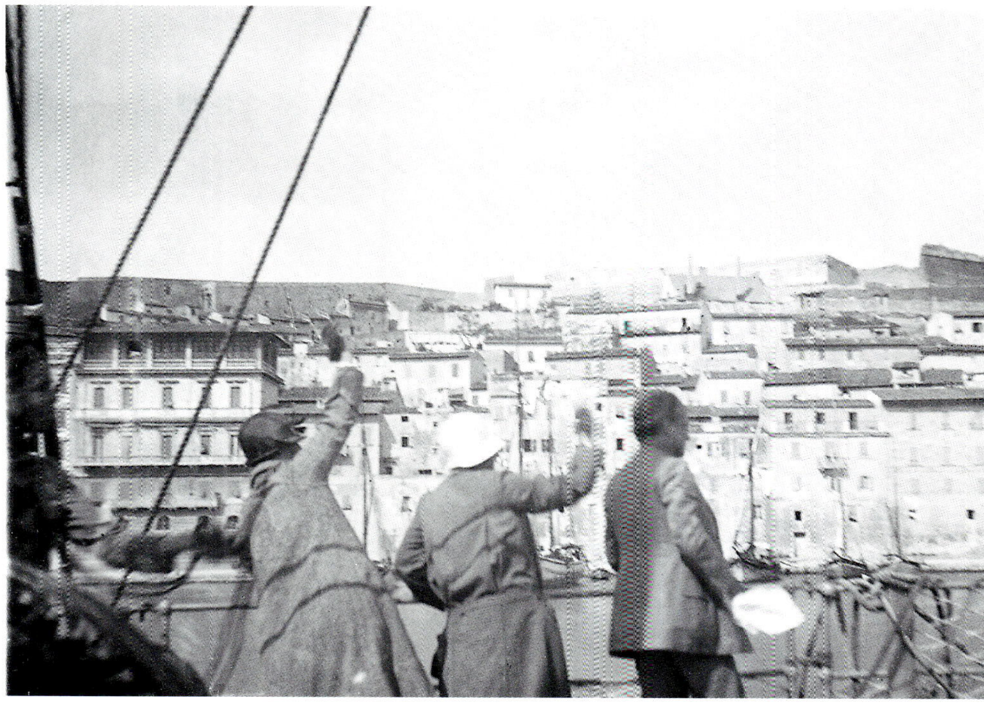

7 Abfahrt von Portoferraio auf Elba, 30. 9. 1926
(v.l.n.r. Frau Wagner, Lily und Paul Klee)
Foto: Felix Klee
S: NFKB

Reisebericht von Paul Klee

»Dein Plan, daß ich nach Südfrankreich voraus soll, ist ganz der meinige, Felix hatte auch schon gelockt. [...] Wir treffen uns wo und fahren dann besser nicht nach dem Süden, an dem ich ja dann meinen Hunger gestillt haben werde, sondern nach Westen. [...] Eventuell wäre ich dann im Stand (gelöschten Durstes) an eine schöne Stelle, vielleicht Wallis, mit Dir noch einige Zeit zu gehn.
Schade, daß ich das alles nicht so klar voraus sah, sonst hätte ich eine größere Dampfermittelmeerfahrt gemacht. Aber das kann ich jetzt wohl in der Schnelle nicht mehr vorbereiten.« (PK-LK, Dessau, 12.7.1927, Klee Briefe 1979, Band II, S. 1050)

»Nun wäre es nach dem abgefallenen Druck [Semesterende am Bauhaus] zu schön gewäsen, in Stille zu arbeiten, aber die Reise steht zu nahe bevor und fordert dies und das. Man kann auch wieder das nicht tun, was man am liebsten möchte: in großer Breite an ein gewisses Format heran gehn. Ich habe noch ein paar Aquarelle hin, die von der eingetretenen Intensivierung der Farbe mit ergriffen sind, und eine Hoffnung bedeuten, daß das Mittelmeer diesmal directer sich auswirken wird, als letztes Mal auf Elba.« (PK-LK, Dessau, 16.7.1927, Klee Briefe 1979, Band II, S. 1053)

»Ich für meine Person bin bereit, hier zu bleiben, solang es geht, denn mir gefällt es außerordentlich gut hier, ganz besonders gut, was Klima und was Farbigkeit betrifft.
[...] Die Landschaft ist abwechselnd, Wald (Pinien), Busch und etwas Weinkultur. [...] Weitere Spaziergänge sind wenig anstrengend und sehr durch fabelhafte Aussichten lohnend. In mancher Hinsicht könnte man sagen Elba en miniature. Was mich fesselt, ist das Kolorit, und ich kann hier wieder einiges an Klängen gewinnen. [...] Elba en miniature stimmt nur, was die Landformen betrifft. Die Vegetation ist anders, hauptsächlich lichte Pinienwälder, die Schatten genug spenden.

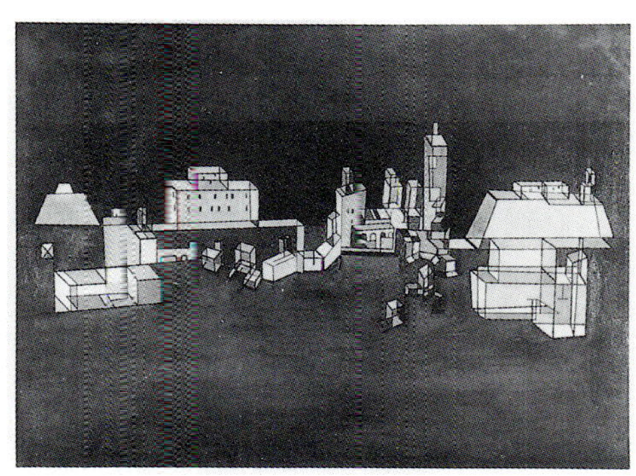

8 Hafeneinfahrt von P. F., 1927. 79
Öl auf Leinwand, originaler Rahmen, Maße unbekannt
Standort unbekannt

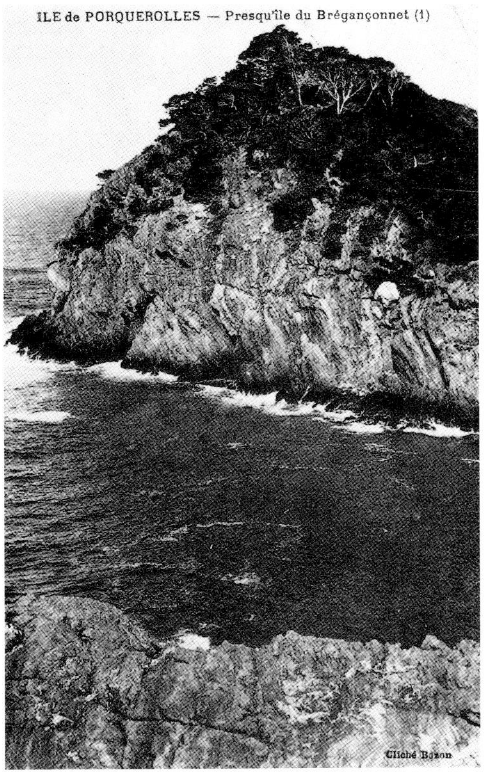

9 Die Insel Porquerolles
Postkarte von Felix Klee, Porquerolles, an Hans und Mathilde Klee, Bern, ungefähr 7. 8. 1927
S: NFKB

[...] Ich werde nun Tag aus Tag ein ein monotones Außenleben führen, wie's innen aussieht, wird sich zeigen. Ein paar Klänge spüre ich schon verdichtet.« (PK-LK, Porquerolles, 30. 7. 1927, Klee Briefe 1979, Band II, S. 1055–1057)
»Ich sehe hie und da Schiffe durch das blaue Meer ziehn, und dann hält es mich nicht mehr am Ort. Ich gebe noch acht Tage zu, um mich gründlich zu erholen, wozu alle Bedingungen reichlich erfüllt sind. Auf Corsica suche ich dann in Ruhe etwas Neues. Ich brauchte ein geräumiges Zimmer, wo ich auch etwas arbeiten kann. Hier habe ich ja manches getan und einige Klänge gewonnen, meistens im Walde. Aber der Süden mit seinen Reflexen ist kein gutes Atelier. Wahrscheinlich sind dann die Sachen schöner, wenn die Reflexe wegfallen.
[...] Ich habe fast jeden Tag mein Bad genommen, das ist sehr unterhaltsam, man sieht Krabben, Seenelken, Purpurnelken, Einsiedlerkrebse, reizende Schnecken und Schneckchen, Flora unter und über Wasser, einfach wunderbar. [...] Eines fehlt dieser Gegend: die Historie. Ein paar Sarazenen-Schloßruinen sind das einzige. Die Natur, Bodenbildung und Flora, ist einzigartig und voller Abwechslung. Und leicht zu haben, zwanzigmal leichter als Sizilien und zehnmal leichter als Elba.« (PK-LK, Porquerolles, 6. 8. 1927, Klee Briefe 1979, Band II, S. 1057f.)

»Corsica ist in Wirklichkeit riesengroß – auf der Karte ist es klein. Porquerolles ist auf der Karte kaum zu sehn, und in Wirklichkeit läuft man Stunden und bekommt müde Füße. Ich glaube, den psychologischen Moment zum Abgang erwischt zu haben. Man beginnt sich zu gewöhnen, es entsteht ein Rhythmus, aufstehn, Spaziergang, Mittagessen, schlafen, malen, Thee, baden, Abendessen, Gang zum Hafen, Caffeesitzchen, Bett. Das wird dann zur Alltäglichkeit, und wenn man relativ einfach eine Abwechslung hineinbringen kann, so soll man's tun. Wenn ich so allein bin, und vielleicht mehr innerlich, nicht für andere bin und spanne und denke, so finde ich stets einen ganz respectablen Vorrat von Energien in mir vor, und kann mir damit allerlei kaufen. Diesmal kaufe ich mir Corsica.
[...] Dort beginnt dann das Neue, wahrscheinlich gar nicht neu, aber ein wenig anders coloriert. Und das Colorit macht's, das suche ich ja immer wieder: Klänge wecken lassen, die in mir schlummern, ein kleines oder großes Abenteuer in Farbe.« (PK-LK, Porquerolles, 10. 8. 1927, Klee Briefe 1979, Band II, S. 1058f.)

»Der Ort [Calvi] wird immer schöner, je mehr man eindringt, und ist doch nur ein kleiner Ort, aber so unerhört in die heroische Landschaft hineingebaut, daß man vor einem Rätsel steht. G r a n i t in jedem Sinne!
Die Süße der Farbe von Porquerolles ist einzig. Hier ist mehr Heroismus auch hierin, ein paar Grade herber. Vielleicht zwischen Elba und Sicilien (es fehlt ja ein Weltwunder wie der Ätna).« (PK-LK, Calvi, 15. 8. 1927, Klee Briefe 1979, Band II, S. 1059)

»Ich bin in erster Linie produzierender Künstler und habe als Erzieher insofern eine schwierige Aufgabe pflichtgemäss zu übernehmen gewagt, als dies Amt eine Belastung bedeutet, die mit der productiven Tätigkeit nur unter gewissen Voraussetzungen ins Gleichgewicht zu bringen möglich ist. Diese Voraussetzungen sind, dass die Lehrtätigkeit selber *productiv* zu gestalten ist und dass zu einer Entspannung in Form von Ferienurlaub von entsprechendem Umfang Raum geschaffen wird.« (PK-WGr [?], Lugano, 22. 9. 1927, S: NFKB [Briefentwurf])

»[...] ich war so fernab von allem Getriebe und sehr glücklich auf meiner mannigfaltigen Reise und hatte Deutschland und alles auf eine Zeitlang völlig ausgeschaltet, um neue Kraft zu sammeln, die dazu gehört um die vielerlei Erwartungen die sich an m. Person mehr und mehr zu knüpfen scheinen wenigstens einigermassen erfüllen zu können. Ich wäre ja reif für die Stille aber das soll nun einmal noch nicht sein. Also bin ich wieder hier in Dessau und versuche Atelier- und Lehrsaalluft einzuatmen.« (PK-RP, Dessau, 27. 10. 1927, S: Privatbesitz, Deutschland/NFKB [Fotokopie])

Zeugnis von Felix Klee

»Manchmal, wenn wir Jungen [Felix Klee und Karla Grosch] badeten, zog sich mein Vater in die Felsen zurück, breitete ein Taschentuch aus und zeichnete nach Herzenslust nach der Natur. [...] Die ewige Sehnsucht nach dem Süden, nach dem Mittelmeer verwandelte meinen Vater zusehends; trotz der starken Hitze war er von gesteigerter Vitalität und Schaffenskraft.« (Klee 1960, S. 91f.)

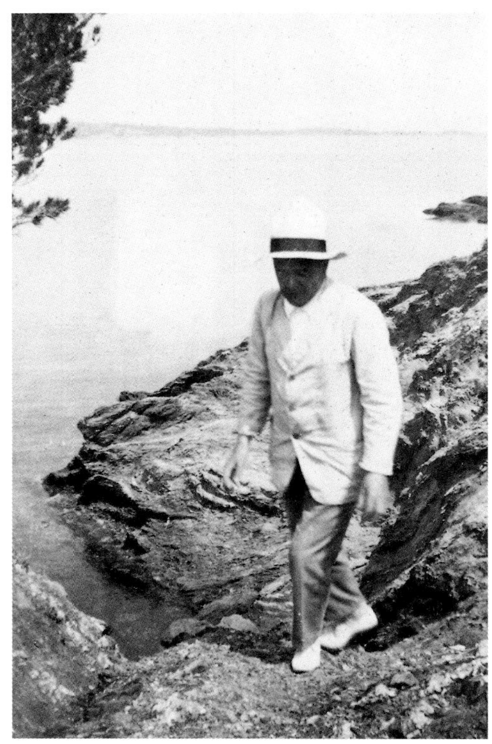

10 Paul Klee auf der Insel Porquerolles, zwischen 28. Juli und 6. August 1927 Foto: Felix Klee
S: NFKB

Werke

1927.52 (O 2)
Pianetta
Feder mit Tusche auf Ingrespapier
27 x 30,5 m
Nachlaß Felix Klee, Bern

1927.195 (T 5)
Porquerolles
Feder mit Tinte und Kreiden auf Ingrespapier
29,9 x 45 cm
Standort unbekannt

1927.196 (T 6)
Porquerolles (nach Süden)
siehe Kat.-Nr. 40

1927.197 (T 7)
Hügelland von Porquerolles
siehe Kat.-Nr. 41

1927.198 (T 8)
Hotel in Südfrankreich
siehe Kat.-Nr. 47

1927.199 (T 9)
Französisches Seebad
siehe Kat.-Nr. 48

1927.200 (T 10)
Südküste Porquerolles
Ölkreiden auf Konzeptpapier
29,1 x 33,1 cm
The Solomon R. Guggenheim Museum, New York

1927.203 (U 3)
Felsenküste von Porquerolles
siehe Kat.-Nr. 42

1927.204 (U 4)
Calvi und Umgebung
siehe Kat.-Nr. 43

1927.205 (U 5)
Calvi
siehe Kat.-Nr. 44

1927.206 (U 6)
Festung Calvi
siehe Kat.-Nr. 45

1927.207 (U 7)
Calvi (phantastisch)
siehe Kat.-Nr. 46

1927.208 (U 8)
die Brücke von Avignon
siehe Kat.-Nr. 49

1927.209 (U 9)
Avignon
Feder mit Tinte auf Ingrespapier
30 x 45 cm
Standort unbekannt

1927.228 (W 8)
Südfranzösisches Seebad
siehe Kat.-Nr. 50

1927.229 (W 9)
Côte de Provence 1
Aquarell auf Ingrespapier
23 x 31,5 cm
Standort unbekannt

1927.230 (W 10)
Côte de Provence 2
Aquarell auf Ingrespapier
24 x 30 cm
Galerie Jan Krugier, Genf

1927.231 (X 1)
Côte de Provence 3
Aquarell auf Ingrespapier
30 x 22,5 cm
Billedgalleri, Bergen

1927.232 (X 2)
Côte de Provence 4
Aquarell auf Ingrespapier
16 x 30.5 cm
Standort unbekannt

1927.233 (X 3)
Côte de Provence 5
Aquarell auf Ingrespapier
11,4 x 32 cm
Standort unbekannt

1927.234 (X 4)
Côte de Provence 6
Aquarell auf Ingrespapier
22,8 x 30 cm
Standort unbekannt

1927.235 (X 5)
Côte de Provence 7
Aquarell auf Ingrespapier
13,4 x 30,5 cm
Privatbesitz, Deutschland

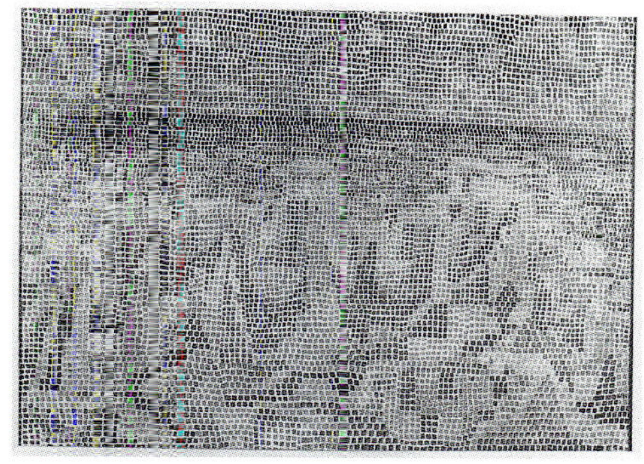

11 Klippen am Meer, 1931.154
Öl auf kreidegrundierter Leinwand, 44,5 x 62 cm
Städtische Galerie im Lenbachhaus, München

Bericht von Rudolf Bach über einen Atelierbesuch bei Paul Klee
»22. 3. 31. Sonntag. Neues ›pointillistisches‹ Bild. Mir scheint es raumtief, ich frage, ob es stimmt. Ja, Landschaft, Meer. Küstenlandschaft Korsikas. Das pointillistische Element jetzt dienend geworden. Vorne rötlicher Traumfelsen, steil. Meer. Purpurhimmel (Homerisch.) Klee erzählt, dass, das Meer zu malen, ihm mit der hingestrichenen Farbe nicht gelungen und nicht gemäss sei. In dieser Art nun sei es dagegen möglich geworden. Der weisse Zwischenraum, die Luft! Felsen vorne waren nicht beabsichtigt, haben sich eingestellt, sind dazugekommen. [...] Korsikabild, abends geringere Raumtiefe, flächig.« (Rudolf Bach: Gespräche mit Paul Klee, aufgezeichnet von Thea Bach. Typoskript ohne Datum, S. 5f., S: NFKB)

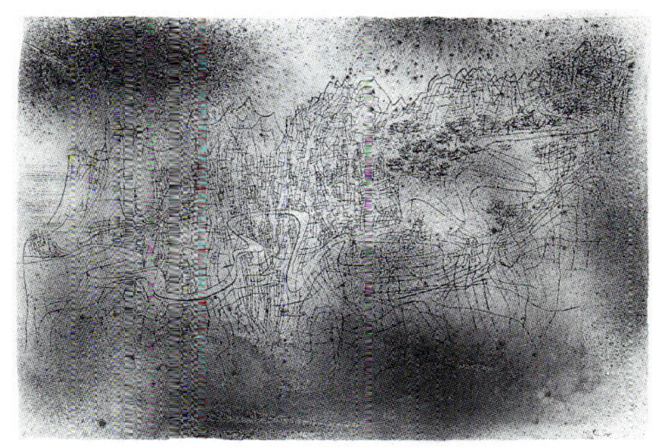

12 Reise auf Corsica, 1927.239
Feder mit Tusche und Aquarell auf Ingrespapier
30,8 x 45,7 cm
Philadelphia Museum of Art, Philadelphia

Reisebericht von Paul Klee:
»Ein Land von einer solchen Schönheit wie dieses Corsica gibt es wohl kaum, alle Begriffe, die man sich gemacht hat, sind teils falsch, teils reichen sie nicht heran. Gestern fuhr ich im P.L.M. Auto auf einem glänzenden Seitenplatz Nummer 11 durch unsagbar herrliche Landschaften. Zuerst etwa eine Stunde über Corte hinaus, durch die Scala die Santa Regina, eine danteske Felsenschlucht von 8 Kilometer Länge. Dann durch einen Wald (südlichen Wald, da ist so selten) von großer Ausdehnung, Pinien von Riesengrösse, ein berauschender Duft, wie wenn Harz gekocht würde, dann auf eine Paßhöhe von 1500 Meter mit Blick auf Berge von maximal 2800 Meter Höhe, jenseits des Passes wieder Pinienwald, dann Übergang in Kastanienwald, dann abwärts plötzlicher Umschlag in roten Fels von großer Ausdehnung und abenteuerlichster Form, die Spelunca, hinunter an's westliche Meer in den Golf von Porto und dann nach Piana, wo diese ›Calanquen‹ jäh enden.« (PK-LK, Ajaccio, 23. 8. 1927, Klee Briefe 1979, Band II, S. 1063f.)

1927.239 (X 9)
Reise auf Corsica
Feder mit Tusche und Aquarell auf Ingrespapier
30,8 x 45,7 cm
Philadelphia Museum of Art, Philadelphia

1931.154 (R 14)
Klippen am Meer
Öl auf kreidegrundierter Leinwand
44,5 x 62 cm
Städtische Galerie im Lenbachhaus, München

ÄGYPTEN 1928/29

»Studienreise nach Ägypten.« (Klee Briefe 1979, Band II, S. 1286)

»Klee reist in Aegypten, um später noch schönere Bilder zu malen.« (LK-ES, Dessau, 31.12. 1928, S: NSMP)

Teilnehmer

Paul Klee

Reiseroute und -daten

Dessau (17.12. 1928) – *Bahn* – **Basel** (17.–18.12. 1928) – *Bahn* – **Bern** (18.–19.12. 1928) – *Bahn* – Domodossola – Mailand – **Genua** (19.–20.12. 1928; Hôtel Royal Aquila) – *Schiff: »Ausonia«* – **Neapel** (21.12. 1928) – *Schiff: »Ausonia«* – Syrakus (22.12. 1928) – Kreta (23.12. 1928) – **Alexandria** (24.12. 1928) – *Bahn* – **Kairo** (24.–30.12. 1928; Pension Sphinx) – *Bahn* – **Luxor** (31.12. 1928–7.1. 1929; Luxor-Hotel) – *Bahn* – **Assuan** (7.–8.1. 1929; St. James-Hotel) – *Bahn* – **Luxor** (8.–9.1. 1929) – *Bahn* – Kairo – **Alexandria** (9.–10.1. 1929; Hotel Claridge) – *Schiff* – Kreta (11.1. 1929) – **Syrakus** (12.1. 1929) – *Schiff* – **Neapel** (13.1. 1929) – *Schiff* – **Genua** (14.1. 1929) – *Bahn* – **Mailand** (14.–16.1. 1929; Hotel Parco Grusz) – *Bahn* – **Bern** (16.1. 1929) – *Bahn* – Dessau (17.1. 1929)

Ausflüge/Besichtigungen

Genua:
Hafen

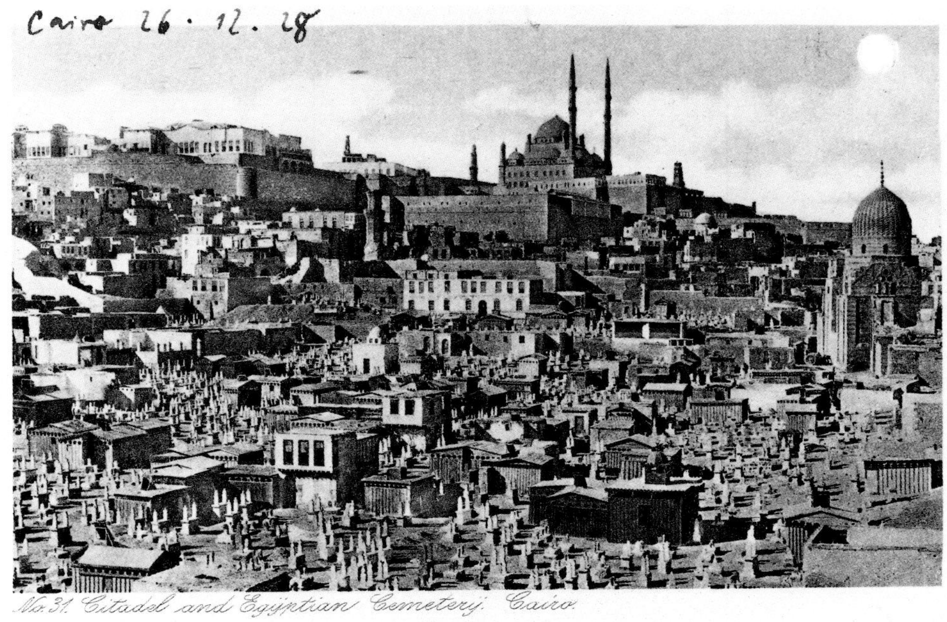
Cairo 26 · 12 · 28
No. 31. Citadel and Egyptian Cemetery. Cairo.

13 Kairo – Die Zitadelle und der ägyptische Friedhof
Postkarte von Paul Klee, Kairo, an Lily Klee, Dessau, 26.12.1928
S: NFKB

Neapel:
Kastell San Elmo; Piazza del Municipio

Kairo und Umgebung:
Zitadelle (25.12.); Muski (?) (25.12.); Moschee el-Azhar (25.12.); Anlage am Nil (Garden City) (25.12.); Gîza: Pyramiden und Sphinx (26.12.); Basare (26.12.); ägyptisches Museum (27.12.); Kubri-Garten auf der Insel Gezîra (27.12.); zoologischer Garten (27.12.); Kalifen-Gräber (28.12.); Ezbekîja-Garten (28.12.)

Luxor und Umgebung:
Tempel von Luxor (31.12.)

Umgebung von Luxor:
Karnak: Amuntempel (1.1.); Theben: Tal der Königsgräber (3.1.); Theben: Tempel von Dêr el-bahri (3.1.); Karnak: Amuntempel (5.1.); Theben: Medînet Habu mit dem Tempel von Ramses III (6.1.)

Assuân:
Ruinen (7.1.); Insel Elephantine (8.1.)

Alexandria:
Arabischer Friedhof und Pompejussäule

Syrakus:
römisches Amphitheater; griechisches Theater, antike Steinbrüche (Latomien)

Mailand:
Brera

Reisebericht von Paul Klee

»Der Zauber dieser Stadt [Genua] ist immer wieder neu. Wieder Menschen, die menschlich sind. Großartige Straßen, mächtige Häuserblöcke nach der Höhe, die Straßen nicht übermäßig freundlich, die Höfe schwer und üppig, die Laterne drin einzig heiliges Wesen, nur genuesisch. Man atmet auf, aller Druck ist endgültig weg, man ist einfach Mensch.« (PK-LK, Genua, 19.12.1928, Klee Briefe 1979, Band II, S. 1069)

»[...] ich benutze drei Stunden Aufenthalt in Neapel zu einem sehr genußreichen Spaziergang. [...] Aber hier ist noch mehr als in Genua die Zeit barmherzig gewesen. Neapel ist wirksamer denn je auf mich als ganz großer einzigartiger Stadteindruck. Von außen die Schönheit in Person, innen der Charakter in Person, ein ganz einziges Doppelbild.« (PK-LK, Neapel, 21.12. 1928, Klee Briefe 1979, Band II, S. 1070)

»Der kurze Aufenthalt vor der zweiten Stadt des griechischen Altertums [Syrakus] war äußerst genußreich. Die Landschaft ist natürlich ›klassisch‹, die alte Stadt zieht sich weit hinauf, die neue ist relativ winzig, aber sehr malerisch. Der Hafen von Natur herrlich angelegt, etwas in der Art der Bucht von Portoferraio, als Schauplatz der sicilischen Expedition höchst lebendig. Außerdem als Wohnort des Aischylos und des

Archimedes und der großen Tyrannen mit großer Geschichte gewürzt. Diese historische Anregsamkeit, die ich auf Corsica vermißte, bewährt sich eben doch und bildet im Verein mit dem Hauptwerk der Natur, Ätna genannt, die Erfüllung des Begriffes klassisches Sicilien. [...]
Heute am 23. Dezember gab es noch eine schöne Sensation: die Vorbeifahrt an Kreta, das eine wunderbare Wirkung macht mit seinen beschneiten Gipfeln. Dann ist, nachdem das Meer, mit Ausnahme der Strecke bei Neapel, recht nördlich aussah – eher winterlich –, heute das ganze Colorit des Südens erwacht.
[...] Was ist die ganze Civilisation, ob gut oder schlecht, gegen dies Wasser, diesen Himmel, dieses Licht! Auf Ähnliches zu Land hoffe ich in Erwartung der Wüste...« (PK-LK, Alexandria, 24.12.1928, Klee Briefe 1979, Band II, S. 1071–1073)

»Heute habe ich in weiten Märschen die Stadt [Kairo] durchstreift. Das Schönste ist die Gesamtansicht von der Citadelle aus. Im Einzelnen ist nach meiner Erinnerung eine tunesische Stadt reiner und ganz sicher sind die Moscheen mit Kairuan nicht zu vergleichen (sind sehr barock hier). Nachmittags ging ich zum Strom, das ist groß und die botanischen Anlagen dort herrlich. [...] Wundervoll sind die Segelschiffe...« (PK-LK, Kairo, 25.12.1928, Klee Briefe 1979, Band II, S. 1073)

»Hier ist zunächst reinster Orient.« (PK-HK, Kairo, 26.12.1928, Klee Briefe 1979, Band II, S. 1074)

»Die arabische Kultur ist alt. Wer sich so etwas wie reiche Töne oder edle Patina denkt, geht fehl. Schmutz, Krankheit und wieder Schmutz, das ist dies Volk. Furchtbare Armut bei Reichtum des Landes und gewisser Kasten, kein Zeitbegriff, kein Unternehmungsgeist, kein Verantwortungsbegriff. Ist das noch die Hochkultur, die in der Kunst sich ausspricht? [...]
Dafür ist das ganze Durcheinander Europa – Orient – Africa hier einfach betäubend in seiner Großartigkeit.
Dann ist die Landschaft und die Landwirtschaft in Ägypten ganz einzigartig bestellt. Der Strom ist die Ader des Ganzen. Wo er ist, und von Kairo abwärts ist er sehr ausgebreitet, da ist zauberhaftes Grün als Futter, als Gemüse, als Fruchtbaum, und entsprechend viel Vieh ist zu sehn, Dromedar, grauer Büffel abwärts zum Esel und zu Ziege und Schaf. Da in diesem Klima nichts eingesperrt wird, sondern nur örtlich fixiert bleibt, damit es nicht alles frißt, ist der Eindruck

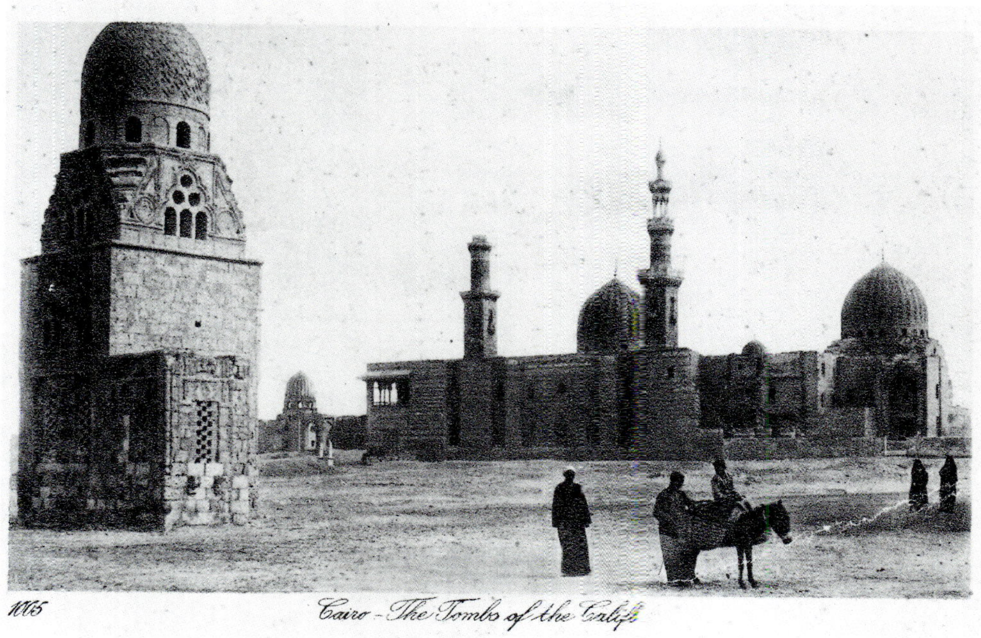

14 Kairo – Die Kalifengräber
Postkarte von Paul Klee, Kairo, an Hans Klee, Bern, 26.12.1928
S: NFKB

sehr groß. Der Bewässerungsbetrieb wird durch Tier- und Menschensklaven in Bewegung gesetzt. Schöpfräder wie zu Pharaos Zeiten bringen das Wasser aus den größeren Kanälen in die kleineren und kleinsten. Alles von Niles Gnaden, denn es regnet nie.« (PK-LK, Kairo, 26.12.1928, Klee Briefe 1979, Band II, S. 1074f.)

»Heute hatte ich wieder schöne landschaftliche, botanische und zoologische Eindrücke. Zuerst besuchte ich das ägyptische Museum. Das kennen wir zwar alles zur Genüge aus unsern Museen, nur etwas, wie die Ausgrabungen Tutenchamon habe ich noch nirgends gesehn, das ist, als als ob es gestern geschaffen wurde. [...] Nachher ging ich ziemlich müde in den Park, wo sich die beiden Nilarme trennen, genoß den herrlichen Sonnentag unter fabelhaften Bäumen, von denen ich kaum einen kenne, unter hunderten von Bussarden, neben mir viele Krähen, einige Wiedehopfe und graziöse Singvögelchen.
Dann fuhr ich zum Zoo, das war nun ganz herrlich! Das kann man nicht beschreiben, wie schön das alles ist in diesem Klima. Zugleich ist die Botanik hier noch überwältigender als in den andern Parks.« (PK-LK, Kairo, 27.12.1928, Klee Briefe 1979, Band II, S. 1075)

»[...] heut hab ich etwas Wunderbares gesehn: die Kalifengräber, auch eine Art Tal der Könige, ganz in der Wüste, aber dicht bei der Stadt; nicht nur Kalifen, sondern auch gewöhnliches Volk liegt da in einer Totengroßstadt von größter arabischer Stilreinheit. Nicht nur Gräber, sondern auch Häuser für den Aufenthalt der Angehörigen. Häuser und Moscheen en miniature.« (PK-LK, Kairo, 29.12.1928, Klee Briefe 1979, Band II, S. 1076)

»Hier im Hotel ist das Paradies gegen das, was Cairo gebracht hat. Luxor ist ein ganz stiller Ort mit Fremdenbetrieb. Die Hölle geht natürlich weiter, aber man kann sich im herrlichen Hotelgarten klösterlich zurückziehn. Der Tag war voll sonnig, die Rosen, Nelken und alle Blüten unseres Frühjahrs und Sommers ringsumher. Wunderbäume (meist nur Palmen). Ganz nah dem Nil und eine Riesentempelstätte. Jetzt noch ein Sonnenuntergang!« (PK-LK, Luxor, 31.12.1928, Klee Briefe 1979, Band II, S. 1076)

»[...] die Reise ist auf ihrem Höhepunkt!« (PK-HK/MK, Luxor, 31.12.1928, S: NFKB)

»Heute ging ich noch einmal nach Karnak, um den großen Tempel ein zweites Mal zu besuchen. Große Historie, die Ausmaße könnten auch weniger groß sein, und immer noch groß.« (PK-LK, Luxor, 5.1.1929, Klee Briefe 1979, Band II, S. 1082)

»Der letzte Vorstoß nach Süden ist getan und hat sich wie gelohnt. Die Landschaft ist dadurch verändert, als die gebirgige Wüste von beiden Seiten nah an den Strom herantritt. Dann ist es die Gegend des Cataractes, aber leider nur mehr die Form ohne Function, seit der Stau-

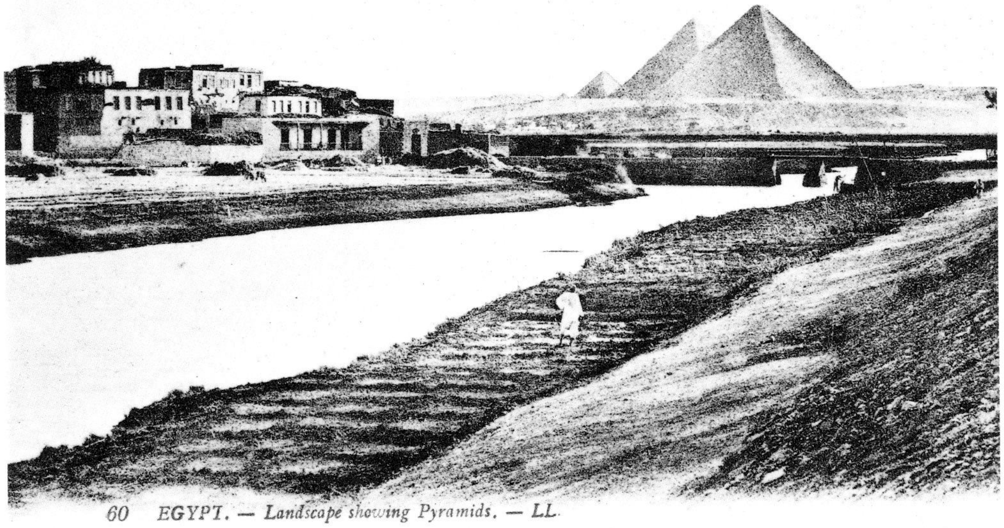

15 Ägypten – Landschaft mit Pyramiden
Postkarte von Paul Klee, Kairo, an Lily Klee, Dessau, 27. 12. 1928
S: NFKB

damm geschaffen ist. Neu ist ferner die reinere Rasse (nubische) und größere Gesundheit und sogar Sauberkeit.« (PK-LK, Assuan, 8. 1. 1929, Klee Briefe 1979, Band II, S. 1082f.)

»Ich soll also Africa nicht ganz erobern, sondern kurz vor dem tropical Cancer wenden. Von mir aus könnte die Fahrt weiter und weiter gehn, so lang sie wollte.« (PK-LK, Assuan, 8. 1. 1929, Klee Briefe 1979, Band II, S. 1083)

Zeugnis von Lily Klee

»Mein Mann ist von seiner Aegyptenreise begeistert u. künstlerisch intensiv angeregt heimgekommen. Er hat Wundervolles gesehen [...] Klee hat nach der ägyptischen Reise enorm viel gearbeitet. Es entstanden viel neue Ölbilder, Aquarelle, Zeichnungen.« (LK-H+MR, Dessau, 5. 7. 1929, S: KMB/AHMRS)

Werke

1915.87
‹Raumarchitektur mit der gelben Pyramide›
‹kalt-warm›
Aquarell auf Ingrespapier
15,3x14,7 cm
Standort unbekannt

1919.192
Pyramidenneubau m. d. Mondauge
Aquarell auf Papier
20,3x15,2 cm
Privatbesitz, USA

1918.33
Kl. Vignette an Aegypten
siehe Kat.-Nr. 53

1919.2
Sphinxartig
siehe Kat.-Nr. 54

1919.219
Moscheevorhof, statt der Moschee eine Sphinx (oder Denkmal des Kaisers mit Kreuz)
Feder mit Tusche (?), Ölfarbezeichnung und Aquarell auf Ingrespapier
Maße unbekannt
Standort unbekannt

1924.178
Zerstörtes Aegypten
siehe Kat.-Nr. 57

1924.182
Aegypten
Feder mit Tusche, naß in naß, und Aquarell auf Briefpapier
Maße unbekannt
Standort unbekannt

1928.34 (M 4)
am Nil
siehe Kat.-Nr. 60

1928.208 (U 8)
Erinnerung an Kairo (ausserhalb) I
siehe Kat.-Nr. 62

1928.209 (U 9)
Erinnerung an Kairo II
Bleistift auf Konzeptpapier
21x33 cm
Standort unbekannt

1929.2 (2)
Architektur im Orient
siehe Kat.-Nr. 63

1929.7 (7)
Aegyptisches Dorf
Aquarell auf Ingrespapier
Maße unbekannt
Standort unbekannt

1929.12 (K 2)
Felsgräber
siehe Kat.-Nr. 64

1929.13 (K 3)
Wüstengebirge
siehe Kat.-Nr. 65

1929.15 (K 5)
Steinwüste
siehe Kat.-Nr. 67

1929.32 (M 2)
Oase Ksr.
Aquarell auf Ingrespapier
30,5x24,5 cm
Privatbesitz

1929.33 (M 3)
Abend in Aegypten
siehe Kat.-Nr. 68

1929.38 (M 8)
B.e.H. (Oberägypten)
Aquarell auf Ingrespapier
30x45,5 cm
Privatbesitz

1929.40 (M 10)
Monument an der Grenze des Fruchtlandes
siehe Kat.-Nr. 71

1929.41 (N 1)
Monument im Fruchtland
Aquarell über Bleistift auf Ingrespapier
45,7x30,8 cm
Kunstmuseum Bern/Paul-Klee-Stiftung

1929.81 (R 1)
Wüstendorf
siehe Kat.-Nr. 74

1929.91 (S 1)
Nekropolis
Öl auf Nesselstoff auf Sperrholz
38 x 25 cm
Privatbesitz

1929.93 (S 3)
Denkmäler bei G.
Öl auf gipsgrundierter Leinwand
69,5 x 50,2 cm
The Metropolitan Museum of Art, New York
(The Berggruen Klee Collection)

1929.123 (C 3)
Felsenkammer
Aquarell über Bleistift auf Ingrespapier
25,4 x 31,7 cm
Privatbesitz

1929.197 (T 7)
Predigt für Wüstentiere
siehe Kat.-Nr. 76

1929.199 (T 9)
Nomadenfürst
Fettkreide auf Ingrespapier
29,5/30,3 x 45/45,5 cm
Kunstmuseum Bern/Paul-Klee-Stiftung

1929.266 (AE 6)
Wüstensiedlung
Aquarell auf gipsgrundiertem Nesselstoff
30,5 x 46,5 cm
Standort unbekannt

1929.322 (3 H 22)
als ich in der Wüste war
Aquarell auf Ingrespapier
Maße unbekannt
Standort unbekannt

1929.323 (3 H 23)
drei Pyramiden
Aquarell auf Ingrespapier
16 x 27 cm
Standort unbekannt

1929.338 (3 H 38)
der Hirt
Öl auf Sperrholz
49,8 x 67 cm
Privatbesitz, Tokyo
(Vorzeichnung: 1929.197)

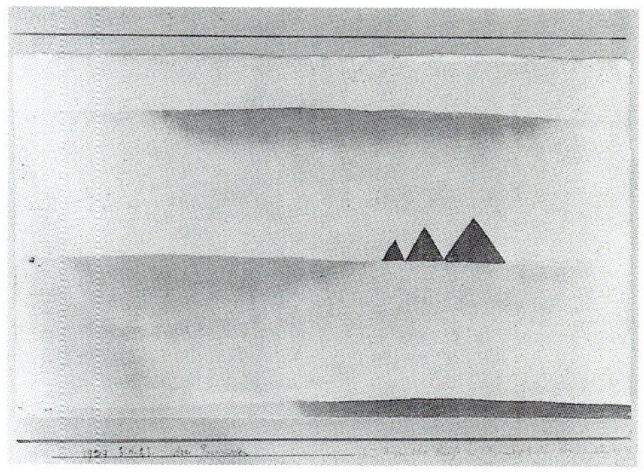

16 drei Pyramiden 1929.323
Aquarell auf Ingrespapier 16 x 27 cm
Standort unbekannt

Otto Ralfs zur Finanzierung der Ägyptenreise durch die von ihm gegründete Klee-Gesellschaft, einer Sammlervereinigung:
»Die grösste Tat aber, die meine Klee-Gesellschaft vollbrachte, war, dass ich ihm [Paul Klee] im Rahmen dieser Ges.[ellschaft] die Reise nach Aegypten finanziert habe. Als Freund wusste ich schon lange von seiner Sehnsucht nach Aegypten. Ich hatte bereits in meiner Sammlung Aquarelle vor dieser Reise, die diese Sehnsucht zum Ausdruck brachte.
Als ich mich dann an meine Mitglieder wandte und für diesen Zweck eine Extra-Anforderung stellte mit der Aussicht, aegyptische Blätter eines Tages in der Auswahlsendung zu finden, fand ich eigentlich überall Verständnis, sodass ich ihm den Betrag für diese Sehnsuchtsreise eines Tages überweisen konnte.
[…] Ich hatte als Dank für dies alles ein Blatt bekommen, ›Die 3 Pyramiden‹ […].« (OR-WHa, Braunschweig [?], 29. 1. 1951, S: KMB/PKS [Kopie])
»Unten war ein grüner Streifen, der das Nilufer andeutete, dann kamen gelbe und rosa Töne, die den Wüstensand und Himmel darstellten, und darin 3 Pyramiden, glutrot, von der untergehenden Sonne beleuchtet.« (Otto Ralfs: Paul Klee. Persönliche Erinnerungen aus einer langjährigen Freundschaft. Typoskript ohne Datum [nach 1946]. S. 8, S: KMB/PKS [Kopie])

1930.4 (4)
Wuesten-Dorf
Aquarell auf kleisterfarbengrundiertem Ingrespapier
30 x 46,4 cm
Privatbesitz

1930.9 (9)
Felsenkammern
Aquarell auf kleisterfarbengrundiertem Konzeptpapier
23,8 x 33 cm
Privatbesitz

1930.57 (O 7)
Nekropolis
Kleisterfarben auf Packpapier
50,4 x 35,3 cm
Kunstsammlung Nordrhein-Westfalen, Düsseldorf

1930.102 (U 2)
Decoration für ein orientalisches Singspiel
Aquarell auf zinkweißgrundiertem Ingrespapier
31,7 x 46,7 cm
Standort unbekannt

1930.138 (X 8)
Pyramide
Feder mit Tusche und Aquarell auf Ingrespapier
31,2 x 23,2 cm
Kunstmuseum Bern/Paul-Klee-Stiftung

1930.184 (C 4)
toter Katarakt
Wasserfarben auf emailgrundierter Leinwand; originaler Rahmen
55,9 x 45,7 cm
Privatbesitz, USA

1930.185 (C 5)
Erinnerung an Assuan
siehe Kat.-Nr. 80

1930.187 (C 7)
Nomaden
Kleisterfarben und Aquarell auf Ingrespapier
24 x 32 cm
Privatbesitz, USA

1930.237 (G 7)
arabisches Stilleben
Öl und Wasserfarben auf Leinwand
26,9 x 45,6 cm
Kunstmuseum Bern/Paul-Klee-Stiftung

1931.161 (S 1)
Portal einer Moschee
Feder mit Tusche und Aquarell auf Ingrespapier
37,5 x 29 cm
Standort unbekannt

1931.117 (P 17)
Karawanserei
Kreiden auf Konzeptpapier
22,3 x 33 cm
Standort unbekannt

1932.189 (T 9)
Blick in das Fruchtland
siehe Kat.-Nr. 33

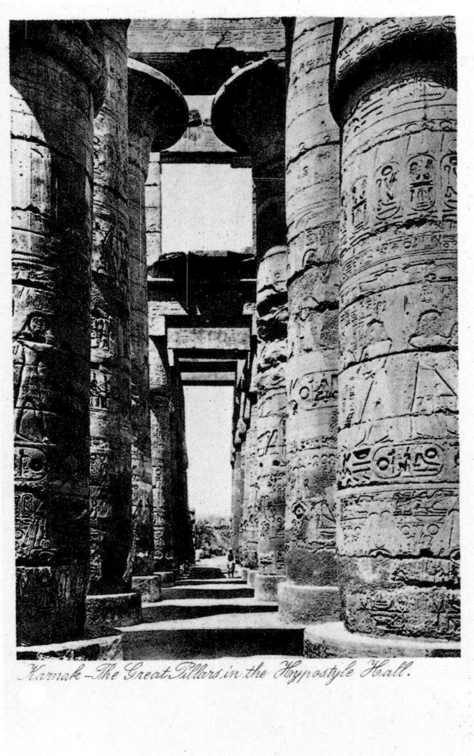

17 Karnak – Der Grosse Säulensaal
Postkarte von Paul Klee, Luxor, an Lily Klee, Braunschweig, 2. 1. 1929
S: NFKB

»In solchen Tempeln kann man hier wandeln. Man kommt sich nicht garade groß vor. Die Flora ist einzig!« (PK-FK, Luxor, 31. 12. 1928, Klee Briefe 1979, Band II, S. 1076)

1932.219 (U 19)
Spaziergang im Orient
Aquarell auf kreidegrundiertem Konzeptpapier
Maße unbekannt
Barnes Foundation Museum, Merion, Pa.

1932.283 (Y 3)
arabisches Lied
Öl auf Jute auf Sperrholz
91,1 x 64,7 cm
The Philipps Collection, Washington, D.C.

1932.329 (A 9)
Siesta der Sphinx
siehe Kat.-Nr. 84

1932.331 (A 11)
Pyramide
siehe Kat.-Nr. 85

1933.237 (W 17)
Pyramiden
siehe Kat.-Nr. 86

1934.41 (L 1)
Pyramide
Aquarell, zum Teil gespritzt, auf Baumwolle
26,7 x 44,8 cm
Kunstmuseum Bern/Paul-Klee-Stiftung

1934.179 (S 19)
Kauernde arabische Frau
siehe Kat.-Nr. 87

1934.210 (U 10)
Ruhende Sphinx
Öl auf Leinwand
90 x 120 cm
Kunstmuseum Bern/Paul-Klee-Stiftung

1935.120 (P 20)
(Détail zur Sphinx)
Bleistift und Aquarell auf Pauspapier
16,2/18,3 x 29,7 cm
Kunstmuseum Bern/Paul-Klee-Stiftung

1935.141 (R 1)
Zeichnung zur »Katastrophe der Sphinx«
Bleistift auf Ingrespapier
33 x 48 cm
Nachlaß Felix Klee, Bern

1937.15 (15)
orientalisch-festlich
Wasser- und Kleisterfarben auf Papier
26,8 x 20,8 cm
Privatbesitz, Schweden

1937.135 (Qu 15)
Katastrophe der Sphinx
siehe Kat.-Nr. 89

1937.167 (S 7)
Garten im Orient
siehe Kat.-Nr. 90

1937.175 (S 15)
ein Blick aus Aegypten
Pastell auf Japanpapier
27,6 x 16,3 cm
Kunstmuseum Bern/Paul-Klee-Stiftung

1937.215 (U 15)
Legende vom Nil
Pastell auf Baumwolle auf Jute, 69 x 61 cm
Kunstmuseum Bern/Hermann-und-Margrit-Rupf-Stiftung

1938.4 (4)
Wüsten-Räuber
Kleisterfarben auf Papier
49 x 33 cm
Standort unbekannt

1939.305 (W 5)
entweihte Sphinx
siehe Kat.-Nr. 92

1939.508 (AA 8)
die Sphinx geht
siehe Kat.-Nr. 93

1939.851 (UU 11)
am Nil
Kleisterfarben auf Packpapier auf Jute
74,9 x 124,5 cm
Privatbesitz, Schweiz

1940.55 (X 15)
Aegypterin
siehe Kat.-Nr. 95

1940.228 (M 8)
Nomaden-Mutter
Mutter eines Nomadenstammes
Kleisterfarben über Fettkreide auf Konzeptpapier
29,5 x 20,7 cm
Museum of Fine Arts, Boston, MA

ITALIEN 1930

»[...] ich komme sehr gern einige Wochen in die Berge, wenn ich die Freiheit habe, die zweite Hälfte der Ferien an meinem Mar zu verbringen. [...] da dies für mich die seelische Seite der Erholung zum Teil bedeutet [...]« (PK-LK, Dessau, 20. 6. 1930, Klee Briefe 1979, Band II; S. 1128)

Teilnehmer

Paul Klee traf in Chur mit Lily zusammen und reiste von Sils Baselgia allein nach Italien weiter. Er besuchte auf der Rückreise seine Frau im Kurhaus Sonnmatt bei Luzern.

Reiseroute und -daten

Dessau (8. 7. 1930) – *Bahn* – Basel – **Bern** (9.–11. 7. 1930) – *Bahn* – Brig – Furka-Oberalp – **Chur** (11.–12. 7. 1930) – Bahn – **Sils Baselgia** (12. 7.–19. 8. 1930; Hotel Margna) – *Bahn* –

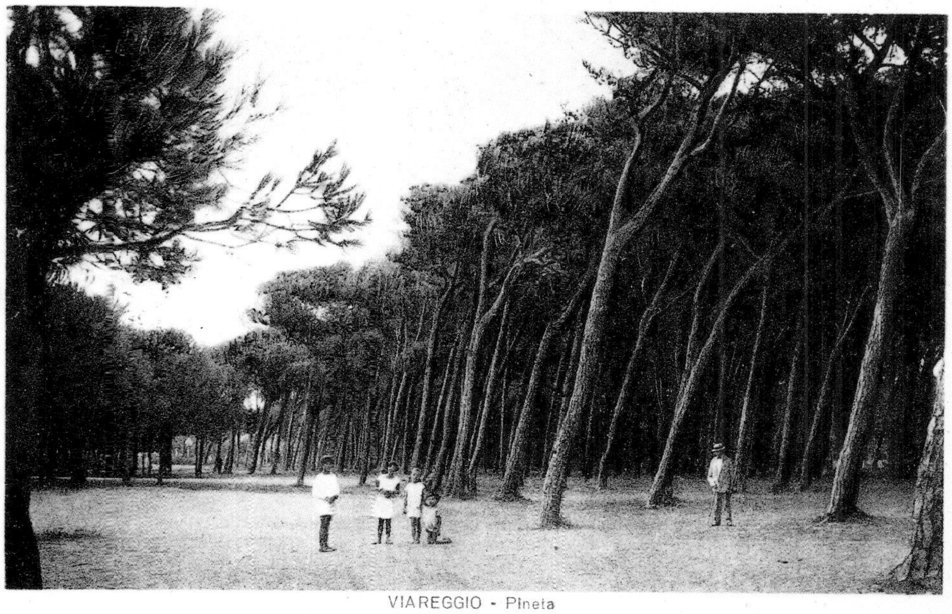

18 Viareggio – Pineta
Postkarte von Paul Klee, Viareggio, an Henny Bürgi-Bigler, Bern, 23. 3. 1930
S: Privatsammlung, Bern

Tirano – Lecco – Mailand – **Genua** (19.–20. 8. 1930) – *Bahn* – **Viareggio** (20. 8.–3. 9. 1930; Pensione Centrale) – *Bahn* – Genua – Mailand – Chiasso – **Luzern** (3.–6. 9. 1930) – *Bahn* – Basel – Dessau (7. 9. 1930)

Ausflüge/Besichtigungen

Umgebung von Sils Baselgia:
Soglio im Bergell

Genua:
Theater Carlo Felice

Viareggio:
Villa und Grabstätte von Giacomo Puccini

Umgebung von Viareggio:
Forte dei Marmi, Lucca (?): Dom

Reisebericht von Paul Klee

»Nun von mir, ich bin die Berge los, man sieht in einiger Distanz die Carrara-Berge, das macht aber nichts. Hier selber ist alles flach. Berge sind ja sehr geeignet am Meer, um es den Horizont hinan zu ziehn. Den ersten Halbtag verwendete ich, um alles auszuspähn. Des Nachts begann sich der sonst sonnige Riesenboulevard zu verzaubern. Es war plötzlich ein Weltstadtbild, nur daß die ganz breite Straße für Fuhrwerk gesperrt ist. Ihre Länge ist unabsehbar. Im südlichen Teil ist das Nachtbild besonders zauberhaft. Die Lebensäußerungen des märchenhaft schönen Publikums sind stark und doch nicht unsympathisch, wie das kommt, weiß ich nicht; wahrscheinlich ist es ästhetischer Art. Das Tagleben ist bescheidener, aber man kann außer am Strand auch in dem herrlichen alten Pinienwald sein, der auch sehr ausgedehnt ist.« (PK-LK, Viareggio, 24. 8. 1930, Klee Briefe 1979, Band II, S. 1135)

»Das hiesige Dasein, ganz anheimgestellt der Macht des Meeres, des Waldes und des starken Klimas, ist nicht näher auszusprechen. Man weiß nicht, wie viel Tage vergehn, es ist mehr ein ruhiges Stehn, als eine Bewegung. So ungefähr lebt man hier.« (PK-LK, Viareggio, 28. 8. 1930, Klee Briefe 1979, Band II, S. 1136)

Zur Nachwirkung der Reise:
Zeugnisse von Paul Klee

»Daneben kann ich die Hauptsache tun: malen. Das geht nur hier [in Dessau], wo ich mein ganzes Zeug vollständig habe. Es geht sogar wirklich, und ein Anfang ist da, auf dem man weiter gehn kann. So schnell ging das diesmal.« (PK-LK, Dessau, 14. 9. 1930, Klee Briefe 1979, Band II, S. 1140)

»Ich kann dann auch Dinge, wie gewisse Basteleien, betreiben, die meine Seele schädigen, wenn ich sie ganz unterdrücke. Zur Zeit beginne ich, die schönen Pflanzen hübsch zu ordnen.« (PK-LK, Dessau, 18. 9. 1930, Klee Briefe 1979, Band II, S. 1141)

»Die Tage sind oft so trüb, daß ich das bißchen Abglanz aus Viareggio wie ein Feuerwerk spielen lassen kann. In so einem Klima gibt's Dichter und Denker, schöne Sache! Aber man muß dabei sein, scheint's.« (PK-LK, Dessau, 1. 10. 1930, Klee Briefe 1979, Band II, S. 1144)

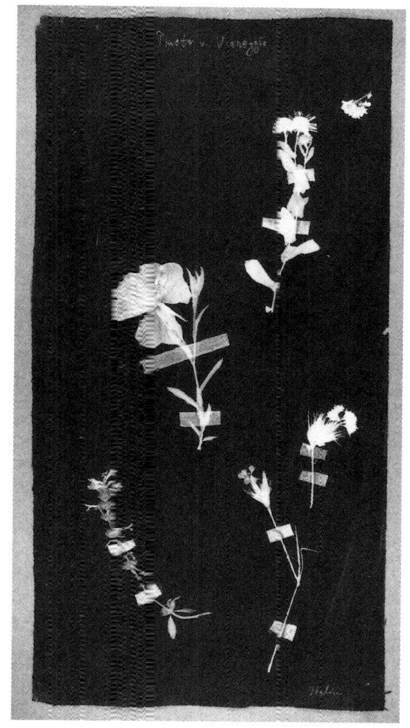

19 Paul Klee Herbarium: Pineta von Viareggio, 1930
S: NFKB

ITALIEN 1931

»Wir sind ›überseeisch‹ in Syrakus angekommen, dann über Agrigento nach Palermo gereist. Maasshaltend lassen wir jetzt verklingen. Es ist ein ganz grosser Eindruck« ([L+]PK-W+GG, Palermo, 23. 9. 1931, S: SS/AWG)

Teilnehmer

Paul und Lily Klee

Reiseroute und -daten

Dessau (2. 9. 1931) – *Bahn* – **Weimar** (2.–3. 9. 1931) – *Bahn* – **Basel** (3.–5. 9. 1931; Hotel Schweizerhof) – *Bahn* – **Bern** (5.–9. 9. 1931) –

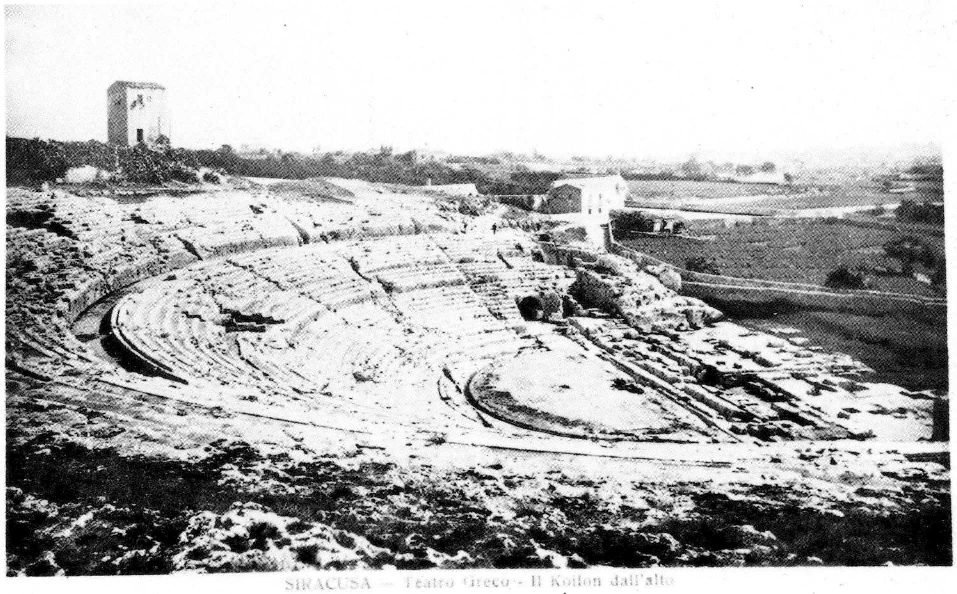

20 Syrakus – Griechisches Theater
Postkarte
S: NFKB

Bahn – Domodossola – Mailand – **Genua** (9.–10. 9. 1931) – *Schiff* – **Neapel** (11. 9. 1931) – *Schiff* – **Syrakus** (12.–17. 9. 1931; Grand Hôtel des Etrangers) – *Auto* – **Ragusa** – *Auto* – **Gela** – *Auto* – **Agrigento-Girgenti** (17.–19. 9. 1931) – *Bahn* – **Palermo** (19.–26. 9. 1931; Hôtel Savoia) – *Schiff* – **Neapel** (27. 9. 1931) – *Schiff: »Ausonia«* – **Genua** (28. 9. 1931) – *Bahn* – **Nervi** (28. 9.–4. 10. 1931; Albergo Savoia) – *Bahn* – Genua – Mailand – Domodossola – **Bern** (4.–9. 10. 1931) – *Bahn* – **Basel** (9.–11. 10. 1931) – *Bahn* – Dessau (11. 10. 1931)

Ausflüge/Besichtigungen

Syrakus:
römisches Amphitheater; Dom; Festungswerk Euryelos; Hafen; Katakomben von San Giovanni; Kirche San Giovanni; Quelle der Arethusa; antike Steinbrüche (Latomia dei Cappuccini und Latomia del Paradiso mit der Grotte »Ohr des Dionysios«); griechisches Theater; Garten der Villa Landolina; antike Wasserleitung (Acquedotto Galermi)

Agrigento-Girgenti:
Tempel von Castor und Pollux; Tempel der Concordia; Heraklestempel; Tempel der Juno Lacinia; Zeustempel

Palermo:
Botanischer Garten; Dom; Schloß (Palazzo Reale) mit Kapelle (Capella Palatina); Kirche San Giovanni degli Eremiti; Nationalmuseum

Umgebung von Palermo:
Acquasanta: Hotel Villa Igiea; Aussichtspunkt Monte Pellegrino und Grotte der heiligen Rosalia; Königliches Lustschloß La Favorita mit Park; Stadt Monreale mit Kathedrale, Benediktinerkloster und Park der Villa Tasca

Genua:
Börse; Hafen; Kathedrale; Aussichtspunkt und Park Villetta Dinegro

Umgebung von Nervi:
Portofino; Rapallo; Santa Margherita

Reisebericht von Lily Klee

»Syracusa herrlich. Dort 5 Tage Teatro greco. D. latomien u. die Akropolis Euryalos. Die Landschaft ganz griechisch. [...] Agricento – großer Eindruck, vor Allem die Tempel u. die große afrikanische Landschaft. Alles in dunkelockergelb u. tiefblau.« (L[+P]K-W+GG, Palermo, 23. 9. 1931, S: SS/AWG)

»Wir haben noch Herrliches gesehen. fuhren nach Monreale mit dem Auto hinaus in der Conca d'oro gelegen, wo eine herrliche Kathedrale mit Mosaicen, die uns an Ravenna erinnerten. u. ein prachtvoller Kreuzgang.« (LK-FK, Palermo, 26. 9. 1931, S: NFKB)

»Immer hat er [Paul Klee] gelesen. [...] Lateinisch las er die römischen Klassiker. Die antike Litteratur war eine wahre Leidenschaft von ihm. Er las auch noch griechisch, las sie aber auch in Übersetzungen [...] Nie werde ich vergessen mit welcher Ergriffenheit er mit mir im Jahre 1931 das griechische Theater in Syracusa besuchte u. mir sagte: hier wurden die Dramen von Aischylos aufgeführt. Oder als wir an Gela (in Sicilien) zwischen Syracusa u. Agrigento vorbeifuhren, dem Geburtsort von Aischylos vorbeifuhren, ließ er halten u. stieg aus, obwol es ein völlig verwahrlostes Nest war.« (Lily Klee: Lebenserinnerungen. Manuskript [ab 1942], S. 62f., S: NFKB)

Werke

1933.65 (N 5)
Gelände in Sicilien
siehe Kat.-Nr. 101

1933.66 (N 6)
antike Treppe
Öl auf Japanpapier
20,3 x 22,9 cm
Privatbesitz, USA
(Teilstück: 1933.65 und 1933.237)

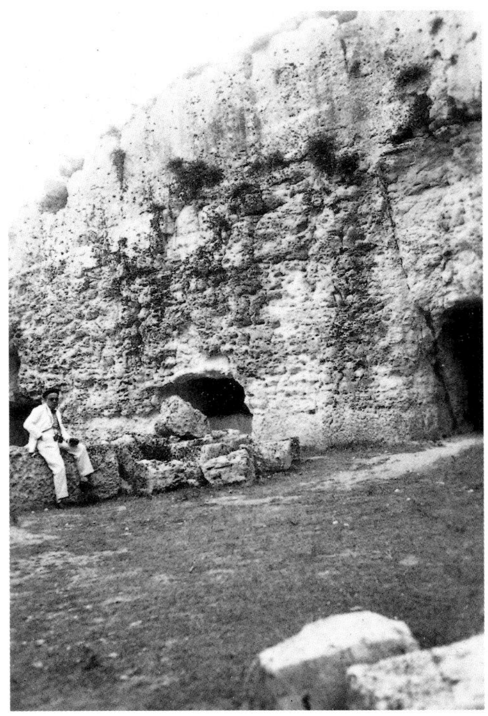

21 Paul Klee auf dem Festungswerk Euryelos, Syrakus, zwischen 12. und 17. 9. 1931
Foto: Lily Klee
S: NFKB

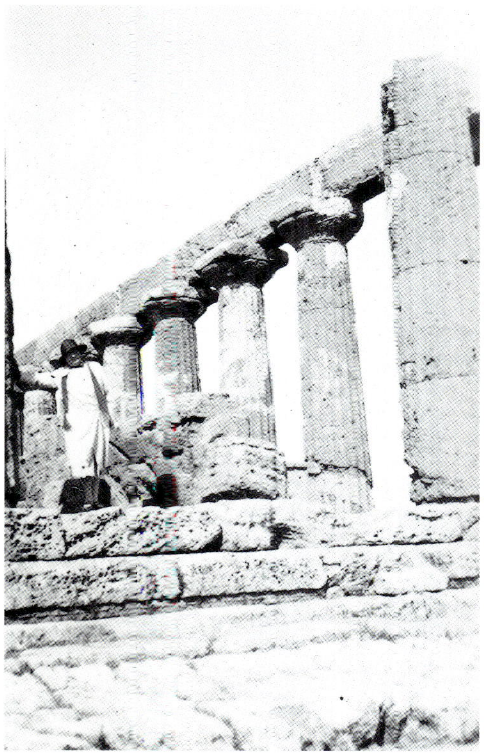

22 Lily Klee im Tempel der Juno Lacinia, Agrigento-Girgenti, 18. 9. 1931
Foto: Paul Klee
S: NFKB

»Die antike Stadt ist hochinteressant. [...] Syracusa hat einen wundervollen Naturhafen. Das Interessanteste ist mit d. Teatro grecco die antike Akropolis ›Euryalos‹. Weit draußen auf der Höhe gelegen – schon ganz griechische Landschaft.« (LK-FK, Syracusa, 14. 9. 1931, S: NFKB)

ITALIEN 1932

»Die Luft ist maritim weich, die Menschen sind im Durchschnitt weniger schön, aber auch vital, dürfen sich benehmen, dürfen posieren und bleiben dabei geistig gesund. Hie und da ziehn Schönheiten vorbei, wie in einem guten Traum.« (PK-LK, Venedig, 9. 10. 1932, Klee Briefe 1979, Band II, S. 1190)

Teilnehmer

Paul Klee

Reiseroute und -daten

Dessau (4. 10. 1932) – *Bahn* – Basel – **Zürich** (5.–6. 10. 1932) – *Bahn* – **Bern** (6.–8. 10. 1932) – *Bahn* – Domodossola – Mailand – **Venedig** (8.–13. 10. 1932; Hotel Manin & Pilsen) – *Bahn* – **Padua** (13.–14. 10. 1932; Hotel Regina) – *Bahn* – Innsbruck – Dessau (15. 10. 1932)

Ausflüge/Besichtigungen

Zürich:
Picasso-Ausstellung im Kunsthaus

Venedig:
Akademie; Dogenpalast; Lido; Reiterbild des Bartolommeo Colleoni; Rialto-Brücke; Kirche Santa Maria della Salute

Padua:
Grabkirche San Antonio; Palazzo della Ragione

Reisebericht von Paul Klee

»Hier ist eine Stadt ohne Auto, ohne Droschken, ohne Pferde [...] Man kann wohl auch zu Fuß gehn, aber das ist eine wirre Sache [...]. Das Haupthindernis ist das Fehlen jeglichen Blickpunktes, so daß eine Orientierung ohne Compaß unmöglich ist. In diesem Wirrwarr und dieser Enge gibt es einige [...] Ausnahmen, hauptsächlich der große Kanal [...] und den Marcusplatz mit anschließender Piazzetta und dem Kai, welcher eine Zeitlang breit ist und vor allem Blickfrei. Unter diesen Umständen bin ich heut stundenlang herumgelaufen, und ohne Training war das viel. Aber doch eben sehr neuartig und darum reizvoll. Der Marcusplatz ist wirklich ein Unicum in Stein. [...] Morgen will ich nach der Akademie, um Malerei zu sehn.« (PK-LK, Venedig, 9. 10. 1932, Klee Briefe 1979, Band II, S. 1190)

»Jetzt in Padua (mit Autos etc.), kommt mir groß vor, dabei ist es umgekehrt: Venedig ist die Großstadt. An den Menschen kennt man's, das ist hier bißchen eigenartig, aber anregend. Die Menschen sind in italienischen Städten immer besonders interessant. Was für ein Caliber im positiven und negativen Sinne!! Wir armen Sauerkäsesser!« (PK-LK, Padua, 13. 10. 1932, Klee Briefe 1979, Band II, S. 1191)

Werke

1927.60 (C 10)
Lagunenstadt
Feder mit Tusche auf Ingrespapier
30,2/30,7x4[illegible],3 cm
Kunstmuseum Bern/Paul-Klee-Stiftung

1928.206 (Uc)
pseudo venetianisches
siehe Kat.-Nr. 99

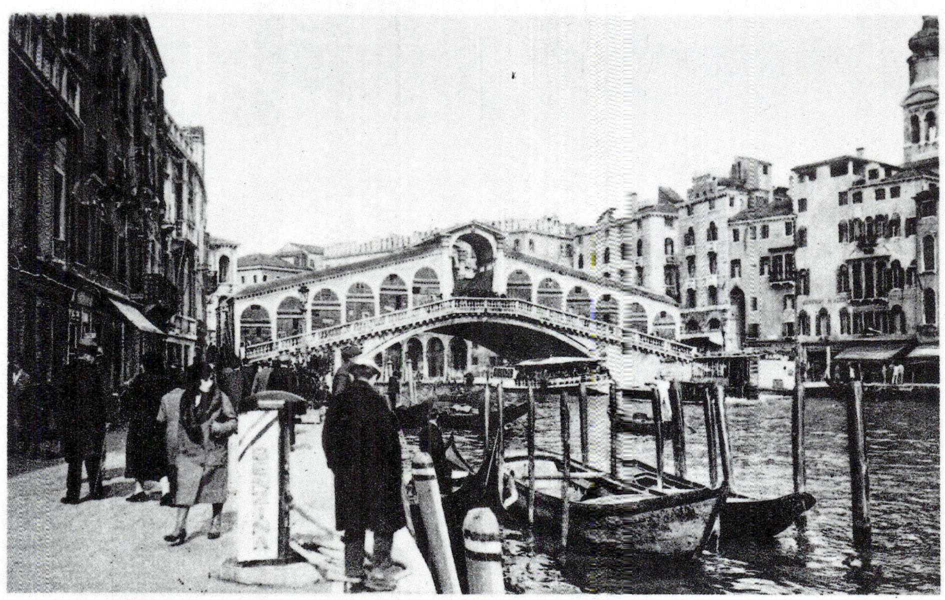

23 Venedig – Rialtobrücke
Postkarte von Paul Klee, Venedig, an Hans und Mathilde Klee, Bern, 12. 10. 1931
S: NFKB

1932.63 (M 3)
Lagunenstadt
siehe Kat.-Nr. 100

1933.447 (H 7)
ein Stübchen in Venedig
Pastell auf Ingrespapier
21,5 x 30,5 cm
Öffentliche Kunstsammlung Basel,
Kupferstichkabinett

SÜDFRANKREICH/PORT CROS 1933

»Ich selber lasse mich treiben, die Küste ist heiter, das Meer schön, aber lange bleib ich nicht [...].« (PK-LK, St. Raphaël, 13. 10. 1933, Klee Briefe 1979, Band II, S. 1236)

Teilnehmer

Paul Klee

Reiseroute und -daten

Düsseldorf (30. 9. 1933) – *Bahn* – **Basel** (1. 10. 1933) – *Bahn* – **Bern** (1.–7. 10. 1933) – *Bahn* – Domodossola – Mailand – Turin – **Nizza** (7.–9. 10. 1933; Hotel garni Frank) – *Bahn* – **Monaco** – *Bahn* – **Monte Carlo** – *Bahn* – Nizza – **St. Raphaël** (9.–14. 10. 1933) – *Bahn* – **Hyères** (14.–15. 10. 1933) – *Schiff* – **Port Cros/Insel Port Cros** (15.–19. 10. 1933; Hôstellerie Provençale) – *Schiff* – Hyères – *Bahn* – **Toulon** (19. bis 20. 10. 1933) – *Bahn* – **Lyon** (20.–21. 10. 1933) – *Bahn* – **Paris** (21.–27. 10. 1933; Royal-Madeleine Hôtel) – *Bahn* – Lüttich – Düsseldorf (27. 10. 1933)

Ausflüge/Besichtigungen

Umgebung von St. Raphaël:
Fréjus: römisches Amphitheater und Aquädukt; Kathedrale

Reisebericht von Paul Klee

»[...] ich bin jetzt ins Paradies gekommen, wo es keine Straßen, nur Fuß- eventuell Saumwege, keine Autos, höchstens einen Esel, überhaupt nichts Böses, nicht einmal elektrisches Licht,

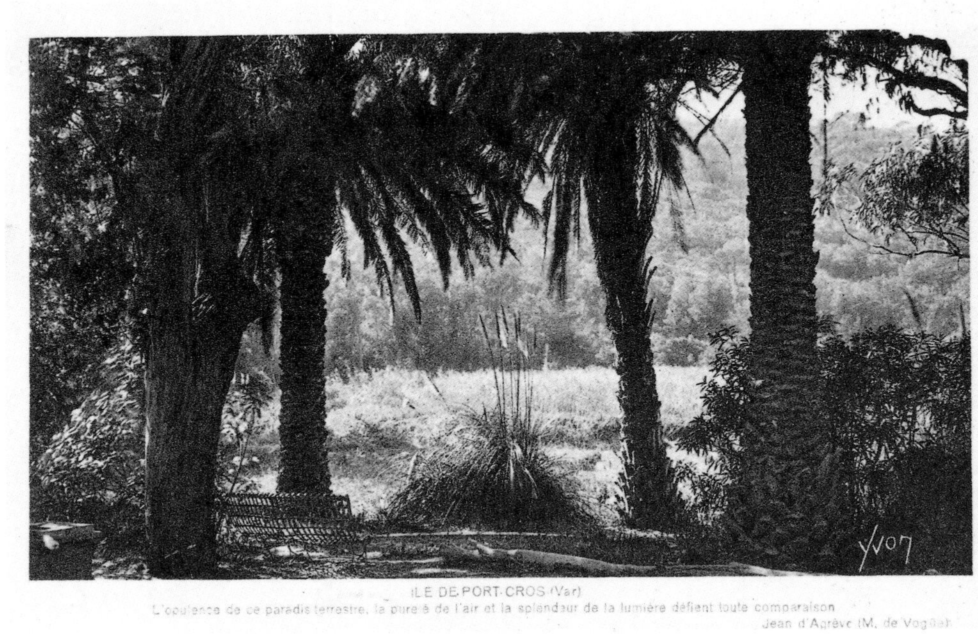

24 Die Insel Port Cros – Park der Hostellerie provençale
Postkarte von Paul Klee, Port Cros, an Felix Klee, Ulm, 18. 10. 1933
S: NFKB

sondern schöne warme Petroleumlampen an allen Ecken des Hauses, kein Hotel, sondern eine Hostellerie [gibt]; wo alles provençalisch ist – wo [...] alles Stil hat, Tisch, Stuhl, Teller, Tasse, Serviette. Und was die Hauptsache ist, das Meer ist hier tief, es gelang mir, die älteren Beziehungen wieder aufzunehmen. Helios ging wunderbar unter, ich in Adorantenstellung, und Venus tröstete über die versunkene Tagespracht.
[...] Ich bleibe ein paar Tage und lasse wahrscheinlich Arles.
Aber der Zauber der Landschaft läßt sich natürlich doch nicht beschreiben.« (PK-LK, Port Cros, 15. 10. 1933, Klee Briefe 1979, Band II, S. 1237)

»Ich war in Nizza, Monaco, St. Raphaël und jetzt bin ich Nachbar von Porquerolles. Hier ist's kleiner, etwas weniger Abwechslung, aber doch noch schöner.« (PK-FK, Port Cros, 18. 10. 1933, Klee Briefe 1979, Band II, S. 1238)

Zeugnisse von Lily Klee

»V.[ater] hat ohne mich auch mehr bewegungsfreiheit, will arbeiten.« (LK-EK, Bern, 5. 10. 1933, S: NFKB)

»Kl.[ee] hat von s. Reise aus Südfrankreich sehr schöne Landschaftszeichnungen mitgebracht (großes format surrealistisch.) Das war das Letzte, was er arbeitete.« (LK-WG, Düsseldorf, 24. 11. 1933, S: SS/WGA)

Werke

1933.468 (J 8)
Tagebuch Port Cros: »Mont Vinaigre«
siehe Kat.-Nr. 102

1933.469 (J 9)
Tagebuch Port Cros: Aussicht vom Mont Vinaigre nach Porquerolles und Hyères
Bleistift auf Detailzeichenpapier
29,1 x 42 cm
Kunstmuseum Bern/Paul-Klee-Stiftung

1933.470 (J 10)
Tagebuch Port Cros: Blick vom Mt. Vinaigre nach Porquerolles
Bleistift auf Detailzeichenpapier
22,5 x 42 cm
Standort unbekannt

1933.471 (J 11)
Tagebuch Port Cros: die Insel Bageau
siehe Kat.-Nr. 103

1933.472 (J 12)
Tagebuch Port Cros: der Hafen Port Cros
Bleistift auf Detailzeichenpapier
29,3/29,6 x 42 cm
Kunstmuseum Bern/Paul-Klee-Stiftung

1933.473 (J 13)
Tagebuch Port Cros: Die Insel Levant
siehe Kat.-Nr. 104

1933.474 (J 14)
Tagebuch Port Cros: Die Südküste, darüber Porquerolles
siehe Kat.-Nr. 105

1933.475 (J 15)
Tagebuch Port Cros: »die Südküste«
Ölfarbezeichnung auf Japanpapier
42x30 cm
Standort unbekannt

1933.476 (J 16)
Tagebuch Port Cros: die Steilküste bei Sturm und Regen
Ölfarbezeichnung auf Papier
41,5x31 cm
Privatbesitz

1933.477 (J 17)
Tagebuch Port Cros: Blick von La Vigie nach Levant
Ölfarbezeichnung auf Japanpapier
36x45,5 cm
Privatbesitz, Schweiz

1933.478 (J 18)
Tagebuch Port Cros: in der Nähe des Badestrandes
Tagebuch Port Cros: Plage du Sude
Ölfarbezeichnung auf Japanpapier
36,6x49,4 cm
Standort unbekannt

1933.479 (J 19)
Tagebuch Port Cros: der Mont Vinaigre
Ölfarbezeichnung auf Japanpapier
38,5x49 cm
Standort unbekannt

1933.480 (J 20)
Tagebuch Port Cros: »der Hafen«
Ölfarbezeichnung auf Aquarellpapier
37,5x47,5 cm
Standort unbekannt

1933.481 (AE 1)
Tagebuch Port Cros: der Mistral
Ölfarbezeichnung auf Japanpapier
38/38,5x49,5 cm
Kunstmuseum Bern/Paul-Klee-Stiftung

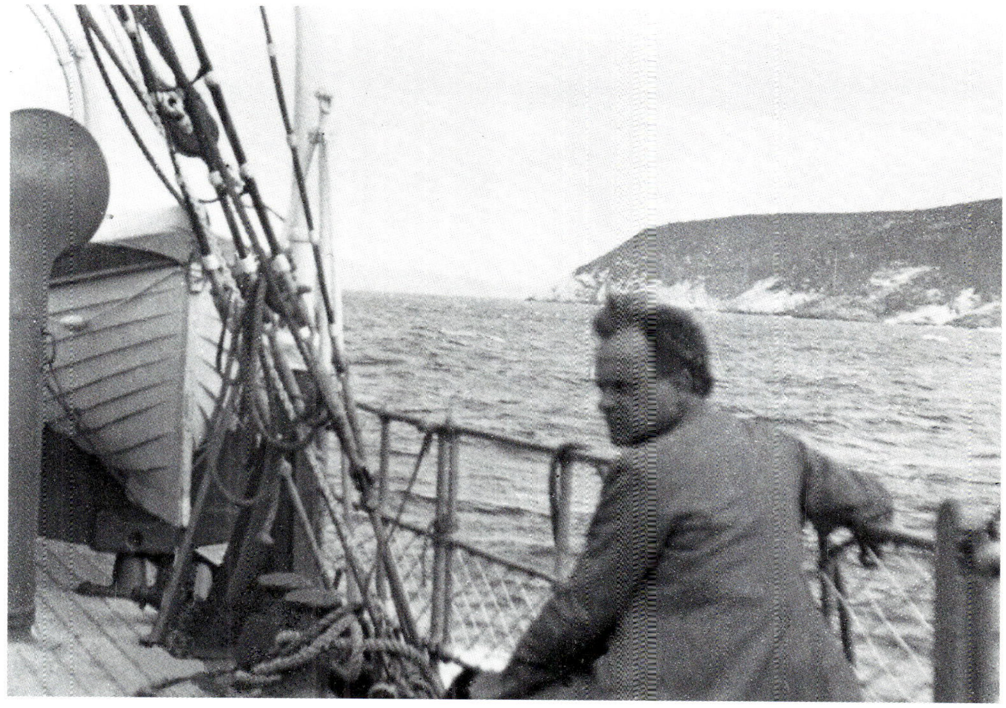

25 Paul Klee, Elba 1926
Foto: Felix Klee
S: NFKB

Reisehandbücher zu den bereisten Mittelmeerländern in der Bibliothek von Paul und Lily Klee

Ägypten
Karl Baedeker: *Ägypten und der Sûdân. Handbuch für Reisende*, 8. Auflage. Leipzig 1928

Frankreich
La Corse et l'île d'Elbe, redigiert von Philippe Leca. Paris 1925 (= Les guides illustrés, Directeur: Marcel Monmarché)

Côte d'Azur, Corse. De Marseille à Gênes, Alpes de Provence, Alpes Maritimes, hrsg. von Paul Mellottée. Paris [1931] (= Guides Mellottée – Corty)

Guide pratique de la Corse, 2. Auflage. Lyon o. J. (= Collection des Guides Pol)

Guide pratique de Lyon et de sa région, 12. Auflage. Lyon o. J. (= Collection des Guides Pol)

Côte de Provence. Toulon – Hyères, Tamaris, Cassis, La Ciotat, Bandol, Les Lecques, Sanary, Draguignan, Les Maures, Bormes, Le Lavandou, Cavalière, Cavalaire, La Croix, 6. Auflage. Lyon o. J. (= Collection des Guides Pol)

Italien
Karl Baedeker: *Unteritalien, Sizilien, Sardinien, Malta, Korfu. Handbuch für Reisende*, 15. Auflage. Leipzig 1911

Karl Baedeker: *Italien. Von den Alpen bis Neapel. Kurzes Reisehandbuch*, 7. Auflage. Leipzig 1926

Ente nazionale industrie turistiche/Ferrovie dello stato: Siracusa, deutsche Ausgabe. Rom o. J. [von Paul und Lily Klee 1931 in Syrakus erworben]

Anmerkungen zur Dokumentation

Auswahl der Texte
Wiedergegeben sind Berichte von Paul Klee, seiner Frau Lily, seinem Sohn Felix und von Zeitgenossen über Paul Klees Wahrnehmung der Landschaft, der Vegetation, der Kultur, der Farben, des Lichts und der Menschen der bereisten Länder sowie über die bildnerische Verarbeitung dieser Reiseerlebnisse.

Übertragung unpublizierter Texte
Die Orthographie und Interpunktion unpublizierter Texte sind in der Übertragung bis auf eine Ausnahme beibehalten worden: überstrichene *m* und *n* sind zu *mm* und *nn* aufgelöst worden.

Reiseroute und -daten

Aufenthaltsorte (Ausflug, Besichtigung, Ferienaufenthalt, Übernachtung) sind etwas kräftiger gedruckt, Durchreise- und Umsteigeorte normal geschrieben.

Ausflüge/Besichtigungen

Aufgeführt sind nur Orte und Sehenswürdigkeiten, die in schriftlichen Zeugnissen (Tagebuch von Paul Klee; Korrespondenz von und an Felix, Lily oder Paul Klee; Berichte von Zeitgenossen) erwähnt oder auf Ansichtskarten oder Dokumentarfotografien von Felix, Lily oder Paul Klee abgebildet sind.

Zusammenstellung der Werke

Die Werke sind nach folgende Kriterien ausgewählt worden:

a) das Werk weist im Titel den Namen einer geografischen Örtlichkeit (Ort, Land oder Gebiet wie Fruchtland, Orient, Wüste) oder einen Begriff der Kultur (arabisch, Felsgrab, Moschee, Nomade, Nekropolis, Oase, Pyramide, Sphinx) des bereisten Landes auf,

b) das Werk ist ein Teilstück eines unter a) aufgeführten Werks,

c) das Werk ist eine Vorstufe oder Fassung zu einem unter a) aufgeführten Werk,

d) der Bezug eines Werks auf ein bereistes Mittelmeerland ist durch den vom Künstler handschriftlich geführten Œuvrekatalog oder durch einen Text von Paul Klee, seiner Frau Lily, seinem Sohn Felix oder einem Zeitgenossen bezeugt.

Kürzel für die Korrespondenzpartnerinnen und -partner

AK	Alfred Kubin
EK	Efrossina Klee-Greschowa
ES	Emmy Scheyer
ESo	Ernst Sonderegger
FK	Felix Klee
HBü	Hanny Bürgi-Bigler
HK	Hans Klee
H+MR	Hermann und Margrit Rupf
LK	Lily Klee
LM	Louis Moilliet
L+PK	Lily und Paul Klee
MK	Mathilde Klee
OR	Otto Ralfs
PK	Paul Klee
RP	Rudolf Probst
WG	Will Grohmann
WGr	Walter Gropius
W+GG	Will und Gertrud Grohmann
WH	Wilhelm Hausenstein
WHa	Werner Haftmann
WK	Wassily Kandinsky

Kürzel für die Archive

CGPP/FKa	Centre Georges Pompidou, Paris/Fond Kandinsky
KMB/AHMRS	Kunstmuseum Bern/Archiv der Hermann-und-Margrit-Rupf-Stiftung
KMB/PKS	Kunstmuseum Bern/Paul-Klee-Stiftung
NFKB	Nachlaß Felix Klee, Bern
NSMP	Norton Simon Museum, Pasadena, CA
SS/AWG	Staatsgalerie Stuttgart/Archiv Will Grohmann

Allgemeine Kürzel

o. J.	ohne Jahr
S	Standort

VERZEICHNIS DER ZITIERTEN LITERATUR ZU PAUL KLEE

Benz-Zauner 1984
Margareta Benz-Zauner: *Werkanalytische Untersuchungen zu den Tunesien-Aquarellen Paul Klees*. Diss. München 1984; Frankfurt a. M. 1984

Buderer 1991
Hans-Jürgen Buderer: »Konstruktion – Intuition«, in: Ausstellungskatalog *Paul Klee. Konstruktion – Intuition*. Städtische Kunsthalle Mannheim, 9. 12. 1990 – 3. 3. 1991; Stuttgart 1990, S. 9–24

Chapeaurouge 1990
Donat de Chapeaurouge: *Paul Klee und der christliche Himmel*. Stuttgart 1990

Crone/Koerner 1991
Rainer Crone und Joseph Leo Koerner: *Paul Klee. Legends of the Sign*. New York 1991

Droste 1985
Magdalena Droste: »Wechselwirkungen – Paul Klee und das Bauhaus«, in: Ausstellungskatalog *Paul Klee als Zeichner 1921–1933*. Bauhaus Archiv Berlin, 5. 5.–7. 7. 1985, S. 26–40

Franciscono 1974
Marcel Franciscono: »Paul Klee's Italian Journey and the Classical Tradition«, in: *Pantheon*, 32, Januar 1974, S. 54–64

Franciscono 1979
Marcel Franciscono: »Paul Klee um die Jahrhundertwende«, in: Ausstellungskatalog *Paul Klee. Das Frühwerk 1883–1922*. Städtische Galerie im Lenbachhaus, München, 12. 12. 1979 bis 2. 3. 1980, hrsg. von Armin Zweite, S. 34–62

Franciscono (Köln) 1979
Marcel Franciscono: »Paul Klee am Bauhaus – der Künstler als Gesetzgeber«, in: Ausstellungskatalog *Paul Klee. Das Werk der Jahre 1919 bis 1933. Gemälde, Handzeichnungen, Druckgraphik*. Kunsthalle Köln, 11. 4.–4. 6. 1979, S. 17–29

Franciscono 1990
Marcel Franciscono: »Klees Krankheit und seine Bilder des Todes«, in: Ausstellungskatalog *Paul Klee. Das Schaffen im Todesjahr*. Kunstmuseum Bern, 17. 8.–4. 11. 1990; Stuttgart 1990, S. 13–25

Franciscono 1991
Marcel Franciscono: *Paul Klee. His Work and Thought*. Chicago/London 1991

Geelhaar 1972
Christian Geelhaar: *Paul Klee und das Bauhaus*. Köln 1972

Geelhaar 1974
Christian Geelhaar: *Die Vorgeschichte der Tunisreise*. Erlenbach/Zürich 1974

Geelhaar (Köln) 1974
Christian Geelhaar: »Paul Klee: Progressionen«, in: Ausstellungskatalog *Kunst über Kunst*. Kölnischer Kunstverein, 1974

Geelhaar 1979
Christian Geelhaar: »Journal intime oder Autobiographie? Über Paul Klees Tagebücher«, in: Ausstellungskatalog *Paul Klee. Das Frühwerk 1883–1922*. Städtische Galerie im Lenbachhaus, München, 12. 12. 1979–2. 3. 1980, hrsg. von Armin Zweite, S. 246–260

Geelhaar (Köln) 1979
Christian Geelhaar: »Moderne Malerei und die Musik der Klassik – eine Parallele«, in: Ausstellungskatalog *Paul Klee. Das Werk der Jahre 1919–1933. Gemälde, Handzeichnungen, Druckgraphik*. Kunsthalle Köln, 11. 4. bis 4. 6. 1979, S. 31–44

Geelhaar 1985
Christian Geelhaar: »Paul Klee«, in: Ausstellungskatalog *Vom Klang der Bilder. Die Musik in der Kunst des 20. Jahrhunderts*. Staatsgalerie Stuttgart, 6. 7.–22. 9. 1985; München 1985, S. 422–429

Geist 1959
Hans Friedrich Geist: »Paul Klee«, in: *Erinnerungen an Paul Klee*, hrsg. von Ludwig Grote. München 1959, S. 84–93

Giedion-Welcker 1954
Carola Giedion-Welcker: *Paul Klee*. Stuttgart 1954

Giedion-Welcker 1982
Carola Giedion-Welcker: *Paul Klee*. Reinbek bei Hamburg 1982

Glaesemer 1973
Jürgen Glaesemer: *Paul Klee. Handzeichnungen I. Kindheit bis 1920*. Bern 1973

Glaesemer 1976
Jürgen Glaesemer: *Paul Klee. Die farbigen Werke im Kunstmuseum Bern. Gemälde, farbige Blätter, Hinterglasbilder und Plastiken*. Bern 1976

Glaesemer 1979
Jürgen Glaesemer: »Paul Klees persönliche und künstlerische Beziehung mit Alfred Kubin«, in: Ausstellungskatalog *Paul Klee. Das Frühwerk 1883–1922*. Städtische Galerie im Lenbachhaus, 12. 12. 1979–2. 3. 1980, hrsg. von Armin Zweite, S. 63–97

Glaesemer 1984
Jürgen Glaesemer: *Paul Klee. Handzeichnungen III. 1937–1940*. Bern 1984

Glaesemer 1986
Jürgen Glaesemer: »Klee und Jacques Offenbach«, in: Ausstellungskatalog *Klee et la musique*, Musée National d'Art Moderne, Centre Georges Pompidou, Paris, 10. 10. 1985–1. 1. 1986, S. 169/178. In deutscher Übersetzung in: Ausstellungskatalog *Paul Klee und die Musik*. Kunsthalle Schirn Frankfurt, 14. 6.–17. 8. 1986, S. 217–228

Glaesemer 1987
Jürgen Glaesemer: »Klee and German Romanticism«, in: Ausstellungskatalog *Paul Klee*. The Museum of Modern Art, New York, 12. 2.–5. 5. 1987, S. 65ff. In deutscher Übersetzung in: Ausstellungskatalog *Paul Klee. Leben und Werk*. Kunstmuseum Bern, 25. 9. 1987–3. 1. 1988; Stuttgart 1987, S. 13–29

Grohmann 1954
Will Grohmann: *Paul Klee*. Stuttgart 1954

Grohmann o. J.
Will Grohmann: *Paul Klee. Handzeichnungen 1921 – 1930*. Bergen o. J.

Güse 1982
Ausstellungskatalog *Die Tunisreise. Klee. Macke. Moilliet*. Westfälisches Landesmuseum für Kunst und Kulturgeschichte Münster, 1982, hrsg. von Ernst-Gerhard Güse; Stuttgart 1982

Haftmann 1950
Werner Haftmann: *Paul Klee. Wege bildnerischen Denkens*. München 1950; Neuauflage Frankfurt a. M./Hamburg 1961

Halem 1974
Marina von Halem: »The Influence of Calligraphy on Modern Western Painting with Special Reference to Paul Klee«, in: *Calligraphy in Modern Art*, hrsg. von Hilmann von Halem. Karachi 1974

Hausenstein 1921
Wilhelm Hausenstein: *Kairuan oder eine Geschichte vom Maler Klee und der Kunst dieses Zeitalters*. München 1921

Haxthausen 1976
Charles W. Haxthausen: *Paul Klee. The Formative Years*. Diss., New York 1976

Helfenstein 1996
Josef Helfenstein: »Von der Synthese der Verschiedenheiten zur Negation der Malkultur. Zu den pointillistischen Bildern von Paul Klee 1930/1933«, in: Ausstellungskatalog *Canto d'Amore. Klassizistische Moderne in Musik und bildender Kunst 1914–1935*. Kunstmuseum Basel, 27. 4. bis 11. 8. 1996; Bern 1996, S. 346ff.

Hofstätter 1965
Hans Heinz Hofstätter: »Symbolismus und Jugendstil im Frühwerk von Paul Klee«, in: *Kunst in Hessen und am Mittelrhein*. H. 5, 1965

Hopfengart 1989
Christine Hopfengart: *Klee. Vom Sonderfall zum Publikumsliebling. Stationen seiner öffentlichen Resonanz in Deutschland 1905–1960*. Mainz 1989

Hoppe-Sailer 1993
Richard Hoppe-Sailer: *Ad Parnassum*. Frankfurt a. M. 1993

Hoppe-Sailer 1996
Richard Hoppe-Sailer: »›Hie Werk das wird, hie Werk das ist.‹ Paul Klee – ›Insula Dulcamara‹«, in: *NaturStücke. Zur Kulturgeschichte der Natur*, hrsg. Hans Werner Ingensiep und Richard Hoppe-Sailer. Ostfildern 1996

Hoppe-Sailer 1997
Richard Hoppe-Sailer: »Genesis und Prozeß. Elemente der Goethe-Rezeption bei Carl Gustaf Carus, Paul Klee und Joseph Beuys«, in: *Goethe und die Verzeitlichung der Natur*, hrsg. von Peter Matussek. München 1997 (in Vorbereitung)

Huggler 1969
Max Huggler: *Paul Klee. Die Malerei als Blick in den Kosmos*. Frauenfeld/Stuttgart 1969

Jordan 1984
Jim Jordan: *Paul Klee and Cubism*. Princeton 1984

Kersten/Okuda 1995
Wolfgang Kersten und Osamu Okuda: *Paul Klee. Im Zeichen der Teilung*. Ausstellungskatalog, Kunstsammlung Nordrhein-Westfalen, Düsseldorf, 21. 1.–17. 4. 1995; Stuttgart 1995

Klee 1920/Geelhaar 1976
Paul Klee: *Schöpferische Konfession*, Tribüne der Kunst und Zeit. Eine Schriftensammlung, hrsg. von Kasimir Edschmid. Wiederabgedruckt in: *Paul Klee. Schriften, Rezensionen, Aufsätze*, hrsg. von Christian Geelhaar. Köln 1976, S. 118–122

Klee 1923/Spiller 1956
Paul Klee: »Wege des Naturstudiums«, in: *Staatliches Bauhaus Weimar 1919–1923*. Weimar/München 1923, in: *Das bildnerische Denken. Schriften zur Form- und Gestaltungslehre*, hrsg. von Jürg Spiller. Basel 1956

Klee 1928/Geelhaar 1976
Paul Klee: »exakte versuche im bereich der kunst«, in: *Bauhaus. Zeitschrift für Gestaltung*, 2. Jg., Nr. 2/3, 1928; Wiederabdruck in: *Paul Klee. Schriften, Rezensionen, Aufsätze*, hrsg. von Christian Geelhaar. Köln 1976, S. 130–132

Klee 1945
Paul Klee: *Über die moderne Kunst*. Bern 1945

Klee Tagebücher 1957/1988
Tagebücher von Paul Klee 1898–1918, hrsg. von Felix Klee. Köln 1957; textkritische Neuedition, hrsg. von der Paul-Klee-Stiftung Bern, bearb. von Wolfgang Kersten. Stuttgart 1988

Klee 1960
Felix Klee: *Paul Klee. Leben und Werk in Dokumenten, ausgewählt aus den nachgelassenen Aufzeichnungen und den unveröffentlichten Briefen*. Zürich 1960

Klee/Spiller 1970
Paul Klee: *Unendliche Naturgeschichte. Prinzipielle Ordnung der bildnerischen Mittel verbunden mit Naturstudium und konstruktive Kompositionswege*. Schriften zur Form und Gestaltungslehre 2, hrsg. von Jürg Spiller. Basel/Stuttgart 1970

Klee Briefe 1979
Paul Klee: *Briefe an die Familie. Band I: 1983–1906, Band II: 1907–1940*, hrsg. von Felix Klee. Köln 1979

Laude 1982
Jean Laude: »Paul Klee. Lettres, Ecritures, Signes«, in: *Ecritures: systèmes idéographiques et practiques expressives*. Actes du colloque international de l'Université de Paris VII, 1982

Laxner 1967
Uta Laxner: *Stilkritische Untersuchungen zu den Aquarellen der Tunisreise 1914: Macke, Klee, Moilliet*. Diss., Bonn 1967

Naubert-Riser 1978
Constance Naubert-Riser: *La création chez Paul Klee. Etude de la relation théorie-praxis de 1900 à 1924*. Paris/Ottawa 1978

Newton 1963
Eric Newton: »Romanticism in the 20th Century – Paul Klee«, in: *The Romantic Rebellion*. New York 1963, S. 192 ff.

Orchard 1990
Karin Orchard: »Katalog«, in: Ausstellungskatalog *Paul Klee. 50 Werke aus 50 Jahren (1890–1940)*. Hamburger Kunsthalle, 13. 4. bis 27. 5. 1990, S. 80–122

Osterwold 1975
Tilman Osterwold: *Paul Klee. Die Ordnung der Dinge. Bilder und Zitate*. Stuttgart 1975

Pierce 1967
James Smith Pierce: »Pictographs, Ideogram and Alphabets in the Work of Paul Klee«, in: *Journal of Typographic Research*, Band 1, Nr. 3, Juli 1967, S. 233 ff.

Pierce 1976
James Smith Pierce: *Paul Klee and Primitive Art*. New York/London 1976

Regel 1987
Günther Regel: »Das Phänomen Paul Klee«, in: *Paul Klee. KUNST-LEHRE*. Leipzig 1987, S. 5–34

Rewald 1988
Sabine Rewald: *Paul Klee: The Berggruen Collection in the Metropolitan Museum of Art*. New York 1988

Scheewe 1927
L. Scheewe: »Klee«, in: Thieme-Becker, *Allgemeines Lexikon der bildenden Künstler*, hrsg. von Hans Vollmer, Band XX, 1927, S. 424–426

Schmalenbach 1977
Werner Schmalenbach: *Paul Klee, Bilder, Aquarelle, Zeichnungen*. Bestandskatalog der Kunstsammlung Nordrhein-Westfalen, 4. Aufl. Düsseldorf 1977

Suter-Raeber 1979
Regula Suter-Raeber: »Paul Klee. Der Durchbruch zur Farbe und zum abstrakten Bild«, in: Ausstellungskatalog *Paul Klee. Das Frühwerk 1883–1922*. Städtische Galerie im Lenbachhaus. München, 12. 12. 1979–2. 3. 1980, hrsg. von Armin Zweite, S. 131–165

Tavel 1964
Hans Christoph von Tavel: »Vor 50 Jahren. Reise nach Kairuan«, in: *Berner Mitteilungen*, Mai 1964; Wiederabdruck in: Ausstellungskatalog *Die Tunisreise. Klee. Macke. Moilliet*. Westfälisches Landesmuseum für Kunst und Kulturgeschichte Münster, 1982, hrsg. von Ernst-Gerhard Güse; Stuttgart 1982, S. 28–33

Teuber 1990
Dirk Teuber: »Intuition und Genie. Aspekte des Transzendentalen bei Paul Klee«, in: Ausstellungskatalog *Paul Klee. Konstruktion – Intuition*. Städtische Kunsthalle Mannheim, 9. 12. 1990 bis 3. 3. 1991; Stuttgart 1990, S. 33–44

Wada 1980
Sadao Wada: *Klee and his Travels*. Nantenshi Gallery, Tokio o. J. [1980]

Wedekind 1993
Gregor Wedekind: »Geschlecht und Autonomie: Über die allmähliche Verfertigung der Abstraktion aus dem Geist des Mannes bei Paul Klee«, in: *Die weibliche und die männliche Linie. Das imaginäre Geschlecht der modernen Kunst von Klimt bis Mondrian*, hrsg. von Susanne Deicher. Berlin 1993, S. 69 ff.

Wedekind 1996
Gregor Wedekind: *Paul Klee. Inventionen*. Berlin 1996

Werckmeister 1982
O. K. Werckmeister: »Kairuan. Wilhelm Hausensteins Buch über Paul Klee«, in: Ausstellungskatalog *Die Tunisreise. Klee. Macke. Moilliet*. Westfälisches Landesmuseum für Kunst und Kulturgeschichte Münster, 1982, hrsg. von Ernst-Gerhard Güse; Stuttgart 1982, S. 76–95

Werckmeister 1985
O. K. Werckmeister: *Paul Klee in Exile: 1933–1940*, Ausstellungskatalog. Himeji (Japan) 1985. In erweiterter Form: »From Revolution to Exile«, in: Ausstellungskatalog *Paul Klee*. The Museum of Modern Art, New York, 12. 2.–5. 5. 1987, S. 39–63. In deutscher Übersetzung in: Ausstellungkatalog *Paul Klee. Leben und Werk*. Kunstmuseum Bern, 25. 9. 1987–3. 1. 1988; Stuttgart 1987, S. 31–55

Werckmeister 1989
O. K. Werckmeister: *The Making of Paul Klee's Career, 1914–1920*. Chicago 1989

Zahn 1920
Leopold Zahn: *Paul Klee: Leben, Werk, Geist*. Potsdam 1920

DIE AUTOREN

Marcel Franciscono, Professor für europäische Kunst des 20. Jahrhunderts an der Universität von Illinois in Urbana-Champaign. Zahlreiche Veröffentlichungen über deutsche Kunst und Architektur des 20. Jahrhunderts, zum Beispiel über Max Beckmann, Walter Gropius und Paul Klee, zuletzt »Paul Klee: his Art and Thought«; 1991.

Stefan Frey, Kustos der Klee-Nachlaßverwaltung und freischaffender Kunsthistoriker in Bern, langjähriger wissenschaftlicher Mitarbeiter der Paul-Klee-Stifung im Kunstmuseum Bern; zahlreiche Ausstellungen und Publikationen über Klee (zum Beispiel Mitarbeit am Werkkatalog »Paul Klee. Verzeichnis der Werke des Jahres 1940«; 1991), Itten und Kandinsky.

Uta Gerlach-Laxner, freischaffende Kunsthistorikerin in Köln. Promotion mit einer Arbeit über die Tunisaquarelle von Macke, Klee und Moilliet; Verfasserin zahlreicher Publikationen zur Kunst des 19. und 20. Jahrhunderts, unter anderem zu Hans von Marées, Paul Klee, Wilhelm Loth und Hann Trier.

Richard Hoppe-Sailer, Mitarbeiter am Kulturwissenschaftlichen Institut des Wissenschaftszentrums Nordrhein-Westfalen in Essen, Lehraufträge für Kunstgeschichte an den Universitäten Basel und Bremen, Tätigkeiten am Museum und im Kunsthandel; Publikationen zur Architektur des Mittelalters und zu Albrecht Dürer sowie zur Kunsttheorie und Kunst des 20. Jahrhunderts beispielsweise über Paul Klee, Richard Serra und Cy Twombley.

Kathryn Kramer, Assistant Professor für Kunst und Design im Department of Visual and Performing Arts der Purdue University, Indiana. Mehrere Publikationen über Paul Klee, zuletzt »Non mimetic mythopoesis in Paul Klee's late work«; 1996.

Christa Lichtenstern, Professorin für Kunstgeschichte an der Universität Marburg. Zahlreiche Veröffentlichungen zur Kunst und Kunsttheorie von der Aufklärung bis zur Gegenwart, insbesondere zur Skulptur, Mythologie, Naturästhetik und zu Goethes Kunst- und Naturanschauung und ihrer Wirkung bis heute. Mehrbändige Veröffentlichung über die »Metamorphose in der Kunst des 19. und 20. Jahrhunderts«; 1990/1992; Publikationen zur Kunst des 20. Jahrhunderts, etwa zu Eduardo Chillida und Henry Moore.

Christoph Wagner, wissenschaftlicher Mitarbeiter am Institut für Kunstgeschichte der Universität des Saarlandes; Veröffentlichungen zur Wahrnehmungsgeschichte, zur Koloritforschung, zur Begegnung von Malerei und Musik sowie zur Gegenwartskunst.

O. K. Werckmeister, Mary Jane Crowe Distinguished Professor für Kunstgeschichte an der Northwestern University in Evanston, Illinois. Er trat mit zahlreichen kunstideologischen Veröffentlichungen hervor und einer Reihe von Aufsehen erregenden Schriften über Paul Klee wie »Versuch über Paul Klee« (1981) oder »Von der Revolution zum Exil« (1987).

Dörte Zbikowski, wissenschaftliche Assistentin an der Hamburger Kunsthalle, unter anderem Mitarbeit an der Ausstellung und Katalog »Hamburger Malerei im Biedermeier«; Publikationen zur klassischen Moderne und zur außereuropäischen Kunst, zuletzt »Geheimnisvolle Zeichen – Fremde Schriften in der Malerei des 20. Jahrhunderts«; 1996.

FOTONACHWEIS

Die Ziffern beziehen sich auf Seitenzahlen, in Klammern gesetzte Ziffern verweisen auf Abbildungsnummern.

Roland Aellig, Bern 201
Kunstsammlung Basel, Kupferstichkabinett 83 (21)
Blauel-Artothek, Peissenberg 195
Martin Bühler, Basel 69 (14)
Foto-Studio Burkard, Winterthur 141
Christlich-Archäologisches Seminar der Universität Marburg 65 (4)
Columbus Museum of Art, Ohio 115
A. C. Cooper Ltd., London 185
Prudence Cuming Associates Ltd., London 130 oben
Christian Geelhaar: »Paul Klee: Progressionen«, in: Kunst über Kunst. Kölnischer Kunstverein 1974 79 (9)
Joachim Gerlach, Köln 66 (6)
Fondation Pierre Gianadda, Martigny 105 (7)
Patrick W. Goetelen, Genf 128
Karlheinz Grünke, Hamburg 156
Salomon R. Guggenheim Museum, New York 82 (20)
Harvard University Art Museum, Cambridge, Mass. 82 (18)
André Held, Ecublens, VD 175
Johannes Itten: Tagebücher. Stuttgart 1913–1916. Wien 1916–1919. Wien 1990, Bd. 1 und 2 78 (6), 78 (8), 80 (13), 81 (14), 81 (16)
Wolfgang Kersten und Osamu Okuda, Aurich, © 1995 34 (2), 35 (3)
Bildarchiv Felix Klee, Bern 2/3, 4, 40 (11), 244 (2), 245 (3), 247 (4), 248 (5), 252 (9), 252 (10), 254 (13), 255 (14), 256 (15), 258 (17), 259 (19), 260 (20), 260 (21), 261 (22), 261 (23), 262 (24), 263 (25), 270/271
Paul Klee: Briefe an die Familie. Band II: 1907–1940. Köln 1979 77 (4)
Paul Klee: Unendliche Naturgeschichte. Prinzipielle Ordnung der bildnerischen Mittel verbunden mit Naturstudium und konstruktive Kompositionswege. Basel/Stuttgart 1970 78 (7), 79 (11), 79 (12), 81 (17)
Walter Klein, Düsseldorf 123, 150
Käthe-Kollwitz-Museum, Berlin 176 unten
Kunstmuseum Bern 11, 33, 56 (1), 57 (2), 64 (3), 67 (9), 68 (11), 77 (5), 87, 89 (5), 90 (7), 93 (10), 103 (4), 103 (5), 105 (6), 113, 138, 144, 145, 146, 147, 151, 154, 157 unten, 158, 159, 164, 165, 166, 170 unten, 173, 176 oben, 177, 182, 186, 189 oben, 206, 209, 210, 211, 212, 221. 224, 225
Kurt Lange und Max Hirmer: Ägypten. Architektur, Plastik, Malerei in drei Jahrtausenden. München 1985 83 (22)
Photo-Atelier Peter Lauri, Bern 118 unten, 119, 121, 130 unten, 149, 155 unten, 179, 180, 191, 196, 200, 213, 207
Städtische Galerie im Lenbachhaus, München 253 (11)
J. Littkemann, Berlin 118 oben
Museum Ludwig, Köln 73 (1), 73 (2), 88 (1)
The Metropolitan Museum of Art, New York 89 (4), 125
Franz Meyer, Zürich 117
Musée National d'Art Moderne, Centre National d'Art et de Culture Georges Pompidou, Paris 120, 132 (Philippe Migeat), 250
Philadelphia Museum of Art, Philadelphia, Pa. 253 (12)
Rheinisches Bildarchiv, Köln 135, 199
Galerie Rosengart, Luzern 77 (3), 114, 131, 155 oben, 167, 168, 170 oben, 172, 188 unten, 190, 216
San Francisco Museum of Modern Art 129
A. Schlott: Schrift und Schreiben im alten Ägypten. München 1989 92 (9)
Lothar Schnepf, Köln 136 unten
Sotheby's, London 133, 134
Sprengel Museum, Hannover 66 (7)
Statens Konstmuseet, Stockholm 116
Tate Picture Library, London 161
Michael Tropea, Chicago 203, 205
»Die Tunisreise. Klee. Macke. Moilliet.« Westfälisches Landesmuseum für Kunt und Kulturgeschichte. Münster; Stuttgart 1982 35 (4), 37 (5)
O. K. Werckmeister, Evanston, IL 37 (5), 38 (6), 38 (7), 38 (8), 39 (9), 39 (10)
Westfälisches Landesmuseum für Kunst und Kulturgeschichte, Münster 41 (12), 243 (1)
H. Roger-Viollet, Paris 35 (4)
Günter Zbikowski, Darmstadt 88 (2), 88 (3)
Galerie Renée Ziegler, Zürich 136 oben, 139
Galerie Rudolf Zwirner, Köln 183

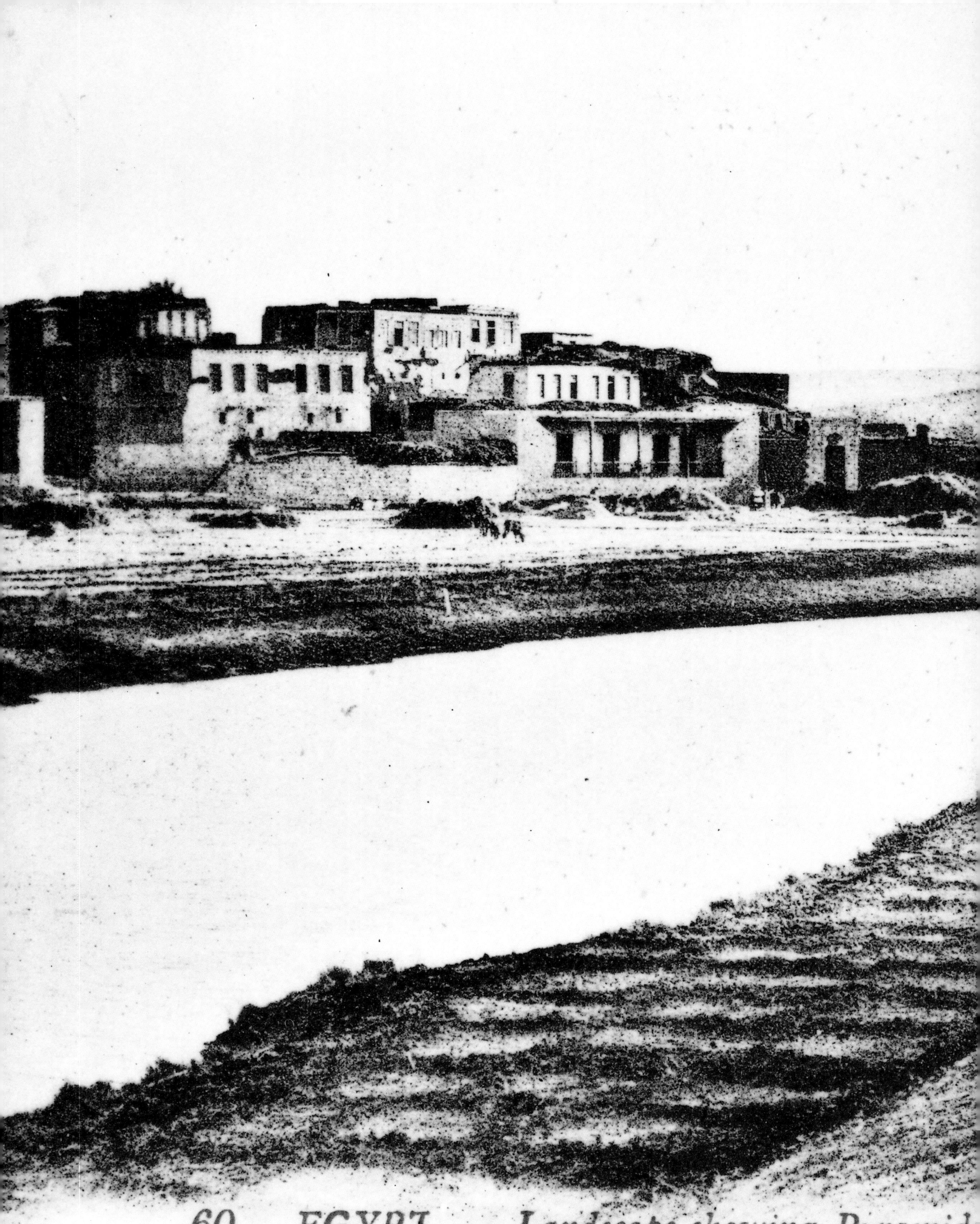

60 EGYPT. — Landscape showing Pyramids

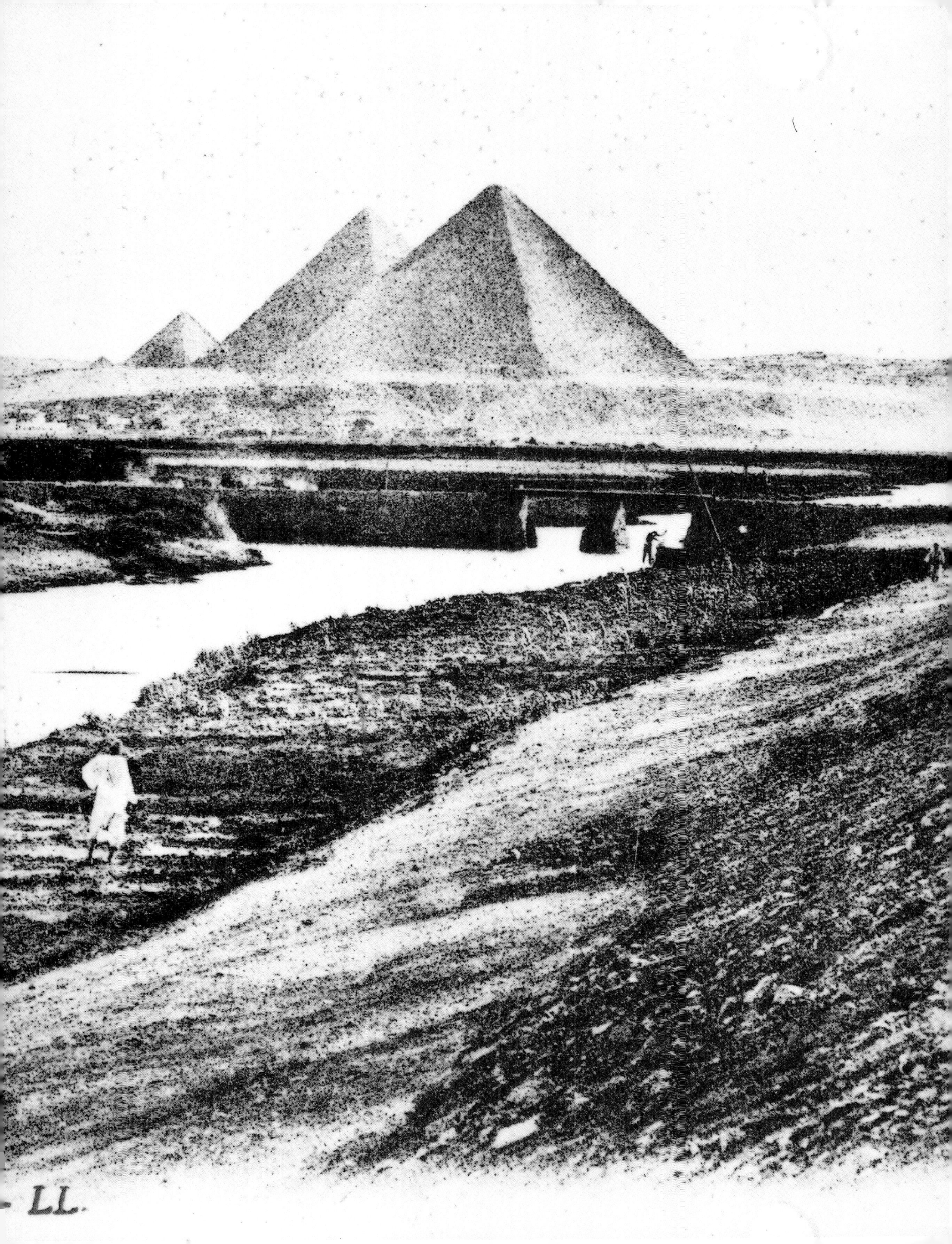
LL.

Diese Publikation erscheint anläßlich der Ausstellung
PAUL KLEE. REISEN IN DEN SÜDEN

Gustav-Lübcke-Museum, Hamm
26. Januar – 13. April 1997

Museum der bildenden Künste Leipzig
8. Mai – 13. Juli 1997

Ausstellung und Katalog
Uta Gerlach-Laxner, Köln
Ellen Schwinzer, Hamm

Übersetzung der Beiträge von Marcel Franciscono und Kathryn E. Kramer aus dem Amerikanischen von Eberhard Schüttpelz

ISBN 3-7757-0656-9
Printed in Germany

Umschlagentwurf
Peter Steiner

Lektorat
Regina Dorneich

Herstellung
Christine Müller

Gesetzt aus der Futura leicht

Reproduktionen
C + S Repro, Filderstadt

Gesamtherstellung
Dr. Cantz'sche Druckerei, Ostfildern-Ruit

Umschlagabbildung
vorne: Garten im Orient 1937.167, S. 203
hinten: Lagunenstadt 1932.63, S. 219

Frontispiz: Reisefieber praecisiert 1927.35, S. 4

Vorsatz: Kairo – Die Zitadelle und der ägyptische Friedhof, Postkarte von Paul Klee, Kairo, an Lily Klee, Dessau, 26. 12. 1928
Nachsatz: Ägypten – Landschaft mit Pyramiden, Postkarte von Paul Klee, Kairo, an Lily Klee, Dessau, 27. 12. 1928